新・女性の心身医学

監修者

齋藤 豪・久保千春・郷久鉞二

巻頭言	元東京大学心療内科教授	末松	弘行
監修者	札幌医科大学産婦人科教授・医学部長	齋藤	豪
監修者	中村学園大学学長・九州大学前総長	久保	千春
監修者	朋佑会札幌産科婦人科理事長	郷久	鉞二

著者

中村学園大学学長、九州大学前総長、九州大学心療内科名誉教授、日本心療内科学会理事長、元日本心身医学会理事長	久保	千春
アーク荻窪大森クリニック、元東京大学心療内科教授、元日本心身医学会理事長	末松	弘行
琉球大学名誉教授、前琉球大学医学部精神衛生学教授	石津	宏
弘正会西京都病院心療内科、前日本心身医学会理事長、前日本心療内科学会理事長、関西医科大学心療内科名誉教授	中井	吉英
故札幌医科大学耳鼻咽喉科名誉教授	形浦	昭克
故朋佑会札幌産科婦人科名誉院長	南部	春生
朋佑会札幌産科婦人科理事長	郷久	鉞二
朋佑会札幌産科婦人科理事長	佐野	敬夫
朋佑会札幌産科婦人科院長	郷久	晴朗
札幌医科大学産婦人科医師	磯山	響子
朋佑会札幌産科婦人科公認心理師	伊藤絵里香	
朋佑会札幌産科婦人科公認心理師	清水	順子
前朋佑会札幌産科婦人科公認心理師	松本	真穂
前朋佑会札幌産科婦人科看護師長	川村	洋子
朋佑会札幌産科婦人科病棟看護師長	大田	真希
前朋佑会札幌産科婦人科外来看護師長	紺野	恵

巻頭言

　日本心身医学会は 1959 年に発足した。2019 年には 60 周年を迎えたので、関連学会や研究会と共に合同集会が開催された。日本心身医学会、日本心療内科学会、日本歯科心身医学会、日本皮膚科心身医学会の 4 学会が主催して、日本女性心身医学会、日本小児心身医学会、日本耳鼻咽喉科心身医学研究会、日本心療眼科研究会、日本保健医療行動科学会の 5 学会（研究会）が共催であった。この日本女性心身医学会は 1974 年に創設され、1997 年の第 26 回学術集会から「日本女性心身医学会」の名称で開催され、発展しているという。これに先立って、わが国では、日本心身医学会の発足当時から、産婦人科領域では東北大の九嶋勝司先生、長谷川直義先生が更年期障害の心身医学的研究を始められ、日大の馬島秀麿先生、産業医大の岡村靖先生や川崎市立病院の岩淵庄之助先生などによって進展していった。

　その間に、本書の編著者である札幌医大の郷久鉞二先生が次期のリーダーとして、その活躍が注目されるようになっていた。札幌医大では産婦人科の橋本正淑先生、耳鼻咽喉科の形浦昭克先生、麻酔科の並木昭義先生などと共に 50 年前に学生の総合講義に心身症の問題が取り上げられていたという。そして、郷久先生は札幌医大産婦人科の助教授として、20 年に及ぶ心身医学的研究と心身症患者の集積を、今から 30 年前の 1994 年に『女性の心身医学』という 550 ページに及ぶ成書として編集出版されている。

　郷久先生はその後開業され、朋佑会札幌産科婦人科の理事長として、診療、研究に尽力されてきた。この度、札幌医大産婦人科における、20 年間の心身症患者（1,040 症例）に、その後の朋佑会札幌産科婦人科での 25 年間の心身症患者（12,302 症例）を加えて行った心身医学的研究と心身症関連疾患臨床統計の業績集として、本書『新女性の心身医学』を編集刊行されるに至ったことは、まことに喜ばしいことである。

　本書の内容としては、郷久先生が 2008 年に世話人の一人として、北海道に「女性心身医療研究会」を立ち上げられたが、そこでの私を含めた 4 氏の講演内容をまず掲載されている。そして、本論として、女性の心身医学の総論、更年期障害など婦人科疾患のおける心身医学の各論、妊産褥婦における心身医学各論、産婦人科領域における心身症の診断と治療と満遍なくカバー

して編集されている。特記すべきは、今日の心身医療で重点視されているターミナルケアについての詳しい記述である。また、近年、東洋心身医学として注目されてきている漢方薬についてもわかりやすく解説されている。

　執筆者は、郷久先生を主として、朋佑会札幌産科婦人科、札幌医大およびその関連の方々が主であるが、医師のみならず助産師や公認心理師などコ・メディカル・スタッフが6名も加わっている。心身医療ではチーム医療が大切であるので、素晴らしいことである。

　本書は専門書としても価値が高いが、専門以外の方々にも大いに参考になる。産科婦人科や小児科はもとより、臨床各科の患者さんの半数は女性であるし、コ・メディカルの方々も、全ての方々が心身医療または全人的医療がいかなるものかをよく知っていただくためにも、ぜひ、座右においていただきたい書である。

末松　弘行

監修者のことば

　産婦人科における心身医学は、将来的にさまざまな進展が期待されています。心身医学は、心理的な要因と身体的な症状の相互関係を理解し、総合的なアプローチで患者の健康を改善するために重要な役割を果たします。産婦人科における心身医学の今後の可能性について以下のようなポイントが挙げられると思います。

・妊娠と心身の健康の関係：妊娠中の心理的なストレスやうつ症状が母体や胎児の健康に影響を与える可能性があります。将来的には、妊娠中の心身の健康に特化した研究が進み、適切なサポートやアプローチが開発されることが期待されます。

・不妊治療と心理的サポート：不妊治療は心理的なストレスを引き起こす場合があります。心身医学的アプローチは、不妊治療を受ける患者に対して、精神的なサポートや心理的ケアを提供することで、治療の成功率を向上させることができます。

・産後うつ症状の予防と対応：産後うつ症状は産後の母親にとって深刻な問題です。心身医学的なアプローチは、早期の予防や適切な対応を通じて、産後うつ症状のリスクを軽減することができます。

・月経不順や生理痛の心理的アプローチ：月経不順や生理痛は身体的な原因だけでなく、ストレスや心理的要因によっても引き起こされることがあります。心身医学的アプローチは、症状の背後にある心理的な要因を理解し、総合的な治療法を提供することができます。

・出産とトラウマの回復：出産は身体的な負担が大きく、トラウマ体験と結びつくこともあります。心身医学の進展により、出産経験に対する心理的なサポートや回復プログラムが向上することが期待されます。

・心身医学の専門家の重要性：心身医学の専門家が産婦人科チームに組み込まれることで、心理的な健康と身体的な健康の両方をトータルにケアすることができます。将来的には、産婦人科医や看護師と連携して、総合的な治療アプローチが一般的になる可能性があります。

　本書は郷久鉞二先生が生涯にわたってこれらの分野に研究を続けてこられ、郷久先生の産婦人科心身医学に対する熱意に応えられた多くの研究者

の血と汗の結晶といえる作品です。本書の一つひとつの項目がまさに日常の臨床から得られた知見ばかりであり、まさに生きた教科書といえるでしょう。本書を通じて一人でも多くの患者さんが救われると同時に、本書を読んで医師、心理師、看護師が未来の産婦人科心身医学の担い手になるきっかけとなるよう祈念してやみません。

齋藤　豪

監修者のことば

　心身医学が学問としての体系が築かれたのは、1930年から40年代にかけて、米国における精神分析にその端を発している。

　心身医学の歴史と発展は、三つの時期に分けられる。第1の時期は、不安神経症や転換ヒステリーなど、神経症における心身相関の研究とそれに基づく診療がなされた時期である。第2の時期は、消化性潰瘍、気管支喘息、緊張型頭痛など、その発症や経過に心理社会的因子が密接に関連している身体疾患、いわゆる心身症が研究や診療の中心となった時期である。そして現代の第3の時期である。心身医学が本来目指す理念から、心身医学の対象は神経症や心身症といった狭い領域に限定されるべきでないという見解が強くなっている。臨床各科の疾患患者一般について、心身両面から総合的、統合的に病態を理解し、全人的医療を行う方向に展開しつつある。

　現在における心身症の定義は、「身体疾患のなかで、その発症や経過に心理社会的因子が密接に関与し、器質的ないし機能的障害が認められる病態をいう。ただし神経症やうつ病など、他の精神障害に伴う身体症状は除外する」（日本心身医学会,1991）となっている。心身症は独立した疾患単位ではなく、各診療科や各器官における疾患のなかで上記の条件にあてはまるものである。すなわち心身症は、疾患名ではなく病態名である。

　すなわち、心身医学は神経症学から出発し、心身症学を経て、全人的医学の核へと発展している。

　日本における心身医学は昭和36（1961）年九州大学医学部に精神身体医学研究施設が設置されたことが始まりである。初代教授は池見酉次郎である。昭和38（1963）年精神身体医学講座となり、附属病院に心療内科が開設された。平成8（1996）年医道審議会において心療内科の標榜科名が認められた。これで心療内科の制度上の基盤ができた。市中の病院でも心療内科の看板を掲げることができるようになった。

　ところで、現代医療は大きく変化してきており、次のようなことがみられている。

1）疾病構造の変化：生活習慣病(糖尿病、高血圧、冠動脈疾患など)、老年病(脳血管障害、慢性呼吸器疾患、認知症)、ストレス関連疾患（心身症、うつ病、

不安症、睡眠障害）の増加

2）高度先進医療の発展・拡大：移植医療、遺伝子医療、再生医療、ロボット手術、遠隔医療、重粒子線治療など

3）新薬の開発：分子標的治療薬、抗がん薬、高血圧治療薬、高脂血症治療薬など

4）診断機器の進歩：CT、f-MRI、SPECT、PET および AI による診断

5）平均寿命の延長：高齢者介護、医療費の増加

　医療の進歩によって長寿社会となっているがQOLは低いといわれており、これに対しては、身体面だけではなく、心理面、社会的側面を含めた全人的医療の心身医学・心療内科的対応が重要である。

　1994 年郷久鉞二先生の著書「女性の心身医学」が出版された。郷久先生は九州大学心療内科開設初期の頃に九州大学に研修に来て、池見酉次郎先生から直接指導を受けている。このたび、30 年ぶりに続編として「新女性の心身医学」が出版されることになった。郷久先生は、45 年間の長年にわたり札幌医大産婦人科および現在の朋佑会札幌産科婦人科の理事長として、婦人科領域の心身症を中心に診療、研究に尽力している。今回、これらの膨大な診療や研究をまとめ、共同研究者を加えて「新女性の心身医学」を出版することになった。

　本書は 7 部構成であり、女性心身医療研究会、心身医学、婦人科疾患における心身医学、妊産褥婦における心身医学、心身症の診断、産婦人科領域における心身症の治療、女性の心身症における東洋心身医学となっている。いずれも日常の産婦人科疾患の診療についてわかりやすく書かれており、産婦人科医だけでなく内科、小児科などの医師、看護師、臨床心理士、公認心理師、薬剤師などのコ・メディカルにも大変有用な本である。

　ぜひ本書を手にとって日常診療に活用していただければ幸いである。

久保　千春

監修者のことば

　本書は、一大学病院「札幌医科大学産婦人科」における、20年間に及ぶ心身症患者（1,040症例）と、その後引き続き一機関「朋佑会札幌産科婦人科」での25年間に及ぶ心身症患者（12,302症例）を加えて行った心身医学研究と心身症関連疾患臨床統計の業績集です。また、参考文献からの考察などはほとんどしないで、長期にわたる大量の症例の実績と実体験を中心にその成果を記載しています。このような大量のデータは、他にみられないので、今後50～100年は皆様のお役に立つのではないかと自負いたしております。

　今回の出版にあたっては、長年にわたり池見酉次郎先生の弟子として一緒に勉強し、ご指導も受け続けている前九州大学総長で現日本心療内科学会理事長の久保千春先生に監修とご執筆をいただき、また長年にわたりご指導いただいている前東京大学心療内科教授の末松弘行先生に巻頭言とご執筆をいただき大変感謝しています。さらには「心身医療研究会」の代表世話人で札幌医科大学産婦人科の齋藤豪教授に監修していただき感謝いたします。

　さて、「新女性の心身医学」として本書を出版するにあたって，最初に「女性心身医療研究会」において「特別講演」していただいた心身医学会の重鎮の先生方にお許しをいただいて講演内容をそのまま掲載させていただきました。心身医学の基礎をつくり上げてきた高名な先生方から、その本音を話し言葉で読むことができ、わかりやすく心身医療の真髄を知ることができます。

　次に、過去45年間の長期にわたって診療してきた産婦人科領域における心身症関連疾患全例の臨床統計を詳細に検討し掲載しています。各疾患に対する心身医学的な研究や試みの他、治療法に関してもいろいろな心身医療の方法を具体的に載せています。

　特にターミナルケアの経験は、いつも一緒に取り組んできた札幌医科大学名誉教授の形浦昭克先生に終末期医療の今昔とそのあり方について、長期にわたる実体験から教授していただき、周産期の母児への心身医療は小児心身医学会で活躍し、当院名誉院長を10年以上務めて、一緒に心身医療を実戦した故南部春生先生に小児科医の立場から周産期メンタルヘルスの詳細な問題点と母親への具体的な援助の方法を手ほどきしていただき、東洋心身医学

は、東洋医学会北海道支部の会長で、当院理事長の佐野敬夫医師に当院の心身症に対する各種治療の中で最も頻度が高い漢方薬処方に関して、難解な用語をいっさい使わず生薬の説明のみで多数の漢方薬をすぐにでも処方してみたくなるような熱のこもったわかりやすい説明で投稿していただきました。すべての著者が、自分の一生をかけての研究・診療内容で充実していて、レベルも高く感謝しています。当院の3人の師長、3人の公認心理師にも参加していただき、コ・メディカルとしての新たな試みや協力の実戦を掲載しています。他当院院長の郷久晴朗医師、札幌医科大学産婦人科の磯山響子医師にも参加していただきました。

　本書を出版するにあたり、いまだ全国にもこのような研究や専門外来を設けている機関が少ないことから独自性と希少価値があり、そして専門書でありながら専門以外の読者にお役に立つことが数多く盛り込まれていると自負しています。なお，プライバシーには十分配慮し，症例には多少手を加え変えたところがあることをお断りします。

　本書が広く読まれ，日本にはまだ非常に少ない心身医学研究者が，医師の中にもコ・メディカルの方々の中にも，一人でも多くなることを，また，心身医学的な考え方が一般の人々に普及されて，生きがいのある健康な生活がより高められることを願っております。

　最後に、出版業界が不況の中、本書の内容を深く理解され、価値を認め、編集にも尽力いただいた金剛出版の中村奈々様には大変感謝申し上げます。

郷久　鉞二

目次

巻頭言	元東京大学心療内科教授　末松 弘行 …………………	3
監修者のことば	札幌医科大学産婦人科教授　齋藤　豪 …………………	5
監修者のことば	九州大学心療内科名誉教授　久保 千春 …………………	7
監修者のことば	朋佑会札幌産科婦人科理事長　郷久 鉞二 ………………	9

I部　女性心身医療研究会 ……………………………………… 15

「女性心身医療研究会」について　郷久 鉞二 ……………………………… 16

Chapter 1　第1回女性心身医療研究会
　　　　　　【特別講演】女性に関する心身医療　久保 千春 ……………… 17

Chapter 2　第2回女性心身医療研究会
　　　　　　【特別講演】心身医学的療法について　末松 弘行 …………… 51

Chapter 3　第3回女性心身医療研究会
　　　　　　【特別講演】「性機能障害の心身医学的診断と治療」および
　　　　　　"沖縄の文化と心身医療"　石津 宏 ……………………………… 80

Chapter 4　第4回女性心身医療研究会
　　　　　　【特別講演】「老年期—その影と光」　中井 吉英 …………… 116

II部　心身医学　郷久 鉞二 …………………………………… 145

Chapter 1　**産婦人科領域における心身医学** ………………………… 146
　　　　　　1．心身医学とは ………………………………………………… 146
　　　　　　2．心身症について …………………………………………………… 147
　　　　　　3．産婦人科と心身医学 …………………………………………… 150
　　　　　　4．国際産婦人科心身医学会 …………………………………… 152

Chapter 2　**女性心身医療の実践** ……………………………………… 154
　　　　　　1．産婦人科領域における心身症関連疾患（13,342例）の
　　　　　　　臨床統計 …………………………………………………………… 154
　　　　　　2．心身医療専門外来のあり方 …………………………………… 172

III部　婦人科疾患における心身医学 ……………………… 177

Chapter 1　**更年期障害　郷久 鉞二** …………………………………… 178
　　　　　　1．診断の仕方 …………………………………………………… 178
　　　　　　2．治療の仕方 …………………………………………………… 179
　　　　　　3．治療の予後 …………………………………………………… 180
　　　　　　4．夫婦関係 ……………………………………………………… 180
　　　　　　5．実際の症例 …………………………………………………… 181

Chapter 2　**自律神経失調症　郷久 鉞二** …………………………… 185
　　　　　　1．自律神経失調症に対する考え方 …………………………… 185
　　　　　　2．自律神経失調症の臨床統計 ………………………………… 186

Chapter 3　**骨盤内うっ血症候群　佐野 敬夫** ……………………… 188
　　　　　　1．骨盤内うっ血症候群の診断 ………………………………… 188
　　　　　　2．骨盤内うっ血症候群の治療 ………………………………… 190
　　　　　　3．症例 …………………………………………………………… 191

Chapter 4　**月経関連症状　郷久 鉞二** ……………………………… 193
　　　　　　1．月経痛（Dysmenorrhea） ………………………………… 193
　　　　　　2．月経前症候群（PMS）と月経前不快気分障害（PMDD）… 195
　　　　　　3．続発生無月経 ………………………………………………… 197
　　　　　　4．考察 …………………………………………………………… 197

—11—

Chapter 5	機能性子宮出血　郷久 鉞二	200
	1. 機能性子宮出血に対する考え方	200
	2. 機能性子宮出血症例の分析	200
	3. 考察	201
Chapter 6	摂食障害　郷久 鉞二	203
	1. 摂食障害症例の臨床統計	203
	2. 年齢と職業の有無	206
	3. 無月経	206
	4. 妊娠	208
	5. 性障害	208
	6. うつ状態	209
	7. 紹介および連携	209
	8. 診断、治療および治療予後	210
Chapter 7	不妊症　郷久 鉞二	212
	1. 不妊症に対する心身医学的研究	212
	2. 考察	213
Chapter 8	婦人科手術　郷久 鉞二	215
	1. 婦人科手術における心身医学的研究	215
	2. 術後不定愁訴症例の臨床統計	217
Chapter 9	性障害　郷久 鉞二	219
	1. 性障害症例の臨床統計	219
	2. 性障害症例に対する考察	221
Chapter 10	外陰痛　清水 順子	224
	1. 外陰痛症例の臨床統計	224
	2. 原因不明の慢性外陰痛「Vulvodynia」について、先行研究より考察	225
	3. 外陰痛の症例	226
	4. 症例の考察	229
Chapter 11	ターミナルケア　形浦 昭克	233
	1. 大学病院および福祉ターミナルケアをどのように考えるか	233
	2. 死の臨床をめぐって	258
	3. 私の歩んだターミナルケアの思い出	264

IV部　妊産褥婦における心身医学 ... 275

Chapter 1	マタニティケア	276
	1. マタニティケアの臨床統計　郷久 鉞二	276
	2. スルピリド投与症例の臨床分析　郷久 鉞二	282
	3. エジンバラ産後うつ病自己評価票と周産期うつ症状への心理的支援　伊藤 絵里香	287
Chapter 2	家族分娩	295
	1. 助産外来　川村 洋子	295
	2. フリースタイル分娩　大田 真希	299
	3. 育児支援依頼の現状　紺野 恵	302
	4. モンスター家族　郷久 鉞二	308
Chapter 3	周産期に始まる不安をもつ母親への配慮　南部 春生	311
	1. 育児不安	311
	2. 子どもの発達特性と親子の生活　―赤ちゃん力を信じ、母親の不安を支える	323
	3. 育児支援 ―夫の役割は、そして周囲の人、社会の役割は―	333

Ⅴ部　心身症の診断 ―――――――――――――――――――― 357

Chapter 1	**面接を中心にした診療の進め方**　郷久 鋮二 ―――――― 358
	1．心身症診断の進め方 ――――――――――――――― 358
	2．初回面接シート ―――――――――――――――― 358
	3．婦人科診断 ――――――――――――――――――― 358
	4．東洋医学的診断 ―――――――――――――――――― 358
	5．4方向診断 ――――――――――――――――――― 360
Chapter 2	**心理師に期待される役割**　伊藤 絵里香 ――――――――― 361
	1．はじめに ――――――――――――――――――――― 361
	2．以前実施した心理師へ期待される役割に関する調査結果から… 361
	3．女性の自己実現～産婦人科での心理師の関わりを考える～… 366
Chapter 3	**各種心理テストの概要**　清水 順子 ――――――――――― 368
	1．心理テストの種類 ―――――――――――――――― 368
	2．当院での心理テスト ――――――――――――――― 369
Chapter 4	**社会現象と心身症**　磯山 響子 ―――――――――――― 373
	1．最近の社会現象 ――――――――――――――――― 373
	2．症例 ――――――――――――――――――――――― 374
	3．考察 ――――――――――――――――――――――― 376

Ⅵ部　産婦人科領域における心身症の治療 ―――――― 379

Chapter 1	**各種治療法に対する考察**　郷久 鋮二 ――――――――― 380
	1．面接の基本技術と各種治療法の位置付け ――――――― 380
	2．各種治療法の実際 ―――――――――――――――― 382
Chapter 2	**治療的自己とスピリチュアリティ**　郷久 鋮二 ―――――― 384
	1．在宅死と病院死の症例 ――――――――――――――― 384
	2．外陰痛、月経痛の症例 ――――――――――――――― 385
	3．死刑囚と拘置所囚人の差異 ―――――――――――― 388
	4．治療的自己の実践例 ――――――――――――――― 390
	5．講義と啓蒙 ―――――――――――――――――――― 391
	6．まとめ ――――――――――――――――――――――― 392
Chapter 3	**交流分析**　郷久 鋮二 ――――――――――――――― 395
	1．構造分析の症例 ――――――――――――――――― 395
	2．脚本分析の症例 ――――――――――――――――― 396
	3．考察 ――――――――――――――――――――――― 398
Chapter 4	**自律訓練法**　郷久 鋮二 ―――――――――――――― 400
	1．産科領域 ―――――――――――――――――――― 400
	2．婦人科領域 ――――――――――――――――――― 403
	3．考察 ――――――――――――――――――――――― 406
Chapter 5	**認知行動療法**　松本 真穂 ――――――――――――― 408
	1．認知行動療法とは ―――――――――――――――― 408
	2．考察 ――――――――――――――――――――――― 413
Chapter 6	**解決志向アプローチが有効であった**
	産後うつ病の症例　松本 真穂 ――――――――――― 415
	1．はじめに ――――――――――――――――――――― 415
	2．症例提示 ―――――――――――――――――――― 416
	3．考察 ――――――――――――――――――――――― 419

Chapter 7	閉経療法中の抑うつ症状に、環境因子が大きく関与した一例　磯山 響子 ……	422
	1．はじめに………………………………………………………………	422
	2．症例………………………………………………………………………	422
	3．心理面接…………………………………………………………………	423
	4．経過………………………………………………………………………	423
	5．考察………………………………………………………………………	424
Chapter 8	**絶食療法と内観法　郷久 鍼二** ………………………………………	426
	1．絶食療法…………………………………………………………………	426
	2．内観法……………………………………………………………………	427
Chapter 9	**薬物療法** ……………………………………………………………………	429
	1．ホルモン療法・ホルモン補充療法　郷久 晴朗 …………………	429
	2．妊産婦における向精神薬の使い方　郷久 鍼二 …………………	435
	3．症例の臨床統計　郷久 鍼二 …………………………………………	437
	4．チーム医療（母子ユニット）郷久 鍼二 …………………………	438

Ⅶ部 女性の心身症における東洋医学　佐野 敬夫 ……………… 441

Chapter 1	**心身医学における東洋医学の存在意義** …………………………………	442
	1．池見西次郎先生の遺言 …………………………………………………	442
Chapter 2	**東洋医学的診察法と治療的自己** …………………………………………	444
	1．望診 ………………………………………………………………………	444
	2．聞診 ………………………………………………………………………	445
	3．問診 ………………………………………………………………………	445
	4．切診 ………………………………………………………………………	445
	5．四診と治療的自己 ………………………………………………………	446
Chapter 3	**標治・本治** …………………………………………………………………	448
	1．各診療家による標治・本治 ……………………………………………	448
	2．私の考える標治・本治 …………………………………………………	448
Chapter 4	**心身症に用いられる漢方薬方剤** …………………………………………	451
	1．風邪薬から胃腸薬へ、そして小児の心身症治療薬へ ……	451
	2．小健中湯と名称がまぎらわしい漢方薬 ……………………………	454
	3．甘いのと紫蘇の香り、どっちが好きですか？ …………………	455
	4．柴胡剤 ……………………………………………………………………	457
	5．市販の婦人薬が効かない ……………………………………………	461
	6．抑うつ・不眠 …………………………………………………………	467
	7．泌尿生殖器系の炎症と精神症状 ……………………………………	469
	8．動悸と竜骨・牡蠣 ……………………………………………………	471
	9．月経前症候群（PMS）と月経前不快気分障害（PMDD）……	473
	10．妊娠悪阻（つわり）……………………………………………………	475
	11．めまい …………………………………………………………………	478
	12．疳の虫・イライラ ……………………………………………………	479
	13．骨盤内うっ血症候群 …………………………………………………	481
	14．食欲不振 ………………………………………………………………	484
	15．のぼせ …………………………………………………………………	486
	16．冷え症 …………………………………………………………………	488
	17．全身倦怠 ………………………………………………………………	491

あとがき
監修者略歴

Ⅰ部 │ 女性心身医療研究会

「女性心身医療研究会」について

　日本心身医学会の臨床版として日本心療内科学会があるように、日本女性心身医学会の臨床版として、「女性心身医療学会」があっても良いのではないかという大きな考えのもとに、「女性心身医療研究会」を札幌の地よりはじめたところ、産婦人科医のみではなく、心療内科医他各科の医師や歯科医、薬剤師、助産師、看護師、心理師などの参加もあり、第1回目から4回目まで毎回100名近くの医療関係者の参加をいただいた。

　ご高名な講師に特別講演をしていただいたこともあるが、女性の心身医学に多数の医療関係者が関心を抱いていることがわかった。

　残念なことに、開催費用の関係で毎年行うことができなかったうえに、コロナ渦中に入ってしまい中断を余儀なくされている。しかし今後、昔、産婦人科心身症研究会(現日本女性心身医学会)を日本産婦人科学会の最中にその開催地で、夜に行っていたときのように熱意のこもった学会になって発展することを願ってあえてこの名前で発足し、続けていきたいと思っている。

　今回、本書の出版にあたって、特別講演の内容が非常に勉強になると考え、最初に掲載することにした。内容として第1回の久保先生は女性の心身医学の解説を中心に、第2回目の末松先生は心身医学的治療の基本について、第3回の石津先生は性機能障害から心身医療を解説し、沖縄の長寿文化の紹介、第4回の中井先生はその長寿文化を支える健康長寿のためのスピリチュアリティを教授していただいていて、内容の充実はもちろん、全体としての流れも良く、続けて読むと非常に参考になり、心身医療の本随を身につけることができる。

　そのため、研究会の発表をそのまま掲載することにした。その方が理解しやすく、演者の人柄まで感じるようで、手に取るようにわかりやすく、難解な心身症の内容を楽しく自然に身につけることができると考えた。

　講師の先生方には本書の掲載について御賛同いただき大変光栄で感謝いたします。

　なお丁寧に何回もテープを起こしていただいた朋佑会札幌産科婦人科公認心理師、伊藤絵里香、清水順子、前朋佑会札幌産科婦人科公認心理師の竹原久美子の三氏に心からお礼申し上げます。

郷久鉞二

Chapter 1　第1回　女性心身医療研究会

【特別講演】
女性に関する心身医療

中村学園大学学長　前九州大学総長、心療内科名誉教授　久保 千春

心身症とは

　今日は女性に関する心身医療ということでお話しさせていただきます。大きな流れとしまして、心身症というのはどういう風に考えたらよいかを、最初にお話しさせていただきます。私たちは日常の生活の中でいろいろなストレスがあります。アメリカの精神医学の診断と治療のマニュアルがあり、その中でストレスは身体疾患に影響を与える心理的要因とあります。心理的要因に加え、受け止める側の性格的な問題もあります。その中で心身症になりやすい人は失感情症とか過剰適応、タイプAとかA、B、Cというのがあります。Aというのは冠動脈疾患になりやすい、Bというのはがんになりやすいといった性格があります。ところで、がんになりやすい人というのは、もちろん環境因子、ホルモンとか放射能とか、遺伝子等がありますが、疫学的にみて一番がんになりやすい人は利他的でこれは利己的の反対ですね、感情抑圧が強い人ががんになりやすいというのが、疫学的にヨーロッパを中心にして調べられております。

　心身症になるのは、自分自身の感情や体の感覚への気付きが乏しい人、そ

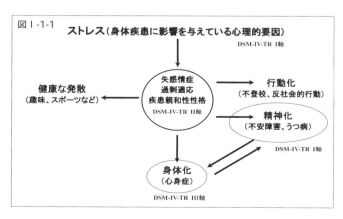

図Ⅰ-1-1

れから過剰適応、不適応ではなくより過剰適応な人がなりやすく、身体疾患としてさまざまな身体症状があり、過敏性腸症候群とかあるいは高血圧も含めていろいろなものがあります。普通の人はスポーツなどで健康に発散されているのですが、行動に現れ、不登校や反社会的行動のようになる場合もあります。あるいは精神症状として出ます。精神症状としては第Ⅰ軸、パーソナリティは第Ⅱ軸、そして身体症状は第Ⅲ軸という多軸診断で今現在は行われるようになりまして心身症という言葉とか神経症という言葉は今現在アメリカでは使われなくなってきている状況です。そしてⅠ軸にこういうことを書いて、Ⅲ軸に身体症状があればこれは心身症だなとみるようになっています。

表Ⅰ-1-1

心身症の分類

1. ストレスにより身体疾患が発症、再燃、悪化、持続する群（狭義の心身症）
   ライフイベント（出産、結婚、離婚、転居、就職、病気）、日常生活のストレス（家庭、職場、学校）

2. 身体疾患に起因する不適応を引き起こしている群
   糖尿病、高血圧、消化性潰瘍、気管支喘息、アトピー性皮膚炎などにより心理的苦痛、社会的、職業的機能障害が起こり睡眠障害、抑うつ気分、不安、引きこもり等がみられる。

3. 身体疾患の治療・管理への不適応を引き起こしている群
   例えば、ステロイドに対する不安・恐怖、医療への不信感、無力感

日本では心身症をどう考えたら良いか、私はいくつかのガイドラインで書いておりますが、まずストレスから体に起こる病気、これが狭義の心身症で、ストレスにより身体疾患が発症、再燃、悪化、持続するものです。ストレスはライフイベントや日常生活のストレスからなります。二つめは、狭義に入るのではなく広義に入ると思いますが、身体疾患があることによって、いろいろな問題が起こってくるということ。慢性疾患によって、心理的苦痛、社会的適応障害が起こり、睡眠障害や不安、ひきこもりなどがみられる。三つめは身体疾患治療管理への不適応を起こしていること、例えばステロイドに対する不安、恐怖、医療不信。医療不信は今非常に問題になっています。この二つは広義になりますが、私たちの心療内科領域に来る患者さんたちはこういう患者さんが多いわけです。

女性に関する心身医療

本日、お話しする内容は**表Ⅰ-1-2**に示しました。まず性差。それからうつ病が、やはり女性に関する心身医療では大きなものであります。月経前症候群やマタニティーブルーズ、産後うつ病、更年期障害。月経前症候群やマタニティーブルーズは、ほとんど私たちは関係ないのですが、更年期障害は非常に多く来られます。そ

女性に関する心身医療

1. 性差
2. うつ病
   1）月経前症候群
   2）マタニティーブルーズ
   3）産後うつ病
   4）更年期障害
3. 摂食障害
4. 心身医学的治療

表Ⅰ-1-2

れから摂食障害はとても多い。九大は今現在私たちのところは32ベッドですが、常時14〜5人入院しています。摂食障害は、いろんなところから来られます。非常に治療に難治することが多いです。特に、Ⅰ型糖尿病と摂食障害が合併している方を治療するところがあまりないので、九州大学ではこういう摂食障害の方を診ています。それから4番目に心身医学的治療として、私どもが特に心理療法を含めてどのように治療を行っているのかについてお話しさせていただきたいと思います。

1. 性差

性差ですが、Tayler という人が1980年から2000年までストレス反応に関する200にのぼる論文のデータについて調べています。この報告によると女性ではストレス場面において「闘争か逃避か」という認知対処行動をとることは少なく、考える知的な反応が男性より多く、子どもなど自分を頼りにするものを守り、周りと同盟を組むという行動様式を取っているとのことです。

私も先ほどご紹介いただいたように基礎の研究をやっており、幼少時期のストレスが青年期になって"キレる"ことに影響を与えるという実験ですが、17歳でキレるという研究をやろうと思いまして、その場合、オスのマウスを使わないとだめなんですね。オスは必ずケンカをするんです。マウスの集団があってそこに違うものを入れると必ずケンカをします。尻尾を噛み

ちぎってしまいます。メスのマウスはほとんどケンカをしません。本能的な違いがあるのだと思います。幼少時期に母子分離を行い、1時間母親と離すだけで、成長し思春期になったら、噛みつく行動が激しくなる。こういう研究をやりまして、脳のセロトニンのレセプターがどうかとかそういう研究をやりました。その激しい噛みつき行動の群は、実際にテストステロン値が高いのです。また女性で刑務所に入っている人はテストステロン値が高いということがアメリカから報告されました。しかし、一般的には、男性とは違って女性は守るという行動が強く出ます。

　生理的ストレス反応の性差については、卵巣から主に産生される女性ホルモン、エストロゲンとストレス反応との関連が注目されています。例えば閉経後のそれが少なくなる女性では年齢依存的に男性に比べて、ストレス反応による視床下部 - 下垂体 - 副腎系を亢進する傾向にある。いわゆる更年期、50歳を過ぎたあたりから、女性が強くなる。先生方も経験されているかと思いますが、これもホルモンとの関連が非常に大きいような気がしますね。

　それで、九州大学の心療内科を受診する患者の男女比をみてみますと、1.8倍ぐらい女性の方が多く、1991年ごろまでは男女比はそれほどなかったのですが最近では女性の方が非常に多いのであります（図I-1-2）。

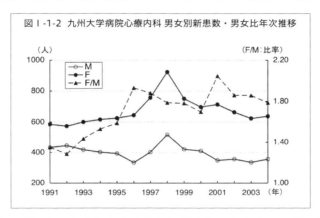

図I-1-2 九州大学病院心療内科 男女別新患数・男女比年次推移

細かくて見にくいかもしれませんが、男女比でみますと、だいたい総数で1.8倍くらいなのです（表I-1-3）。自律神経失調症圏、うつ病圏、不安障害、あるいは睡眠障害とありますが、大体1割くらいが普通といわれていますが、摂食障害になりますと21.4と、男性23人、女性が491人と20倍くらいになります。

I 女性心身医療研究会

表 I-1-3

九州大学病院心療内科 疾患別男女比
（2000〜2004年新患；上位25位） (M: 男性, F: 女性)

疾患	M(人)	F(人)	総数	男女比(F/M)	疾患	M(人)	F(人)	総数	男女比(F/M)
総数	1,810	3,338	5,148	1.84					
1. 自律神経失調症	999	1,785	2,784	1.79	14. アトピー性皮膚炎(心身症)	28	34	62	1.21
2. うつ病	948	1,724	2,672	1.82	15. 高血圧症(心身症)	18	27	39	1.50
3. 不安障害	625	1,186	1,811	1.90	16. 斜頸，書痙	20	21	41	1.05
4. 睡眠障害	339	646	985	1.91	17. 食道運動，食道ジスキネジー	12	27	39	2.25
5. 摂食障害	23	491	514	21.4	18. 消化器潰瘍(心身症)	9	14	23	1.56
6. Functional Dyspepsia	105	241	346	2.30	19. 外傷後ストレス障害	3	16	19	5.33
7. 過敏性腸症候群	146	187	333	1.28	20. 薬物依存	11	6	17	0.55
8. 頭痛	80	139	219	1.74	21. 慢性関節リウマチ(心身症)	1	14	15	14.00
9. 月経前症候群	62	111	173	1.79	22. チック症	8	5	13	0.63
10. 糖尿病(心身症)	36	101	137	2.81	23. 不登校	8	4	12	0.50
11. 気管支喘息(心身症)	32	56	88	1.75	24. 脱毛症(心身症)	4	7	11	1.75
12. 身体表現性障害(疼痛性障害含む)	23	63	86	2.74	25. 頸肩腕症(心身症)	3	8	11	2.67
13. 過換気症候群	13	60	73	4.62	26. 甲状腺機能異常(心身症)	2	5	7	2.50

　それから機能性胃腸障害も女性の方が多い。糖尿病とか、身体表現性障害、過換気症候群、外傷後ストレス障害、PTSD も女性が多い。逆にチックとか不登校は男性の方が多いというような状況であります。

　表 I-1-4 は、文献的にみたものですが、性差では痛みは大体女性の方が多いです。お産があるから女性は痛みに強いのではと一般的に考えられていますが、男性とあまり変わりません。消化器系の病気は男性が結構多く、冠動脈疾患も男性が多いという報告があります。

表 I-1-4

疼痛性心身症の性差

疾患	性差
前兆を伴う片頭痛	F>M
前兆を伴わない片頭痛	M>F
急性緊張性頭痛	M>F
慢性緊張性頭痛	F>M
群発性頭痛	M>F
線維筋痛症（Fibromyalgia Syndrome）	F>M
関節痛リウマチ	F>M
多発性硬化症	F>M
過敏性腸症候群	F>M
クローン病	M=F
慢性胃潰瘍	M=F
十二指腸潰瘍	M>F
膵臓疾患	M>F
冠動脈疾患（65歳以下）	M>F
痛風（60歳以下）	M>F
痛風（60歳以上）	F>M
心理的疼痛	F>M

(M: 男性, F: 女性)

　それから、気分障害、不安障害、適応障害についてみますと明らかに女性の方が多いようです（**表 I-1-5**）。うつ病も約2倍といわれていますし、気分変調性障害、双極性障害、それから、パニック障害も女性の方が多いようです。不安障害、強迫性障害は男女比が大体同じくらいで、全般性不安障害や適応障害は女性の方が多いというような状況でございます。

　その他の精神疾患関連の性差ですが、身体化障害、転換性障害、これは昔のヒステリーですがこうしたものも女性が多い（**表 I-1-6**）。痛みの、

表Ⅰ-1-5

気分障害、不安障害、適応障害

精神疾患	性差
大うつ病性障害	2F:1M
気分変調性障害	2~3F:1M
双極性障害	F>M
広場恐怖を伴わないパニック障害	2F:1M
広場恐怖を伴うパニック障害	2F:1M
特定の恐怖症	2F:1M
社会不安障害	F=M
強迫性障害	F=M
外傷後ストレス障害 (PTSD)	–
全般性不安障害	2F:1M
適応障害	2F:1M

(M: 男性、F: 女性)

表Ⅰ-1-6

精神関連疾患の性差

精神疾患	性差
身体化障害	F>M
転換性障害	2~10F>M
疼痛性障害	F>M
心気症	F=M
神経性食欲不振症	>9F:1M
神経性過食症	>9F:1M
性同一性障害	2~3M:1F
原発性不眠症	f>M
原発性過眠症	3M:1F

M:男性、F:女性

　疼痛性障害も女性で、心気症は大体男女一緒です。神経性食欲不振症は女性が多いし、過食症も女性が多い。ただ、性同一性障害は男性が多いです。それから原発性不眠症、これも女性に多いですが、過眠症は男性が多くなっています。
　次に私のところではうつ病で受診してこられる患者さんが多いのですが、その中で男女比をみてみました（**表Ⅰ-1-7**）。男女の特徴についてみたので

表Ⅰ-1-7

九州大学病院心療内科を受診したうつ病/非うつ病患者
(2000年6月～2001年3月)の内訳

調査項目		うつ病患者(N=335)		非うつ病患者(n=423)	
性比(女性/男性)		2.16		1.56	
調査項目		平均	標準偏差	平均	標準偏差
年齢	男	40.7	17.4	34.9	16.4
	女	41.0	17.0	34.0	17.5
SDSスコア	男	**54.8***	8.4	45.6	9.5
	女	**56.1***	7.8	47.8	10.1
		%		%	
身体症状	男	73.0		75.6	
	女	73.7		80.9	
	Total	**73.5**		78.9	
精神症状	男	27.0		24.4	
	女	26.3		19.1	
	Total	**26.5**		21.1	

(Sugihara H, et al. Psychiatr Res,128:305-311,2004)　　(*p<0.001)

すが、心療内科を受診した非うつ病患者とうつ病患者でうつのスコアはやはりうつ病の方が高く、身体症状に関して男女比の差はさほどありませんでした。ただし訴える内容についてはだいぶ違っています。

睡眠障言や食欲不振は一緒なのですが、頭痛は女性の方が多いようです（**表Ⅰ-1-8**）。それから、消化器の下痢は男性の方が多い。過食、これは女性が多い。それから感覚異常も女性が多い。発汗亢進は男性が多い。心療内科に受診している患者さんでは、うつ病といっても同じうつの中でもこれだけ違いがあります。

表Ⅰ-1-8

九州大学病院心療内科を受診したうつ病患者
（2000年6月〜2001年3月）

男性(n=106)		女性(n=229)	
身体・精神症状	（％）	身体・精神症状	（％）
睡眠障害	35.8	睡眠障害	42.7
食欲不振	17.0	食欲不振	17.9
興味の消失	16.0	頭痛	15.3
頭痛	14.2	興味の消失	14.0
下痢	11.3	抑うつ気分	12.7
めまい	11.3	全身倦怠感	10.9
抑うつ気分	10.4	いらいら感	10.9
不安	10.4	めまい	10.0
全身倦怠感	9.4	不安	9.2
疼痛(頭痛・胸痛・腹痛を除く)	7.5	疼痛(頭痛・胸痛・腹痛を除く)	8.3
精神運動性遅滞	7.5	**過食**	8.3
いらいら感	7.5	動悸	7.9
発汗亢進	6.6	嘔気	7.9
腹痛	6.6	嘔吐	6.1
体重減少	6.6	**感覚異常**	5.2
発熱	4.7	体重減少	5.2
動悸	4.7	呼吸困難感	4.4
嘔気	4.7	頭部違和感	3.5
耳鳴り	4.7	発熱	3.5
嘔吐	3.8	腹痛	3.5
頭部違和感	3.8	悲哀感	3.5

(Sugihara H, et al. Psychiatr Res,128;305-311,2004)

表Ⅰ-1-9 はさまざまな身体精神指標のロジスティック回帰分析をしたものですが、頭痛は女性に多い。下痢、発汗、体重減少は男性の方が多く、感覚異常は女性が多い。それから精神症状としては興味の喪失、イライラ感は男女共にありますが、悲哀感になると女性が多い。なんとなく物悲しいとい

表Ⅰ-1-9

うつ病に関連した身体・精神症状
（ロジスティック回帰分析）

	男性(n=259)			女性(n=471)		
	OR	95%CI	P	OR	95%CI	P
身体症状						
睡眠障害	2.21	1.16-4.21	0.02	3.85	2.39-6.19	<0.001
食欲不振	5.75	1.81-18.30	<0.01	5.37	2.31-12.52	<0.001
全身倦怠感	5.04	1.37-18.50	0.02	2.90	1.26-6.67	0.01
頭痛				3.35	1.71-6.56	<0.001
下痢	5.00	1.72-14.50	<0.01			
発汗亢進	10.48	1.91-57.58	<0.01			
体重減少	5.09	1.04-24.97	0.05			
感覚異常				3.74	1.10-12.70	0.03
精神症状						
興味の消失	20.25	4.35-94.16	<0.001	13.84	4.54-42.25	<0.001
いらいら感	5.14	1.18-22.42	0.03	3.39	1.41-8.19	0.01
悲哀感				6.81	1.31-35.49	0.02

年齢を補正、OR: odds ratio (うつ病群／非うつ病群)、95%CI:95%信頼区間
(Sugahara H, et al. Psychiatr Res, 128: 305-311, 2004)

うのは女性に非常に多い。これは私ども九大におります北大出身の菅原という人が九州大学心療内科に来て、統計を研究したものであります。

　さらに考察すると、女性特有の身体症状について、片頭痛、慢性頭痛は女性においてのみうつ病に関連していたとする報告があって、この研究では頭痛がうつ病患者において頻度が高く、かつ女性においてのみうつ病に関連していることが明らかになりました（表Ⅰ-1-10）。しびれ、これは食欲不振や過食に伴うビタミンB群やマグネシウム不足など、栄養上の問題、不安のある女性に出現しやすいとされる過換気の影響、多重解析において不安障害と摂食の両者を調整したときには有意水準が下がったとあります。男性には下痢とか発汗が多いなどいくつかの報告があります。

```
表Ⅰ-1-10
                    【 考　察 】
 ・ 女性に特異的な身体症状
    頭痛：片頭痛（Moldin, 1993）や慢性頭痛（Juang, 2000）が女性においてのみう
    つ病に関連していたとするする報告あり。この研究では、頭痛がうつ病患者
    において頻度が高く、かつ女性においてのみうつ病に関連していることが明
    らかになった。
    しびれ：食欲不振や過食によるビタミンB群やマグネシウムの不足など栄養上
    の問題、不安のある女性に出現しやすいとされる過換気（Han, 1997）の影響。
    多重解析において不安障害と摂食障害の両者を調整した時には場合には、し
    びれとうつ病の関係は、有意水準がmarginal level（P=0.06）に下がった。
 ・ 男性に特異的な身体症状
    下痢：消化管機能異常は一般人口に比べ男性に多い（Chen, 2000）。
    　今回の典型的な男性うつ病患者は都会で働く中年労働者であり、職場での責
    任ある地位で職場での心理社会的なストレスにさらされている。心理的なス
    トレスはIBSの無い人にも急性のIBS類似症状（腹痛、下痢、便秘）を生じや
    すい。
    発汗：性差の報告は無いが、うつ病患者における夜間の高体温と発汗過多が
    報告されている（Avery, 1999）。
```

　それからストレス。表Ⅰ-1-11はNHKで日本人のストレス調査委員会というのができて、私もその委員で、一緒に仕事をやりました。これは4年前の調査ですが、男性のストレスは先の見通し、老後の生活への経済的心配がある、家計にゆとりがなくなった、仕事が忙しすぎる、年をとることに心身の衰えを感じる、自分の考えが周囲から反対を受けた、休日休暇が取れない、家業が不振であるなど仕事に関する内容がありました。

　女性のストレスについてみますと、1，2位は一緒です（表Ⅰ-1-11、表Ⅰ-1-12）。先の見通し、老後の生活、家計にゆとりがなくなった、年をとることに心身の衰えを感じるといった回答の他に、自分の容姿に不満があるとか、ダイエットが必要であるということに関しては、女性のストレス発生源の高位になっており、私たちもいろいろな面接において男性と女性で対応の仕方を多少変えてやっていかなくてはならないと思います。

I 女性心身医療研究会

表 I -1-11		
男性のストレス発生源高位10項目（n = 485人）		
1	先の見通しが立たない	26%
2	老後の生活への経済的な心配がある	25%
3	家計にゆとりがなくなった	22%
4	**仕事が忙しすぎる**	**21%**
5	年をとることによる心身の衰えを感じる	19%
6	自分の考えが、周囲から反対を受けた	17%
7	**休日・休暇が取れない**	**15%**
8	**事業が不振である**	**14%**
9	慢性の病気を抱えている	13%
10	価値観や世代間のギャップを感じる	12%

表 I -1-12		
女性のストレス発生源高位10項目（n = 610人）		
1	先の見通しが立たない	23%
2	老後の生活への経済的な心配がある	23%
3	家計にゆとりがなくなった	22%
4	年をとることによる心身の衰えを感じる	22%
5	**自分の容姿に不満がある**	**22%**
6	**ダイエットが必要である**	**22%**
7	慢性の病気を抱えている	18%
8	家族が病気を抱えている	16%
9	自分の考えが、周囲から反対を受けた	15%
10	仕事が忙しすぎる	15%

2. うつ病

　うつ病に関しては、先生方は、月経前症候群、マタニティーブルーズ、産後うつ、更年期についてはご専門ですが、総説的にお話しさせていただきます。

　うつ病の有病率は日本ではおよそ６％ぐらいになります（**表 I -1-13**）。

　男性の生涯有病率は５〜12％、女性は10〜25％で男性の２倍です（**表 I -1-14**）。ただし、自殺は男性の方が非常に多いのです。時点有病率では、ある一点では男性２〜３％、女性がその倍くらいあるというのが、日本のデータです。

表 I -1-13		
うつ病の有病率		
1. WHO世界人口の　3〜5%		
2. 日本（昭和大学上島教授）大うつ病2.65%		
小うつ病3.22%		
計　5.87%		
3. アメリカの1年間の有病率　　15%		
4. ヨーロッパでの6か月間有病率　大うつ病6.9%		
小うつ病1.8%		
計　8.7%		
5. うつ病の生涯有病率　男性5〜12%		
（DSM-IV）　　女性10〜24%		
6. プライマリケアにおける有病率　6%		

表 I -1-14
女性のうつ病の有病率は男性の約2倍

	生涯有病率	時点有病率
男　性	5〜12%	2〜3%
女　性	10〜25%	5〜9%

高橋 祥友 竹島正原著 2 A71 2005

　また年齢別にみると、男性と女性とでは女性が多く、特に高齢者になっていきますと、女性が圧倒的に多くなります（**図 I -1-3**）。更年期以降、女性のうつ病発症率は著しく増加を示すというのが特徴であります。

　DSM-IVの診断基準によると、うつ病は、大項目、抑うつ気分、興味または喜びの喪失これらのどちらか一つがあって、残りの思考力、集中力の減退、易疲労感、それから気力の減退、無価値感、罪悪感、焦燥感、静止、自殺念慮、

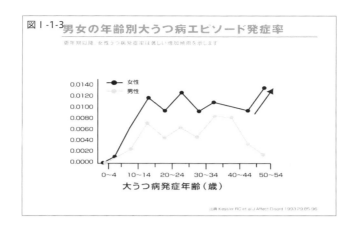

不眠または睡眠障害、体重や食欲の減少か増加の小項目を含めて、トータル9項目中の5項目が2週間以上みられる場合がうつ病、大うつ病ということになります。2項目から4項目までが小うつ病と診断されるわけです（表Ⅰ-1-15）。

表Ⅰ-1-15

うつ病の症状評価項目

	ICD-10 うつ病エピソード	DSM-Ⅳ 大うつ病エピソード
大項目	①抑うつ気分 ②興味と喜びの喪失 ③易疲労感の増大と活動の減少	①抑うつ気分 ②興味または喜びの喪失
小項目	①集中力と注意力の減退 ②自己評価と自信のなさ ③罪責感と無価値感 ④将来に対する希望のない悲観的な見方 ⑤自傷あるいは自殺の観念や行動 ⑥睡眠障害 ⑦食欲不振	①思考力や集中力の減退 ②易疲労感か気力の減退 ③無価値感、罪悪感 ④焦燥か制止 ⑤自殺念慮 ⑥不眠または睡眠障害 ⑦体重や食欲の減少か増加

　うつ病ではさまざまな身体症状を呈します。更年期でみられるような症状がたくさんあるわけです（図Ⅰ-1-4）。
　最も頻発なものは睡眠障害になります。それから倦怠感、疲れた感じ、食欲減退があります。ただ、10％くらいは食欲増加もありますし、不眠ではなく過眠というのも10％ぐらいにみられます（図Ⅰ-1-5）。
　うつ病は、頻度が高くて今後ますます多くなってくる病気だと思いますし、

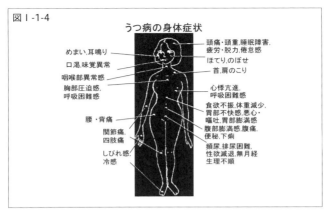

図 I-1-4 うつ病の身体症状

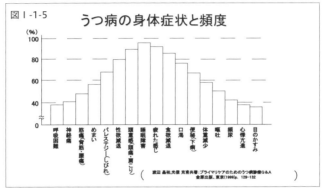

図 I-1-5 うつ病の身体症状と頻度

罹病期間が長く、慢性化、再燃・再発は場合によっては避けられないということになります。心理社会的および身体的障害による QOL の低下もみられます。自殺の危険もあり、アルコール依存症、強迫性障害、パニック障害などの併存もみられます。再発性で慢性疾患です。50％は1回で治ることはありません。50％は再発。またその50％は慢性化してしまうということになり、一回で治る人は50％くらいです。再発を防ぐには、薬の使い方、あるいはその人の社会的背景に十分注意していくことが必要であろうと思います。

　うつ病が女性に多い原因として、月経周期、妊娠、閉経に伴う女性特有の性ホルモンのバランスの影響があげられます（図 I-1-6）。月経前不快気分障害、妊娠うつ病、産後うつ病、不妊や中絶後のうつ病もあります。月経前、閉経前のうつ病、閉経後のうつ病といった更年期うつ病もあり、女性の場合は性ホルモンの影響というのが大きな原因の一つになります。

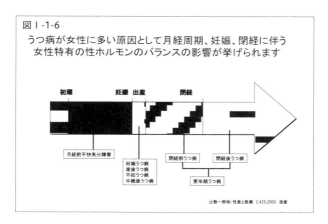

図Ⅰ-1-6
うつ病が女性に多い原因として月経周期、妊娠、閉経に伴う女性特有の性ホルモンのバランスの影響が挙げられます

辻敬一郎他：性差と医療 2,425,2005 改変

・月経前症候群

月経前症候群は、20～50％ぐらいに、月経前に起こる（**表Ⅰ-1-16**）。私たちのところにも周期的に不調になる方は来られますが、ホルモン療法は心療内科ではやりませんので、産婦人科の先生方に、ホルモン療法が必要と思われる方はお願いしております。

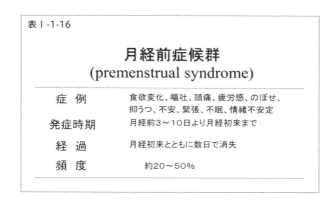

表Ⅰ-1-16

月経前症候群
(premenstrual syndrome)

症 例	食欲変化、嘔吐、頭痛、疲労感、のぼせ、抑うつ、不安、緊張、不眠、情緒不安定
発症時期	月経前3～10日より月経初来まで
経 過	月経初来とともに数日で消失
頻 度	約20～50％

月経前症候群の原因としまして、ホルモンの問題、糖代謝、ビタミン、アレルギー、神経伝達物質があげられています（**表Ⅰ-1-17**）。

非薬物療法ですが、バランスのとれた食事や運動、ストレスマネジメントというのはどんなときでも必要だと思います。そのためのリラクゼーション法とかカウンセリングや認知行動療法などについて、最後の心身医学療法のところで詳しく述べさせていただきます（**表Ⅰ-1-18**）。

表 I -1-17

月経前症候群の原因

1）卵巣ホルモン
 ・エストロゲン　過剰/不足/消退
 ・プロゲステロン　不足/過剰
2）水分貯留
 ・レニン・アンギオテンシン・アルドステロン系の異常
 ・バソプレシンの異常
 ・プロラクチンの過剰
3）糖代謝以上
4）プロスタグランジン代謝異常
5）ビタミンB6不足
6）アレルギー
7）神経伝達物質
 　内因性オピオイド、GABA-a receptor、セロトニンシステム

表 I -1-18

月経前症候群に対する非薬物療法

1）症状調査、教育
2）食事・嗜好品　3回以上のバランスの
　とれた食事
3）運動　中等度の規則的な運動、有酸素運動
4）ストレスマネージメント
5）リラクセーション
6）カウンセリグ、認知行動療法など
7）光療法

表 I -1-19 は先生方ご専門の対症療法、ホルモン療法についてです。それからこちらの向精神薬については私たちも使っています。こうした SSRI が第一選択薬として使われるだろうと思います。

・マタニティーブルー
・産後うつ病

それからマタニティーブルーと産後うつ病です。こちらの方は、これも先生方がご専門だと思いますので軽く、おさらい的にお話しさせていただきます。

マタニティーブルー、産後うつ病は軽症のうつ状態です。そして一過性のものです。わが国の頻度では約25％、9～25％くらいと報告があります（表 I -1-20）。産後うつ病の場合は約10％。産後2～5週くらいが発症時期になるといわれています。

表Ⅰ-1-19

表　月経前症候群に対する薬物療法

1)対症療法
　　　　　・利尿剤　　　　　Spironolactone　　　　50〜100mg
　　　　　・頭痛・骨盤痛　　Mefenamic acid　　　750〜1000mg
　　　　　・乳房痛　　　　　Bromocriptine　　　　200mg
2)ホルモン療法
　　　　　・プロゲステロン　micronized caosule　　100mg
　　　　　　　　　　　　　　dydrogesteron　　　　5〜10mg
　　　　　・経口避妊薬
　　　　　・排卵抑制　　　　GnRHagoist　　　　　100mg
　　　　　　　　　　　　　　Danazol　　　　　　　5〜10mg
3)向精神薬
　　　　　・SSRIs　　　　　Paroxetine　　　　　　10〜30mg
　　　　　　　　　　　　　　Fluvoxamine　　　　　25〜150mg
　　　　　　　　　　　　　　Sertraline　　　　　　25〜100m
　　　　　・その他　　　　　Alprorazolam　　　　　0.75mg
　　　　　　　　　　　　　　Clomipramine　　　　　25〜75mg

表Ⅰ-1-20

マタニティーブルーと産後うつ病の相違

	マタニティーブルー	産後うつ病
症　例	軽症うつ状態、抑うつ、涙もろさ	うつ状態 軽症〜重症
発症時期	産後2〜10日	産後2〜5週
経　過	2週間以内に回復	3〜6か月で軽快〜寛解
欧米での頻度	約50%（10〜80%）	約25%
我が国での頻度	約25%（9〜25%）	約10%

　マタニティーブルーになりやすい要因は性格的要因、心理社会的要因、月経前緊張、産科的な問題や内分泌系の問題、精神科既往および家族歴だと思われています（**表Ⅰ-1-21**）。

　また、産後うつ病は月経前症候群と同じように第一選択がうつ病、SSRIが近年主流となっています（**表Ⅰ-1-22**）。

表Ⅰ-1-21

マタニティーブルーになりやすい要因

1. 性格的要因
2. 心理および社会的要因
3. 月経前緊張
4. 妊娠や分娩などの産科的要因
5. 内分泌学的要因
6. 精神科既往歴および家族歴

表 I -1-22

産後うつ病の治療はSSRIが主流

1.予防
- ・薬物による予防
- ・情報提供による予防

2.治療
- ・**第1選択は抗うつ薬：SSRIが近年主流となっている**
- ・治療不足は遷延化、慢性化に至る

3.母乳哺育
- ・炭酸リチウムを服用している場合は、母乳哺育は禁忌

岡野禎治：日本医師会雑誌 130(5)：763,2003 改変

・更年期障害

　更年期障害については、私どもの心療内科にも更年期障害なのか更年期うつなのかわからないと患者さんが来られます。

　更年期は卵巣の機能が低下する時期でありますが、更年期障害にはさまざまな不定愁訴があります（**表 I -1-23**）。

表 I -1-23

更年期障害とは
日本産婦人科学会の定義

- ・ 更年期とは...
  - － 「生殖期から非生殖期への移行期」
  - － 加齢に伴い性腺機能が衰退し、とくに卵巣では排卵などの機能が消失しはじめ、やがて月経が停止
  - － 45〜55歳ぐらいの期間
- ・ 更年期障害とは...
  - － 更年期に現れる多種多様の症候群で、器質的変化に相応しない自律神経失調症を中心とした不定愁訴を主訴とする症候群

赤松達也ほか：産婦人科の実際 48(13):1937, 1999

　実際に更年期障害なのかうつ病なのかと見分けるには難しいところがあります。健康な女性と比較すると更年期障害を抱える女性は倦怠感、冷え、神経質、頭痛、易覚醒が明らかに多いという報告がありました（**図 I -1-7**）。

　表 I -1-24 はエストロゲン低下に関するさまざまな更年期の症状です。やはり普通のうつの場合ホットフラッシュがありませんので、のぼせが大きな違いだろうと思います。

　他のものはほとんど同じですね。精神症状もうつでも更年期障害でも同じ。

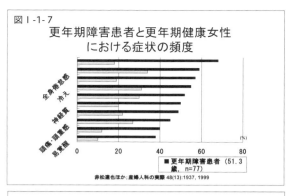

図Ⅰ-1-7 更年期障害患者と更年期健康女性における症状の頻度

表Ⅰ-1-24

エストロゲン低下に関連する更年期の症状

1. 月経周期の不順（不正出血）
2. 血管運動神経の失調（のぼせ、発汗、動悸）
3. 精神的, 心理的不安定（不安, 興奮）
4. 性器の萎縮
5. その他

さまざまな整形外科的症状、皮膚、泌尿器科的な症状があります（表Ⅰ-1-25）。

更年期の女性の発現要因ですが、身体的要因、社会的要因、心理的要因、こういうものがやはり更年期障害を引き起こすものだろうと思います（表Ⅰ-1-26）。

表Ⅰ-1-25

更年期障害の主な症状

1. 自律神経失調症
   血管運動神経症状；のぼせ（hot flushes）、発汗、冷え、動悸
   その他：めまい、頭痛、頭重感、肩凝り、易疲労感、耳鳴り、
   むくみ感、皮膚知覚異常、血圧変動
2. 精神神経症状
   情緒不安定（イライラ、易怒的）、抑うつ、意欲低下、不安感
   記憶力低下、集中力低下、睡眠障害
3. 整形外科的症状
   腰痛、膝関節痛、手のこわばり、手指関節の疼痛・変型
4. 皮膚・泌尿生殖器粘膜等の症状
   皮膚乾燥感・痒み、萎縮性膣炎・性交時痛、排尿障害、
   皮膚角化症、脱毛

> **表 I -1-26**
>
> ## 更年期障害の発現要因
>
> - 身体的要因（卵巣機能の低下）
> - 社会的要因（ストレス、環境など）
> - 心理的要因（性格など）
>
> > ＜更年期に出現する心理的問題＞
> > 子どもの自立－役割の喪失感
> > 葛藤－幼児期葛藤の再現、親との関係で
> > 　　　未解決の課題が顕在化
> > 夫婦だけの生活－夫婦間の問題の顕在化
> > 　近親者の介護・死　－心身の過労、喪失感
> > 　体力・容貌の変化　－若さの喪失感、健康への不安
>
> 赤松達也ほか：産婦人科の実際 48(13):1937, 1999

　子どもの自立の問題、葛藤、幼少時期の葛藤、親との関係で未解決の問題が顕在化してくる。最近新聞欄に出ていたもので以前受けたトラウマ的なものを更年期になってから思い出して、それでなかなか自分自身解決できないというのがありました。夫婦の問題、夫婦だけの生活で、子どもが自立しても夫婦間が良ければ問題ないですが、夫婦の問題が一番の問題になりますね。それから容貌の変化とか体力など、更年期には心理的問題が非常に大きいので、これをいかにして治療していくのかというのは、あとで面接のところで述べさせていただきます。

　更年期障害の治療ですが、ホルモン補充療法や自律神経調整薬、漢方薬、

> **表 I -1-27**
>
> ## 更年期障害の治療
>
> 1. 薬物療法
>   - ① 女性ホルモン補充療法（HRT）
>   - エストロゲン：結合型エストロゲン、エストラジオール貼付剤、
>   　　　　　　エストリオール
>   - プロゲストーゲン：酢酸メドロキシプロゲステロン（MPA）
>   - 混合ホルモン剤：メサルモンF
>   - ② 自律神経調節薬
>   - トフィソパム、γオリザノール
>   - ③ 漢方薬
>   - 当帰芍薬散、加味逍遥散、女神散、補中益気湯、温経湯、桃核承
>   気湯　など
>   - ④ 抗不安薬、抗うつ薬（スルピリド、SSRIなど）、睡眠薬
> 2. 心理療法　　　一般心理療法（受容・支持・保証）
> 3. 日常生活指導　食事、運動、睡眠　など

それから抗不安薬、心理療法、日常生活の指導があります（**表 I -1-27**）。

　抗うつ薬は先生方はどのように使われているでしょうか。抗うつ薬は女性の場合はSSRIが今現在第一選択薬になっております。いずれも食欲不振な

どある場合はスルピリドを使っておりましたが、女性のプロラクチンを上げることによっていろいろな影響がありますので、今はこうした SSRI が第一選択になってきているかと思います。セルトラリンは、薬物交互作用が少なく使いやすいだろうと思います（**表Ⅰ-1-28**）。

表Ⅰ-1-28

抗うつ薬の分類

1. 三環系		
	イミプラミン(トフラニール、イミドール)	1日30～200mg
	アミトリプチリン(トリプタノール、ラントン、アデプレス)	1日30～150mg
	クロミプラミン(アナフラニール)	1日50～225mg
	トリミプラミン(スルモンチール)	1日50～200mg
	ノルトリプチリン(ノリトレン)	1日30～150mg
	ロフェプラミン(アンプリット)	1日30～150mg
	ドスレピン(プロチアデン)	1日75～150mg
	アモキサピン(アモキサン)	1日25～150mg
2. 四環系		
	マプロチリン(ルジオミール)	1日25～150mg
	ミアンセリン(テトラミド)	1日30～60mg
	セチプチリン(テシプール)	1日3～6mg
3. SSRI		
	フルボキサミン(ルボックス、デプロメール)	1日50～150mg
	パロキセチン(パキシル)	1日10～40mg
	セルトラリン(ジェイゾロフト)	1日25～100mg
4. SNRI		
	ミルナシプラン(トレドミン)	1日50～100mg
5. その他		
	スルピリド(ドグマチール、アビリット、ミラドール)	1日150～300mg
	塩酸トラゾドン(デジレル、レスリン)	1日75～200mg

　抗うつ薬もやはり使うときは、人によって治療関係があることによって効果も違いますので、効果が現れやすい条件作りが必要です。ゆっくり休めるような環境にもっていくことが重要です。抗うつ薬は定期的に服用すること。悪いときだけ飲むのではなく、ある程度定期的に飲むことが必要だし、休養すること、睡眠の改善。睡眠が改善することが抗うつ薬が効いてきたということの一つの大きな兆候でもあります。

　病気、薬の十分な説明と治療への動機付け。これが大事で、患者さんがリラックスしたり、休養をとれるような状況にもっていくため、病気の説明や薬のこと、見通しなどをきちんと説明することが、薬をきちんと飲むこと等、治療への動機付けにつながるだろうと思います（**表Ⅰ-1-29**）。

表Ⅰ-1-29

治療への導入

1. 抗うつ剤の効果が現れやすい条件作り
2. 抗うつ剤の定期的服用
3. 休養すること、睡眠の改善
4. 病気、薬の充分な説明と治療への動機付け

SSRI は三環系抗うつ薬とほぼ同等の抗うつ効果があります。また抗コリン性の副作用も少ない。自殺目的に大量服薬しても親毒性がなく、致死的とならない。報告では 2 g 飲んでも致死的とはならない。今までの三環系の抗うつ薬は自殺目的で飲まれることがあったわけです。SSRI は車の運転も可能です。精神運動機能抑制作用が少なく、半減期が長いので 1 日 1 回投与で、初期投与から有効投与量が投与できる。三環系抗うつ薬に比べ、抗うつ薬によって誘発される躁転が少ない。たまには、気をつけておかないとなる人もいますが、三環系抗うつ薬と比べると明らかに少ないといわれます。それから服薬中断が少ない。今現在では SSRI がファーストチョイスに使われます（表 I -1-30）。

表 I -1-30

SSRIの特徴

- 三環系抗うつ薬と同等の抗うつ効果がある、抗コリン性の副作用が少ない
- 自殺目的に大量服用しても心毒性が無く、致死的とならない
- 車の運転などに影響する鎮静作用、精神運動機能抑制がない
- 半減期が長いものでは1日1回投与が可能で、投与初期から有効投与量が投与できる
- 三環系抗うつ薬に比べ、うつから躁に移行する抗うつ薬によって誘発される躁転が少ない
- 副作用による服薬中断が三環系抗うつ薬より少ない

　回復過程での対応ですが、体調を自己観察し活動調整していく。回復には一進一退がみられます。何かを開始するときに気合を入れないと、という時点ではまだ回復は不十分だと思います。初期面接は、いろいろな問題があっても、最初は短時間で、傾聴して行うことが大切です（表 I -1-31）。

表 I -1-31

回復過程での対応

1. 体調を自己観察し、活動の調整
2. 回復には一進一退がみられる
3. 開始時に気合いを入れるときは回復が不充分
4. 初期面接は傾聴、支持で短時間行う

うつ病の治療のコツとしましては、休養の必要性、これは脳の疲労である
といって、薬物療法をきちんと行う。副作用について説明する。それから一
進一退であること、人生の大問題については決定を延期させる。私は離婚し
ないと絶対私のうつ病は治りませんという方、会社辞めないと絶対だめです
という方もおられます。そのときの判断力は非常に変わっていて、あとから
どうしてあのような状態になったんでしょうと言われる方もおりますので、
大問題については、とりあえず良くなるまで延期させ、良くなった状態で判
断してもらうことにしています。復帰の条件は 1 か月以上良い状態である
こと、ある期間は負担を軽減してもらう。面接は状態の改善後に行う。初期
は十分な休養や構造化のための面接である。こういうのがコツだろうと思い
ます（**表 I -1-32**）。

表 I -1-32
うつ病治療のコツ

1. 休養の必要性, 脳の疲労
2. 薬物療法
3. 副作用について説明
4. 一進一退がある
5. 人生の大問題については決定を延期させる
6. 復帰の条件：1 か月以上のよい状態
　　　　　　　ある期間は負担を軽減
7. 面接は状態の改善後に行う
　　初期は十分な休養, 薬物療法が行えるための面接

---

3. 摂食障害

　それでは次に摂食障害。女性の外来でときどき先生方も診られるかと思い
ますが、私どもの治療についてご紹介させていただきます。
　この摂食障害は昔からありまして、17 世紀からイギリスではモートンと
いう人が神経性消耗病という名前で報告しています（**表 I -1-33**）。それか
ら 1873 年神経性食欲不振症というのをガルという人が提唱しています。日
本でも江戸時代からあり、1940 年に慶応大学の山口先生が二症例を報告し
ています。今はやせ願望がある人が非常に増えまして、文明国ほど、どんど
ん増えてきています。
　症例を一つご紹介します。遷延化した高年齢の神経性食欲不振症の事例で
す。

表 I -1-33

摂食障害の歴史

1689年	Morton, r. (イギリス)
	神経性消耗病(Phthisis nervosa)
	18歳　女性
1873年	Gull, W. W.
	神経性食欲不振症を提唱
	(Anorexia nervosa)

＜日本＞
　　　江戸時代　香川修徳
　　　「一本堂行余医言」不食病
　　　1940年　山口、荻原(慶應大学)
　　　2症例の報告

表 I -1-34

入院時現症・検査成績

【現症】身長 154.4cm、体重 39.0kg(-22%)、BMI 16.4kg/㎡、血圧 110/60mmHg、脈拍 86/min、体温 36.9℃、頭頚部：眼瞼結膜貧血あり、胸腹部：特記所見なし、神経学的異常所見なし

【検査成績】＜Urinalysis＞: prot(-), sug(-), keton(-), OB(-)
＜CBC＞WBC 9850/μl, RBC 297万/μl, Hb 9.2g/dl, Ht 28.8%, Plt. 36.6万/μl
＜Serum chemistry＞AST 18U/l, ALT 16U/l, LDH 222 U/l, Amy P/S=100/75U/l, Lipase 79U/l, TP 6.3g/dl, Alb 4.1g/dl, Na140mEq/l, K4.1mEq/l, Cl110mEq/l, BUN18mg/dl, CRE0.86mg/dl, UA 8.5mg/dl, TC 163mg/dl, TG 79mg/dl, HDL-C 81mg/dl, Fe 36μg/dl, UIBC 376μg/dl, Ferritin 5.2ng/dl
＜Hormone＞Cortisol 13.9μg/dl, $FT_3$1.9Pg/ml, $FT_4$0.6ng/dl, TSH 1.26μU/ml

【画像】胸部Xp：両肺門部影拡大　腹部Xp：大腸ガス著明
【心電図】異常所見なし

　55歳の主婦です。身体がきついという主訴です。25歳で出産後4年半で食欲不振および体重減少が出現し、45歳でるい痩のためN大病院、S大病院などに入退院を繰り返している。器質的疾患は認められず神経症とか精神的問題といわれていました。X年1月、T病院受診後、大量の利尿剤・下剤を持っていることが判明。その後再び食欲が低下し、体重、体移動不能となりK市立病院に入院、内科では根本的治療は不可能であると判断され当科紹介受診しています。体重は29kg。当科での入院治療に同意し、目標体重を40kgと設定しました。当科受診後、当院の入院を早く終わらせようと40kgを目指して食べ続け体重が10kg増加しました。そして、2月27日に加療目的で入院しています。

　心理社会的背景ですが、高卒後、体重は40kg、卒業後オペレーターの仕

事をしていたときは42kg、20歳で結婚退職、25歳で出産まで37kgであったが産むときには10kg増えていました。もともと体は細かったのですが出産後7〜8年後からやせが目立ち始めて、その体重は30〜35kgで推移していました。49歳痔の手術後から、下剤の使用が始まり1日8錠使用していました。利尿剤は足の浮腫に対して近医で処方されていました。夫は公務員で単身赴任でなかなか一緒に暮らせず通い妻のような生活が続いていました。長女は5年前に結婚して4歳の孫がいます。家族からみて患者は極端に気をつかう性格で他人に対しても同様でありました。以前精神科を受診した際うつ病と診断され、以後夫の仕事に差し障ると精神科受診は拒否していました。転勤が多かったのですが友人はすぐできる方でした。

入院時現症では体重が39.0kgで、BMI16.0で、貧血があります（**表Ⅰ-1-34**）。それから、いわゆるアミラーゼが少し高く、鉄欠乏性の貧血があります。甲状腺ホルモンはやや低下しております。大腸ガス増が非常に著明で、これは、利尿剤、下剤を使っている影響であると思います。

心理テストですが、状態不安が高く、うつはあまり高くない。文章完成法テストでみますと、愛情に対して懐疑的で、退院時夫が迎えに来てくれるかどうか心配している。1日も早く家に帰って夫と二人の生活をすることを望んでいる。抑うつの原因を身体に変化のないことととらえ、内省が深まっていない。MMPIも含めて総合所見として、自分に厳しいが自己表現が苦手で抑うつ傾向がある。夫との関係に不安感があり、早く退院したいという焦りになっている。他責的な反応を示すことが少なく、回避的である。無責的と取れる、曖昧な反応で間接的に敵意を表現している可能性があるということです（**表Ⅰ-1-35**）。

表Ⅰ-1-35

心理テスト

【CMI】Ⅱ領域【SDS】35点【STAI】state 56点, trait 42点.

【K-SCT】愛情に対して懐疑的で、退院時夫が迎えにきてくれるかどうかを心配している。1日も早く家に帰って夫と二人の生活をすることを望んでいる。抑うつの原因を身体に変化のないことととらえ、内省が深まっていない。

【MMPI】Hs 50, D 36, Hy 44, Pd 39, Mf 51, Pa 42, Pt 38, Sc 38, Ma 47, Si 37

総合所見：自分に厳しいが、自己表現が苦手で抑うつ傾向がある。夫との関係に不安感があり、早く退院したいという焦りとなっている。他責的な反応を示すことが少なく回避的である。無責的にとれるあいまいな反応で間接的に敵意を表現している可能性がある。

臨床経過ですが、20数年の病歴があり、その間心身医学的治療を受けておらず病識がまったくなく防衛が強いため入院当初は心理的介入は困難と考えられました。当初の入院目標はやりたいこととして、料理教室を挙げられましたので、そのために体力をつけ体重を増やし、普通食を食べられるようになることとしました。1週間の行動観察期間後、中間目標体重43kgと設定し、第13病日より行動制限を用いた認知行動療法を開始しました。開始当初はパットをつけての体重測定や排尿直前の測定、いわゆる尿をためたままの測定、体重をごまかそうとする行為がみられましたので、これに対し厳重注意し反省を促すとともに制限解除を一時延期しました。その後明らかな違反行為はみられず、身体的愁訴や治療に対する不満も語られなくなり心身共に安定してきました。体重も順調にアップし、第54日に中間目標43ｋｇの制限解除を行いました。

しかしこの方との面接を重ねるうちに夫との関係、自分の言うことをなかなか聞いてもらえず自分を犠牲にして尽くしてもあまりかまってもらえなかったため、痩せることで心配してもらうことを語るようになりました。これは明らかに意識していなくてもいろいろな身体の症状でかまってもらおうとして、出てくることが結構多いようです。第57病日夫を交えた面接の中で、今まで夫に直接言うことができなかった気持ちを打ち明けました。夫を自分にとって手の届かない大きな存在ととらえ過剰に卑屈になり、言いたいことを言えず我慢してきました。それが間違いであったこと、自分の体をいじめることで気持ちのバランスをとっていたことを夫の前で語りました。夫もそのことを理解し、今後夫婦の会話を改善することを約束しました。第64日より自由摂取、間食訓練、外食訓練と順調にすすみ、2度の外泊訓練を行いました。体重減少、心身の状態とも動揺なく、食事の摂取とともに課題であった夫とのコミュニケーションの問題もクリアできたため退院となりました。そして順調に経過しています。

行動制限を開始してから、だんだん体重が増加し、行動制限というのは体重が増えなければ制限の枠を緩めないので、嫌がおうでも増やしていくわけです。まず体を整えることを目標にして、そして心理的問題がだんだん出てくるわけです。摂取カロリーをだんだん増やしていって、体重を増やしていきます（図Ⅰ-1-8）。

考察ですが、遅発例、遷延例の40～50代になってから私たちのところ

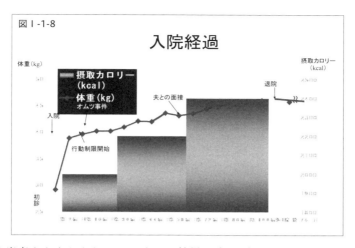

図Ⅰ-1-8 入院経過

に来る患者さんもおられるのですが、特徴は夫の死、子どもの独立や結婚などの喪失体験、結婚生活、および家庭生活の危機、身体的疾患の罹患などが挙げられます。結婚例で依存対象である夫や両親との葛藤を制御できず、結婚危機に対する不適応解決策として症状を発現することが指摘されています。また精神病理学的特徴ですが、遅発例は痩せの達成感というよりは身体的愁訴や低体重などの身体症状を介して適切な依存欲求や特に家族関係に関する心理的葛藤を表現していることが多く、家族支配を試みることによって自分自身の主張を通すということがあります。本症例の場合も夫に対して言いたいことが言えないという心理的葛藤を下剤を乱用し、痩せることで表現しようとしたことから遷延例のANの典型的な特徴を有していると考えられます。

結語ですが、遷延化した高齢者の神経性食欲不振症に対する入院による認知行動療法とともに配偶者とのコミュニケーションの問題へ介入し、相手に気持ちを伝えられるようになることで夫婦関係が安定し、良好な経過を得られた症例を報告しました。やはりどちらかが我慢しているとある程度年齢がくると破綻してしまうということになります。

神経性食欲不振症の診断基準はご存知かと思いますが、マイナス15％以上の痩せとか、標準体重が不足している場合であっても、体重増加への強い肥満恐怖がある。そしてまた認知の歪みがある。無月経が続くということがあります。そしてこれは制限型とむちゃ食い排出型の二つに分けられる。むちゃ食い排出型の方がより治りが厳しいです（**表Ⅰ-1-36**）。

I 女性心身医療研究会

表 I-1-36
Anorexia nervosa の診断基準（DSM-IV）

A. 年齢と身長による正常体重の最低限を維持することの拒否
　（例：標準体重の85%以下が続くような体重減少、成長期間中に　期待
　される体重増加がなく標準体重の85%以下になる）
B. 体重が不足している場合でも、体重増加や肥満への強い恐怖
C. 体重や体型についての感じ方の障害、自己評価が体重や体型に過度
　に影響を受ける、または現在の低体重の重大さの否認
D. 初潮後の女性では無月経、少なくとも3か月以上の無月経（エストロゲ
　ンなどホルモン投与後のみ月経がおきている場合も無月経とする）
［分類］制限型：規則的なむちゃ喰いまたは排出行動（自己誘発性
　　　　嘔吐、下痢や利尿剤、浣腸の誤用）を認めない
　　　むちゃ喰い/排出型：規則的なむちゃ喰いまたは排出行動（自己誘発
　　　　性嘔吐、下剤や利尿剤、浣腸の誤用を認める

　それから過食症の診断ですが、これはむちゃ食いのエピソードを繰り返す。むちゃ食いのエピソードは以下の二つにより特徴づけられます。まず一定の時間内に、大部分の人が食べるより明らかに大量の食べ物を摂取する。その間食べることを制限できないという感覚、一回食べ始めたらやめられない。また何をどれだけ食べているか制限できないという感じになる。こういうむちゃ食いエピソードがあります。そして体重増加を防ぐために不適正な代償行為を繰り返します。自己誘発性嘔吐、下剤や浣腸、利尿剤、絶食、過剰な運動。それから一型糖尿病であれば、インシュリンを省く。インシュリンオミッションですね。インシュリンを打たないとやせていきますので。こういうことがあります。むちゃ食い、および不適切な代償行為がともに平均して最低週2回以上3か月間続く。このように排出型、非排出型というのがあり非排出型は絶食や過度の運動、排出型は自己誘発性嘔吐、下剤や浣腸などを使って排出。こういうのが過食症の診断です（**表 I-1-37**）。この過食症が非常に今増えております。

表 I-1-37
Bulimia nervosa の診断基準（DSM-IV）

A. むちゃ喰いのエピソードを繰り返す。むちゃ喰いのエピソードは以下の2つによっ
　て特徴づけられる
　（1）一定の時間内（例えば二時間以内）に、大部分の人が食べるより明らかに大
　量の食物を摂取する
　（2）その間、食べることを制御できないという感覚（例えば、食べるのを途中で止
　められない、または何をどれだけ食べているかを制御できないという感じ）
B. 体重増加を防ぐために不適切な代償行為をくり返す。例えば、自己誘発嘔吐、
　下剤や浣腸、利尿剤の誤用、絶食、過剰な運動など
C. むちゃ喰い、および不適切な代償行為がともに平均して最低週2回以上、3か月
　間続く、
D. 自己評価は、体型および体重の影響を適度に受けている。
E. Anorexia nervosaのエピソード中に生じていない。
［分類］排出型：定期的に自己誘発性嘔吐、下剤や浣腸、利尿剤の誤用をする
　　　非排出型：絶食や過度の運動を行ったことはあるが、自己誘発性嘔吐、
　　　下剤や浣腸、利尿剤の誤用はしない

表Ⅰ-1-38

摂食障害の身体合併症

	AN	BN
歯		う歯
皮膚	乾燥、脱毛、うぶ毛の密生	吐きダコ
血液	貧血、血清鉄の低下	
	白血球減少、汎血球減少	
電解質	低ナトリウム血症	低ナトリウム血症
	低クロール血症	低クロール血症
	低カリウム血症	低カリウム血症
消化器	胃内容排泄時間の遅延	
	便秘	
	上腸間膜動脈症候群	
肝臓	トランスアミナーゼ上昇	トランスアミナーゼ上昇
腎臓	BUN高値	
呼吸器	気胸、縦隔気腫	気胸、縦隔気腫
循環器	洞性徐脈、不整脈、伝導障害など	不整脈
中枢神経系	脳萎縮、脳波異常	脳波異常
骨	骨粗鬆症	

　身体合併症ですが（**表Ⅰ-1-38**）、神経性食欲不振症の方がさまざまな身体合併症がありますので、こちらの方が死亡率も 10% くらいあります。十分注意が必要になります。特に心臓の不整脈などで突然死することがあります。過食症ではほとんど死亡することはないです。

　それから摂食障害の内分泌学的な視床下部 – 下垂体 – 性腺の異常（**表Ⅰ-1-39**）というのが、AN の場合は非常にみられます。ただこの異常は体重

表Ⅰ-1-39

摂食障害における視床下部ー下垂体ー性腺系の異常

	AN	BN
LH	低値〜正常	正常
FSH	低値〜正常	正常
LH分泌パターン	未熟なパターン	未熟なパターン
LH-RH負荷テスト		
LHの反応	無〜低反応	正常〜過剰反応
FSHの反応	無〜過剰適応	正常

が回復すれば元に戻りますので、ホルモン療法というよりも、体重を正常に戻すということが必要になるだろうと思います。

　心理的な問題点（**表Ⅰ-1-40**）で、よくみられる摂食障害のパターンは完全主義ですね。それから all or none、100 か 0 か全か無かという価値判断です。摂食障害で頑張りすぎるような人には優秀な人がけっこう多いんですね。非常に優秀で、治ってまた大学に行く人もおります。ただ低い自己評価がある。過去の状態との比較をします。短絡的思考、一貫性の欠如、自他の役割の混乱、自己主張の欠如、過剰適応、ストレス耐性、衝動耐性の低下。

I 女性心身医療研究会

表 I -1-40

摂食障害でよくみられるパターン

1. 完全主義的な問題解決
2. all or none的な価値判断
3. 低い自己評価
4. 過去の状態との比較
5. 短絡的思考
6. 一貫性の欠如
7. 自他の役割の混乱
8. 自己主張の欠如
9. 過剰適応
10. ストレス耐性、衝動耐性の低下

まあ私たちにもこういうところはある程度あるのですが、極端ですね。そして社会適応ができていないというのが一つの基準になっています。

　以前、学生時代に、神経質と神経症の判断の違いというのはどこにありますかと、ある精神科の教授に聞いたのですが、神経質、神経症の違いはなかなか難しくて、社会適応ができているかが一つの大きな目安になるということでした。これもモデルさんと摂食障害の神経性食欲不振と何が違うかというと、まあモデルの中にも病気の人がけっこういるのですが、ふつうあの人たちは社会適応がけっこうできている、でも病気の人は極端な考え方によって社会適応ができていないということになります。

　表 I -1-41 はガイドラインですが、これは今心身症の診断治療ガイドラインにも書いてありますが、入院治療プログラムとか精神療法、薬物療法を含めてガイドラインがあります。

表 I -1-41

治療ガイドライン

Anorexia nervosa
　1）入院プログラム：行動療法を利用したプログラムがより効果的
　　　　　　　　　　　標準体重の−10%を目標の基準とする場合が多い
　2）精神療法：急性期の精神療法には疑問が多い
　　　　　　　18歳以下の症例には家族療法が効果的
　3）薬物療法：薬物療法はルーチンに用いるべきではない
　4）その他：嗜癖モデルを用いた方法、サポートグループの利用
Bulimia nervosa
　1）入院治療：合併症のないBNの場合、基本が外来治療
　2）心理社会的治療：認知行動療法の重視（多くの比較研究）
　　　　　　　　　　精神力動的、家族指向的、精神分析治療も有用
　3）薬物療法：SSRIが効果的であったという報告が多い
　　　　　　　心理社会的治療と薬物療法の併用が効果的
　4）その他：嗜癖モデルを用いた方法、Guided Self-help Manuals (GSM)

```
表Ⅰ-1-42
```

神経性食欲不振症の治療

1. 刺激統制下での段階的摂取パターンの回復
2. 刺激統制：摂食を困難にしている因子（刺激）を
   遮断する
3. 段階的摂食パターンの回復、患者自身が納得できる
   カロリーを増加する。
4. 体重増加に伴い、通信や行動制限を段階的に解除する。
5. 体重や食事についての認知の修正
6. 患者が直面している問題解決への援助
7. 学校や家庭での対人関係
8. 進学，就職などの諸問題

```
表Ⅰ-1-43
```

入院治療の基本的経過

1. 行動観察期間（1W）程度
2. 行動動機，目標体重の再確認と行動制限の詳細決定
3. 食事の全量摂取による体重増加と行動制限
4. 経鼻栄養の併用
5. 目標達成ごとの段階的な制限解除
6. 病棟内対人関係の処理
7. 行動制限解除に伴う家族内対人関係の処理
8. 食事の全量摂取による体重維持
9. 食事の自由摂取による体重維持
10. 間食訓練
11. 試験外泊
12. 退院

　入院治療についてはこのように、行動観察してから段階的にカロリーアップして、そして制限解除していくというのが基本的な治療法になっています。そしてその間に認知行動療法的なものをやる。

　以前からいろいろな治療法（**表Ⅰ-1-42**）があるのですが、効果が良いのはやはり入院で行動制限を用いた、行動療法的なアプローチがいま標準的になっております（**表Ⅰ-1-43**）。

4．心身医学的治療

　それでは最後に心身医学的な治療について述べさせていただきます（**表Ⅰ-1-44**）。

　心身医学的治療は病態の把握、心身両面から病態を把握する。そして治療者，患者関係ですね、ラポールを形成する。動機付け。これがうまくいくこと、ラポールの形成と動機付け。身体治療と心理療法がうまくできるクリニシャ

表 I -1-44	心身医学的治療

```
表 I -1-44          心身医学的治療

  1.  病態の把握理解
  2.  良好な医師・患者関係の確立（ラポールの形成）
  3.  治療への動機付け
  4.  心身医学的療法の種類
  (1)一般内科ないし臨床各科の身体療法
  (2)向精神薬(抗不安薬、抗うつ薬、睡眠薬など)
  (3)生活指導
  (4)心理療法
      ・面接による支持的療法(カウンセリング)
      ・専門的な療法：自律訓練法、筋弛緩法、交流分析、行動療法、
                    バイオフィードバック療法、家族療法、
                    作業療法、箱庭療法、音楽療法など
  (5)東洋医学的療法  ：漢方薬、鍼灸、森田療法、絶食療法、内観療法、
                    太極拳など
```

ンというのが心身症の心身医療であると思います。うまくラポールや動機付けができるかどうか、これが心理療法がうまくいくかの一つの基本になります。重大なポイントになりますので、それについてお話ししたいと思います。

　治療法としてはまず、身体療法をやりながら向精神薬などをうまく使う。抗不安薬、抗うつ薬、睡眠薬を用いる。それから生活指導。心理療法としてはカウンセリング、面接が中心になりますが、その他に専門的な治療法としましては自律訓練法や筋弛緩法、交流分析、行動療法、バイオフィードバック、家族療法・作業療法・箱庭療法・音楽療法というような治療法を使う。それから東洋医学的な治療法もときに使うことがあります。私は、日本の森田療法や内観療法も非常に大事なものだと思っています。

　面接はラポールを作ることが重要で、それから傾聴、受容、共感、支持が基本になるのですが、患者さんに応じてどんな風にしていくかというのはあると思います（**表 I -1-45**）。

```
表 I -1-45              面 接

        1. 信頼関係の構築

        2. 傾聴、受容、共感的理解、支持
```

　心身相関の見方というのは、三つの点から病気を誘発していた、ある転機になったとか、子どもが巣立っていったとか、そういう症状の発症と心理社

表Ⅰ-1-46

心身相関の把握

1. 誘発因子：症状の発症と
　　　　　　心理社会的因子との関係
2. 持続増悪因子：不安の対処行動や
　　　　　　　　家族関係
3. 準備因子：対人関係様式
　　　　　　過剰適応、自我の強さ

会的因子の関係があります。それからなかなか治らない、先ほどの遷延化しているような摂食障害の場合は、不安の対処行動や家族関係を十分検討することが必要です。それから起こしやすい準備因子、対人関係やその人の性格的な要因、過剰適応や自我の強さ、こういうものについてもみていきます。性格的な要因か環境的な要因か三つの観点から心身相関をみていくようにしています（表Ⅰ-1-46）。

　会話のコツはわかりやすい言葉を使うこと、繰り返し説明すること、丁寧な話し方、相手に合わせるという、最初は患者ペースが大事でありますし、だんだんペースがとれてきたら、こちらのペースにもっていくことも必要です（表Ⅰ-1-47）。それからユーモアと冗談。これがうまくできると非常に良いわけです。そして、上手に話を切り上げる。話が特に中高年になると長いですから、どんな風にやるかというと、相手が息を吐いたときや止まった

表Ⅰ-1-47

会話のコツ

1. 判りやすい言葉を使うこと
2. 繰り返し説明すること
3. 丁寧な話し方
4. 相手に合わせる
5. ユーモアと冗談
6. 上手に話を切り上げること
7. 理論よりも情緒に焦点を

ときにこちらが間髪いれずに介入するなどします。それから特に女性の場合は論理的な思考をするよりも感情的にやっていかないとだめですね。情緒的な部分に焦点を当てる。そちらの方に合わせていく。男性はどちらかというと詰めていって論理的に話していくことが必要です。特に悩んでいる人の場合は、感情に焦点を当てて、この人の精神状態はどうなのかなということを考えることが必要かと思います。

表 I-1-48

患者が考える心理療法の効果(B.スローン)
―あなたの具合の良くなった原因は何ですか―

1. 治療者が患者に向ける押しつけがましくない温かさと関心
2. 患者が自分自身の問題を理解するのを治療者が助けてくれたという感じ
3. 自分を理解してくれる人物を信用して話をすることができること
4. 今まで避けてきたことに直面するように励まされてきたこと

　表 I-1-48 は、スローンという人がまとめたのですが、患者さん自身に、具合が良くなった原因が何だと思うか尋ねると、1, 2 番目に治療者が患者に向けるおしつけがましくない暖かさ、関心、などの答えが得られた。治療者が押し付けてはだめです。患者が自分自身の問題を解決するのを治療者が助けてくれたという感じ、自分が治療の主体であったということ。それから3番目、自分を理解してくれる人物を信用し、話をすることができること。このように信頼関係が非常に必要である。それから4番目、今まで避けてきたことに直面するように励まされてきたこと。大抵は葛藤回避、自分自身の問題を回避しているんですね。本当は先ほどのケースの場合、ご主人と向き合わなければいけないことをずっと避けてきている、それを体の方で表現している。喘息などでもそういう症例もあるんですね。喘息でも発作を起こすことによって自分は休みをとることができ、つらい場面を避けている。そういう患者さんもおられます。この人がなかなか治らない持続因子としてどういうものがあるのかとみていきますと、葛藤回避するから、そこの問題点を本人にも理解してもらって、それを今度は直面するように、積極的に解決していくような方向で促していくことも大事だと思います。

面接の効果というのは、一番は感情の発散、だから自分自身が話すより患者さんに話してもらうことが大事（**表Ⅰ-1-49**）。そうすることによって心身がリラックスできる。リラックスしてくると今までみえたこと、みえていなかったものがどんどん広がってくる。自分の心の状態、体の状態、社会的な問題、あるいは今後の人生の問題などいろい

面接の効果

1. 感情の発散
2. 心身のリラックス（解放）
3. 気づきの拡大
4. 多面的見方、柔軟な思考
5. 行動変容
6. 方向性を見出す

表Ⅰ-1-49

ろな気付きが拡大してきます。初代の私どもの心療内科の池見酉次郎先生が、最後の方で言われたのですが、心身医療のゴールは whole awareness、全体的な気付きである。人間は体、心、社会、自然、そういう存在である。そういうものの気付きを whole awareness といい大きな目標として、だんだん whole awareness まではいかなくても、体の状態、心の状態に気付きが拡大していきます。面接することによって、自分自身に気づきます。また多面的見方、柔軟な思考、こういう考え方へもっていきます。最終的には行動が変わらないとだめです。行動変容ということが大事です。また面接によって、患者が主体となって自分自身の方向性を見出すようにこちらがサポートしていく。まあ整理の役割ですね。

表Ⅰ-1-50

ストレス対策

1. ストレス場面からの回避
2. 適度な発散
3. ストレス耐性をつける
4. 助言者への相談

　現代はストレス社会です。ストレスは、ストレス場面からの回避的コーピングもある程度必要です。それから発散によるコーピング、また、積極的にストレスに立ち向かっていく積極的なコーピングもストレス耐性をつけます。そしてサポートシステムをもつということが非常に大事かと思います（**表**

Ⅰ 女性心身医療研究会

Ⅰ-1-50）。私は動物実験でいろいろなストレスモデルを使ってやっていますが、風邪にかかりやすいとか感染症で自己免疫が悪くなる、糖尿病が悪くなる、これも持続することが一番問題です。ストレスにとってはどこかでゆるめるということですね。回復能力、免疫能力も回復しますので、長引かせない、そのためにはサポートシステムが大事。家でも誰か友達でももっていることが非常に必要です。そうすると体の回復も可能です。

リラクセーション法はさまざまな方法がありますが、単なるストレス解消ではなく、もっと積極的なコーピングというのは、五感に良い、視覚、聴覚、味覚、嗅覚、触覚に良い刺激を与えるということが一番良いでしょう。人によって、カラオケが良い人もいるでしょうし、私はカラオケはかえってストレスになりますけれども。いろいろありますので、自分に合ったものを見つけることが必要だと思います（表Ⅰ-1-51）。

表Ⅰ-1-51　リラクセーション法

1.	スポーツ	7.	イメージ療法
2.	筋弛緩法	8.	バイオフィードバック療法
3.	太極拳	9.	音楽
4.	マッサージ	10.	絵画
5.	自律訓練法	11.	芳香（アロマ）
6.	催眠	12.	温泉

表Ⅰ-1-52はNHKの先ほど言いました日本人のストレス調査ですが、ストレス解消の方法はという問いに、一番多い答えは、会話でした。発散です。

表Ⅰ-1-52　ストレス対処法高位10項目

1.	会　話
2.	食　事
3.	買い物
4.	運　動
5.	飲　酒
6.	趣　味
7.	旅　行
8.	音　楽
9.	散　歩
10.	読　書

一番手軽でぱっとできます。それから食事、買い物、運動、飲酒、趣味、旅行、音楽、散歩、読書というものが挙げられておりました。

表Ⅰ-1-53

身 心 療 法

1. 身体感覚を快へ
2. 型から入る
3. 笑顔をつくる；楽しくなる
4. 体を意図的に動かす；意識の変化
5. 緊張と弛緩のバランス
6. 調身、調息、調心

　表Ⅰ-1-53は最後のスライドですが、心の問題であっても、やはり私は体のほうから整えていくことが大事だと思います。身体感覚を快にもっていく、それはいろいろな方法があります。自彊術とかヨーガとか太極拳とかストレス体操とか……、自分に合いそうなものを取り入れてやっていけば良いのではないかと思います。形から入るということで、笑顔を作ると楽しくなるということもあります。それから体を意図的に動かすことで意識の変化も起こりますし、それが心の状態の変化にもつながります。緊張と弛緩のバランス、リラックスするだけでなく、ある程度の緊張が必要です。痛いときは痛いところを強く感じるようにもっていって、そしてその後、リラックスすることが有用です。最終的には身を整えて、呼吸を整えて、心を整えるという調身、調息、調心というのが非常に大事だと思います。特に、呼気を長くすることによって副交感神経優位になります。吸気の場合は交感神経優位になりますが、副交感神経優位になるように呼気の長息、それから心を整えていくということが大事になるだろうと思います。以上、私が日頃考えているような心身医療についてお話しさせていただきました。ご清聴どうもありがとうございました。

（平成20年7月4日）

Chapter 2 第2回女性心身医療研究会

【特別講演】
心身医学的療法について

東京大学医学部心療内科名誉教授　末松 弘行

心身医学的治療を行うにあたって

> 表 I-2-1
> **心身医学的治療を行うにあたって**
> - 心身両面からの病態の分析・理解
> - 治療目標と治療方針の決定
> - 治療の前提
>   良好な治療者・患者関係（ラポール）
>   治療への十分な動機付け
>
> そのうえでさまざまの治療法を活用する。

　本日は、心身医学的治療法、心療内科で行う治療についてお話しします。

　古くなりますが、そろそろ 20 年にもなりますかね、1991 年に、心身医学の新しい治療指針を、学会の教育研修委員会が作りました。「心身医学」という機関誌にかなりのページを割いて載っております（「心身医学の新しい診療指針」日本心身医学会教育研修委員会（編）『心身医学』31:537-576,1991）。今日はこれに沿ってお話ししようと思います。

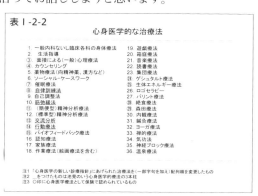

実は**表 I-2-2** は本来の治療指針を私流に少し改編してしまっている状況ですが、その方が私の頭の中に入りやすく、先生方にもお話ししやすいということで、そういうことになっています。非常にごちゃごちゃしていますが、これを、最初から分類したり、治療法の目的や実際の内容について話ししていきたいと思います。

　36 もあって、特に最後のところを見ますと温泉療法なんてあるんですね。札幌は近くに温泉がたくさんありますが、そういうのも入るのかといいますと、そうではなくて、これは東北大学の心療内科に思春期の患者さんたち、不登校の患者さん等を集めて一斉に治療をするというような治療法があるんです。地元の温泉に集団で連れて行き、集団療法をして、そのときに確かに温泉に入るんですが、温泉に入るよりも日中に山登りをして、グループとして鍛え直すような治療をするんです。それを東北大学の先生は温泉療法と称しているのです。どちらかといえば思春期心身症に対する集中的な鍛え直し療法という感じです。それが温泉療法という名前になっており、治療法として名前が挙がっているわけです。そういうものを含めてたくさん治療法があるということです。

一般的な治療法

表 I -2-3

一般的な治療法

- ・１．一般内科ないし臨床各科の身体療法
- ・２．生活指導
- ・３．面接による（一般）心理療法
- ・４．カウンセリング
- ・５．薬物療法（向精神薬、漢方など）
- ・６．ソーシャル・ケースワーク

　表 I-2-3 もレジュメに沿っていますが、１と書いているところですね。ここは一般的な治療法です。普通の内科ないしは産婦人科、泌尿器科、そういうところでする体の治療。これは、非常に大事です。私たち心療内科というのは、体の治療を非常に大事にします。心身であって、体というのは例えば台湾に行きますと、心身医学というのは身心と書いているんです。身心療法と書いてい

るくらい体を大事にする。アメリカあたりだとどちらかというと心の方に偏っているような感じがしますが、日本、ドイツあたりでは、身体の方を大事にしようというわけで、実際の若い人たちのトレーニングにしても、まず数年間、特に現在の若い人たちの医師になるための流れとして、研修期間が2年間あってその間にいろいろな身体的な治療を訓練するということになっています。私たちが若い人たちを養成した時代、もう20年も30年も昔ですが、そのときからまず最低二年間は身体の治療ばかりをやりました。私自身、先ほどご紹介ありましたように8年間内科をやりました。8年間内科をやってどうにか身体のことが少し見えるようになってから、心身医学、心の問題も考えようとなってきたので、身体をとても大事にするということは、一つの本質であります。

　それでよく言われる生活指導とか、精神科以外のドクターができる心理療法というのがあります。常識的な心理的な状況がわかっていればできる、こういう話をしようかなと思います。カウンセリングといいますと、少し専門的になりすぎるので私たちは一般心理療法という言葉を使います。これは精神科以外のドクターができる治療法ということなんですね。もちろん薬も使います。今日はSSRIのお話がありました。セロトニンのお話なんかもありましたが、向精神薬、抗うつ剤、それから特に漢方も私たちはよく使います。そして最後に、ソーシャルケースワークと称して福祉関係などを通じての環境調整ですね。そういうことも非常に大事になってきます。これらを一般的なものとして、その次に何ができるかということですが、まず一般的な治療法のお話をしましょう。

表 I-2-4

心身症の一般的な治療法

1）一般心理療法（カウンセリング）
　　受容（傾聴）、支持、保証
2）薬物療法
　　トランキライザー
　　自律神経調整剤
　　漢方製剤
3）環境調整（職場、家庭）

表1-2-4 は、まずはよく聴いて受容する。よく聴くということがベースになっていて次に支持する。「あなたがやっていることはそれで良いんだ」という形で。そして病態をよく説明したうえで「大丈夫である」というようなことを言ってあげる保証。こういう一般的な治療法がベースですね。それで、先ほどのお薬がある。環境調整やソーシャルケースワークが出てきましたけれども、状況を変えてあげるということ、これは産業カウンセリング学会とか産業医の先生なんかがこういうことをよくされるようになりました。状況を変えてあげるだけでずいぶん違うんですね。例えば上司と上手くいっていない。それだけでかなり状況が悪くなっているんです。ですからその産業医と相談して一時的にその上司を変える、職場の配置転換をするだけでもころっと変ってしまうようなことがあります。

　そして表1-2-5 は、先ほどの一般心理療法ですが、とにかく、よく受け入れて聴いてあげる。決して非難しないでそのまま受け入れてあげる。この受け入れてあげるということがなかなかできていないので、これを徹底しただけで患者さんは「これは良い先生に出会った」という風になっていくわけです。

```
┌─────────────────────────┐
│  表1-2-5                │
│    一般心理療法          │
│                         │
│    1）受　容            │
│    2）支　持            │
│    3）保　証            │
│                         │
│   「治療的自己」         │
└─────────────────────────┘
```

　最後に治療的自己というのが書いてあります。これは、今、心療内科ないしは心身医学会で非常に大事にしているのがやっぱり治せるドクターになりたいということですね。それで治せるようになるにはどうしたら良いのかということが非常に大きなテーマになるわけです。先ほどの「黙って座ればそのまま治る」というのと同じで、その人自身が、そこに座っているだけで患者さんが良くなっていくようなもの、これは何だろうと。それは医師すべての人のベースにある「治せる力」みたいなもの。そのためには自分自身のことをよく知って、自分自身を培わなければ、とうていそこまでには至らないと思うんですけれども。いわゆる名医といわれる先生方に自ずから備わっているこの治療的自己というようなもの。実をいうと、抽象的なことではなくもう少し具体的に、研究する特別なシステムが心療内科学会なんかでは現在できております。毎回心療内科学会のときにはこの治療的自己を考える会というのをもつことになっております。

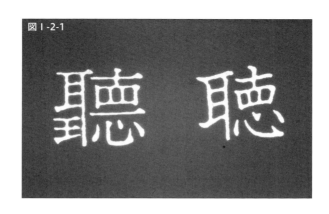

図Ⅰ-2-1

　「聴く」という言葉ですが、聴くというのは受容の傾聴、傾き聴くということがベースなんですね（図Ⅰ-2-1）。「聞」というのがありますよね。あれは左の耳から聞いて右の耳に抜けるような聞き方です。皆さんおなじみの中国の有名な医師であり小説家でもある魯迅も言っているように心を傾けて聴く、傾聴という言葉がありますけれども、英語で言えば先ほどのは hear でただ聞くですけれども、すぐ抜けてしまっても良いというような感じです。こちらはですね、listen to と英語で言いますが、とにかく注意深く聴くということでそれが言葉になっているんですね。例えば耳がありますけれども、その他に心で聴くということがあり、ここに目が横になっています。目で聴くということをよく言いますが、目で聴くとはどういうことかといいますと患者さんをよく見ていると口とは別のことが伝わってくるというんです。

　ボディーランゲージという言葉があります。体がしゃべっているんです。例えば、「ちっとも悲しくはありません」なんて言いながら手をギューッと握っている。特にお姑さんなんかと葛藤があるような方なんか「お姑さんのことなんかちっとも考えていませんよ」なんて言いながら手はこうギュギューッと握っているんですね。それを見るとかなりお姑さんとの間のことが大変だなぁと伝わってくる訳です。口ではまったく別なことを言っているわけです。

　それから例えば「この頃私は落ち着いていますよ」と言いながら貧乏揺すりしている。口では「落ち着いている」と言っても、体はそれを伝えていない。その体も見ようということです。これが目で聴くということです。

　左側は古い漢字ですが、耳の下に王偏があります。これは私が自分流に解釈したのですが、少し前に「キングオブキングズ」「王様の中の王」という映画が

ありました。王様の中の王というのは実はキリスト様のことなんです。そういうわけで実はこれ、この頃よくあるターミナルケアとか、ないしは死の臨床というあたりで、聴くときにただ単に体が痛いかということを聞いてあげる。ないしは死にいく人たちのいろいろな社会的な不安等いろんなことを聞いてあげる中で、ある意味でいう霊的というか宗教的な、スピリチュアルという部分。そういう部分まで聞いてあげる。そういうことまでここに入っているのではないかという、私なりの独善的な解釈ですが、この言葉の中にいろんな意味が入っているっていう感じがします。

それで、池見先生というのが私が七年間ほど行きました九州大学の大物というか日本における心身医学の開祖みたいな方で、パイオニアですが、郷久先生もしばらくその先生のところで研究、勉強されたんです。その先生がよく3本柱というのを言われました。皆さんのレジュメ（**表I-2-2**）の欄外の表にアンダーラインがあります。8番目の自律訓練法、13番目の交流分析、14番目の行動療法にアンダーラインがひいてあります。それで注2に、「アンダーラインをつけたものは池見のいう心身医学療法三本柱である」と書いてあります。池見先生はこの三つをきちんとやれば心身医学的な治療ができるとよくいわれました。まずこの三つについて大まかにご説明いたします。

自律訓練法

自律訓練法は、一種の催眠を自分自身にかけるというか、他人に催眠をかけてもらうのではなく、自分が自分を催眠状態に導く。催眠というのは非常にリラクセーションができる状況なんですね。それでもって、心身のコントロールをしようというものです（**図I-2-2**）。

具体的に言いますと、たとえば「両手両足が重たい」とか、「両手両足が温かい」とか、「心臓が静かに規則正しく打っている」とか、「楽に呼吸をしている」、「おなかのあたりが温かい」、「額は涼しい」という公式があります（**表I-2-6**）。これは実は座禅のお坊さんが30年くらいかかり、すごく良い境地になったことから、それを分

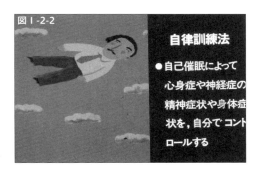

表Ⅰ-2-6
自律訓練法の標準練習
<u>第1公式</u>：四肢の重感「両腕・両足が重たい」
<u>第2公式</u>：四肢の温感「両腕・両足が温かい」
<u>第3公式</u>：心臓調整「心臓が静かに規則正しく打っている」
<u>第4公式</u>：呼吸調整「楽に呼吸している」
<u>第5公式</u>：腹部の温感「お腹が温かい」
<u>第6公式</u>：額の涼感「額が快く涼しい」

解して、その一部分、身体的な部分を分解して一つひとつ体に分けて、インスタント座禅という言葉は不適切ですが、そんな感じで自律訓練法を行います。

自律訓練法は実はドイツで開発されたんです。ベルリン大学のシュルツという先生が開発したのですが、我々が考えますと、インスタント座禅なんですね。座禅のお坊さんが30年かかったことを3か月くらいでその境地に到達しようというわけで、実際これを3か月くらいじっくりやりまして脳波をとると良いアルファー波が出まして、それは座禅のお坊さんと同じような状態になるわけです。気持ちも落ち着く、自律神経もおそらく調整されている。心身ともに非常に整った状態になるんです。これを、池見先生は治療のベースにしようとしたわけです。

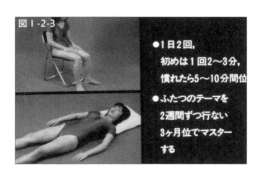

実際には、最初は2〜3分、息をゆっくり吐きながら、右手、左手、両手、右足、左足、両足の順に重たい、温かい、という二つの公式を練習し、慣れたら5分ないし10分やっていく（図Ⅰ-2-3）。できれば、朝と夜寝る前にやっていく。座ってもできるし、寝てリラックスした方がやりやすいので、寝る前に患者さんにやってもらうこともよくあります。

だいたい3か月間はかかる。体得するまでに長くかかるので、少しカンニングすることがあります。例えば皆さん、お座りになってますが、足が温かいという感じがなかなかつかめないという人は、靴をぐっと地面に踏み込むようにしてみてください。そうすると靴と地面の間から、皮膚が、足の裏がなんとなく温かいような感じがします。この感じを取ってきて、足が温かいという感じを得る。手のひらも太ももの上において太ももから温かさをもらってくるという状態で、そうすると手足が温かいという感じがより早く体得できるわけです。それをベースにして、全身のリラックスをはかります。

交流分析

次の交流分析は、アメリカ人のエリック・バーン（Eric Berne）が創始し、1950年ごろ提唱しはじめたものです。交流分析は、精神分析を、精神分析というのはかなり難しいです。私どもも亡くなられた慶応の小此木先生について毎月ケースを中心に勉強会をもちましたが、精神分析というのはかなり困難な、難しい学問です。交流分析はそれをやさしく、例えば精神分析が文語調だとすれば、それを口語に直したようなものです。そういうようなやさしい解釈をすることもあります。もちろんそれは一つの解釈で、交流分析は人間学的な心理学も取り入れており、単に精神分析の口語版というわけではないのですが、そういう部分もあります。

三つの自我状態

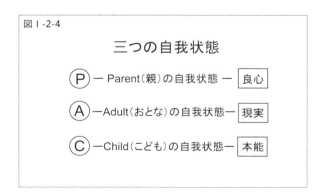

図Ⅰ-2-4

交流分析では、人の中に3人の自分がいるというんですね（図Ⅰ-2-4）。アダルト、成人としての自分がいてこれがまさに自我です。そして、両親から教

わったり、両親から伝わったようなものがずいぶん自分の行動とか考え方を支配しているペアレントという部分があります。さらにもう一つ、子どもとしての自分があって、それはどちらかといえば本能的な部分です。何かやりたいと子どもの心が言います。それに対して、親はそんなことやっちゃだめだと言います。その両方をとりもって真ん中の大人としての自分が自分の状態を決める。そういうようなことを、実はフロイトが精神分析で言ったわけです。フロイトは非常に難しい言葉を使いました。例えばこれはエゴであるとか、親の気持ちに近いものはスーパーエゴと称して超自我という、近頃若い女の子たちが超超超超などと言いますが、あの超ですね、夢の超特急などというあの超の字を使い超自我というようなことを言います。それから本能の方もイドとかエスとか、非常に難しい概念で論じたわけです。

　しかし、エリック・バーンによって交流分析では非常にシンプルに、本能的なものは子どもの気持ちだと、それに対抗するスーパーエゴと称するものは親が我々に教え込んだもので、それをとりもって自我としての自分が行動を決めるという風に非常にやさしい考え方を打ち出し、人間関係をわかりやすく理解していこうとしました。

　自己分析にしても、エゴグラムと称して、親の気持ちも父親的な部分と母親的な部分、それからエゴと称するものは非常に現実的な部分、子どもの気持ちの方は一つは自由な気ままな子どもと、人の顔色をうかがうような良い子ちゃんの子どもという風に五つの…、さっきは三つに分けていましたが、親を二つに分け、子どももさらに二つに分けるという形で5人の自分が自分の中にいるとしました。その5人の自分のいろいろな要素が、自分の状態を作っている。自己分析、構造分析と称するものですが、簡単な50問の質問紙を使用して行います。

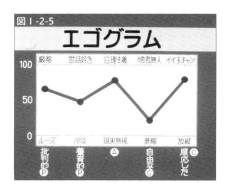

図 I-2-5

50 問の質問をするだけで自己分析ができて、この方のように、ある程度厳格であんまり世話好きではなくお母さん的な要素はちょっと少ない。だけどすごく合理的にやろうとする。一方、あまり自由気ままにはできずに萎縮してしまう。どちらかといえば人の顔色をうかがっている。こんな風な状態の人であるということが見えてきます（図１-2-5）。東大の学生さんは大学祭のときに、これをお客さんにしてもらい、解釈して 200 円、一人 200 円もらって、例えば山岳部なんかは 3 日間の大学祭の間に、テント一張り分を買えるくらいのお金が儲かったりするようです。

　エゴグラムは非常にわかりやすくて、人気があります。そして自分のことを知る第一歩になることがあります。先生方もご自分でやってみられると良いですね。非常に簡単にできるので、私どもは心療内科で患者さんが来られて待合室で待っていただいている間にこれをやってしまうんですね。そして、すぐ採点して患者さんに「あなたはこういう状態じゃないですか」と言いますと「まさにそうです。よくわかりますね」と言われます。自分がわかったうえで、自分自身がつきあう人、例えば両親だとか、同僚だとか、目上の人、目下の人、そういう人との間に、こういう人格構造をもっている者がお互いに交流分析という形でつきあっていくのだということを知ります。

　これは、人間関係の基本で、それをさらに詳しく交流分析では精神分析に近いような脚本分析という形で行います。長い人生の流れの中で観察するというようなところまで高めていこうとしています。さらに、交流分析学会というのが今年も秋にありますが、その中で勉強会、中央研修会なんかをやってより詳しい人間関係の分析や、人間の内部の構造を研究しております。

行動療法

　もう一つ行動療法は、人間の行動を調整して治していこうというときに使います（「行動療法」山上敏子・著）。

　一番単純なのは、先生方もあるいはこういう患者さんに遭遇すると思いますが、拒食症の患者さん。例えばですね、もう 30kg を一年半ぐらい続けている。この方の体重はもう動かないんです。普通のやり方では。どうするかといいますと、少し言葉は悪いですが人間は動物と同じであるという形で。イルカにですね・・・旭山動物園でいろいろな動物を訓練していますよね。あのパターンで、ご褒美をあげながら訓練するという形ですね。

行動療法の中では報酬学習と称します。拒食症の方たちは一般的に行動を好みます。動きたいという気持ちが非常に強いんですね。その動きたいという気持ちに合わせて、最初30kgである場合は絶対に動けません。ベッド上ですべてやってくださいと言うわけです。それに対して例えば2kgでも増えたら病室内は自由に動いても良い。それから35kgになったら外出を一時間大丈夫ですと。37kgになったら外泊しても良いです、40kgを1週間持続したら退院しても良いですと。

　この動けるということをご褒美にして、セッティングしますと、本当にこの一年半30kgを維持した人が約3か月で40kgまで上がっていきます（図I-2-6）。こういう報酬学習という形で初めて体重が増える。ですが、拒食症の人というのはやはりここでどうしてもやせたいという気持ちがあると元の木阿弥になり、例えばここで、30kgが40kgになっているのに「じゃあもう帰って良いですよ」、「3か月後に来てください」と言ってほったらかしてしまいますと3か月後にどうなっていると思われますか？だいたい予想通りで、元の木阿弥の30kg台に戻っています。

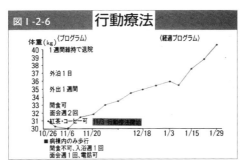

　ですからここで認知という考え方。コグニッションを変えるという考え方で関わります。例えば40kgの方が30kgよりずっと階段が楽にあがれるじゃないかとかね。場合によるとやせるという気持ちはどこからきているんだろうとか、そういうようなことを患者さんと一緒に検討しながら、認知のレベルを修正することをして、40kgが本当に良いんだということを患者さんが気付くと、これを維持することができるわけです。

　だから単に行動療法だけではだめでそれに認知というのをつけるので、レジュメにも、行動療法の下に認知行動療法があがっています。そういう風な流れがあるわけです。

全体をまとめてみますと（図Ⅰ-2-7）、結局自律訓練法でリラックスして、心と体の統一をはかったような非常に良い状態、畑を耕すというか土俵にあがってもらう。ちょうど今お相撲をやってますが、土俵にあがってもらったところで、ではあなたはどんなことで、なぜこんなことになっているのか、どうしたら良いのか、そういうことを分析的にわかってもらうわけです。

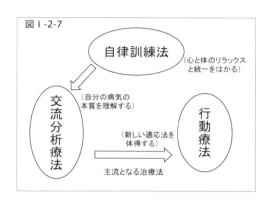

　わかりやすい交流分析で自分の病気を理解する。だけどわかっちゃいるけど止められない人が多いわけですから、今度は行動療法というやり方で実際にやる、できる、体得するないしは実際にやり方を変えていくわけですね。
　このような3本柱の流れでもって治る方向にいく。これをわざわざ自律訓練とか交流分析とか行動療法とかではなく、普通のカウンセリングででも、たいていラポールを作るというような形から、いわゆる分析をし、どうしたんだろう、どうしたら良いのだろうねというようなことをして、それから実際に、ある種の約束事をしたり、行動療法に近いことがカウンセリングの中でできます。カウンセリングだけでもこの流れはできるんです。そこにこの自律訓練、交流分析、行動療法というのをあてはめるとまさにこの流れと同じように治っていくことができるわけです。
　自律訓練法は催眠から出てきています。ですが、後から申し上げますように他者にかけてもらうのではなく、自分がその状態に入っていくわけです。それから精神分析から入って交流分析に至っている。行動療法から入って認知療法を含めた認知行動療法というのがあります（**表Ⅰ-2-7**）。
　バイオフィードバックというのがあるのでこの説明を少ししなくてはいけません。

I 女性心身医療研究会

表 I-2-7

三本柱関連の治療法

- ・　7. 催眠療法
- ・　8. 自律訓練法
- ・　9. 自己調整法
- ・　10. 筋弛緩法

- ・　11. (簡便型)精神分析療法
- ・　12. (標準型)精神分析療法
- ・　13. 交流分析

- ・　14. 行動療法
- ・　15. バイオフィードバック療法
- ・　16. 認知療法

　先ほど申し上げたとおり、他人に催眠をかけてもらうとか、他人に分析してもらうのではなく、すべて自分で自分に催眠をかける、ないしは自己分析をするとか、要するに自己制御、セルフコントロールの方向に向かうわけです。これからお話しします行動療法はやっぱり治療者側がかなりの戦術を使わなくてはいけないのですが、バイオフィードバックになると自分自身が治っていかなくてはいけないということなんです（**表 I-2-8**）。治っていくために先生に治してもらおうということではなくて、患者さん自身が治ろうという気持ちになる。ここに至らせるのが非常に大事なことなのでそれを我々がちょっとサポートする。具体的には自律訓練法とか交流分析、バイオフィードバックの方法を提示したり、それを実施することで患者さん自身に治っていってもらう、そういう気持ちになっていただく。それが治る流れに近づくんですね。治してもらおうという状態では心身症はなかなか治らないと思うんですね。

表 I-2-8

他者制御	→自己制御
他者催眠	→自己催眠・自律調整法
精神分析	→交流分析・ゲシュタルト療法
行動療法	→バイオフィードバック療法

　図 I-2-8 がバイオフィードバックなんですが、これは筋緊張性頭痛といいまして実際に側頭筋が緊張しているのですが、患者さんは自分が緊張していると

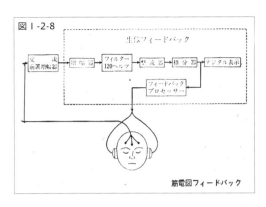
図Ⅰ-2-8　筋電図フィードバック

いうことをよくわかっていません。ですから、その状態を「あなたは頭が緊張しているんですよ」と知らせてあげようとします。ご承知の通り、筋肉が緊張すると筋電図というものが発生します。それで電流を集めまして、増幅してその電流を音の信号に切り替えます。それで若い人たちがよく使っているウォークマンのような形で耳に返すんです。どういうことかといいますとこの辺が緊張していますと、結果として大きい音になるんです。それで治療するためにどうすれば良いのかというと、この音をなんとか小さくしなさいと指示するわけです。先ほどの自律訓練をしますと、音が小さくなります。ですが、まだ自律訓練を習っていない人はイメージを浮かべてもらいます。

　私は四国の生まれですが、四国の、春の海ひねもすのたりのたりかな…なんていう遠浅の海岸を見ながらそんなこと考えていると私自身は音がすーっと小さくなるという実感があります。そんな風に自分で自分のイメージを開発する。お母さんの顔を思うと非常にリラックスできたという人がいて、そのことをイメージなんか全然浮かびませんという患者さんに「さっきの患者さんはお母さんのことを思い浮かべるとすごくリラックスしたようですよ」と教えてあげる。だが、その患者さんは、お母さんと思ったらかえってガーッと大きく音が鳴ってしまう。というのはこの人しょっちゅうお母さんとけんかしているわけですね。ですから他の人の方法ではだめです。トライ＆エラーで自分が自分をリラックスさせるんですね、イメージを自分で探し出さなきゃいかんわけです。それがセルフコントロールです。

　自分の方法が見つかると、この機械を切ってしまって良いんですよ。今度頭が痛くなったらそのイメージを浮かべさえすれば自ずからリラックスができて、頭痛が治っていくというシステムになるわけです。

ですから心身医学的医療の一つはセルフ・コントロールの医療といえるわけです。血圧でも、この頃は自動血圧計で自宅でも測っていただいて、例えば寒いときに上がるとか、確かにイライラしたときに上がっているなとかそんなことを自分で体得されて、そういうところを調整すれば良いんだとわかると血圧を自己コントロールする流れになっていきますし、糖尿病の人もこのごろはご自分で血糖を測定してもらう。それでもって、ご自分でインシュリンの量を決めるというようなことをやります。そういうセルフコントロールという流れが医療では一つ大事なのではないかと思うわけです。

その他の治療法

```
表 I -2-9

        心身症その他の治療法
  ・ バイオフィードバック法  ・芸術療法・作業療法
  ・ 森田療法          ・家族療法
  ・ ヨーガ療法         ・ゲシュタルト療法
  ・ 絶食療法          ・実存分析
```

　3本柱の他に先生方のレジュメにはいろいろな方法が書いてあります（**表 I -2-9**）。森田療法は日本で独特の森田先生が開発した療法ですし、ヨガとか絶食療法、この辺は東洋的というか、日本に特有の治療法でもあります。

　その他、芸術療法や、また、家族を対象にしようという治療法、それから、後から申し上げますが、人間学的な心理学に立脚した治療法がその他にあるわけです。ですから3本柱でうまくいかない人の場合に、この特殊な治療法をやってみると良いかもしれない。それから3本柱も、三つともやらなくても良い場合もあります。自律訓練法をものすごく勉強されていて、すべて自律訓練法だけでよく導くことができるという先生もいます。行動療法がすごく得意な先生がいて、その行動療法のいろいろな方法を使って、すべて行動療法で治療しようとする先生がおられます。それと同じように森田療法の得意な先生が森田療法をやるという場合もありますが、どちらかというと、いろいろな治療法の良いところを、その患者さんにあっているところを適用していくことが、本当は望ましいのです。そのためのグループがあって、いろんなことができる先生がお

られる。だから大学のような組織で、九州大学の心療内科なんかそういう体制だと思いますが、グループの力でもって、その患者さんに合った治療法を適用できると理想的です。この中のものをいくつか紹介しましょう。

家族療法

　家族療法とはどんなことをするかといいますと、例えば、拒食症の人がいます。拒食症の人、お母さん、お父さん、おばあちゃん、妹と家族全体を呼んできます。アメリカのミヌーチンは家族療法で拒食症の86％を治せるといっています。そして家族の中に一人だけ治療者が入ります。治療者がまだ若手の場合は、観察室に指導医、指導者のドクターがいて、今なら携帯がありますが、内線電話でいろいろと指導したりします。そして、この状態を全部ビデオカメラで撮って、後で皆が反省する材料にするのです（図I-2-9）。

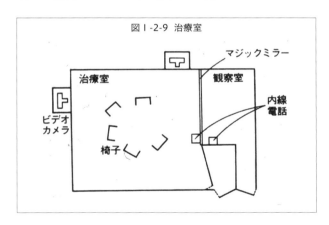

　例えばここでランチセッションをすることもあります。皆でお食事をします。そのときに患者さんに「あなたは5分間は絶対に食べないで欲しい」と伝えておきます。そしたら家族がどんな動きをするのか、非常によくわかるからと言います。実際に家族全体で食事が始まってもこの患者さんは食べません。そうすると、まずお母さんが気づくんですね。そしてお父さんを突っついて、「あれあれ、うちの子まだ食べないよ」と言うんですね。するとお父さんがくぉーっと目を開いて、「おいっ！なぜ食べないんだ」というようなことが始まって、いつものパターンがここに再現されるわけです。それで、その再現された状態をビデオでおさめておいて、あとでみんなで観ながら振り返るのです。

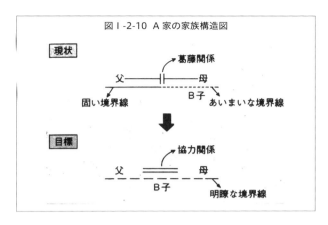

図Ⅰ-2-10 A家の家族構造図

また、例えばお父さんとお母さんの関係がうまくいっていなくて、お母さんがこのB子さんという拒食症の人とすごく密接な状態、一卵性親子のような状態になっている場合、世代間境界をしっかりつけることが目的となります。

世代間というのはお父さんとお母さんは協力関係で一つの流れを作るし、B子はもっと、お母さんにくっつくよりも同世代の人たちと流れができるような方向でやっていく。そのような目標を作って家族療法をすることもあります（図Ⅰ-2-10）。

作業療法・芸術療法・箱庭療法・音楽療法

表Ⅰ-2-10

作業療法・芸術療法など

- 18. 作業療法（絵画療法を含む）
- 19. 遊戯療法
- 20. 箱庭療法
- 21. 音楽療法

作業療法とか芸術療法では、絵を描くないしはプレーする、箱庭とか音楽とか、こういうものを活用することがあります。例えば、作業療法でよくやるのはフィンガーペインティングといいまして、指自体に絵の具をつけて描いてもらうのです（図Ⅰ-2-11）

そうしますと、アグレッションのある患者さんは、大抵こういうのが最初に

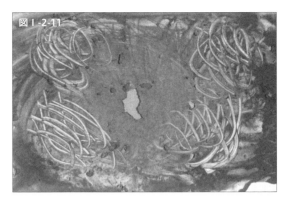
図I-2-11

出てきます。爪を立てて描くのですね。ある特定の、例えばお父さんを目指して、本当にキシキシ描きます。そうすると、破れたりしてこんな絵ができるんです。そこでアグレッションが一旦消えて、2枚目は非常に平和的なしかもまとまった絵ができたりします。何回かやっていくうちに、自分の感情を発散して、何か建設的なものがないかとみていくとか、自分の進路はどういうところにあるのだろうということが、絵を通じてできてきたりするのです。

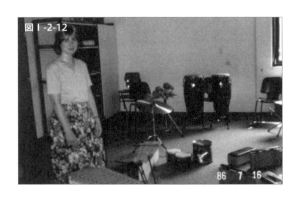
図I-2-12

かなりきれいなお姉さんがいますが、これはドイツに私がしばらく行っていたときに見た、れっきとした音楽療法士ですね（図I-2-12）。この女性が、患者さん10人くらい連れてきて、大体打楽器だけで、打楽器が一番やさしいですから、それぞれ好きな打楽器の場所についてもらいます。そして適当に叩いてもらって、段々とリズムを合わせていく。それが音楽療法士の腕のみせどころなのです。それで皆がある一つの音楽を合奏できるようになるとか、そんな形で音楽を使って、治療を進めていくことができるわけです。

I 女性心身医療研究会

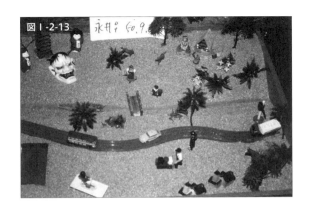
図 I -2-13

図 I -2-13 これはご承知の通り箱庭ですけれども、大体 50 cm と 70 cm ぐらいの、青い木の箱があって、そこに砂が置いてあります。砂をかきわけると、下に青が出てくるんですね。だから例えば水、川とか池とかそういうものを表現できます。

　これもある拒食症の方ですが、拒食症というのは、先生方、女性心身医学会でよく診ておられると思うのですが、拒食症の方は、ある考え方からいいますと、女の子が女になっていくことに対して、非常に困難を感じます。女の子が女になると恋愛して結婚して、妊娠して出産して育児をするというすごく大変な女としての務めがある。それ以外にも、自分が女で良いのだろうかとか、女性としてのアイデンティティが確立されていないというテーマの中で、拒食症は思春期に特異的に起こってくる病気です。

　昔は 30 歳になると、もう免疫ができたという形で起こってきませんでした。近頃ちょっと幼児性が出てきたのか、30 歳以上で起こったり、出産後とか結婚後に起こる人が出てきました。

　ドイツでは、思春期プベルテートマーゲルズフト（Pubertät magersucht）というのです。思春期のやせを追求する人というわけですね。ズフトというのはいわゆる薬物中毒なのですが、やせ中毒という、そんな言葉がありますが、思春期という言葉が入っているのです。これは拒食症の人が作った箱庭ですが、ここに出てくるのは般若面なんです。般若というのは男女なんです。男なのか女なのか、明確でないのですね。彼女の気持ちがまさしくそうなんじゃないかと思うのです。

　2 週間に 1 回程度、心理療法をしながら箱庭を作っていきますと、彼女の女

― 69 ―

性性を受け容れていく過程が、すごく見えてきます。最初、本当に般若の面なんですよね。それが、この女性が出てきて、女性が大きくなって、今度は男性と連れ立って、最後にこの橋を渡るという、いかに自分が女性のアイデンティティを確立していくかということがこの絵で示されるわけです。

治療法（心理学）の流れ

表 I -2-11

治療法（心理学）の流れ

1. 精神分析－－－はじめに、そして源流として
2. 行動療法－－－anti 精神分析として
3. 人間学的心理学－両者と異なる
   　　　　　　　　（第3の心理学）として

　治療法の大きな流れをわかりやすく申し上げますと、すべての治療法は、精神分析から起こったといわれます。フロイトが精神分析を始めて、その亜流としていろいろな治療法が出てきた。それに対して行動療法はアンチとして起こってきたといいます。ですから初期の頃行動療法を始めた人たちは、「フロイト帝国の滅亡」という副題の本を作っています。なぜアンチかといいますと、精神分析が対象としている無意識みたいなものは、なんだかわけがわからないというわけです。行動療法の対象はすべて目に見えて数字として表されるものということになっています。ですから、例えば、何か怖いもの、ゴキブリが怖いというと、5メートル先にゴキブリを籠に入れて見せます。そして5メートルを4メートルに近づけて、3メートルに近づけて。刺激を弱いものからだんだん濃いものへならしていく。これは系統的脱感作という方法です。

　5メートルから4メートル、3メートルというような形で治療法が決まっていく。精神分析の場合は、最初にいわゆる自由連想などで詳しく聴くと、2年くらいかかってやっとその人の流れがみえてくる。完全に治療するためにはさらに年月がいる。

　私自身のあるドイツの友達ですが、その人は精神分析をされてまして、私くらいの年齢になったとき言われましたけれど、「俺は生涯で5人を治した」と言

うんですね。5人。それはもう本当に徹底的に治っているとは思いますが、それでは今の3分診療にはなかなか合わない話です。

それに比べて、行動療法は、例えば電車に乗れない人は大体1週間くらいで治そうとするんです。非常に短時間で治そうとします。精神分析に比べて、訳のわからない無意識じゃなくて、目に見えるものを対象にして、しかもできるだけ早く治す。精神分析で10年かかったものを、例えば数か月で治す。ないしは精神分析で3年かかったものを3週間で治す。そんな形があり得るというわけなんです。それに対して、今日ちょっと乱暴な感じで話しているわけなのですが、精神分析学派は、行動療法で確かに早く治っても、結局行動療法は「なぜか」というところを聞かないのです。極端にいうと、治せば良いという考え方なんですね。精神分析は「なぜか」が大事なんです。「なぜか」がわかったら、自ずから治るという、その本質的なところが違いますね。行動療法だと「なぜか」というところをやっていないものですから、一見治っても再発したりする。効果が一時的なケースがあったりするわけです。

先ほどの、拒食症でも30kgが40kgになったけれども、ほったらかしたら、完全に元の木阿弥になります。ですからそこで、行動療法は、認知というのを取り入れてきたんです。認知というのを取り入れたというのはどういうことかといいますと、精神分析的な考えの一部を取り入れたわけです。

よく物事の発展の際に、正という正しいというものがあったら、反というものが起こってくるのですね。そうしたらその次に両方合わせた合が起こるんです。それで次に発展していく。その合にまた反が出てくるんですね。それで反に対して、反はまたその合の一部を取り入れて、また合ができる。それがどっちかというと心身医学の流れじゃないかと思います。

人間学心理学（アプローチ）

さらに、第3の心理学として人間学的心理学というのができました。これはどういうことかといいますと、精神分析も欲望論なんですよね。例えば皆が飢えている状態のときにパンを投げ出したら、わぁっといって食べるだろうということですし、行動療法も例えば、先ほどのイルカの訓練と同じような形で、ご褒美をあげて賞らしていくような条件反射理論だとか。これはだから、精神分析にしても行動療法にしても人間は動物と同じであるというそういう流れの中で立脚しています。これは極端な話なのですけれども …。

表 I-2-12

人間学的心理学(アプローチ)

- 23. 集団療法
- 24. ゲシュタルト療法
- 25. 生体エネルギー療法
- 26. ロゴセラピー

ところが人間学的心理学というのは、いわゆるアウシュビッツの体験などを通じて、いかに人間は飢えていても、わずかなパンでも分かち合うというようなことができる。それで、人間には価値があるとか、人間である意味というのを考える。そういうような、人間は動物ではない、人間独特のものがあるのだというところを非常に大事にして心理療法をしようという、そういう流れが出てきているわけです。そういう流れは先生方のレジュメ（**表 I-2-12**）だと、だいたい24あたりから、ゲシュタルト療法、生体エネルギー療法、ロゴセラピー、バリント療法が該当します。精神分析から出てきたという交流分析も人間学的心理学を取り入れて広がってきました。ですからこれも大事な一歩なんですね。23から26あたりですね。

ゲシュタルト療法

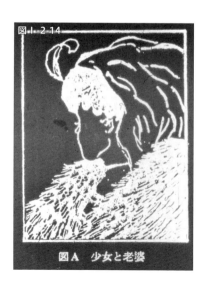

図 A　少女と老婆

ゲシュタルトの一つの考え方は、ものごとがいろいろに見えるというわけですが、**図 I-2-14** は、一般的に見たらお嬢さんに見えますよね。きれいなお嬢さんに見えます。ちょっと視点を変えてください。おばあさんが見えるんですけど、おばあさんに見える方がいますかね。おばあさんに見えない方はどうですか？ちょっと手を挙げてもらえますか。おばあさんが見えない方はですね、そのおばあさんになりたくない、老人になりたくない人だと言うんですけれど。実は、このお嬢さんの顎のところが鼻

なんです。そしてぐるっと回りまして、耳のところが一つの目になります。それで、目が二つ。鼻があって、首飾りが口になるんです。首筋のところが顎です。顔が大きくなります。それで顔がこちらを向きます。

　そんな風におばあさんが出てくるんですけど、見えましたかね？若い女性がおばあさんに変わる。どういうことかといいますと、物事は見ているうちに、変転していくわけですね。像というのは形成されて崩壊していく。その崩壊してく形の中でまた新しい像ができる。そういう形の中に、人間の流れの進歩がある。ゲシュタルトという形、いろんなことをよりよくみていく。自分の欠点でも、それをよくみていくということをやるんですね。

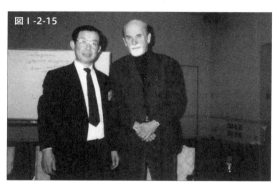

図Ⅰ-2-15

　私は特別にこの方にゲシュタルト療法を習いました（図Ⅰ-2-15）。私はちょっと若く見えてしまいますが、この方実は同年なんですね。もう私は、もうちょっとで後期高齢者になるんですけど。

生体エネルギー療法

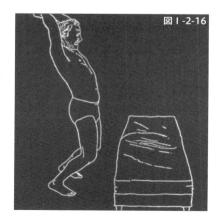

図Ⅰ-2-16

　これはその中でも非常に特殊な療法、生体エネルギー療法というものです（図Ⅰ-2-16）。アグレッションを、例えば野球のバットを持って、ベッドを叩くんですね。この野郎！というような感じで。それでもってアグレッションを発散させて、その後の調整をしていく。非常に厳しい治療法でもあるんですけれども、そんなものまで取り込もうとした時

代があります。九州大学も、わざわざカナダからガヤシさんという人を呼んで、こういう治療法を一時取り入れようとしたんです。ですから、それが歴史に残っていまして、生体エネルギー療法というのはガヤシさんがカナダに帰ってからは誰もしないんです。日本人にはかなり激しすぎますから。ですが、その時代に保険が改定されたものですから、後からお話ししますが12の心身医学的療法の中にこれが入っているんですよ。今は誰も使っていない治療法ですけどね。これは、歴史の流れですよね。

東洋的療法

表I-2-13

東洋的療法

- 28. 絶食療法
- 29. 森田療法
- 30. 内観療法
- 31. 鍼灸療法
- 32. ヨーガ療法
- 33. 禅的療法
- 34. 気功法

　それで、東洋的療法も一部話しますと、絶食療法なんかもあります。それから鍼灸の治療なんかもありますね。座禅も入ってきます（**表I-2-13**）。

ヨガ

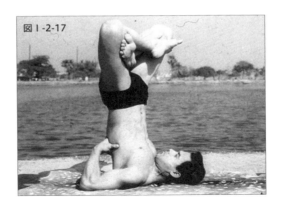

図I-2-17

　このうちのヨガのことをちょっとお話しします。ヨガというのも、結構基本的

I 女性心身医療研究会

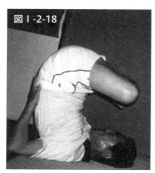
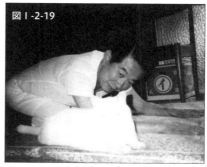

な流れになるので。私の恩師の東大教授だった石川先生が、インド人の方から取り入れてきて、東大の心療内科では毎週土曜日の午前中に患者さんを10人くらい集めて、医局の人も5人くらい来て、15人くらいで午前中いっぱい行います。ヨガでまずハタヨガという体操をするのはこれ準備体操に過ぎないので、最終的にはですね、瞑想に入るわけです（図I-2-17）。これはインド人ですけれどもそれを私が真似て下手っぴなことをやってるんです。

　これ、私毎朝やっているんです。もう30年毎朝やっています（図I-2-18）。

　うちのミースケというネコが、私がヨガをやっていると、横に来ていつもここに座っているんです。それでこんな写真を撮りました（図I-2-19）。

　結局最終的に瞑想に入って、瞑想に入ると、脳波がやっぱり先ほどの自律訓練とか座禅とかと同じ脳波になるんですね。それですべてですね、ヨガとかそういうものを通じて、体を動かした後、心が体から入って心に入る。

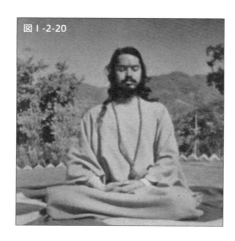

75

Somato-psychic な治療法

Psycho-somatic というのは心身ですが、逆に身心、そのあとサイキックという言葉が出てきます。まず座禅であったりヨガであったり体を動かして、最終的に心に入っていくんですね。心から入る西洋的な心理療法ではなく、東洋的には体から入る、そういうことがあるんです。somato- psychic なんですね。

```
表 I -2-14  Somato-psychicな治療法

 ・ ヨーガ療法
 ・ 絶食療法
 ・ 座禅
     調身
     調息
     調心
```

治療法の選択

たくさんの治療法があってどうするんだということですけれども、このたくさんの治療法の中から治療者側が自分は自律訓練法をすごく勉強したので、自律訓練を使おうという方もおられると思います。それから今度は患者さん側の方がどういう状態なのか。さらに治療のゴール、治療はどこまでやるのか。徹底的にやる。若い人でかなりエゴレベルが高くて、十分ついてこられるというふうに見極めた場合は精神分析療法の専門家に紹介して、一生で五人治したという方にゆだねる。患者さんも十分ついてこられる。最後の最後がゴールであるということになります。けれども、かなり年配のおじいさんが一時的に困っているという状態を、精神分析の、池見先生がよく言いましたが、精神分析の大鉈をふることはないのです。とにかくその人にあった現実の適応をはかってあ

```
表 I -2-15        治療法の選択

 ・ 治療者側の因子
 ・ 患者側の因子
 ・ 治療のゴールをどこにおくか
```

げれば良い。そういうレベルも当然あるわけです。ゴールというのは考えながら治療法を選んでいくのです。

心身医学的治療法

表 I -2-16
心身医学的治療法

・ 折衷主義とのそしり

・ 総合的・統合的な治療法
（サイバネーション療法―――石川中）
（サイコシンセシス）

　よく折衷療法というふうに言われるんですね。eclectic（折衷主義）と。池見先生は人からよくそう言われたと言っておられましたけれど、心身医学的療法というのは自律訓練法をして交流分析もして、行動療法もしてさらに他の治療法もするいろいろな治療法を折衷しているんじゃないかと。池見先生は、ちょっと言葉は悪いのですが、行動療法で言われるようにその人を治すことがやっぱり大事であり、その治療法の良いところを証明するのではない。たとえばお薬の治験だと、薬がいかに効くかということを知るために、あえてその期間は精神療法を全部止めて、その薬だけで治るのだということを確認する。自律訓練法でも、確かに自律訓練だけやって自律訓練がどんなに良いかということを証明しなきゃいけないけど、本当は患者さんを治すことが大切なわけで、そのためには自律訓練がいかに効くのかということを証明する必要はないわけですね。必要ならば行動療法や、ヨガを加えても良いのだというそんなような考え方です。治そうということが大事なんだと。石川先生という私の前任の先生は、ヨガを中心にして、それに自律訓練を入れて、それから交流分析を入れて、最後に行動療法で流していくというような、心身医学の流れなんですけれど、これはサイバネーションというサイバネティスティックの原理を用いながらそれにいろんな治療法を入れていくという治療をされました。

心身医学療法の種類

　最後に、レジュメの36に丸をつけているんです。12個丸があります。それ

> 表 I -2-17
>
> ## 心身医学療法の種類
>
> | | |
> |---|---|
> | 1. 一般心理療法 | 7. 行動療法 |
> | 2. カウンセリング | 8. バイオフィードバック療法 |
> | 3. 催眠療法 | 9. 森田療法 |
> | 4. 自律訓練法 | 10. 絶食療法 |
> | 5. 簡便型精神分析療法 | 11. ゲシュタルト療法 |
> | 6. 交流分析 | 12. 生体エネルギー療法 |

を書き抜いたのがこのスライドです（**表 I -2-17**）。これらが心身医学療法として認められております。これはご承知の通りわずかなんですね、110 点。それから 70 点。入院の方は 70 点とか 80 点とかそういうレベルなんです。ところが若い人、20 歳以下の人は、ちょうどその倍の点数がもらえるような形になってきていますが、いずれにしてもまだまだですね、点数が少ないです。これだから、心身医学をやる人が少ない。学会としてはこういう治療法をもっと専門的に実施して、心身医学をやるということを標榜した人には、もうちょっと高くしてもらおうという流れができています。たとえば精神医学療法とか、小児科の先生が特別にお母さんと面接したような場合にすごく高い点数がつくんですが、そういうものを目指しているわけです。

心身医学的医療とは

> 表 I -2-18
> ## 心身医学的医療とは
>
> ・全人的医療
> ・チーム医療
> ・セルフ・コントロールの医療

　心身医学というのはセルフコントロールの医療、全体を診る全人的医療、今日コ・メディカルの人も来られていますが、みんなで一緒にやっていこうというチーム医療という形で成り立っています。

　実際に**図 I -2-21** のような資料を今厚生労働省に提出しております。例えば

喘息のケースをお話しすると、治療法にしても検査にしても非常に医療費がかかっている状態です。そこに心身医学療法を始めると、検査もいらない、それから治療法もかなり軽減できるのです。

　喘息の重積状態で、救急で入院され、いわゆるICUとかCCUみたいなところに入っておられる方は本当に大変です。体中にいろんな測定機、心電図とか呼吸曲線それから点滴も二本くらい入っているし、導尿はしていますし、体中ラインだらけです。これはスパゲッティー症候群といいまして、体中に線が、ラインがごちゃごちゃあるという状態です。

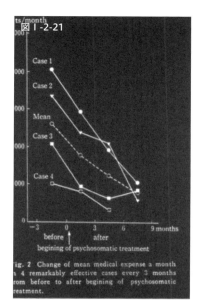

　天井の低いところで、面会謝絶で、それはもう大変な状態です。私の友人であり心身医学会の理事長をされた吾郷先生は喘息の専門家ですが、この間まで心療内科学会の理事長をされていました。その先生の患者さんだったのですが、大変な状態で入院されていたその方が、吾郷先生が一時間半くらい面接されて、じっくり聴いてあげたそうです。そうしたらその日のうちにすべてのラインがとれたのです。いわゆる検査もいらない、治療もいらないというようなことになったわけです。そんな風に喘息がすっと収まってしまうようなこともあるわけです。ですから心身医学が先生方の中に広がっていくと、今30何兆円かかっている医療費が、もっともっとクリアな形で削減できるし、患者さんのためにもなるのです。そういう流れができることが、私たちの希望でもあるわけです。ご静聴ありがとうございました。

（平成21年7月24日）

Chapter 3 第3回女性心身医療研究会

【特別講演】
「性機能障害の心身医学的診断と治療」およびʺ沖縄の文化と心身医療ʺ

琉球大学名誉教授　石津　宏

心身医学とは

　さて、心身医学、Psychosomatic Medicine とは、人間を心理面、社会面、生命倫理の面などから総合的、統合的にとらえようとする医学です。そして、組織や器官、臓器に目を向けた近代の身体医学に加えて、全人的で包括的な comprehensive な観点から改めて身体諸機能を理解し、全人的な医療の立場で障害や疾病の医療にあたる holistic medicine です。患者を bio-psycho-socio-ethical ecological な全人として回復に向かわせ、機能の改善をはかり、さらに健康の増進をプロモートするというヘルスプロモーション、こういったものまで含めていこうとする医学でございます。

　図Ⅰ-3-1 は、それをシェマティックに描いたもので、疾患、疾病だけをみるのではなくそれを引き起こしてくるストレス的なものが脳を介在としてどう影響するのか、心と体の相関に焦点を当てます。一方的なものだけではなく、心と体のお互いの co-relation にポイントを置いて行こうというもので、これが心身医学とか心身医療とか言われるもので、bio-psycho-socio-ethical ecological な視点までをも含めます。特に最近では ecology の問題を取り上げてきております。

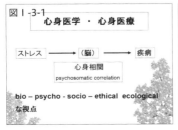
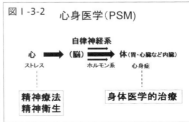

東日本大震災を取り上げるまでもありませんが、本当に人間というのは大自然の中に生かされている存在で、ecoの問題を無視して生きていくことは、今後できないのではないかと思います。また人間の幸せとか疾病とか健康とかを考えるときにecoを考えなければ成り立っていかない時代に入ってきているように思います。

　ところで、心と体がどう結びついているのかという一番基本的なところの話をさせていただきます。今までのデータからわかっているのは自律神経系、ホルモン系が深く関与していること、それから、今たくさんのエビデンスで言われているのは、ストレスが脳に作用して脳内で免疫系と非常に関係しているということです。そういう心と体の結びつきの自律神経系、ホルモン系、免疫系について研究されてきています（**図Ⅰ-3-2**）。

　ところで、今日は産婦人科の先生が9割だと聞いていますので、産婦人科領域の心身症というのがどんなものかをスライドでお示しします。昨年こちらにお見えになった東大の末松名誉教授が「新版心身医学」を朝倉書店から出しておられますが、その中からスライドにさせていただきました（**表Ⅰ-3-1**）。下線部が、産婦人科領域の心身医学的な配慮が特に必要な疾患で更年期の障害、機能性の子宮出血、婦人の自律神経失調症を始め、術後の不定愁訴、月経痛等などがあげられています。マタニティーブルーまでが取り上げられています。

　次に、本研究会の会長をなさっている郷久先生のテキストブックから抜き出してまいりました。第一回のときにこちらにこられた久保千春名誉教授が編集の「心身医学標準テキスト」中に郷久先生がお書きになったものです。

先生の外来及び入院患者のうち一番多い心身症は更年期の障害で、7,515名のうちの2,166名で約3割、そして次に多いのが骨盤内うっ血症候群、約20％、それから自律神経失調症が15％、性障害は130例で、1.4％というデータを郷久先生は自分の臨床から出しておられます（**表I-3-2**）。

表I-3-2

心身症関連疾患患者の婦人科診断名

診断名	例数	(%)
更年期障害	2,166	28.8
骨盤うっ血症候群	1,455	19.4
自律神経失調症	1,123	14.9
月経前症候群	609	8.1
機能性子宮出血	513	6.8
萎縮性腟炎	341	4.5
月経痛	218	2.9
子宮筋腫, 内膜症	109	1.5
月経不順	108	1.4
続発性無月経	103	1.4
性障害	103	1.4
産褥うつ病	103	1.4
パニック障害	85	1.1
子宮下垂・子宮脱	60	0.8
摂食障害	32	0.4
骨粗鬆症	25	0.3
産褥神経症	25	0.3
卵巣機能不全	22	0.3
術後不定愁訴	8	0.1
不登校	8	0.1
経細悪阻	7	0.1
育児不安	6	0.1
その他	286	3.8
計	7,515	

郷久鉦二，「心身医学標準テキスト」(久保千春編)

　ところで、性障害 sexual disorder を少し広げて、性機能に関わるような障害、「性機能障害」としてとらえて、その心身医療とはどういうものなのかを少し考えてみようと思います。

　私としては、性器や生殖器 sexual organs に目が向けられてきたこれまでの性機能障害 sexual dysfunctions の診療に対して、性機能をコントロールし、それに影響を及ぼす"脳"や"精神機能"にも目を向けて、総合的、包括的に全人的に性障害をとらえようとする「性の心身医学 psychosomatic medicine of sexual functions」が重要な課題であり、また人生の QOL を高め、質的にも充実した「性」を得ることは、ヒューマン・セクシュアリティの究極の目的であるという立場です。今日の話もこういったところから進めてまいりたいと思います。

心身相関

　まず、心身症的な産婦人科領域の疾患、障害があるとしますと、そのバックにある心理社会的な因子あるいは環境や背景などの諸因子について、探っていきます。具体的にいいますと、社会的な要因、パーソナリティの問題、それから心の奥底に眠っている無意識の領域、すなわち自分では気がつかな

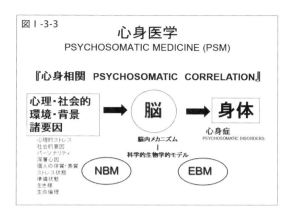

い心理といわれるもの、それから個人の体質や素質、ストレス状況、ストレス準備状態、生き様といわれる生命倫理に関わるような問題などの心理社会的なバックグラウンド、環境、背景諸因子が、どのように身体疾患に影響しているのかという視点で心と体の相関をみてまいります（図Ⅰ-3-3）。

心身相関のキーを握るのは脳で、脳内にどんなメカニズムが起こっているのか。これを生物学的に、科学的につかみたいと研究が進められています。次に、脳から自律神経系や内分泌系や免疫系を通って体に影響を及ぼすルートですが、ここは割に科学的に Evidence Based Medicine（EBM）の方法でつかめています。しかし心理社会的ストレス要因や環境要因などの背景諸要因がどのようにして脳に影響を与えるのかについては、ここは数字でもって、EBM というわけにいきません。

ここのところで働いてくるのが NBM、Narrative-based Medicine というものであります。EBM 対して NBM も非常に大切となります。NBM は物語とでも訳しましょうか、人間の心の機微みたいなものが大変重要になってまいります。

総論はこのくらいにして、実際にどういった症例があるかをお話ししていった方がよろしいかと思います。

最初の症例は58歳の女性で主婦です。私のところに来たときは非常に激しい嘔吐を繰り返していました。胃の中に何もないのに吐き続け、脱水症状が著しくて20kgくらい体重が減り、やせ衰えておりました。家族歴には、特筆すべきことはありません。夫と二人暮らしで、既往歴に40歳の頃に胆石で胆嚢を取っておりますがそれ以外のことはありません。

現病歴は、5〜6年前から月経不順となり、更年期が始まり、頭痛、頭重、ホットフラッシュ、気分不良など更年期の障害が続き、その後、閉経が来て症状は軽減します。多分これは生理的な更年期だと思います。ところが、今から1年半前に全身倦怠が起きまして、食欲減退、胃部の不快感、嘔気がときどき起こるようになりました。そして嘔吐するようになり、近医では、びらん性の胃炎と言われて薬が処方されたが、なかなか良くならない。

　そして、半年前からは症状がどんどん悪くなってきまして、最近では1日に十数回の嘔吐を繰り返している。もちろん内科的な精査では、ガンだとか、そういうのはないとはっきりとわかっているのですが、胃の中が空っぽになってもムカムカが続きます。こういうときには脳腫瘍が疑われますが、精査の結果、問題なし。体重が20kg痩せて脱水症状がひどくなってきて、これはどうも心身症じゃないかと私のところに紹介されてきた患者です。

　臨床データ（**図I-3-4**）には、肝臓、腎臓も、膵臓も悪くない。嘔吐を誘引するような身体医学的所見はありません。強いていうと低カリウム血症が起こりかけているのと、低栄養と貧血があります。

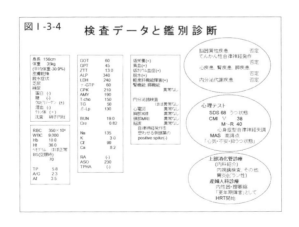

　GOT、GPTがちょっと上がっている。内分泌の検査でも特に問題はありません。胸部、頭部のレントゲンにも問題ありません。自律神経性の問題が何か少しあるかなという所見です。また、こう嘔吐発作を繰り返すときには脳波上にてんかんを考えなくてはいけません。側頭葉てんかんの内臓発作というのがあって、嘔吐がきたりひどい頭痛が起こったりします。しかし検査上、それも否定できました。

こういうことになりますと、これは心理的な心の問題があるのだろうと、心理テストをしてみました。すると、SDSが68点と高い。これはself‒rating depression scaleでdepressionの点数が高い。それからCMI、これはCornell Medical Indexという心理テストですが、それはVが38、M-Rが40で、心因性の心身症型の自律神経失調症のデータであります。

この結果から、何か心理的ストレスで自律神経がガタガタに揺れているというのがわかります。しかも鬱状態に至っている。それからMAS、これはManifest anxiety scaleといって、不安の尺度です。テイラーの不安尺度と言いますがこのテストをやりますと高得点が出ました。このように心理的に探りを入れますと、やはりこれは何かあるなと思われ、現症は、心気、不安、抑鬱の状態が考えられます。身体的には、上部消化管の異常は、びらん性の胃炎くらい。それから産婦人科的には膣の萎縮があり更年期の障害があってHRT(Hormone Replacement Therapy)の対象としての治療が始まっています。

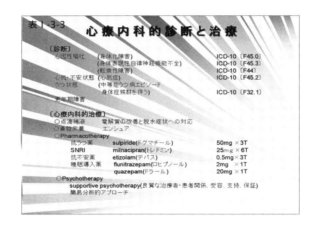

診断は「心因性の嘔吐」で、これをICD-10、すなわちinternational classification of disorders、国際疾病分類で表しますと、ICD-10のF45.0身体化障害。それからF45.3身体表現性自律神経機能不全、F44の転換性の障害に相当します。

第2の診断名は、F45.2心気不安状態。そしてF32.1中等度のうつ状態で身体症状を伴うものという診断名になります。最近では、このような診断の仕方をいたします（表Ⅰ-3-3）。一つの疾患で括るのではなくて、要は症

状群としてとらえるという最近の考え方であり、国際疾病の分類でどういう番号に当てはまるのかという点でみてまいります。産婦人科的な更年期の症状ももちろんございました。

　さて次に本症例の治療法です。心療内科的な治療としては全身状態の改善から入らないといけませんので、まず点滴補液で脱水とか低カリウム血症の改善を行いました。

　電解質の改善と脱水の治療、これが第一ですね。それから低栄養がありますのでエンシュアを鼻腔で摂らせました。普通に口から飲ませますと必ずはき出しますので鼻腔にカテーテルを入れてエンシュアを流しました。そして、薬物療法ですね。まずは対処療法的に抗うつ薬、抗不安薬、睡眠導入薬のコンビネーションをいたしました。具体的には、スルピリド、ミルナシプラン、エチゾラム、フルニトラゼパム、クアゼパムを使っております。

サイコセラピー

　まずは身体医学的な治療の薬物治療から入っていって、次に肝心な心理的治療に切り込んで参りました。すなわち心理療法、サイコセラピーです。私がこの患者にやったサイコセラピーは二つございます。一つは supportive psychotherapy。これは日本語では「カウンセリング」という先生もいますが、心理学の教授が行う技法的なカウンセリングではありません。一般心理療法といわれているようなものであり、患者の心をサポートする治療です。これは、しかし、ただ口先だけでやるとムンテラということになってしまってちっとも効果が出ません。良質な治療者・患者関係をまず作らなくてはいけません。すなわち、この先生なら話せるなという雰囲気です。そのためにはかなりのサイコセラピーのトレーニングを受けなくてはなりません。

　一番ベースになって大事なのは医者の人格、医師のパーソナリティです。医師の人となりがベースになって、このトレーニングを受けないと、supportive psychotherapy は成功しません。医師の人格教育なしには、口先だけのムンテラということになってしまいます。

　具体的には、まず受容 acceptance、患者の訴えを聴く。まずしっかりと聴いて、そしてそれをしっかりとサポートして支える。そのうえで、きっと良くなっていくよという希望みたいな手触りを患者に感じさせるような雰囲気を作っていく。受容、支持、保証。acceptance、support、assurance と

いいます。これが一般心理療法といわれる supportive psychotherapy です。

これができましたら、このうえに今度は心の闇を探ります。フロイトが19世紀に始めた精神分析的なやり方、考え方というのがございまして、その簡便型が現在、世界的に使われております。いろいろな簡便型があり、一番有名なものに交流分析という簡易精神分析があります。Transactional analysis といい、アメリカのエリック・バーンという精神科医が作り出した簡易精神分析です。この他にも、イギリスのバリントが作り出したバリント療法というものもあります。私がこの症例に実際に使った簡易精神分析は広島大学方式と申しまして、広島大学の精神科の恩師の小沼十寸穂教授が作られたものです。

簡易精神分析的アプローチ

実際に私がやった brief analytical なアプローチ、すなわち、広島大学方式の簡易精神分析の内容は、まず doctor-patient relationship の確立を目指して、先ほど言いましたような acceptance、support、assurance、受容、支持そして保証を行いました。患者は治療者―患者関係が成立しますと、この先生なら話して良いという気になるのですね。患者は「うぁーっ」と泣いたのです。一般の診察室では難しいのですが、いわゆる個室の心理療法室で、遮音、音が外に漏れないような状況になっている部屋の中で、患者さんと面接をしながら一対一でサイコセラピーをやっていると、患者は非常に大きな声で泣き始めました。そして一気に以下のことを告白しました。

更年期以来の不感症があること。性障害の不感症があったんですね。感じないだけではなく、性交疼痛があり、性交すると非常に痛いということがわ

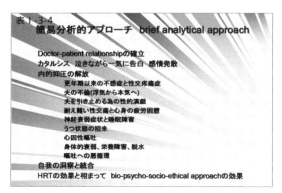

かってきました。それだけでも大変なのに、夫が不倫、浮気をし、浮気が亢じて本気にのめりこんでしまったので、なんとか夫を引き留めておかないといけないという気持ちに苦しんだといいます。自分は更年期以来の不感症、性交疼痛があり、夫を自分の方に引き留めておくためには、セックスの際に演技をしなくてはいけないという状況に陥っていました。

　彼女は耐え難い性交疼痛と心身の疲労困憊を繰り返しながらオーガズムがあるように演技をしていたのです。これは大変なことです。そしてこの演技をして、夫を自分になんとかつなぎ止めたいという努力の繰り返しのあげく起こったのが神経衰弱症状と睡眠障害。それが高じてうつ状態になったこと。そのあげく、心因性の嘔吐が始まって、そしてこれがまた悪循環し、身体的な衰弱、栄養障害、脱水を起して嘔吐も止まらなくなってしまった。こういうことを泣きながら一気にうわーっと吐き出しました。

　内的に抑圧されたストレスを一気に吐き出したわけですから、これは大きなストレスからの解放でありまして、こういうのをカタルシスと申します。泣きながら一気に告白して感情を発散いたします。かなり患者の心の重みがとれることになります。患者は、一時間後には非常にすっきりした状態になってきて、泣くこともやめました。

　今後どうしたら良いのかを医者と、特に心療内科の医者と面談を重ねます。患者の自我の洞察と統合を目指して、そして面接を繰り返していくというやり方をしました。加えて、産婦人科の先生のHRTを続けるようにと産婦人科と心療内科とで、bio-psycho-socio-ethical なアプローチをしました。こんなに自分の心の闇というものはひどい身体症状も出すのだと、そしてこんな状況に陥るのだということを患者は自分自身がわかってきました。と同時に私がやったことは、当然のことですが、主人を呼んで、奥さんがこういう状況になったのはこんなメカニズムが実はあるということを話しました。これには主人もびっくりし、「まさか」という感じになっておりましたが、「よくわかりました」、「私が原因でこういうふうにしたのであれば、私が治療に協力しなくてはいけないだろう」ということで主人の理解を得て治療に向かうことができました。

「物語」を診るために

　NBMと先ほどお話ししましたが、物語ですね、人生物語をやらないとい

けない。ここで一つ注釈しておきますが、今の精神科の医者の中には、こういう心理療法のできない精神科医が実は8割から9割ほどいます。というのは、精神科では今こういうトレーニングを受けません。今の精神科医は、コンピューターで症状を数えていくつあるからどういう診断をつける、そしてコンピューター上でこういう数字が出たからこういう薬を使う。このような教育を受けているのですね。これでは、精神科とはいえ、精神科ではない医者ばかりがそろってしまいます。

こういう心理療法ができるのはむしろ心療内科です。内科の先生がやりますね。久村先生も内科医です。それから第一回をなさった九大病院長の久保先生も内科の先生、第二回に講演された末松教授も東大心療内科。こういう心療内科の、内科の先生が精神科医よりもこういう心理療法のアプローチを非常に重用視している。私も先ほどご紹介いただきましたように精神科の出身なんですけれども幸いなことに広島大学の医学部の神経精神医学教室でトレーニングを受けた小沼十寸穂先生というのは慶應義塾大学で精神分析を学んでいらっしゃった方で、広島大学は東の慶應と西の広島大学ということで精神分析のメッカでございました。そういう意味で私はサイコセラピーを十分広島大学で教え込まれました。そして、琉球大学、最後の国立大学の医学部ができるというので、全国公募、私は保健学科の教授で全国公募になったわけで、そのときに選ばれて参ったんですが、保健学科の精神衛生学の初代教授ということではございましたけれども、臨床医ですから。しかもリクエストされたのは医学科と保健学科を相互乗り入れできる教授ということでございましたので、初代の琉球大学の医学部長大鶴正満教授が大変偉い方で、第二内科の教授も兼任させるということで付属病院で診療を行いました。もちろん第二内科の専任の教授は三村悟郎先生という偉い先生で熊本大学医学部を出られた方でしたが、その三村先生の所で私は客員教授ではなく、兼任教授ということで第二内科の教授を兼任させていただきました。それで外来も三村教授と私と二人で教授室を二つもって診療にあたっておりました。

精神科の教授は別にもう一人医学科にいたのですが、この人は心理療法はできませんでした。心身医療、心身医学は人間の本質に関わる大事な医学で、core of the medicine です。内科の先生だけではなくて、産婦人科の先生にも、小児科の先生にも眼科の先生にも、耳鼻科の先生にも、皮膚科の先生にも、ぜひとも、この心身医療をしていただきたいと思います。

今日はお話を伺いますと歯科口腔外科の先生も参席ということで、大変すばらしいことですね。

性障害 sexual disorder とは

ところで、話が少し横にずれましたが、産婦人科心身症外来の最終診断名と患者数（％）を、郷久先生が出しておられます（**表Ⅰ-3-5**）。その中で性障害という項目、下線には外陰、腟痛、外陰掻痒症、性交痛とあります。それから不感症、性交嫌悪、性交不能、そして外陰、腟の異常感、帯下臭。そして射精不能、早漏。性交時の違和感、このような性障害の患者を郷久先生は実際に診ておられます。これは 1975 ～ 1990 年の 15 年間のデータです。

表Ⅰ-3-5

心身症外来最終診断名（1975～1990年，759例）

	症例数(%)		症例数(%)
Ⅰ．婦人科疾患		不感症・性交嫌悪	12（ 1.6）
更年期障害	230（30.3）	性交不能	8（ 1.1）
自律神経失調症	122（16.1）	外陰・腟の異常感	6（ 0.8）
機能性子宮出血	55（ 7.2）	帯下臭	5（ 0.7）
術後不定愁訴	53（ 7.0）	射精不能・早漏	2（ 0.3）
月経痛	39（ 5.1）	性交時違和感	1（ 0.1）
月経前症候群	26（ 3.4）	Ⅲ．精神科疾患	
続発性無月経	25（ 3.3）	躁うつ病	11（ 1.4）
卵巣欠落症候群	18（ 2.4）	神経症	6（ 0.8）
萎縮性腟炎	14（ 1.8）	分裂病	5（ 0.7）
産褥神経症	12（ 1.6）	登校拒否	1（ 0.1）
産褥うつ病	11（ 1.4）	Ⅳ．内科疾患	
慢性付属器炎	9（ 1.2）	緊張性頭痛・片頭痛	7（ 0.9）
卵巣機能不全	6（ 0.8）	過敏性腸症候群	5（ 0.7）
子宮筋腫・内膜症	4（ 0.5）	神経性食思不振症	4（ 0.5）
流産後神経症	3（ 0.4）	アトピー性皮膚炎	2（ 0.3）
外陰潰瘍	3（ 0.4）	慢性白血病	1（ 0.1）
習慣性流産	2（ 0.3）	腰痛症	1（ 0.1）
Behcet病	1（ 0.1）	喘息	1（ 0.1）
Ⅱ．性障害		チック症	1（ 0.1）
外陰・腟痛	16（ 2.1）	夜尿症	1（ 0.1）
外陰掻痒症	15（ 2.0）	眼瞼下垂	1（ 0.1）
性交痛	14（ 1.8）		

郷久鉦二，「新版心身医学」(末松弘行編)

そこで性障害について少し私の考えを述べてみたいと思います。

スライドは、性障害というのを最近の診断基準でみてみます（**表Ⅰ-3-6**）。アメリカ精神医学会の diagnostic statistical manuals of mental disorders です。精神医学の統計学的な診断基準マニュアルですが、それが一次、二次、三次、四次と改訂を繰り返して、DSM-Ⅴの改正マニュアルがまもなく出ます。第四次改訂版（DSM-Ⅳ-TR）では、スライドのとおりの三つに分けています。性機能不全、性嗜好異常と性同一性障害の三つを『性障害』としております。sexual dysfunctions、paraphilias、gender identity disorders、この三つに分けております。

一方、WHO の国際疾病分類の方ですが、これも ICD-11 がまもなく出ま

表Ⅰ-3-6
DSM-Ⅳ-TR. の性障害の分類
(アメリカ精神医学会の統計学的診断基準マニュアル)
性機能不全　　sexual dysfunctions
性嗜好異常　　paraphilias
性同一性障害　gender identity disorders

表Ⅰ-3-7
ICD-10　の性障害の分類
(WHOの国際疾病分類)
F5　生理的障害や身体的要因に伴う行動症状群
F52. 性機能不全
F6　成人のパーソナリティや行動の障害
F64. 性同一性障害
F65. 性嗜好障害

すが、こちらは『性障害』を二つに分類しています。スライド（**表Ⅰ-3-7**）のように、一つは F-5、もう一つは F-6 のカテゴリーに入っています。F5 は生理的障害や身体的要因に伴う行動症状群。F6 は成人のパーソナリティや行動の障害です。アメリカの精神医学会では三つに分けていたのを WHO の国際疾病分類では下の二つをひとまとめにしております。

　このうちの性機能不全、今日はここに焦点を当ててお話ししたいと思います。性同一性障害と性嗜好障害につきましては今日はあまり触れませんが、ちょっとだけお話ししておきますと、「性同一性障害」というのは自分の gender identity disorder ですね。男で生まれたが、自分は男性として生きていくことがとても嫌だ、そして反対の性、つまり女性になりたい。

　そういう体と脳とのディスクレパンシー、これが gender identity disorder です。同じように女の体をもって生まれ、染色体も女だが脳が男性脳の場合には、女性として生きていくことに非常に苦痛を感じて、男性になりたいと切望する、こういう人たちがおります。これを性同一障害と言います。性転換手術の対象になる疾病です。

　次に「性嗜好異常」というのは、これは皆さんご存じかと思いますけど、サディズムとかマゾヒズムとか、あるいはフェティシズムとか、いろんなのがございます。普通の性対象では興奮しない人たちを性嗜好障害といいます。今日はこの話をやりだすときりがないので、そのくらいにさせていただき省略します。

性機能不全

　では、F-5 生理的障害や身体要因に伴う行動の症状の、F-52 性機能不全についてお話をしたいと思います。

アメリカの DSM-IV、統計学的診断基準によりますと、「性機能不全」というのは性的欲求の障害、性的興奮の障害、オルガズムの障害、性交疼痛障害の四つに分類されています（表 I-3-8）。"性的欲求の障害"というのは、要するに性欲が低い、そして性嫌悪症というのは、性に対して嫌悪感を持つ。これらを性的欲求の障害といいます。それから"性的興奮の障害"というのは女性の場合には性的に興奮ができない、男性の場合にはもっとはっきりわかります。要するに勃起しない。気持ちはあるのに勃起しない、すなわちインポテンスの状態です。それから"オルガズムの障害"というのは、オーガズムに至らない。男性も女性もあります。これが中心になるのが女性は不感症です。男性の場合は射精障害、それに早漏です。それから"性交疼痛障害"には、性交疼痛症と、膣の痙攣、ヴァギニスムスがあげられております。

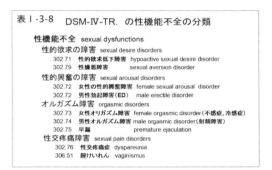

　しかし、実際の患者さんを扱ってみますとこの四つがミックスして入っておりますので、私はスライドに示しましたように分類した方が理解しやすいと思っています（表 I-3-9）。

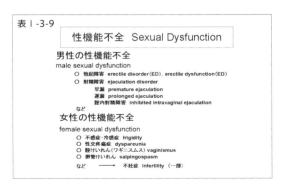

まず、男性の性機能不全、male sexual dysfunction を①勃起障害 erectile disorder、ED、②射精障害 ejaculation disorder に分けます。射精障害には、早漏、遅漏、腟内射精障害があります。腟内射精障害は不妊症になります。それから「女性の性機能不全」female sexual dysfunction についてですが、なんといっても不感症でしょうね。不感症・冷感症、frigidity。それから性交疼痛症とヴァギニスムス。卵管痙攣、salpingospasm というのもあります。これも私は大事な性機能不全だと思います。卵管がストレスによってスパスムスを起こしますと通過障害を起こす。妊娠する時期の一番望ましい時期、排卵と精子とがドッキングする時期をねらって受精をさせようとしても、この時期になると緊張して卵管が痙攣する人もいるわけです。これではなかなか妊娠しませんね。不妊症になってしまいます。

九州大学心療内科の初代教授池見酉次郎先生のケースを紹介しますと、新婚夫婦で夫も奥さんも何の問題も無いのに、セックスも普通にしているのに妊娠しないというのが2年くらい続き、受診。池見先生が「一体どこに住んでいるの？」と尋ねたら、四方八方を上役に囲まれた真ん中の社宅に住んでいて、これが影響しているかもしれないということで、若夫婦を引っ越しさせたところ、見事に妊娠したというお話をされたことがございます。これは salpingospasm があったんじゃないかと私は考えています。卵管がスパスムを起こす方がおられるかもしれないということまで配慮して産婦人科の先生、不妊症を診ていかれるとよろしいかと思います。ところで、私は男性の性機能不全の方を長いこと広島大学で診ておりましたし、琉球大学でも診ていましたので、勃起障害のことをこれからお話しさせていただきます。

勃起障害

勃起障害については、NIH の Consensus Development Panel on impotence というのが1993年に開かれていますが、そのときの定義がございます。スライドに示したように、勃起障害とは、勃起を発現あるいは維持、持続ができないために満足な性交ができない状態（表I-3-10）。これを erectile dysfunction、インポテンスとするという定義がなされています。要するに勃起しないか、あるいは持続することができないかというものです。

私のケースをご紹介します（表I-3-11）。32歳の男子。公務員。遺伝、家族歴、既往歴には特記するものはありません。生活歴、一人っ子。父は患

表 I -3-10

勃起障害（ED erectile dysfunction）

- 「勃起を発現あるいは持続できないために、
  満足な性交ができない状態」

NIHのConsensus Development Panel on impotence,1993

表 I -3-11

症例　32歳　男子　公務員

遺伝・家族歴・既往歴	特記すべきことなし
生活歴	一人っ子　父は患者25歳のとき死亡
	母と生活
性格	神経質　真面目　模範青年
性歴	17歳　マスターベーション
	32歳現在　童貞
現病歴	32歳　見合結婚
	新婚生活への不安　緊張
	新婚インポテンス
メンタルヘルス・ケアからの治療	
交感神経緊張過剰型の不安緊張反応	
"自律訓練法によるリラクゼーション"	

者が25歳のときに亡くなっています。お母さんと一緒に7年間生活しています。性格は神経質、まじめで模範青年。性歴は17歳でマスターベーションを始めて、32歳の現在まで女性とのセックス経験はありません。童貞です。32歳で見合い結婚をしました。新婚生活への不安、緊張で新婚インポテンスになりました。本人も悩むし、奥さんも悩みます。お互いに見合い結婚ですから、あまりインポテンスが続くと、猜疑心が出てまいりますね。何かあるんじゃないかと。この患者に対して私が行ったことは何かというとメンタルヘルスケアです。診察すると、非常に精神的に緊張過剰な状態であることがわかりましたので、まず、交感神経系の過剰緊張を解くのが必要だと思いました。そこで私がとった治療法はまずリラクセーショントレーニングです。自律訓練法という、これは医師国家試験にも出たことがありますが、この自律訓練法のリラクセーショントレーニングを行いました。

　ご存じかもしれませんが、自律訓練法というのは、ドイツのベルリン大学のシュルツ教授が作り上げた治療法です。シュルツ教授はすでに亡くなり、後継者のルーテ教授がカナダに移住し、発展させた治療法です。ルーテ教授が九州大学心療内科に来られたときに日本の先生を何人か集めて講習会を開いたんです。私はそのとき広島大学の医局長をしておりましたので、こんな

良い機会はないと参加し、ルーテ教授から直々にトレーニングを教えていただきました。リラクセーショントレーニングをしながら、マイナートランキライザーを与えていきましたところ経過良好となり、めでたく妊娠し、元気な男の子が生まれました。

表Ⅰ-3-12　　症例　28歳　男子　警官

主訴	勃起不全, 性交不能(新婚インポテンス)
遺伝・家族歴 既往歴	特記すべきことなし
生活歴	高校卒, 成績上 警察学校卒, 現職警官, 勤務成績優秀
性格	誠実, 責任感, 正義感, 活発, 行動的 交友関係良好, 明朗, スポーツ万能
現症	180cm, 75kg, 筋肉質 体重　82.3→75.0kg 貧血(ー), 糖尿病(ー) 肝・腎機能　正常 理学的所見　異常なし 泌尿器科的　異常なし

　次のケースは28歳の男子。警察官。これがやはり同じように新婚インポテンス。家族歴には特記すべきものは何もありません。高校卒業後に、警察学校に入って、現職の警官です（**表Ⅰ-3-12**）。

　この人は体格隆々です。筋肉質のまさに警察官です。性格的にも誠実で責任感があって正義感が強くて活発で行動力があって、交友関係も非常に良い。明朗でスポーツマンなのに、180cm、75kgの筋肉質の彼がセックスできないのです。新婚インポテンスということは、要するに奥さんは処女です。

　こういった患者さんの治療は大変大切なことです。プライバシーに関わることなのでスライドには出しませんが、彼はバイセクシャルなんです。女性にも関心はあるのですが、男性にもある。そういう人だったのですね。そのことを新婚の奥さんには告白できない。非常に悩んでいたのです。私がとった治療法としては、何かというと、こういう場合には決まった治療法があります。Behavior therapy 行動療法というものです。行動療法には100種類くらいのテクニックが開発されているのですが、私が彼にとった治療法は、sensate focus technique というものです。これはのちほどスライドでお示しします。

　ではここで、不安や緊張でなぜ勃起障害になるのか、インポテンスが精神

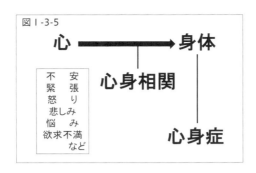

図 I-3-5

心 → 身体
心身相関
心身症

不安
緊張
怒り
悲しみ
悩み
欲求不満
など

的要因で引き起こされるメカニズムを考えてみましょう（図 I-3-5）。心理的な不安や緊張や怒りや悲しみや悩み、欲求不満等などの心理的要因（心理的ストレス）は、心身相関のメカニズムで体に障害を出してまいります。

心理的ストレスが脳の中ではどう影響するのかをみますと、まず cerebral contex、大脳の新皮質に、そしてその下に limbic system 大脳辺縁系と言われているところへ刺激が入ります。emotion の中枢である limbic system を介して、すぐ中にある間脳の hypothalamus、視床下部の自律神経の中枢に影響を及ぼし、そしてさらに hypophysis、脳下垂体のホルモン中枢に影響を及ぼす。脳内メカニズムはよくわかっていることです。

そして実際に ED でインポテンスを起こす場合には勃起をつかさどる脳の一次中枢、上位中枢があってその連関でインポテンスは起こってくる（図 I-3-6、7、8）。スライドのようにこれもよくわかったメカニズムでございます。

特にこのメンタルストレスがどういう物質を介して ED を引き起こすかは、泌尿器科医の得意分野で、一酸化窒素、NO が非常に重要な役割をいた

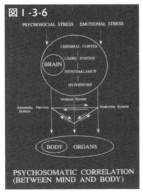
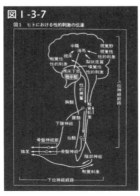
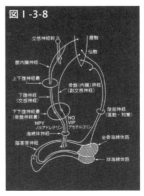

します。一酸化窒素によって陰茎海綿体の内皮細胞が弛緩する、陰茎海綿体の螺旋動脈の内皮細胞が一酸化窒素によって緩みますとそこで血流がばっと海綿体に入ってくる。これが勃起です。その一酸化窒素が上位中枢から分泌を抑制されるのがメンタルストレスのメカニズムです。その他の物質も最近どんどんわかってきています。VIPとかアセチルコリンとか、NPYとかノルアドレナリン。それぞれ勃起を引き起こすことと、抑えることに働きかけるのです。とりあえずそのようにして起こったインポテンスはやがて心身交互の悪循環します。

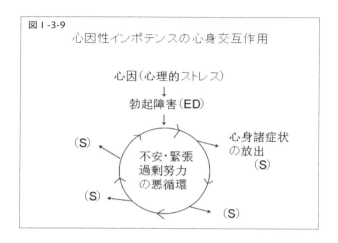

心身交互作用（図Ⅰ-3-9）ですが、まず劣等感、自尊心が傷つきます。そうして、不安、人に知られたくない、特に新婚ですと奥さんに知られたくない、何とかしようという解決策への模索を一人でやります。ところがこれは過剰なとらわれとなり、「次こそ上手くやろう」と思うと、今度はそれが原因で、過剰な努力は焦りや不安を増強します。そうすると次は過剰な意識集中が起こって、緊張が起きてインポテンスになる。これの繰り返しです。新婚インポテンスというのは悪循環の繰り返しになります。そしてその合間合間にいろいろな症状を出してきます。

心因性性機能障害

さて、次に心因性の性機能不全の診断と治療のまとめに入っていきます（表Ⅰ-3-13）。

表Ⅰ-3-13
心因性機能障害（不全）の定義と診断基準（心身症）

A. 心理・社会的要因に起因する性機能障害（不全）で、心身相関のメカニズムに基づき脳を介在する中枢性の性機能障害（不全）である
B. 次のものを鑑別除外する
　①器質性性機能障害
　②身体疾患や不調に起因するもの（高血圧, 心, 肝, 腎疾患, 内分泌疾患, 貧血, 有熱時, 過労, 体調不良, 外科的疾患など）
　③精神障害によるもの
　④アルコール、薬物などの物質使用によるもの　など
C. 心理療法（サイコセラピー）が主要な治療となる

　男性の勃起障害に限らず、女性の不感症あたりも含めて考えていただければと思うのですが、診断基準としてはまず、A）心理社会的な要因に起因する性機能不全で心身相関のメカニズムに基づいて脳を介在とする中枢性の性機能不全である。B）次のものをAから除外する。①器質性の性機能障害②身体疾患や不調に起因するもの、例えば高血圧、心疾患、肝疾患、腎疾患、内蔵機疾患などが原因で起こるもの。それから精神障害によって起こったもの。こういったものを除外していきます。そしてアルコールや薬物の影響によるものも、除外します。精神障害によるものも結構あるのです。例えば幻覚妄想に注意が向いてしまってセックスどころじゃなくなってしまいます。それからうつ病。これもずいぶんと性障害を来たします。
　うつと性機能障害というのは講演時間を1時間もらっても足りないくらいいろいろなデータがございます。そうしたものを除けていかなくてはいけない。そうすると本当に心身症としての性機能不全をとらえることができます。

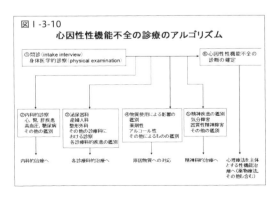

図Ⅰ-3-10　心因性性機能不全の診療のアルゴリズム

そしてもう一つの基準、C）サイコセラピーが重要な治療である。こういうのが診断基準です。

　これをフローチャートにしたアルゴリズムをスライドに示します。今述べたようにまずは問診をします（**図Ⅰ-3-10**）。そして身体医学的な診察をして、内科の病気を除外します。次に泌尿器科の病気を除外します。産婦人科や整形外科、その他の脳外科の病気などをすべて除外します。

　そうして次に物質使用ですね。アルコールをたくさん飲んでいるのではないかとか、血圧の薬を飲んでいるのではないかとかいろいろなものを除外します。そしてそのラストに精神科の病気を除外します。残ったものが心身症としての「心因性性機能不全」です。すなわち心理的なストレスによって起こった心身症としての性障害ということになります。

サイコセラピー

　このように心と体の心身相関ということを重点にしていくにはどうしてもサイコセラピーが必要になります。心に訴える治療が必要です（**表Ⅰ-3-14**）。

　それを今日はお話をしてきたわけですが、いろいろなものがあります。**表Ⅰ-3-15**にありますようにカウンセリングから始まってさっき述べたような

表Ⅰ-3-14
心理療法，精神療法

サイコセラピー　psychotherapy

心理学的な方法・手段・技法を用いて
患者の心（こころ）にアプローチし，
心理的な変化をもたらす治療

表Ⅰ-3-15
心身医学的治療手段・治療法

- カウンセリング　　　　counseling
- 支持的精神療法　　　　supportive psychotherapy
　　（一般心理療法）
- 自律訓練法　　　　　　autogenic training
- 自律療法　　　　　　　autogenic therapy
- 行動療法　　　　　　　behavior therapy
- 認知行動療法　　　　　cognitive behavior therapy
- 生体フィードバック療法　biofeedback therapy
- 分析的精神療法　　　　analytical therapy

一般的な精神療法、支持的な精神療法。Supportive psychotherapy。それから先ほどの自律訓練法。自律療法、行動療法、それから認知行動療法、バイオフィードバック療法、精神分析的な精神療法などいろいろございます。

　支持的な精神療法は広義のカウンセリングと呼ばれます。これは、アクセプタンス（受容）・サポート（支持）・アシュアランス（保証）の三つの要素をもちます。

　一般心理療法を適切に進めると、良好な治療者患者関係を築くことができ

```
表 I-3-16
        共感的理解を伴う受容的態度
          (受容, 共感, 支持, 保証)

        ・・・一般心理療法  practical psychotherapy
          支持的精神療法  supportive psychotherapy

    良好な治療者(医師) ― 患者関係
          doctor – patient relationship

    治療的距離
              therapeutic distance
    治療的自我(己)
              therapeutic self
```

ますが、ここで重要なことを一つだけお話ししておきますと、医者と患者の心理的な距離が近すぎたらいけません。すっかり患者に同調して、医者の方が患者にのめりこんで同情してはいけないのです。

治療者患者関係は遠すぎたらだめですが、近すぎてもだめ。あまり近すぎますと感情移入というものが起こって、これでは治療が崩れます。適切な治療的な距離が必要になります。therapeutic distance といいます。この取り方が難しいのです。それと同時に治療的自我、治療的自己、therapeutic self がとても大切です。すなわち、医者自身の人格、これが治療に大きく影響いたします（**表 I-3-16**）。

実際にどういうことをやるかと言いますと、心因性の ED の治療ですが、パートナーとのペアでの治療と患者本人を対象とする個人心理療法に分けられます。奥さんあるいは相手とのペアで治療を進めるのが原則ですが、男性だけで、奥さんを除いて行う個人心理療法がメインとなる場合もあります。パートナーと一緒に行う方法はセックスカウンセリングとか、セックスセラピーといいます。

行動療法

それから、先ほど警察官の場合に私が行った行動療法について説明します。行動療法は、学習理論という理論に基づいた新しい心理療法です。学習理論というのは conditioning 条件反射学習です。条件反射といえばおわかりと思いますが、古典的にはパブロフの犬の実験があり、ベルを聞かせただけでよだれを出す犬というのがあります。普通、犬は音を聞いたぐらいではよだれは出しません。餌を与えたり、餌を近づけるとよだれを出します。パブロ

フは餌を届けると同時にベルを鳴らして聞かすことを繰り返し繰り返し行うと、餌なしでもベルの音を聞かせただけでよだれが出るようになったのをみつけました。これは大変不自然な人工的に作られた反射現象ですが、これをconditioning、条件反射とパブロフは名付けました。この条件反射の学習をもとにしてソーンダイクやスキナーのオペラント条件づけなど多数の人々がいろいろな治療法を作り上げました。100種類以上くらいできています。

表 I -3-17

感覚焦点法 sensate focus technique

SF1 性器以外の身体を互いに愛撫
　　 自分の快感に集中
　　 触れられ方の好みを相手に伝える
SF2 性器へのペッティング. 自分の快感に
　　 集中(オーガズムに至らない程度)
SF3 女性上位で短時間挿入
　　 射精は女性の手や口の刺激で行う
SF4 女性上位で性交し射精に至る
SF5 男性上位で性交し射精に至る

　私が警察官の症例で行ったのが感覚焦点法、sensate focus technique です（**表 I -3-17**）。これは1，2，3，4，5と五つの段階を踏んで進める行動療法です。第1段階は、お互いの体（性器は除きます）を交互に愛撫しあって相手のことを一切かまわずに、自分がさわられて気持ちの良いところに全神経を集中します。どこを触ったら気持ちが良いのだろう、どこに触れられたら気持ちが良いんだろう、そういうタッチングを受けることを楽しむわけですね。そして、今ここを触れられたらとっても気持ちが良かったよとパートナーに伝える。これが第1段階です。

　第2段階は、上記の1に性器へのタッチングを加えます。第1段階は性器を除いたところをタッチさせるのですが、第2段階では性器もタッチさせ勃起するのを確かめます。しかし決してオルガズムには至らせない程度にタッチさせるのが大切です。

　第3段階は女性上位で何度か短時間の挿入をさせます。勃起が挿入できるくらいにならないとだめですよ。すなわち、1，2で勃起がくるようになりましたら、女性上位で挿入をするトレーニングをします。自己刺激、また

はパートナーからの手や口による刺激でオルガズム（射精）に至らせますが、決して腟内射精には至らせてはいけないというトレーニングです。それから第4段階は女性上位で射精に至るまでペニスを腟内にとどめる。

それから第5段階で男性上位で射精に至るまでペニスを腟内にとどめる。このように段階を追った治療法をするのが感覚焦点法といいます。

表 I -3-18

Kaplanのニュー・セックスセラピー

- Therapeutic Strategies
  – 勃起なしの性的快感
  – オルガズムなしの勃起
  – 腟外オルガズム
  – オルガズムなしの挿入
  – 性交

Helen Singer Kaplan
Comell University School of Medicine,1974

カプランという人もニューセックスセラピーというのを作っています。カプランも似たような原則ですね。勃起なしの快感の練習をさせる、それからオルガズムなしの勃起の練習をさせる。そして腟外のオルガズムの練習をさせる。それからオルガズムなしの挿入をさせて、最後に性交させる。こういうのがカプランのやり方です（表 I -3-18）。

それから日本人では日本性科学会の副理事長の阿部輝夫先生がノン・エレクト法というのを作っています。これは逆療法です。勃起させたらだめという方法です。人間の心というのはそういうものですね。勃起しないでも良いよというと、意外にも半勃起します。その半勃起の亀頭の感覚を楽しませる。これも段階がありまして、阿部先生のノンエレクト法は1，2，3，4，5，6，7という段階を踏んで進めてまいります。これらはみんな行動療法といいます。Behavior therapy です。

最近では EVD トレーニングといって、筒みたいなものをペニスに装着して、右手のスポイトで、陰圧してペニスをふくらませて、根本をリングで止めるというやり方で、オスボンの ErecAid System という機械を使って勃起させる方法です。こういうトレーニングを繰り返し勃起をさせる。これも行動療法です。

それから最近ではこんな面倒くさいことをやらないで、バイアグラ・トレーニングなんていうものもありますね。勃起させる薬、バイアグラを服用させて、勃起を起こさせます。

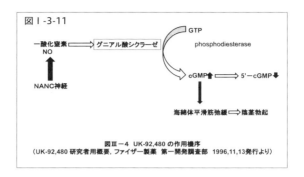

勃起するメカニズムはスライドに示したとおりです（図Ⅰ-3-11）。何回かバイアグラで勃起させているうちに今度はバイアグラを飲まなくても勃起するようになっていくのですね。年齢がいった人はなかなか難しいですが、若い人で実際に勃起できない人にはバイアグラ・トレーニングはかなり有効です。

認知行動療法

次に、認知行動療法というのがあります。行動療法に認知療法を加えた、Cognitive behavior therapy, CBT で、認知まで変えていこうという治療法です。中高年は特に認知行動療法が有効な場合があります（表Ⅰ-3-19）。

勃起障害と勃起力の回復とでは、自分の男らしさを、社会的リーダーシップがずいぶん、影響され、変化をします（**表Ⅰ-3-20**）（**図Ⅰ-3-12**）。

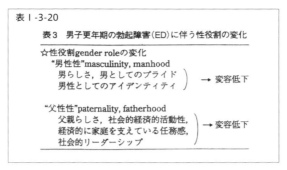

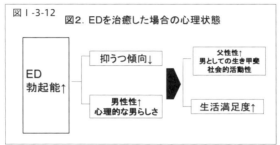

　症例を1例出します（**表Ⅰ-3-21**）。55歳の男子、大企業の重役です。この方が、勃起障害になってやってきた。同時にテストステロンなんかも影響しますのでいろいろ調べました。この人の場合にはとにかく勃起障害が起ったということで会社の仕事に身が入らなくなって、大企業の重役の仕事がおろそかになってしまいました。気力が落ちて、もうリーダーシップ機能を失っ

てしまいまったくやる気がなくなってしまっています。こういうのは精神科の言葉で父性性とか、男性性と言いますが、男らしさとかリーダーシップのことですが、そういうものが低下しています。私が行った治療法はバイアグラ・トレーニングです。高齢者でありましたが、この場合バイアグラ・トレーニングが非常によく効きました。

図Ⅰ-3-13 は、IIEF5 という勃起指数と SDS といううつ尺度との関係、下図は「男性性」の得点（男らしさ）と社会的なリーダーシップの得点の LSI-K、Life satisfaction index-K という尺度との関係のグラフです。

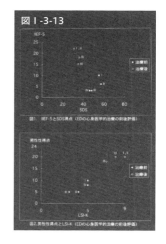

治療前の場合にはご覧のようにうつの尺度が高くて勃起指数が非常に低い。勃起ができないときには、1, 2, 3, 4 とこれはケースですけど非常に低い。それが治療しますとうつの尺度は減ってきて勃起の尺度は上がっていきます。こういうトレーニングを繰り返します。そうすると面白いことに認知が変わってきます。「男性性」、男らしさというものが変わってきます。勃起力の得点が低いとこのリーダーシップの得点も低い。勃起が回復してきて「男性性」が強くなってくるとリーダーシップが非常に良くなっていきました。こういうふうに認知の仕方も関係しているということです。わずか 4 例ですが、まずこういう具体的なものがあります。

これまで述べましたように、体の病気を脳のレベルからも社会や環境のレベルからも診ていこうというのが bio-psycho-socio-ethical なやり方です（図Ⅰ-3-14）。

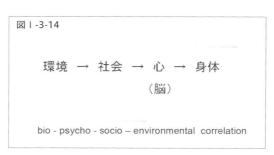

健康長寿とメンタルヘルス―沖縄の事例から

それではこれから、沖縄の話を本当に一口だけ加えさせていただきます。図Ⅰ-3-15は106歳のおばあちゃんです。全国版の新聞に出たのでおわかりの方もあるかと思いますが沖縄の毒蛇のハブが家の中に入ってきて、この方は一撃のもとにハブをやっつけました。このおばあちゃんは沖縄の北の方のヤンバルという所のおばあちゃんです。

芭蕉を紡ぐ糸紬をしているとゴソゴソ音がするので振り向いたら1メートルを越すような大きな毒蛇のハブが近

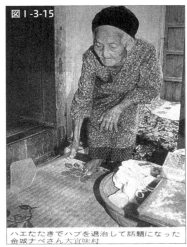

ハエたたきでハブを退治して話題になった
金城ナベさん 大宜味村

づいていました。それでこのおばあさん何をしたかというと手元にあったハエたたきでハブを一撃の下にやっつけたんです。これは見事です。沖縄のおばあは強かった、106歳がハブを退治したというのが全国紙に載りました。ハブは死んだわけじゃないんですが、ここにあるようにハエたたきを横向きにしてちょうどハブの延髄のところをたたいたようです。一気にハブをのばしてしまったというエピソードです。

表Ⅰ-3-22　100歳以上の超高齢者

	平成11年 (1999)	平成13年 (2001)	平成18年 (2006)
全国	8.97 (人口10万対) 11,346人	12.19 (人口10万対) 15,475人	25.28 (人口10万対) 32,295人
沖縄	28.06 (人口10万対) 397人	34.67 (人口10万対) 457人	57.89 (人口10万対) 792人

100歳以上の元気な超高齢者が沖縄にはたくさんいます。全国比でみると、平成18年、2006年での全国比では100歳以上の老人が人口10万対25.28％ですが沖縄は57.89％。100歳以上の超高齢者が非常に多い（**表Ⅰ-3-**

22)。しかも、元気な老人が多いのですね。そういう人たちが沖縄の平均寿命を延ばしているわけですが、最近だんだん超高齢者が亡くなっていってしまって、沖縄の女性も全国一を誇った高齢がどんどん下がって、今年は3位まで下がったというのが出ています。それほど超高齢者、100歳以上の老人が多かったのに、だんだん減ってきています。

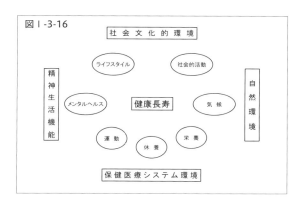

健康長寿に何が影響しているのかということで、琉球大学医学部をはじめ、いろいろなところで長寿の研究というシステムを作ってやっております。栄養の面からみる人もいるし、運動が良いとか、休養を上手く取っているとか、あるいは家の造りが良いのだとか、環境の問題、気候の問題、ライフスタイルが良いとかいろいろなものについてのデータを出しています（図I-3-16）。

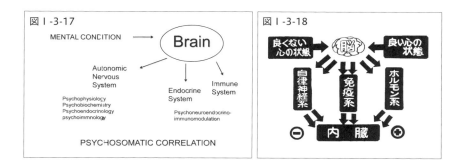

私が開始したのは、長寿とメンタルヘルスとの関係についての調査です。メンタルヘルスも健康長寿に関係しているのだという仮説を立てて、私が精神衛生学教授として研究したものございますので、スライドでお示しいたします（図I-3-17）。

私がポイントを当てたのは、心と身体の結びつき（心身相関）で、脳の中の自律神経系やホルモン系、免疫系調節が関与していることに注目し、検討しました。良くない心の状態、メンタルヘルスの好ましくない状態が続くと、脳を介してスライドのように悪循環のルートを通って心身症が起きるのですが、これとは対称的に、メンタルヘルスを良くしていったら自律神経系や免疫系やホルモン系が良好に調節されていき、内臓も丈夫になっていくだろうという仮説を立てました（図Ⅰ-3-18）。

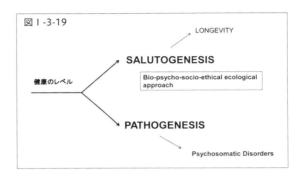

　ストレスなどの不良なメンタルな状態で健康のレベルが崩れていったら、それはpathogenesisといい、いかなるメカニズムで病気になっていくのかを調べていく。逆に健康長寿になるにはそれなりの健康長寿になるメカニズムがあるだろうということです。それがsalutogenesis（健康生成）という言葉です（図Ⅰ-3-19）。Antonovsky（アントノフスキー）という人がこの概念を提唱しました。そのsalutogenesis、健康生成のメカニズムについて私たちも研究してみました。

表Ⅰ-3-23　健康度自己評価（4点満点）

　"健康生成"が"長寿"と関係するだろうという仮説のもとに沖縄の久高島という離れ島で研究をいたしました。そこは沖縄でも最も健康長寿の島です。

沖縄の長寿地域はあちこちにありますが、中でも長寿の地区といわれている北中城(きたなかぐすく)という村があります。私たちは北中城村で健康長寿についていろいろ調査研究しましたが、久高という島はそこよりもさらに健康で長寿なところです。そこで私たちは、次に久高島で調査研究をいたしました（表Ⅰ-3-23）。

この島は非常にユニークな島でイザイホーという古来からの伝統的な神祭りが行われている島です（図Ⅰ-3-20）。12年に1度古代から続くイザイホーという祭りがあったところです。しかしこの祭りは残念ながら近年はもう途絶えました。祭の司祭（神人）た

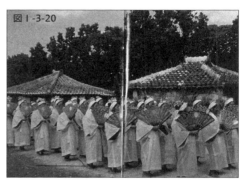

図Ⅰ-3-20

ちのおばあさんたちが亡くなっていって、神人（カミンチュ）の跡を継ぐ人たちがもうできなくなってきているのです。最近ではイザイホーの簡易的なものは細々と続けられてはいますが……。本格的なイザイホーは途絶えましたが、現在では、地域の区長さんの奥さんたちが中心となって簡便型の祈りをやっています。

表Ⅰ-3-24は久高島において私の教室で行った研究のデータです。multiple regression analysis：subjective healthiness and correlative factors in Kudaka-jima のスライドです。久高島の高齢者たちの自覚的健康度と、それに関連する因子（要因）を重回帰分析したものです。何が影響してそういうふうに健康になるのかというのを分析してみると、スライドのよ

うに有意な相関が出たのは activity of daily living(日常の活動性) と sex(性別：女性) と LSI-K です。これが大事です。とりわけ、LSI-K ですが、これは生きがい指数 Life satisfaction index-K です。生きがいの高さが健康度自己評価と統計学的に有意な関連性がみられました。

すなわち久高島の健康な高齢者は、女性であり、活動的な日常生活をしていて、生きがい感の高い人が多いことを示唆しています。

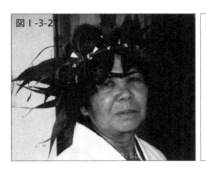

図Ⅰ-3-22

表Ⅰ-3-25

Data of Stress-related Substance and Immune Level in Saliva of Elderly People in Kudaka-jima Island

	Mean ± S.D.
MHPG (μg/ml)	16.82 ±10.35 [4.22 〜40.60 (n=43)]
IgA (mg/dl)	16.03 ±2.43 [12.59 〜21.97 (n=45)]

生きがい感の高さは、何に由来するのでしょうか。後に述べますが、その一つは久高島の女性の神人（カミンチュ）たちの神祭りと大自然への祈りにあります。

次に MHPG について。MHPG とはストレス関連物質の一つです。唾液の中のストレス関連物質である MHPG と、Immuno-globulin（免疫グロブリン）(Ig-A) を測りました（表Ⅰ-3-25）。

そうすると面白い結果が出ました（図Ⅰ-3-22）。久高島の老人の唾液の中の Immnoglobulin A は、90歳になっても落ちない。岡山のデータをみますと、岡山では高齢になるとどんどん落ちていきます。こういった沖縄の100歳以上の老人というのはおそらく免疫が強いことが十分に考えられます。

表Ⅰ-3-26 は、やはり健康長寿地域の一つである大宜味村で行った別のデータなのですが、PGC Morale Scale という、やはり高齢者の生きがい感のスケールを用いた研究ですが、やはり健康度自己評価（主観的

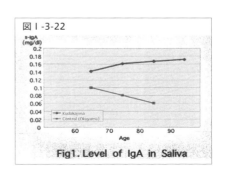

Fig1. Level of IgA in Saliva

表 I -3-26 PGC-Morale Scale Score and Subjective Healthness (Female)

Subjective Healthness	Low Score	Moderate High Score	High Score	Total
Very Well	2(1.4)	20(13.9)	23(16.0)	45(31.3)
Moderate Well	16(11.1)	23(16.0)	23(16.0)	62(43.1)
Slightly not well	6(4.2)	8(5.6)	4(2.8)	18(12.5)
Not Well	8(5.6)	4(2.8)	2(1.4)	14(9.7)
Uncertain	1(0.7)	0(0.0)	0(0.0)	1(0.7)

**p<0.01

健康度)と生きがい感(PGCモラール尺度)は有意な相関が出ています。

このようなことからいえるのは、心のあり方は、ストレスフルな心理社会的要因が身体の病気にも関係するが、(その代表が心身症ですが)、メンタルヘルスの良好な状態では病気の予防的効果もあるのだろうということです。心のもち方次第では免疫も賦活するだろうと思われます。そしてそれらが総合的に働いて行けば、やがて健康長寿という"上向きの道"が歩めるのではないかという……。こんなことを考えて精神衛生学教授として琉球大学で仕事をしておりました(図 I -3-23)。

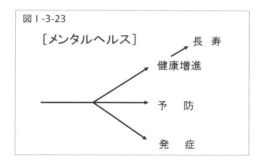

宇宙レベルの生命体形の中で考える

これは最後のまとめになりますが、図 I -3-24 は Essential system of the thinking process as the Specialist for psychosomatic medicine についてです。心身医学の医師にとって考えなくてはいけないのは、脳と体の結びつき、そしてそれを取り巻く環境の問題を molecular なレベルから、細胞のレベル、そしてインナーパーソナルなレベル、さらに人間関係から、ソーシャルなレベル、グローバルなレベル、そしてコスミックレベル、宇宙のレベルへすべてを含めて包括的に統合的に生命体系の中で考えていくことです。生

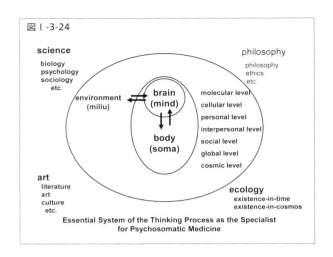

かされている宇宙の中でのエコロジー。そういったところまでふまえて、人間というのは生きているのだということを考えていくと、病気の予防にもなるし、健康増進のヒントもつかめて長寿の、幸福の医学というところまで進んでいけるのではないかと、考えています。時間をオーバーいたしましたが、ここで私の話を終わりたいと思います。皆さまご静聴ありがとうございました。

（平成25年3月14日）

●会場からの質問に対する追加発言●

沖縄県はなぜ「長寿県」から急落したのか？

　男性と女性のデータを、5年おきに厚生労働省が発表します。平均寿命が女性では沖縄が一貫して第1位だったのですが、今年（平成25年）のデータでは、女性は第3位になりました。

　1位は長野県の女性ですね。これは沖縄県民にとっては大ショックです。男性の平均寿命もずっと1位だったのですが、26位まで下がりました。そして、なんと、今回のデータでは30位まで落ちたのです。

　沖縄はもう長寿県ではないという実態を突きつけられて、沖縄県医師会と琉球大学医学部は真っ青になりました。今沖縄県医師会では、健康長寿を取り戻すために全力投球を開始したばかりです。ランクが急落したのはいくつも要因はございますが、先ほどは省略しましたが、環境の問題とか、栄養の問題とか、メンタルヘルスの問題以外にも長寿要因には、いろいろなものがミックスしているのが実態です。

　女性の3位転落の要因の一つは、先ほど述べましたように、100歳以上の超高齢者がどんどん死んでいったことですね。そのあとを追っかけていく超高齢者が、それほど増えていないという現実です。これが女性のランクが第1位から第3位へ落ちていった一つの原因ですね。

　また、沖縄県の長寿健康地域をみてますと、これまでは、ストレスに対してそれを上手く発散するシステムみたいなものが女性の間にはありました。先ほどのイザイホーのお祭りなんかもそうですが、その集落のみんなが寄り集まってお互いに支え合ってきたのです。これをコミュニティ・メンタルヘルスと私は言っているのですが、そういうコミュニティのメンタルヘルスのサポートシステムが今崩れ始めています。核家族化しコミュニティに入らない人も増えている。これは本土と変わりませんね。また、コミュニティに残っていてもコミュニティ自体のサポートシステムが希薄化し始めています。

ストレスが本土なみに

　かつては、ストレスを上手に発散していた女性たち、老人たちが、ストレスをうまく発散できなくなってきつつある。まぁ当たり前といえば当たり前

なんでしょうが、沖縄の特色を失ってしまっている。女性の場合には、これらの要因が考えられます。しかし、女性はしぶといですから（笑）、おそらくそのうち上手く回復していくだろうという見通しもありますが…。

　男性はだめですね（笑）。沖縄の男性はランク 26 位、さらに今度の 30 位、一体何がここまで男性の寿命ランクを下げているのかということに関して、今データ分析が始まっています。とりわけ男性では 45 歳以下の人が短命になっています。どんどん 45 歳以下の人が短命化している。

飲食と食事の影響

　全国平均と比べて 45 歳以下の沖縄の男性は短命です。その原因に関するデータが出はじめています。一つは運動不足です。沖縄の人は車を一人が 2 台ないし 3 台持っています。ほとんど歩きません。また、サトウキビ栽培をしなくなり、サトウキビ刈り作業で汗を流す労働を一切しなくなりました。みんなサラリーマンになってしまいました。食べて、飲んで、遊んで、昼寝してというライフスタイルの男性も多くいます。特に男性は泡盛を飲みますね。泡盛は日本酒に比べればまだ良いのですけれど、飲む時間が半端ではないのです。

　私が沖縄に赴任したときに夜 11 時になったから帰るというと、「いや、沖縄は 11 時は宵の口です」と。朝まで飲むのです。次の日出勤はするのですが、午前中はあまり仕事しない。お互いの了解ができていて、あっちでもこっちでもそうです（笑）。

　食べ物もアメリカナイズし脂肪分の摂取は、非常に男性は多いです。油ものをどんどん食べて、運動はせず、動かずと、まぁ短命化するのは明らかです。

　ポークランチョンミートという食べ物があります。アメリカ軍が戦後栄養補給で持ち込んだもので大変美味しく、私も好きですが、このポークランチョンミートの消費量は沖縄はすごい。高カロリー、高脂肪、高タンパク。

「本土の価値観」に飲み込まれ…

　男性の短命化の要因は他にもいろいろなものがあると思うのですが、短命化に関してメンタルヘルスの観点からみると、男性は本土化の波に飲み込まれたというか、つまり価値基準、自分たちのアイデンティティが壊れたこと

があげられます。

　公務員は5時までは上下関係がありますね。しかし沖縄の人は5時過ぎるとどんな偉い人に対しても、部長でも課長であっても「おい、おまえ」と平社員が平気で呼びかけます。そこに沖縄の人たちのアイデンティティがあったのですが、今やそれもだんだん本土化してヒエラルキーに飲み込まれていっています。その他いろいろな面で自分が何者かという価値観みたいなものが崩れている。ノイローゼやうつなども増えています。これらがメンタルヘルスに影響しているのではないかと思います。

　ところで、話はまったく変わりますが、宮古島という島があります。ここは社会文化的背景があって自殺したら一族の墓に入れてもらえないという風習があります。だから宮古島では自殺者が少ない。何か示唆するところ大ですね。

Chapter 4　第4回女性心身医療研究会

【特別講演】
「老年期―その影と光」

関西医科大学名誉教授　中井 吉英

高齢になってわかり始めた、高齢者の心とからだ

　もうじき、後期高齢者になります、中井と申します。よろしくお願いいたします。こうやって会場を見渡してみますと、高齢者の、65歳以上の方は何名ぐらいになるのでしょうか？といって、また、お若い方もおられるようですけれども。これまでの医師としての生活を振り返ってみますと、やはり、高齢者にならないと高齢者のことを、あるいは体っていうのをなかなかわからないでいることが、わかってきました。頭ではわかるんですけれども、今、ようやく、しみじみとわかるようになってまいりました。

　ちょうど今、私は、午前中は障がい者病棟の主治医になって入院患者さんを診ています。障がい者病棟といいますのは、例えば、脊損とかですね、くも膜下出血の意識障害とか、脊髄の小脳変性症とか、悪性リュウマチ、それから、いろんなものを合併したようですけど脳梗塞を起こされたとか、なかなか言葉によるコミュニケーションが不可能な方がほとんどです。たまたま

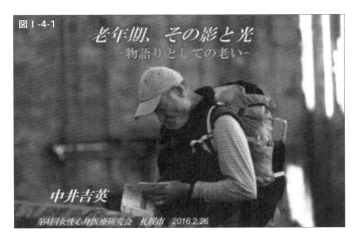

図Ⅰ-4-1

整形外科に骨折をされて入院されたとか、ちょうど、障がい者病棟にまわってくるんです。この方、認知症があります。整形外科の先生も「大変な方ですけど、よろしくお願いいたします」ととにかく、私たち、医師の名を呼び捨てにしたり「なにこのやろう！」と言ったりする状態の方ですからね。でも言葉による交流が可能だということは本当にうれしいですね。その人とは大変仲良くなりました。3月には他の施設に移られるんですけど、非常にさみしい感じがします。一番年上の方で103歳、もう一人、101歳の方もいます。

　この4月からこの西京都病院に私がアルバイトで、この25年間、半日週一回勤務してきた病院なんですけど。どのような方法でコミュニケーションしたら良いのかよく考えてきました。一つは、アロマセラピーに使うオイルですね。エッセンシャルオイル。これが反応されます。ただし、患者さんによって好き嫌いがあるんですね。ラベンダーが良い人から柑橘系が良い人から、そのときの表情がボディランゲージであったり、口をもぐもぐと動かすようなボディランゲージであったり、そっと微笑まれる方ですね。そういう方もおられます。でも、考えてみますと「おぎゃー」と生まれたときから、先生方のご専門なんでしょうけど、「おぎゃー」と生まれたときにだいたい視覚は出来上がっているといわれますね。順番にどういうプロセスで五感というのが成り立っているかということを考えてみました。

　まず、触覚, それから臭覚、味覚、聴覚、視覚だったんですね。やはり、触覚、触るということに、非常によく反応されます。非常に良い微笑みをしてもらえる方が結構あるんですね。それは、私にとっても大変癒されます。今この障がい者病棟の患者さんのところへ行くのも大変楽しみなんですけど、なにせ、マルチファクトリアルな病態をもっておられますから、心不全もある、腎不全もある、脳出血の後遺症もある、糖尿病がある、複数の疾患を抱えられている方ですね。本当にちょっとしたことで悪化してしまいますね。なかなか緊張を強いられる毎日です。三十数年ぶりに病棟の患者さんの主治医になったものですから、ずいぶん戸惑いましたけれども、今はずいぶん慣れてきました。

　それでこの、今回の女性心身医療研究会ですから、女性の老年期をお話ししないといけないわけですけど、更年期とか中年期の女性と男性、かなりはっきりした区別が生理学的にも心理学的にも社会学的にもあるんですけど、老年期というのは女性の老年期、男性の老年期というのはあまり区別されて研

究されたり、述べられたりしたことはないような気がします。

　心身医学の領域でも高齢者の心身医学というのは、まったくブラックボックスに入っております。あまり気がつく用途が少ないですね。日本の医学医療自身がまだ老年期、あるいは高齢者の医学医療というのは、まだまだスタートラインについたところのような気がします。今日は、どちらかといえば男女を含めた老年期、できれば、その光ということで焦点をあててお話しをさせていただきます。

「甘えられない」92歳の女性の事例

　内科に入院している患者さんですね。内科の方にぜひ診てほしいということで、92歳の方です。もともと早めに入院されたんですけど、物が取り込めない、食べれない。でも、身体的にはいろいろな検査をしたんですが、異常がないんです。もう呑み込めない、食べられないということで、非常に苦しまれて、しまいに、喉がいつも締めつけられたような苦痛を訴えてこられたそうです。

　一応、診察に行きました。その方は、端午半島っておわかりですかね？郷久先生はおわかりですかね？京都府の端午。天橋立は、わかりますよね。その端午のまだ山奥のひなびたところが故郷なんですけど、7人か8人兄弟の末っ子ですね。京都府で結婚をされた。ところが、ご主人が非常に早く亡くなってしまって、3人の子どもさんを立派に育て上げられた方です。そして自分自身も事業を起こされます。数週間前まで、肺炎を起こされながらもかくしゃくとされたんですね。その方がまいってしまわれて、助けを求めておられる。一番末の子どもさんで、田舎ですから、ほとんど甘えられたことがない。一途に前向きにひたむきに生きてきた非常に強い女性なんです。辛さ、苦しさっていうものを言葉で表現されるんです。症状でその苦しさを現在おかれている状況の苦しさを伝えられるんですね。だから、小さいときから両親やいろんな人に助けを求めたり、相談したり、甘えたりということがないもんですから、そういう気持ちが強くなればなるほど、頑なになって我慢して、そして症状を強く訴えるという形で家族や我々医療スタッフに甘えるんですね。

　私の母親がちょうど92歳で亡くなっているんですけど、90歳くらいまで、同居していました。大正の人間ですから、なかなか人に素直に甘えるということはできないですね。そうしますと、必ず年に2回くらい「どこやらが

具合悪い、どこやらが具合悪い」っていうんですね。そのときはずっと診察するわけです。「お母さん、血圧は良いし、脈もしっかりしているし、心臓の音も良いし、お母さん、大丈夫だからね」と言うと半年くらいは治ります。こういう形で甘えてくるんです。

　その患者さんの、非常に甘えたり、誰かに助けを求めたり、そういう気持ちっていうか、ふっと、その患者さんの生い立ちを家族の人から聞かせてもらってわかっていくわけです。

　そこで何をしたかといいますと「一回水を含んで飲み込んでください」って言ったんです。で、含まれました。ぎゅーっとのどの筋肉がしまって、飲めない。吐き出してしまわれたんですね。一回以前ちょっと調査をしたことがあるんですけど、空気嚥下症の患者さんというのは、水の飲み方がそうでない人と違うんです。水を一杯飲みますね。そのまま「ごくんごくんごくん」と飲まれるんです。

　教室の九大の心療内科の何人か、コップに水を飲ませてみると、ふっと口に入れて、ふっと一息っていうか、口腔内の空気を吐き出しているんです。空気嚥下症の人は吐き出さずに飲むんですね。レントゲンを見ていますと、空気がドーンと入っていきます。そのような経験したものですから、その方に「今度は一回、ふーっと空気を吐き出してからお水を飲んでください。」すると、成功したんですね。「ごっくんごっくん」と。

　そのとき、少し柔らかい食べ物で実験してあげたんです。食べ物を口に入れます。「ふーっと鼻から出してそして、出しながら踵と首の力をずーっと抜いてください」と言うと、スッと入っていくんですね。実際にコップに水があればやってもらったら良いんですけど、飲み込もうと思って、その方、家族に迷惑をかけたとか、なんとかして元の元気な自分になって家族に負担をかけたくない、そういう焦りがあるんです。なんとか水を飲んで、早く食べ物を食べて、がんばってがんばって、結果、上半身に力が入りすぎてしまって。飲み込むことができないようになって。次の日に行くと、非常に元気になっておられました。驚きました。高齢者の方って、こんなことで元気になっていくんだなって。そのように、少しその方の喉あたりのことを知っておくと対応してあげられます。良いコミュニケーションを生み出すんですね。今日は、そういう話から始めていきたいと思います。

「老い」の状況

表Ⅰ-4-1
- □ 老いの実相
- □ 老いの物語
- □ 老いの意味・価値
- □ 老いの創造

今日は老いの実相、老いの物語、老いの意味・価値、老いの創造ということでお話をさせていただきます（**表Ⅰ-4-1**）。

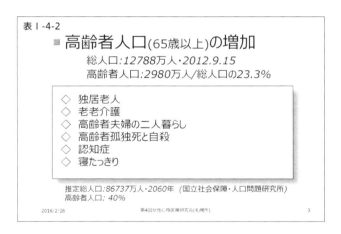

高齢者の人口がどんどん増加していることは　先生方もご存知だと思います。2012年ですか、総人口1億2,788万。あまりこれは変わっていないと思いますが、もう1億3,000万人を切っています。高齢者の人口は2012年でほぼ三千万人ですね。総人口の23％弱です。それから、いろんな問題があります。独居老人の問題ですね。老々介護、それから、高齢者夫婦の二人暮らし、高齢者の孤独死と自殺、認知症、寝たきり（**表Ⅰ-4-2**）。

二人暮らしの夫婦の方、非常に増えていますね。男性が先に亡くなると、だいたい、女性は1年から1年半くらいで気持ちは元気になります。女性が先に亡くなると、男性は非常にミゼラブル（悲惨）ですね。なぜ、これだけ差がでるのか。女性は、女性ホルモンというのは動脈硬化を抑制します。だから、女性のほうが動脈硬化の進展が10年遅い。これが影響しているのかどうかわかりませんけど。女性の方は非常に回復していきます。

　今、診ている方もご主人を亡くして一人っきりになって、もともとは、めまいとかふらつきで来られて血圧が上昇して受診されたんですけれども、いつの間にか元気になられたんですね。

　「なにか変わったことがあったんですか」って言いますと「麻雀に誘われて、だいたい週4回くらいは麻雀をしています」と。こういうことが元気を回復するきっかけになるんですね。

　老々介護といいますのは、ニュースでしょっちゅう出てますから、ミゼラブルな状況というのはご存じだと思います。私は、この病院の前の病院の洛西ニュータウンという、ニューとはつくんですけれども、平均年齢70歳くらいです。ここに挙げたような問題を抱えた人は、いろんな症状、病気を抱えて心療内科を受診されています。

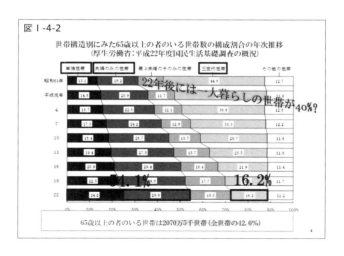

　これもご存じだと思います。2060年、日本の推定総人口8700万人ですね。高齢者の人口は、約40％、確か、2100年には、日本の推定総人口4000万人台といわれています。平成22年ですから、だいぶ前の統計（図Ⅰ-4-2）

ですけど、世帯構造別にみた65歳以上の方がおられる世帯数の構成割合の年次推移です。単独世帯、一人暮らしですね。夫婦と、親と未婚の子と同居の世帯、三世代ですね、65歳以上のいる世帯数の構成っていうのは、全世帯の41.6%、2070万5千世帯です。これは、一人暮らしになりますと、24.2%、夫婦のみの世帯が29.9%ですね。それから、この二つで54.1%です。三世代の所帯っていうのは16.2%です。非常に少なくなります。22年後は一人暮らしの世帯が40%になるのではないかといわれています。

　ちなみに1964（昭和39）年の東京オリンピックのときはですね、スウェーデンと日本で親の面倒をみるか、世話をする、親と同居して世話をする世帯かということですね。スウェーデンではだいたい80数%の人が同居して親の世話をする、日本もそのくらいだったそうですね。今は同居して親の世話をするというのはスウェーデンも日本も10数%くらいと言われています。暗い話ばかりで申し訳ないんですが、だんだん最後のほうには明るくなってきますのでしばらくご勘弁願います。

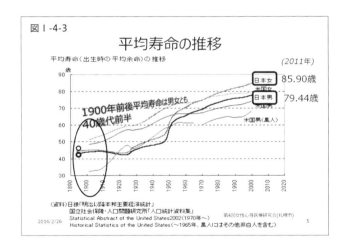

　図I-4-3を見ていただきたいと思います。これが2011年の日本の男女の平均寿命です。ここがほぼ1900年の少し手前、1890年代、平均年齢が男性で40数歳で、女性で40代の真ん中あたりから少し進みました。だから100年でずいぶん平均寿命が延びているわけですね。ところが、100年前までは女性は閉経後多くの女性が亡くなっている。それから、高齢者になっていかれる人も非常に少ない。例えば江戸時代は40過ぎたらご隠居さんと

いわれていた時代もあったそうですね。だから、この100年で人生を春夏秋冬といいますと、我々日本人は春と夏しか生きてこなかったんですね。

　寿命が延びることで、秋と冬を生きなければならないという具合にもとれますし、生きていけるというと良いことにもとれますが、秋と冬を経験しなければならなくなったということですね。1900年前後の平均寿命はだいたいこのあたりなんです。

人生の四季

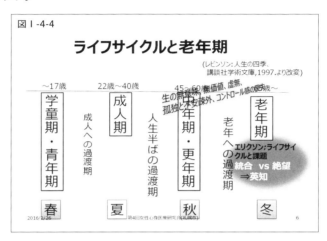

　人生の四季、それを私なりにアレンジしました（図I-4-4）。ライフサイクルと老年期ですね。このあたりの端になりますね。成人期は夏ですね。だいたいこのあたりで終わりなんです、100年前は。中年期更年期は秋になります。だから60から64というのは、初老ですから、晩秋になります。そして65歳以上は、冬になります。ところが、この老年期の人たちというのは本当に個人差があるんですね。しかも非常に生き生きとした元気な高齢者の方もいるし、最近はもう40代から高齢者になったような感じの人もいますね。その差は何なのかということを患者さんに接しながら考えてみるわけです。それについてはちょっと後で困ったもので、エリクソンはライフサイクルと課題という老年期の課題というのは、統合である、これまでの一人ひとりの人生の総決算、統合ですね。それに失敗すると、絶望が起こるんです。成功すると英知を身につけることが可能になりますね。そうなるためにはどうしたら良いのか。この絶望の状態になってしまいますと、生の無意味、無価値、虚無、孤独と不安疎外、コントロール感の喪失ということが起こってきます。

表 I -4-3

ライフサイクルと人生の課題

(Newman.& Newman.「福富 謹訳:新版生涯発達心理学.川島書店.1988.)から

-エリクソンによる人生段階と心理・社会的危機-

人生 段階	心理・社会的危機	
乳 児 期 (誕生〜1歳)	信頼 vs. 不信	⇨ 希望
歩 行 期 （2〜4歳）	自律 vs. 恥・疑惑	⇨ 意志力
学童前期 （5〜7歳）	積極性 vs. 罪悪感	⇨ 目的意識
学童中期 （8〜12歳）	勤勉性 vs. 劣等感	⇨ 適格意識
青年前期 （13〜17歳）	集団同一性 vs. 疎外	⇨ 忠誠心
青年後期 （18〜22歳）	個人的同一性 vs. 役割拡散	
成人前期 （23〜34歳）	親密性 vs. 孤立	⇨ 愛の能力
成人中期 （35〜60歳）	生殖性 vs. 停滞	⇨ 世話・ケア
成人後期 （61歳〜）	**統合 vs. 絶望**	**⇨ 英知**

ここで、老年期にそれぞれの人生を統合していくためには、この学童期、青年期がいろんな価値観とかいろんなものが全部かかっているわけです。成人期、中年期、更年期と老年期にはそれだけ取り出しても難しいんですね。全体のライフサイクルの中で老年期というのを考えなければならないんです。まあ、エリクソンの人生課題の心理社会的、これは、西洋的な価値観、西洋的な見方に基づいた課題ですから、我々日本人には合わないことが非常に多いと思いますけど、エリクソンの成人以降61歳、統合を失敗すると絶望っていう。この人生段階で、必ず、その人生段階における心理社会的な危機、それをどのようにうまく乗り越えていくか。それに失敗すると後の人生段階での危機をうまく乗り越えていくことができないということをエリクソンは言っていますね（**表 I -4-3**）。

元気高齢者

では、我が国で元気高齢者がどのくらいいるかということを少しお話ししたいと思います。元気高齢者ですね、65歳から90歳以上ですと80.6%。元気高齢者の方ですね。厚生労働省も同じようなデータを出していますが、これも、どのレベルの人たちを元気高齢者というか、その定義づけが難しいんですけど。要は、自分の身の回りのことはすべて行える。社会的な活動があるということ。それからどんなことでもささいなことでも良いですから、毎日の生活の中で生きがいをもっている。この三つを元気高齢者の定義という風に一応しています。

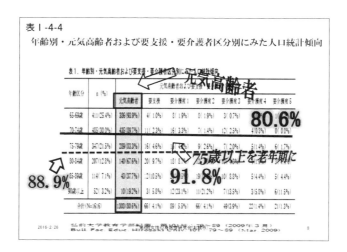

表 I-4-4
年齢別・元気高齢者および要支援・要介護者区分別にみた人口統計傾向

　74歳までをみていきますと、89.7％が元気高齢者なんですね。今、国は、高齢者の定義を75歳以上にしようという風にたくらんでいます。そうしますと、今ある人口問題が全部解決します。厚生労働省は、いかに医療費がかからないかということを念頭においていますから、それを差し引いて考えなくてはならないんです。しかし、他の国に比べると元気高齢者が日本は多いといわれています。それから、この65歳から74歳のうちの、65歳から69歳、70歳から74歳、二つの年齢の方の元気高齢者の平均値が89.7％ですね。75歳から79歳までですと88.9％。また元気な高齢者の方は、日本が多いんですね。これは、日本のやはり特徴だと思います（表 I-4-4）。

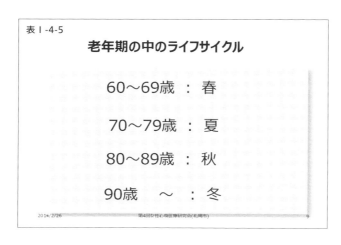

表 I-4-5 老年期の中のライフサイクル

60〜69歳 ： 春
70〜79歳 ： 夏
80〜89歳 ： 秋
90歳 〜 ： 冬

私は老年期の方のライフスタイルというのがあって、60から69歳が春、70から79歳が夏、80から89歳が秋、90からを冬にする。そうしますと私なんかは、真夏のところに来ているわけです。こういう考え方をするのも良いんじゃないかと思います。あるいは、一日を春夏秋冬にする。そういう考え方もあります。朝起きたら、春を生きているんだな、今日一日のうちで春を生きているんだな、今、夏にいるな、という考え方もできると思います（**表 I -4-5**）。

ナラティブ・ベイスト・メディスン (NBM)

表 I -4-6

ナラティヴ・ベイスト・メディスン
(Narrative Based Medicine)

人間はそれぞれ、自分の「物語」を生きている。
「病気」もその物語の一部としての意味を持っているのだが、従来の医療においてはそれを無視してしまい、「疾患名」を与えることで満足する。

しかし時にそれは、その人の物語の破壊につながってしまう。

それでも、その疾患が医学的に治療可能な場合まだ救いがあるが、治療が不可能な場合や、高齢者のケアのような時には、それらの事実を踏まえて、

患者がどのような「物語」を生きようとするのか、それを助けることが医療のなかの重要な仕事になる。

(河合隼雄：(「ナラティブ・ベイスト・メディスン」トリシャ・グリーンハルほか編集、斎藤清二ほか監訳、推薦の辞、金剛出版社 2001)

　ナラティブ・ベイスト・メディスン（**表 I -4-6**）で、これは、人の問題、体験を物語といった、言語形式をもつ特徴を通じて理解しようとする、心理療法からスタートした考え方です。ちなみにエビデンス・ベイスト・メディスンも、今は、客観性と科学的根拠に基づくということが主体になっておりますけれども、本来のエビデンス・ベイスト・メディスンは、個人にとってどの治療法がもっともベストであるかというところから出発したそうです。これは、河合隼雄さんによるナラティブ・ベイスト・メディスンのときの言葉です。人間はそれぞれ、自分の「物語」を生きている。「病気」もその物語の一部としての意味をもっているのだが、従来の医療においてはそれを無視してしまい、「疾患名」を与えることで満足する。しかしときにそれは、その人の物語の破壊につながってしまう。それでも、その疾患が医学的に治療可能な場合はまだ救いがあるが、治療が不可能な場合や、高齢者のケアの

ようなときには、それらの事実を踏まえて、患者がどのような「物語」を生きようとするのか、それを助けることが医療のなかの重要な仕事になるといわれています。

河合隼雄さんと、ちょっと食事をして、話したことがあります。それでこういうことを言われたんですね。「医学関係の学会で講演をすると、必ず次のような質問があります。『先生の治療には何かエビデンスがあるんですか?』と言われます。あまりにもこの質問を何度もされるので、医学関係の学会で講演するのが嫌になりました」と。

そのときに先生は「医学と融合学というのは、やっぱり別に分けて考えるべきではないか」ということをおっしゃいました。それから以前、まだ大学に勤務していた時分、日本サイコオンコロジー学会、精神腫瘍学会ですね。そこの学会の会長をしたときに、宗教学者の山折哲雄先生を講演に依頼しました。非常に良い講演だったんですけど、その後、会場におられた方にアンケートをとりました。アンケートにこのようなことが書いてあったんです。ドクターの感想です。「山折先生の話はまったくエビデンスがない」。

これには大変驚きました。もともと科学っていうのは、哲学も文学も科学なんですね。日本に入ってきたときに今の自然科学を重視したんですね。直接生産性に結び付く、社会の役に立つ、いろんなことを考えています。科学＝自然科学だったんですね。自然科学ってもっと下のほうにあったんですね。ちなみに、医学概論の中川米蔵先生は「欧米では医学は人文科学に入っているんです」って言われたことを思い出します。やはり、人間を扱う科学ですから、そこで医学という科学と医療学という人を扱うこのような学問がどのようにコンバインドするかというのは非常に大切な課題です。

「物語」を知ることの効果

これは、高齢者の医療、癌患者さんに向けて心療内科の医療を行っているとつくづく感じることです。本当に高齢者の方はちょっとしたことで良くなっていかれるんですね。この方も60代の後半の方でした。ちょっと何の症状か忘れてしまいました。たぶん高齢者の方で、めまいとかふらつきが多いですね。血圧が高いと動揺してしまいますね、そういう方が結構多いんですけれども。

その方、「あなたは山口県の、名前を忘れましたが、島のご出身の方ですね」

と言ったら、にこっと微笑まれて、非常に喜ばれましたね。そして、診察を
して、2〜3年は症状がなく、ずいぶん良くなってくれました。

　「先生、私の故郷のことを本当に覚えてくれてうれしかったです」と。こ
のようにちょっとしたことで良いんですけどね。高齢者の特徴だと思います。
またあるとき、外科のドクターが高齢者のこの方を診察したんですけど「ど
うしても手術を拒絶されます。なんとか先生してください」ということで、
外科の病棟に行きました、外来に来てもらいました。そのときに脈をみて、
ずっと手を触って「あ、あなたの手、暖かくて気持ちが良いですね、ちょっ
と握らして下さい」という具合にしばらくしていますと、涙を流されて「先
生の手は亡くなった主人の手とよく似ています」と。

　ご主人を癌か何かで亡くされていました。その少し前、手術を受けられた
んです。「そのときは、夫が手を握っていてくれました。今は息子さえも『頑
張らんとあかん、頑張らんとあかん。何を言うてんや、お母さん』と言って、
私の手を握ってくれないんです」と。それじゃあ、と翌日から私が手を握る
ことになりました。それから、主治医やナースにも手を握るように指示しま
した。その方も、一日か二日で手術をちゃんとやられました。ちょっとした
ことなんですね。ちょっとした、本当にその数分間でその人の物語の一部を
聞き出せて、コミュニケーションになったんですね。今、高齢者の方でも、
高齢者だけじゃないと思いますけど、特に高齢者の方の特色だと思います。

ナラティブ(物語)とは

　ナラティブは、「個別性」と「関係性」とにつきます（**表 I -4-7**）。私たち

表 I -4-7

ナラティブ(物語)とは

ナラティブとは「個別性」と「関係性」とにつきます。
私たちはかけがえのないたった一つの物語を生きています。
老年期は物語の完結と同時に未来への架け橋です。
しかも個人の物語は家族、友人など、個人以外の物語りに
深く関係しています。

はかけがえないたった一つの物語を生きています。老年期は物語の完結と同時に未来への懸け橋です。しかも個人の物語は家族、友人など、個人以外の物語に深く関係しています。特に高齢者の方の物語っていうのは非常に重要になると思います。

　じゃあ、物語をどのように作っていくのか。人生の歴史を記録していくんですね。生まれてから現在の。ただ、順番にやっていくと大変です。自分が一番苦しかったこと、うれしかったこと、ターニングポイントになっていることを、まず、だーっと思い出す限り書いていくわけですね。いろいろ書きながらこれを整理していくわけです（表Ⅰ-4-8）。

表Ⅰ-4-8

物語のつくり方

気づき

- 人生の歴史を記録します。
- 感情、思考、行動を思い出します。
- 否定的な感情を抱いている部分に光を当てます。
- マイナスの部分のプラスの面を見出すことです(逆観)。
- 物語が家族や友人たちの物語りとの関係(関係性)
- 普遍的な物語との関係(いのちとの関係性)
- 最終章ではなく新たな物語の始まり

2016/2/26　第4回女性心身医療研究会(札幌市)　12

　私は、この物語を、まだ大学に勤務しているときに10人くらいの癌の患者さんの物語を、一回一時間あまりで作っていったのですね。それをお手伝いしたことがあります。

　患者さんに「病気になってよかったことはどんなことですか？」というメッセージをタイミングをみながら問うといつも素晴らしいことがわかります。癌の患者さんにも「癌になって良かったことは何でしょうか？」という具合にそういうメッセージを上手に送ります。そうすると、その意味がわかられるとその方の物語にだーっと行き始めますから。やはり、癌になるような生活習慣、あるいは家族、社会へのいろんなことというものをひかえておられますね、たぶん、サイコオンコロジーでは、心理と免疫というのはずいぶん研究されていますけど、そういうことと関係しているのかもしれません。

　そのときの歴史の中の一つの出来事の、どういう感情が起きてくるのか、

何を考えているのか。どういう具合に行動しているのかということを思い出します。ここは一番大事なんですね。否定的な感情を抱いている部分に光を当てるんです。病気は全部、否定的なことになりますね。そこに光を当てる。

さっきのあの、92歳の女性ですね。病気になって入院されたことで、本人はあんまりそこは気づいてなかったんです。子どもさんたちから、お孫さんたちから、友人たちから、たくさんの人たちが彼女を取り巻いていますね。そして、これまでの彼女を人生の思いをそれぞれの人に話す機会ができているわけです。逆観点ですけれども、マイナスの部分のプラスの面を見出すのです。ここが一番大事だと思います。これは、なかなか難しいんですね。

ベーチェットの患者さんで視力をなくしてしまった方に「何も見えなくなってよかったことってどんなことですか？」っていう話をしていて。これはなかなか勇気がいる話でした。でも、そのときに語られた言葉が今まで語られた患者さんの言葉の中で一番思い出に残って印象に残っています。これを患者さんにしてあげるためには、我々医療にかかわるものが自分の物語を語れるか、そこが一番大きなポイントなんです。自分の物語が出来上がっていると医療者の中にやがて高齢になったときに、先ほど言いました、統合が生じてきますね。これをずっと医療に関わる人たち、特に、介護の人たちがこういうことをしてもらいたいなと思います。

家族も含めた物語

物語というのは人、一人の物語じゃないわけです。家族とか友人とか、いろんな物語があるんです。私は実は三人兄弟なんですが、ちょっとプライベートの話で非常に申し訳ないんですけれども、二人の弟がいまして、双子の弟です。私が5歳のときに3歳半で二人とも亡くなりました。ちょうど、戦中で、栄養失調と肺炎を起こして亡くなったんです。私はその後、一人です。仏壇にその双子の弟の位牌が置いてあります。

毎日のようにお参りしています。この二人の、3歳と少しで亡くなった二人の弟の物語、その物語の意味はなんだったのかということをずっと考え続けて、60代の後半に、はっと気が付いたんです。情けない話ですが。僕は非常に小さい頃体が弱くて、どの医師にも、あるいは、運勢判断をやる人にも15歳以上生きられませんと言われました。誰に見てもらっても15歳まで。それで、とにかく、母親が15年間、必死で私を育てたそうですね。私が物

心ついたときに、弟、母親からいえば子どもですが、二人が死んでくれて悲しく辛かったけれど、本当によかったということを私に言ったんです。びっくりしました。「戦時下とても3人の子どもは育てきれなかった」と。

　何が起こってもおかしくない時代です。その母親のおかげで70いくつまで現在生きているわけですけども、弟が犠牲になって私に命をくれたんですね。そのように考えているわけです。

　そうすると、その弟の物語が私の中にできていくわけですね。そして私の中で生きた物語は、また患者さんと接するときに生きています。だから、自分自身の物語をずっと考え続けながら、それをまた患者さんの物語を作るときの手伝いに生かしていくわけですね。

最終章ではなく「新たな始まり」

　そして、物語というのは何か。禅の鈴木大拙さんは、コスミックセルフ（**宇宙的自己**）という見方をしていますけど、まあ、仏教でいえばひらがなの「いのち」ですね。こういった大きな「いのち」と関係しているということに物語を結び付くと、これは緩和医療をしている方たち、それから、高齢者の医療をしている方たちというのは、この関係がちょっと宗教寄りかもしれなく申し訳ないんですけど、医療が非常に深くできる。物語というのは最終章ではなくて、また新たな始まりなわけですね。

　これはやはり、シェアをしたり伝えたりするという関係性、深く関わるということ。そのためには気付きが非常に大事なんです。自分自身の体とか内面に対する気づきが物語をずっと作っていくと深まっていくんですね。そんなに難しいことではありませんから機会があったらぜひやってみてください。

老いの特権

　老いの特権（**表I-4-9**）は、やはり俯瞰です。全体を見渡せるというこれは、老いの特権だと思います。孤独になります。そのとき、ようやく内面への洞察ができます。家族がいてもやっぱり老いというのは真の孤独を味わうことだと私は思いますね。でもそのときに、家族というサポート、友人というサポート、いろんなサポートがあると、孤独は真の孤独になって内面への洞察、気付きが起きていきます。これはちょっと難しくなります。だんだんと俺が俺がという自我から解放されていくわけです、老いの特権です。これもちょっと難

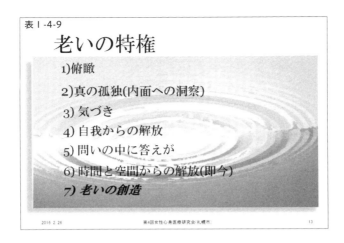

しい。時間と空間からの解放ということをいいますが、75歳くらいになってきますと、いつ死んでもわからないという気持ちが必ず起こってきます。死が向こうからゆっくりと近づくのか、こちらから近づくのかわからないけれど。

「ただいま」って言いますね、みなさん。語源をおわかりですか？ただいまの語源。「たった今」です。禅から出ている言葉です。即今というんですね。たった今。禅では、時間とか空間から物事を考えないんですね。たった今、これ、なかなかわからなかったです。何十年もわからなくって。2年ほど前にようやくわかるというのは、体全体でわかる、頭ではなんとなくわかるんです。体でハッと気づくんですね。

それは、診察の合間に、前の病院がずっと森の中に、自然に囲まれた病院だったものですから、そのときふっと気がついたんですね。死ぬっていうのは不確定です。死というのは絶対的な真実ではあります。ここにいる我々は、100年のちには、恐らく誰もいない。死というのはやっぱり事実なんです。真実なわけです。でもそれよりもはるかに真実がある。ということは、今、こうやって座っていて、地震が起こるかもわからない、死んでしまうかもわからない。前の病院は、樫原断層という、ちょうど、断層が病院の下に走っていました。いつ死ぬかわからない不確定要素です。でも今生きているというのは、はるかにすごい真実だなとパッと気づいたんです。そうすると、患者さんとの出会いというのは、いい加減なものじゃなくなってきます。毎日毎日の患者さんとの出会いがたった今の、個々の出会いです。恥ずかしながらそういうことに、2、3年前にようやく気がつきました。このような、老いの特権を考えながら、じゃあ、

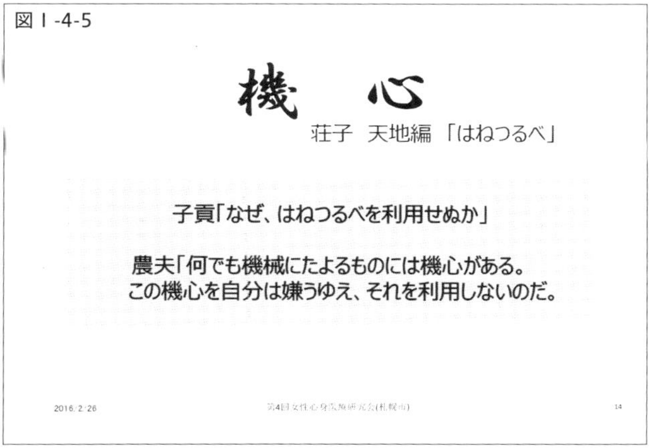

図 I-4-5

機　心

荘子　天地編　「はねつるべ」

子貢「なぜ、はねつるべを利用せぬか」

農夫「何でも機械にたよるものには機心がある。
この機心を自分は嫌うゆえ、それを利用しないのだ。

2016.2.26　　　　第4回女性心身医療研究会(札幌市)　　　　14

これはどのように統合していったら良いか、という話に移していきましょう。

荘子の中にはね釣瓶が出てきます。まあ、老子というのは、孔子が好きじゃなかったんでしょうね。孔子を例え話に出してがいろんな話を作り上げています。夏のある暑い日に田舎を歩いていたんですね。そうすると、年老いた老人が井戸から水をくみ上げていたんです。肩に担いで遠くまで行って、たぶん水を持って帰る。子貢が「なんで、はね釣瓶を利用しないんですか？」「なぜ、車というのもあります。車を利用しないんですか？」あの荘子、老子、孔子も言ってたわけじゃなくて、紀元前 500 年から 450 年の間位、はね釣瓶というのは大変な機械でした。滑車付きの車というのはたいへん最新式の機械だったんです。ところが、農夫はこういうことを言ったんです。

「なんでも機械に頼る機心、機械心ですね。この機心を自分は嫌うゆえ、それを利用しなくなった。はね釣瓶もわかっている。これも使ったら便利だとわかっているけれど、しかし私の育てているいろんな植物に対する愛情が沸いてこない　ということを荘子はこの話を聞きまして、便利と幸福とは違うんだと。便利になればなるほど、ひょっとしたら不公平に、多くは不幸になるかもしれない、幸福は遠のくかもわからない。高齢者の方を見ていると感じます（図 I-4-5）。

機心と純白心

機械心（機心）と純白心というのは鈴木大拙さんが戦前に言った言葉だと思います。1966 年の読売新聞だったと思います（表 I-4-10）。

表Ⅰ-4-10

機心（機械心）と純白心

鈴木大拙「機心ということ」
(1966年4月3日読売新聞)

近代的人間生活の特徴として、科学が進み、機械工業が旺盛になり経済機構
が複雑になる。その結果、荘子の機心がこのうえなく成長する。純白心はそれにつれて
後退する。その結果、現代生活には、二つの相反した事象が生ずる。

その一つは変態性の心理を持って生れ出るものふえ、色々の反社会的変態性の
行動をなすものが次第に増える。

もう一つは生活に余裕がでるので、男女とも、たいてい60歳代を越えると安易な生活を
享受するようになる階級の人が増える。

近代的人間生活の特徴として科学は機械工業が旺盛になります。経済機構
が複雑になる。その結果、荘子の機心がこのうえなく成長する。純白心がそ
れにつれて後退する。その結果、現代生活が二つの相反した事象が生ずる。
その一つは変態性の心理を生むものがあって、いろいろな反社会的変態性の
行動をなすものが次第に増える、まさに現代がそうですね。この通りになっ
ていると思います。

もう一つは生活に余裕ができるので男女とも大抵60歳代を超えると、安
易な生活を享受する階級の人も増えてくるようになる。これもそうだと思い
ます。このごろ、本当に昔のような仏さんのようなおじいちゃん、おばあちゃ
んにはなかなか出会わない。非常に自我の強いお年寄りはずいぶん増えてい
るように思います。非常に我の強い方が増えている気がして私はなりません。
恐らく、あと20年後には戦争はロボットを使ったものになるだろうといわ
れていますが、どうなることか非常に心配です（**表Ⅰ-4-10**）。

ポール・ゴーギャンの絵から見えること

ポール・ゴーギャンのこれは、最後の絵になりますかね（**図Ⅰ-4-6**）。「わ
れわれはどこからきたのか、われわれは何者か、われわれはどこへ行くのか」
というタイトルです。これを描いたあと、ポール・ゴーギャンは自殺を図り
ます。助かることは助かるんですが、その後は生きるしかばねのような状態
になってしまいます。ポール・ゴーギャンがヨーロッパ文明に疲れ切ってし
まい、その中で、幸福を見出せなかった可能性はあると思います。西洋文明

図 I-4-6

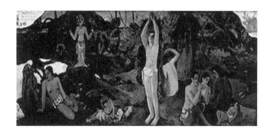

「われわれはどこから来たのか、われわれは何者なのか、われわれはどこへ行くのか」
(ポール・ゴーギャン)1897-1898 ボストン美術館

に絶望したポール・ゴーギャンの満たされることない空虚感、西洋文明に対する深い乖離が表現されています。

　ポール・ゴーギャンのこの絵は、いつ見てもさびしさが漂っています。ポール・ゴーギャンの写真があります。プロレスラーのような大きな体をしています。恐らく、ポール・ゴーギャンは、外に解決策を求めようとしたんですね。これは西洋的な生き方です。外に外に解決するために日常を終えていくというわけですけど。私はそれがこの絵に表れているんじゃないかと思います。

老いと運動

　身体活動に関する WHO の発表があります（表 I-4-11）。2011 年の資料

表 I-4-11
身体活動に関する勧告の発表(WHO 2011.2.4発表)
－Global Recommendations on Physical Activity for Health－

(1)週150分の運動によりガンや心血管疾患のリスクが低下する。

(2)運動不足は全世界で①年間320万人の死亡、②67万人以上の早死に(60歳未満の死亡)に関与

(3)がん、心血管疾患、糖尿病、慢性呼吸器疾患の予防と管理に運動増進政策が必要。全世界の死亡60％以上に4つの疾患は関連し年間3500万人以上が死亡している。

ですね。ご存じの方もおられるかと思いますが、(1) 週150分の運動により、がんや心血管疾患のリスクが減ります。(2) 運動不足は全世界で、①年間320万人死亡、② 67万人以上の早死に関与 (3) 癌、心血管疾患、糖尿病、慢性呼吸器疾患の予防と管理に運動増進政策が必要である。全世界の死亡60%以上とその疾患は関連し、年間3,500万以上が死亡している。まあ、この運動というのは、買い物へ行くことや散歩でも、ウォーキングでもなんでも良い

表Ｉ- 4 -12

(4)65歳以上について：
定期的な運動が認知症を抑制する。

○散歩など有酸素運動の習慣が認知症予防効果をもつ。
(Honolulu-Asia Aging Study. JAMA 292. 1447, 2004.)

んです。女性は買い物とか家事とかでも、大変に運動されているわけですね。

　もう一つ、こういうことをWHOが発表したんですね。65歳以上については、定期的な運動が認知症を抑制するという発表をしました（**表Ｉ-4-12**）。以降、この、運動と認知症についてかなり膨大な研究論文が出たんですね。いずれにしても、運動は認知症を抑制するという内容が多いと思います。週１回でも、定期的に運動されている方ってどのくらいおられますか？手を挙げていただけますか？　けっこうおられるんですね。ありがとうございます。だいたい、定期的に運動される方は、だんだんと年とともに増えるんです。若い人はあまりしていないんです。やっぱり、体力的に自信があるからいつでもと思われているんです。それが、30を半ばくらいにですね、代謝率が落ちますから、同じような物を食べても燃えないんですね。60歳くらいを超えたら運動するのは、みなさん大変そうです。若いときから続けていないとなかなか難しい。

健康寿命という考え

　健康寿命という考え方もあります。東北大学の医学部の公衆衛生学の辻一郎先生、前に京都に来ていただいておりましたけれども。心身共に自立した活動的状態ですね。辻先生は次のようなことをされています。宮城県の北部、8600人くらいの町の65歳以上の人たちを対象に、半分は、一週間に１回

か2回、水泳をしてもらい、半分の人は何もしない。非常に長期のフォローをされた素晴らしい研究です。その結果、こういうことがわかったんです。平均寿命と健康寿命の差が非常に短かったという結果が出ました。要は、この利用者ですね。宮城県の東部にあります三本木という町のスローガンが、100歳と2週間で死ぬというものなんです。100歳まで生きて、2週間でポッと死んでしまう。これと同じような結果が出てきたんですね。

　周囲に迷惑をかけずにできるだけ長く健康寿命を保つという、そういうことが辻先生の研究のエッセンスですね。スポーツを定期的にするということは、むしろ身体的に良くなります。もう一つは、仲間ができます。自分自身に自信を持てます。社会的な繋がりが深まっていく、広がっていくんですね。

健康に関する七つの習慣

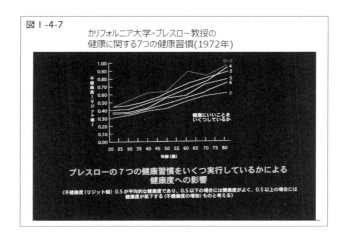

　図I-4-7は、カリフォルニア大学のブレスロー教授のずいぶん昔のものですけれど有名な研究です。健康に関する七つの生活習慣ですね。1) 喫煙をしない 2) 定期的に運動する 3) 飲酒は適量を守るか、しない 4) 1日、7ないし8時間の睡眠をとる 5) 適正体重を維持する 6) 朝食を食べる 7) 間食をしない。　これはたぶん、年代の上の方のほうがたくさん守っておられるかと思いますけど、七つ守っている方は、手を挙げてもらえますか？七つ。おーすごい。ありがとうございます。先生は、スポーツは何をされておられますか？（会場より「私ですか。一人でやっているんですけど、ウォーキングで通勤して、夜勤して泊りのときはスクワットしているんです。あと、腹

筋やったり、あと、最近は木刀で素振りやったり）」学生時代は剣道されて
いたんですか？（「いや柔道です」）

　ゼロという人はいますか？よく企業に話をしに行くと、全部、30 代 40
代 50 代の中堅の社員の人たちが聞きにこられますけれども、一つ二つくら
いが一番多いんですね。まず、六つ七つという人はゼロに近い。だから、良
い習慣というのはやはり、できるだけ若いときから取られるほうが大事だと
思いますね。

　これを見ていただくと 70 歳、76 歳ですかね、この年齢で七つ守ってい
る人ですね。ずっといきますと、30 代で二つか三つくらいしか守っていな
い人と同じくらいの健康度ですね。もう一つは、身体的な健康度が高いと心
理的な健康度高いというのと別な話だと調査をしているんです。ところが、
一つの習慣を変えるというのは非常に難しいのです。朝、おいしく朝食を食
べるということを変えようと思うとなかなか大変で、糖尿病の人とか、高尿
酸血症の人とかですね、高脂血症の人の治療をされている人は、習慣を変え
るというのは、行動医学、行動科学という方法、自己観察、自己評価ってい
う方法をお持ちなんですね。自分で血圧を測定したり、血糖値を測ったりし
てもらいます。

　ところが、七つの生活習慣の中であなたのできることのうち、一つだけ、
最も変えやすい習慣を変えてくださいと。なかなか難しいですね。一つの習
慣は、すべて七つうちの他の六つの習慣に関連しているんです。本当に生活
習慣を変えるというのは難しいと思うんですが、このことを早くから知って
おくということが大切です。

　スポーツをずっと続けていますと、体重を維持しないといけません。私も
テニスを 50 何年か学生時代から続けておりますが、大好きなラーメンさえ
も 30 年食べたことがない、ちょっとストイックですけれど。でも太ると膝
にきます。腰にきますね。それから、年 2 回全日本医師テニス大会、世界
医師テニス大会もあります。二つに出ようと思うと、常に体重をコントロー
ルしたり、食事を気をつけたり、睡眠に気をつけたり、いろいろなことをし
ないといけないんですね。スポーツというのは、単に体を動かすだけじゃな
い。健康そのものに関わる行動なんです。

老いの創造

～美しい冬のために

　最後に、老いの創造ということを話していきたいと思います。私は冬がすごく好きです。今日は京都から出てきたんですけど、非常に寒かったんですね。昨日は、雪がぱらついていました。札幌に着いて「おお、暖かいな」とびっくりしました。だいたい京都は寒いところなんです。そんなに気温が下がるわけじゃないんですが。冬の森や山を歩くと、一番パワーを受け取れます。歩くたびにその森の木を住居している感じですね。

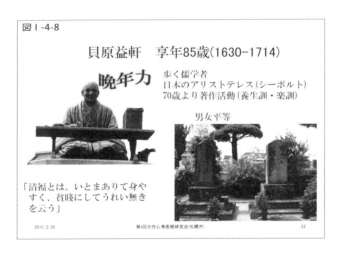

貝原益軒

　貝原益軒はよくご存じだと思います。「養生訓」(図I-4-8)。日本の三大名著をご存じでしょうか？紫式部の「源氏物語」、それから、芭蕉の「奥の細道」、それと、貝原益軒の「養生訓」です。貝原益軒のすごいのは、70歳から著作活動を始めて膨大な著作を残しています。シーボルトが「日本のアリストテレス」と呼んでいます。芭蕉よりもはるかによく歩いています。旅をしています。益軒も非常に病弱でした。毎日の習慣とか体調とか症状など、このときはどうしたとか記録をずっと残しています。要は、体の日記をつけていたわけです。奥さんはもっと病弱でした。だから、奥さんの記録もつけてこういうときはどういう薬を出すのが良いのか、全部記録しています。それから、定期的に体重も測っています。この当時、体重を測るのって大変なんですね。町中大騒ぎです。

江戸時代の平均寿命は 36 歳から 37 歳ですから、今でいえば 120 〜 130 歳なのかもしれません。益軒のすごいのは、晩年の自分の人生の楽しみと目標です。詩を作るのをやめてから、このようなことを始めているんですね。

もう一つ素晴らしいのは、博多にあるお墓、この時代に、益軒と奥さんのお墓が同じなんです。非常に珍しことです。楽訓というのを押しています。一日一日の楽しみというのを記録しているんですね。ちょっとした足元にもこんなに楽しみが転がっている。益軒も晩年のモデルになる人ですね。本当に天命というか、全うできるように、養生に焦点を置いた人です。そして、老いとともに一日を楽しく味わうような術を身に着けるようになる。笑うっていうことですね、そういうものに焦点を当てて毎日過ごしているんですね。しかも、奥さんと非常に仲睦まじい。奥さんは「うまずめ」です。子どもができないんです。普通なら一年経って子どもができなかったら、離婚なんです、江戸時代では。二人仲良く生きている。ようやく、ここで女性が登場して申し訳ないと思いますけど、女性の心身医学ですから。

パブロ・ピカソ

パブロ・ピカソ、92 歳のときの写真があります（会場でピカソの肖像を示す）。若いときと壮年期も。やっぱり晩年の顔って良いですね。90 代のときの顔。ピカソのデッサンというのは素晴らしいですね、青の時代、桃色の時代などと、10 回、表現を変えています。ようやく子どものような絵を描けるようになりました。「ここまでくるのにずいぶん時間がかかった」こういう言葉を残しています。自我がどんどんどんどんとなくなってきて、自在になってきている心境ですね。破壊と創造ですね。

鈴木大拙

鈴木大拙さんは、95 歳まで生きられました。内面と外面の絶妙なバランス、禅のメッセンジャーとして自覚。ヨーロッパに行きますと、アメリカでもそうなんですが、鈴木大拙公団というのがありまして、我々が読む鈴木大拙さんの本というのは、全部大拙さんが英語で書いた本を和訳して読んでいるわけです。大拙さんの言葉の中に、cosmic unconsciousness という言葉があります。大拙さんは「妙」という言葉をよく使います。最後の言葉は「妙」だったといいます。

「不可解な人間存在が遥かに遥かにどこから、というのは同時に内の内から、不可解のままに大肯定して生きられるのが「妙」である。『翠意空の底から、自然に湧き出るところのもの』である。」ちょっと難しい言葉ですけれども。最近、ヨーロッパからずいぶん禅の道場に行って水行をする人が増えているそうですね。私のところは臨済宗相国寺です。塔頭で瑞春院といって、小説家の水上勉さんがいたところ、その舞台になった「雁の寺」なんです。そこの和尚さんと話をすると、日本の修行僧よりもはるかに熱意がある。実際にいくつかのお寺で僧侶となって過ごしている人も結構います。あるとき、私の和尚さんにいろんな話をしながら聞かせてもらって「僕は山頭火とか良寛さんが好きだ、ああいう生き方をしてみたいと、どっか僧侶になるところないか」と尋ねたら、まだ、若い和尚さんなんですけど「そんなの先生、いくらでもあります今は。なかなかお寺の僧侶になる人は少なくって、我々は困っているんです」と。そう簡単になられてしまうと、なりたくなくなるんです。

熊谷守一

僕は、熊谷守一さんの絵が好きなんですね。享年97歳。こういうことを残しています。「上手は先が見える。下手はどうなるかわからないのでスケールは大きい」。

熊谷さんは、ずいぶん子どもたちを病死で失っているんですね。本当に苦しい生活だったと思います。52歳から97歳まで、一回も自宅を出ていないんです。一日中庭に座ってずっと昆虫を眺めたりしているんですね。庭は小宇宙だといいます。

熊谷守一さんの生き方って、老いのリズム、自分のリズム、自然のリズムで生きてきた人ですね。守一さんの写真を撮り続けていた写真家がいます。顔こそ芸術だといってずっと撮り続けていました。この人は、「何かをすること」から「何かをある」ということに焦点を当てた人です。

こうやって高齢になって創造的なことをする。

カール・グスタフ・ユング

カール・ユング、享年85歳。「外へ行くな、真理は内部の人に宿っている」という言葉を残しています。やっぱり晩年が素晴らしいという言葉も残しています。ユングのすごいところは、鈴木大拙の cosmic unconsciousness と

同じ普遍的無意識という言葉を使って、70歳から膨大な著作を残しているということです。

ヘルマン・ヘッセ

　ヘルマン・ヘッセも享年85歳です。やっぱり晩年の方が良いですね。ヘルマン・ヘッセの老いの創造ですけど、少年のような非常に柔らかな魂、そういう小説家です。

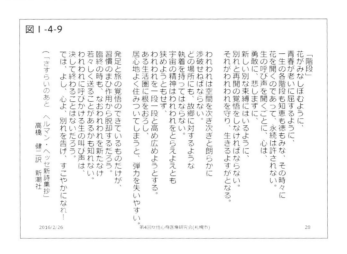

　図Ⅰ-4-9は、ヘルマン・ヘッセの「階段」という、私の大好きな詩なんですけど、先生方のお手元にもあると思いますので、読んでいただきたいと思います。

　このように流れをみていきますと、今日は、医学とはかなりかけ離れた、むしろ宗教のお話をしているような感じがしています。ぜひとも、良い老年期を迎えていただきたいと思います。私は、まず体をどのように大切にするかということが一番大切だと思います。体の声をきいてください。私もちょうど、40歳のときに厄年にマイコプラズマ肺炎に罹り、それから、その後、退院して血尿が出て、今もタンパクが出ているんですけれども、それから緩和薬をずっと打って、三十何年間つきあっております。

　本当に自分の体というのはその声を聴くとよーくわかります。体重から全部記録していくんですね。風邪をどのように引いたか。どういう薬が効いたか。全部記録していくんですね。その結果、先生方が良い老いを生きる工夫

をされますと、医療者としてかかわっている患者さんたちが幸せになると思っています。私はやっぱり、私が自分自身にできることに応じてしか患者さんにはしてあげられないと、こう思うのは、私の長年の医師としての…なんて言いますか、知恵のような気がします。

　長時間のお話を聞いていただきまして、御清聴ありがとうございました。

（平成28年2月26日）

II部 心身医学

Chapter 1 産婦人科領域における心身医学

　西洋医学の急進歩のため、医学はますます細分化され、臓器移植、体外受精、遺伝子操作と、とどまるところを知らない。その弊害に気付き、全人医療が叫ばれ、最初はカウンセリングなどの心理療法の重要性がいわれた。やがて心身二分論では、うまく患者を診ることができないことに気付き、現在は行動療法を主体とした東洋医学的なアプローチの仕方が見直されている。しかし、考えてみると心身医学は手段であり、医療を行うものすべてが、備えていなくてはいけないものである。したがって、心身医学が有名になって、心療内科や心身医学科が大病院にセクションとしてつくられても、それはそれなりに学問的に発展し、先導的な役割を十分果たして病院全体がその恩恵にあずかることになるが、やはりそれぞれの科全部の医師が全人医療に対する素養をもっていなくてはいけない。したがって、学生の頃からの教育が必要である。そして、医師ばかりではなく、看護婦その他のコ・メディカルの人々も、さらには家族や社会にこのような医療分野の理解が浸透していかなくていけない。

　どこの科にもある終末期医療一つをみても、身体的には同じ死へのコースをたどるのだが、一人ひとりはまったく異なった生きがいをもっているものである。分娩も同じで、正常産はみな同じ経過をとって生まれるように教科書には書いてある。しかし、これからの医療はそれではいけない。多面性や個々性を認める医療が必要な時代になってきている。

　国際産婦人科心身医学会では、心身症の定義などはまったく問題になっておらず、医師、看護婦、助産婦、心理療法士、その他公衆衛生学や人類学にまでわたる広範囲の専門家による「女性のための心身医学」が検討されている。

　さてここでは、著者の意見を個人的に述べるよりも、心身医学会としてのまとまった意見を載せるべきと考えるので、次の「心身医学とは」と、「心身症について」の項は新しい診療指針（心身医，31巻7号，1991年）から抜粋して引用させていただくことにする。

1. 心身医学とは

　心身医学とは患者を身体面だけでなく、心理面、社会面をも含めて統合的、

総合的にみていこうとする医学ということができる。

　心身医学の歴史と発展は三つの時期に分けられるという。第1の時期は不安神経症や転換ヒステリーなど、神経症における心身相関の研究とそれにもとづく診療がなされた時期である。第2の時期は、消化性潰瘍、気管支喘息、筋収縮性頭痛など、その発症や経過に心理社会的因子が密接に関連している身体疾患、いわゆる心身症が研究や診療の中心となった時代である。しかし、心身医学が本来めざす理念から、心身医学の対象は神経症や心身症といった狭い領域に限定されるべきものではないという見解が強くなり、現在は第3の時期といえ、臨床各科の疾患患者一般について、心身両面から総合的、統合的に病態を理解し、全人的医療を行う方向に展開しつつある。すなわち、心身医学は神経症から出発し、心身医学を経て、全人的医学の核へと発展しつつある。

　以上のような心身医学の概念や枠組みに関する進歩に伴って、医学、医療モデルに対する考え方も変わりつつある。すなわち、従来の医学、医療がどちらかというと病気中心の生物医学的モデル（biomedical model）に立脚していたのに対して、これからの医学、医療は患者中心で、人間を身体的、心理的、社会的存在として理解しようとする biopsychosocial medical model（体と心と社会環境の相互作用）へと転換すべきであろうということが主張されつつある。

　さらに最近は、CT、MRI、臓器移植、体外授精、バイオテクノロジーなど高度の医療技術の進歩や自然破壊の進行、医療における患者の quality of life、ターミナル・ケアの問題などと関連して、生態系（psychoecology）や生命倫理（bioethics）といった観点をも考慮に入れた bio-psycho-socio-eco-ethical アプローチが心身医学ないし全人的医療のあるべき姿として強調されている。

2. 心身症について

　心身両面からみる全人的な医療は、すべての疾患の診療にあたって常に必要なことはいうまでもない。しかし、心身相関の科学的進歩に伴い、「身体症状を主とするが、その診断や治療に心理的因子についての配慮が特に重要な意味をもつ病態」を心身症と呼び、これを心身医学的な治療の主要な対象

とすることになった（心身症の治療指針　1970年）。この場合、比較的早期に心身両面から適切な治療を行うことによって治癒または再発予防が可能になるという意味も含まれている。また、この指針の中では、「一般に神経症とされているものであっても、身体症状を主とする症例は、広義の心身症として取り扱った方が好都合のこともある」と述べられていた。

しかし前者の心身症に関する規定には、身体症状を主とする神経症やうつ病（いわゆる仮面うつ病）も含まれる可能性があり、また後者の神経症に関する記述は、もともと器官神経症の意味で用いられていたが、表現があいまいなために、心身症と神経症の概念に混乱を来たす一因となっていたように思われる。米国のDSM分類では、従来の心身症、神経症に代わる新しい考え方が提唱されている。しかし、実際の診療においては従来の心身症、神経症といった表現を用いた方が便利な場合もある（例えば、胃潰瘍‐心身症‐など）。

そこで今回の指針改訂に際しては、DSM－Ⅲの定義をも参考にして、心身症の定義を以下のように規定することになった。すなわち、「心身症とは身体疾患の中で、その発症や経過に心理社会的因子が密接に関与し、器質的ないし機能的障害が認められる病態をいう。ただし、神経症やうつ病など、他の精神障害に伴う身体症状は除外する」。

したがって、心身症は器質的な身体病変を呈する場合（消化性潰瘍など）と、病態生理的な機能的障害を呈する場合（片頭痛、過敏性腸症候群など）とに大別される。一般に、思春期、青年期においては機能障害としての心身症の頻度が多く、成人期、初老期、老年期になるにつれ器質的障害としての心身症の頻度が増加する傾向にある。ただし、小児期においては、大人の場合と異なり、心身が未分化で、全身的反応をする場合が多い。

また心身症は主にどの領域に病状が出現するかによって**表Ⅱ－1－1**のように分類される。もっともここに揚げた疾患や病状がすべて心身症というわけではなく、診療上しばしば心身医学的な取り扱いが必要という意味である。

さらにこのような各科の心身症とは別に、psychosomatic liaison serviceやliaison psychiatryのような医療システムがあれば**表Ⅱ－1－2**のごとき対象に対してのアプローチも必要になってくる。

以上が新しい診療指針として示されたもの（心身医学の新しい診療指針, 日本心身医学会教育研修委員会編, 心身医, 31巻7号, 1991）の一部であり、産婦人科領域に関しては著者も意見を述べさせていただいた。

II 心身医学

表II-1-1 心身医学的な配慮が特に必要な疾患（いわゆる心身症とその周辺疾患）

1. 呼吸器系
気管支喘息（cough variant asthma を含む），過換気症候群，*神経性咳嗽，喉頭痙攣，慢性閉塞性肺疾患など

2. 循環器系
本態性高血圧症，本態性低血圧症，起立性低血圧症，冠動脈疾患（狭心症，心筋梗塞），一部の不整脈，*神経循環無力症，レイノー病など

3. 消化器系
胃・十二指腸潰瘍，急性胃粘膜病変（AGML），慢性胃炎，*non-ulcer dyspepsia，過敏性腸症候群，潰瘍性大腸炎，胆道ジスキネジー，慢性肝炎，慢性膵炎，*心因性嘔吐，*反すう，びまん性食道痙攣，食道アカラシア，*呑気症（空気嚥下症）およびガス貯留症候群，*発作性非ガス性腹部膨満症，*神経性腹部緊満症など

4. 内分泌・代謝系
神経性食欲不振症，（神経性）過食症，『pseudo-Bartter 症候群』，愛情遮断性小人症，甲状腺機能亢進症，心因性多飲症，単純性肥満症，糖尿病，腎性糖尿，反応性低血糖など

5. 神経・筋肉系
筋収縮性頭痛，片頭痛，*そのほかの慢性疼痛，書痙，眼瞼痙攣，*自律神経失調症，*めまい，*冷え症，*しびれ感，*異常知覚，*運動麻痺，*失立失歩，*失声，*味覚脱失，舌の異常運動，*振戦，チック，舞踏病様運動，ジストニア，*失神，*痙攣など

6. 小児科領域
気管支喘息，過換気症候群，*憤怒痙攣，消化性潰瘍，過敏性腸症候群，反復性腹痛，神経性食欲不振症，（神経性）過食症，周期性嘔吐症，*呑気症，*遺糞症，*嘔吐，*下痢，*便秘，*異食症，起立性調節障害，*心悸亢進，情動性不整脈，*神経性頻尿，*夜尿症，*遺尿症，*頭痛，片頭痛，*めまい，*乗物酔い，*チック，*心因性痙攣，*意識障害，*視力障害，*聴力障害，*運動麻痺，バセドウ病，糖尿病，愛情遮断性小人症，肥満症，アトピー性皮膚炎，慢性蕁麻疹，円形脱毛症，*抜毛，*夜驚症，*吃音，*心因性発熱など

7. 皮膚科領域
慢性蕁麻疹，アトピー性皮膚炎，円形脱毛症，汎発性脱毛症，多汗症，接触皮膚炎，日光皮膚炎，湿疹，皮膚瘙痒症（陰部，肛門，外耳道など），血管神経性浮腫，尋常性白斑，扁平および尋常性疣贅など

8. 外科領域
腹部手術後愁訴（いわゆる腸管癒着症），ダンピング症候群そのほか），頻回手術症，形成術後神経症など

9. 整形外科領域
慢性関節リウマチ，*全身性筋痛症，結合組織炎（筋硬結），腰痛症，*背痛，多発関節痛，*肩こり，頸腕症候群，外傷性頸部症候群（いわゆるむち打ち症を含む），痛風，ほかの慢性疼痛性疾患など

10. 泌尿・生殖器系
*夜尿症，*遺尿症，*神経性頻尿

（過敏性膀胱），*心因性尿閉，遊走腎，*心因性インポテンス，前立腺症，尿道症候群など

11. 産婦人科領域
更年期障害，機能性子宮出血，*婦人自律神経失調症，*術後不定愁訴症，月経痛，月経前緊張症，月経異常，続発性無月経，卵巣欠落症候群，卵巣機能低下，萎縮性腟炎，慢性付属器炎，萎縮性パラメトロパティー，骨盤うっ血症，*不妊症（卵管攣縮，無排卵周期症を含む），外陰潰瘍，外陰瘙痒症，性交痛，性交不能，腟痛，外陰部痛，外陰部異常感，早産，妊娠悪阻，微弱陣痛，過強陣痛，産痛，軟産道強靭，乳汁分泌不全，*マタニティブルーなど

12. 眼科領域
中心性漿液性脈絡網膜症，原発性緑内障，*眼精疲労，*本態性眼瞼痙攣，*視力低下，*視野狭窄，飛蚊症，*眼痛など

13. 耳鼻咽喉科領域
耳鳴り，眩暈症（メニエール病，動揺病），*心因性難聴，アレルギー性鼻炎，慢性副鼻腔炎，*嗅覚障害，*頭重，口内炎，*咽喉頭異常感症，*嗄声，*心因性失声症，*吃音など

14. 歯科，口腔外科領域
顎関節症，牙関緊急症，口腔乾燥症，三叉神経痛，舌咽神経痛，ある種の口内炎（アフタ性および更年期性），*特発性舌痛症，*義歯不適応症，*補綴後神経症，*口腔・咽頭過敏症，頻回手術症など

*一過性の心身反応，発達の未分化による心身症状（反応），および神経症の場合も含まれる.

表II-1-2 心身症と同時に、心身医学的アプローチが必要な場合

1. ICU，CCU，RCU などの場でみられる精神症状ないし心理反応
2. 慢性呼吸器疾患，慢性肝炎，慢性膵炎，慢性腎炎（人工透析）など，慢性疾患の経過中にみられる心身症的反応
3. 外科，整形外科，内科，小児科，産婦人科など，各科におけるリハビリテーションの心身医学的側面
4. 手術前後（麻酔を含む）の心身医学的側面
5. 分娩および分娩前後の心身医学的側面（無痛分娩を含む）
6. 災害（外傷性）神経症，災害神経症（事故多発者），職業性頸肩腕症候群，振動病，過労死など
7. 各種難病（膠原病，神経疾患そのほかを含む厚生省特定疾患など），心身障害者（児），AIDS などの特定感染症
8. 癌，悪性腫瘍患者に対する医療，ケア
9. 慢性疼痛の管理や処置
10. 老年期の医療，ターミナルケア
11. 臓器移植
12. 人工臓器，代用臓器使用者
13. 科学技術の進歩によるストレス性障害
14. 心身症の周辺領域
　　軽症うつ病，仮面うつ病
　　身体症状を訴える神経症，境界例
　　身体症状をもつ人格障害
　　詐病，虚偽性障害
　　医原性疾患：医師の検査，言動に基づき，患者の自己暗示による
　　問題行動や習癖
　　登校拒否，家庭内暴力，学校内暴力，抜毛癖，拒食（ミルク嫌いも含む）など

3. 産婦人科と心身医学

心理・社会的な配慮が自律神経や内分泌を介して一つの疾患に対して影響を与えることは産婦人科の疾患や分娩に関しても，他科と同様である。むしろ、産婦人科の方が他の科と比べても、心身両面を同時に考慮しなければならない要素が多いと思われる。著者はその要素を次のように考察してみた。

1）対象が性器である（性行為、性行動という臓器解剖以外の要素が大きい）

どんな簡単な処置をするにあたっても、医学的な臓器解剖だけを頭においてするわけにはいかない。医学的にはそれで良くても、本人にとっては性生活面へのさまざまな問題が生じるものである。

2）対象が女性である（女性は心理面で繊細である）

羞恥心への配慮は常に心がけているつもりでも、十分ではなく、また、欠けてしまうことがある。臓器としてではなく人間として診なくてはならず、人間関係（治療者 - 患者関係）が重要である。医学的なことを理路整然と話すよりも感情面への配慮が重要な場合がある。

3）性器はホルモンや自律神経に直結する（環境や心理に影響されやすい）

他の臓器も同様ではあるが、性器が特に直結しているということは、例えば月経に関する予診を注意深く取ってみるだけでも気付くことである。

4）産婦人科疾患には症状名（月経痛、悪阻、不正出血、不妊症、不感症など）や症候群（妊娠中毒症、更年期障害、卵巣機能不全など）が非常に多い

他の科にも症状名や症候群の診断名はある。しかし産婦人科の日常診療を行っていると、これらの患者の中には自律神経失調症状や不定愁訴を伴うものがよく経験される。

5）夫婦関係や母子関係を避けた診療はできない（社会的な立場がある）

家族への病状説明は本人の夫にすることが多い。普段の診療中も常にそれぞれの夫婦の関わりを念頭に入れて、接する必要がある。それは育児を含めた母子関係についても同様である。

6）人生の価値観や倫理面でも男性と異なることが多い

ターミナルケアでの quality of life を考える際、男性は仕事や趣味、女性は子どものことばかりのことが多い。

7）受胎調節、人工妊娠中絶、体外授精などは倫理、社会的要素が大きい

避妊や中絶は宗教や法律にも関連し、体外授精も発展してきており、それ

II 心身医学

ぞれ問題が多く、単に医学的処置のみでは済まされないことはいうまでもない。

8) 救急医療（救急搬送,時間外緊急手術,集中治療）の頻度が非常に高い

最近、救急医療は心身医学的に行うとその死亡率が減少すると欧米でいわれてきている。産婦人科、特に周産期には急激な病変にて搬送される妊婦が、大学などのセンター病院には多い。

9) 終末期医療の他に、流産や死産、胎児の奇形などへの医療がある

大学の婦人科病棟では半数が悪性腫瘍患者で占められ、末期患者も多い。にもかかわらず婦人科からのターミナルケアの研究報告は少ない。周産期部門でも欧米では、死産や奇形児をいかにして母と対面させるかなどが学会のたびにシンポジウムに取り上げられている。

10) 生命の誕生（神秘性と尊厳）に対する医療は、普通の疾患治療とは異なる

正常産と異常産を鑑別し、異常に素早く対処する従来の診療では、まったく満足されない時代になりつつある。夫婦（家族）それぞれの価値観や人生観に合わせた個々性が、一つひとつの正常産に対して求められている。

これらのことから産婦人科全般の診療に心身医学的な配慮が必要である。したがって、産婦人科医師は手術や分娩でひどく多忙にもかかわらず、細かく何回も説明し、相手の気持ちになって優しく接する態度が自然にできてしまうものである。また、医師以外のコ・メディカル（助産師、保健師、看護師）も昔から協力体制にある。例えばコ・メディカルの多い日本母性衛生学会の発表演題の3分の1は、心身医学会の演題として通用する。

付. 産婦人科領域の心身症対象疾患

産婦人科領域すべてに心身医学的配慮が必要なことは今まで述べてきたが、心身症の定義を具体的にわかりやすくするのと同様に、対外的にはある程度の対象疾患を具体的に示しておく必要もあると思われる。

そこで1970年の治療指針と私どもの心身症外来での診断名および普段の産婦人科診療を行っている中から、対象になると思われる疾患をあげてみた（表II-1-3）。新しい診療指針では、表II-1-4のごとくになった。

151

表II-1-3 治療指針（1970）

月経困難症・月経前緊張症・無月経・無排卵周期症・過少月経・過多月経・稀発月経・
頻発月経・機能性子宮出血・婦人不定愁訴症候群（更年期障害を含む）・帯下・れん縮
性パラメトロパティー・骨盤うっ血・不妊症（卵管れん縮を含む）・不感症・腟けいれん・
急性外陰潰瘍，外陰そう痒症・妊娠悪阻・流早産（習慣性流産を含む），想像妊娠・微
弱陣痛・過強陣痛・乳汁分泌障害などの疾患・正常子宮の脱垂感・付属器痛・腟痛・外
陰痛・乳房痛・産痛などの症状．

表II-1-4 治療指針（1991）

更年期障害・機能性子宮出血・婦人自律神経失調症・術後不定愁訴・月経痛・月経前症候群・
月経異常・続発性無月経・卵巣欠落症候群・卵巣機能低下・老人性腟炎・慢性附属器炎・
れん縮性パラメトロパティー・骨盤うっ血・不妊症（卵管れん縮，無排卵周期症を含む）・
外陰潰瘍・外陰そう痒症・性交痛・性交不能・腟痛・外陰部痛・外陰部異常感・帯下・
不感症・腟けいれん・流産・早産・妊娠悪阻・微弱陣痛・過強陣痛・産痛・軟産道強靭・
乳汁分泌不全・産褥精神病・マタニティーブルー

1）月経困難症は月経痛、月経前緊張症は月経前症候群と産婦人科学会諸定義問題委員会で病名が
　変更された。
2）婦人不定愁訴症候群は範囲が大きいので更年期障害、婦人自律神経失調症、術後不定愁訴に分け
　た。
3）過少月経、過多月経、稀発月経、頻発月経は症例が少ないので月経異常にまとめた。月経痛や続発
　性無月経も月経異常に入るが、症例が多く、心身症的にも重要と考え記載した。
4）想像妊娠は妊娠の診断技術の進歩によりみられなくなり続発性無月経に入ると思われるので削除
　した。
5）子宮の脱垂感は頻度が少なく、神経症的なので削除した。
6）乳房痛も頻度が少なく、外科領域と重複すると考え削除した。
7）その他の新しく加えた対象疾患はそれぞれに心身医学的に重要なものと考えられるものである。
　これらの対象疾患を日本心身医学会に案として提出したところ、実際には表II－1－1の産婦人科領
域のごとくとなり、産褥精神病のみが定義に合わず削除された。

4．国際産婦人科心身医学会

　国際産婦人科心身医学会（ISPOG,International Congress of Psychosomatic
Obstetrics and Gynedology）は、3年ごとに行われているが、2007年に第
15回目として京都でも行われた。著者はそれまでの日本からの発表演題の
すべてを報告したことがあり、また実際に第6回（1980年）の西ベルリン
から、ダブリン、メルボルン、アムステルダム、ストックホルム、バーゼル、
ワシントン、エジンバラ、京都と毎回出席し、発表してきた[1]。
　この間にベルリンの壁もなくなり、ドイツでは各診療科にその科の教授の
ほかに精神科医か心理士の心身医学専門教授が制度化された。多数の教授た

ちが最初は何をして良いか暗中模索が続いていたが、最近は数は減少したものの非常に充実してトップのレベルになってきている。バリントの実地医家心理療法[21]のグループワークを発表したりしている。

この学会には看護師、助産師、その他のコ・メディカル以外に、人類学者や社会学者も参加しており、産婦人科というより女性のための心身医学を皆で討論するという印象が強く、著者は日本の母性衛生学会と内容が類似していることをその演題を比較して証明したことがある[3]。欧州や豪州の参加が多く、米国は少ない。米国は心理士、精神科医、各診療科医とが別々に発展しており、心身医学というまとまりはなく、何回か学会が行われそうになってもキャンセルされてきたが、やっとワシントンで初めて行われた。

本学会誌（Journal of Psychosomatic Obstetrics and Gynecology）の編集委員（Editorial Board）のメンバーを 1993 ～ 1999 年まで務めさせていただいたが、その間に日本からの投稿は著者を含めて 2、3 編のみでほとんどない。職種では精神科医の投稿が産婦人科医と同じぐらい多い。心身医学は bio-psycho-socio-eco-ethical な立場から全人的な医療を行うものである。そのためには心身二分論ではなく心身一如でなくてはならない。欧米はどうしても心身二分論になりやすいが、日本は伝統的に医は仁術と心身一如を受け入れやすい文化である。そのためか、日本の心身医療は身体と心を同時に治療する方法が工夫されている。すなわち、漢方や森田療法などのほかに内観法や絶食療法のような心身一如の東洋的治療法を開発してきている。しかも日本の医師たちは、心療内科学会をみても明らかなように欧米とは違って医師自身が自分の専門科に加えて心身医療を実践できる実力をもっている。西洋的な EBM（Evidence Based Medicine）ではなく、東洋的な NBM（Narrative Based Medicine）が個々の患者に必要なこと、日本的な文化を取り入れた治療が心身医療にとっていかに有効かを世界にアピールしていくことが、日本が果たさなくてはいけない役割であると考えている。

文献

1）郷久鉞二：心身医学の国際潮流における日本の役割、女性心身医学、日本女性心身医学会編、永井書店、PP31-38、2006
2）マイクル・バリント：実地医家の心理療法、池見西次郎ほか訳、診断と治療社、1967
3）郷久鉞二：国際産婦人科心身医学会、郷久鉞二編、女性の心身医学、南山堂、pp. 9-11、1994

Chapter 2　女性心身医療の実践

1．産婦人科領域における心身症関連疾患（13,342例）の臨床統計

はじめに

　最初に実際の心身症関連疾患症例の全体について知る目的から、著者らが過去44年間に扱った全症例13,342例の疾患の種類や頻度および治療や予後について報告する。

　心身症関連疾患症例全体の推移をみるため、時期を次の4期に分けて比較する。第Ⅰ期（大学時代）は1976～1993年まで札幌医科大学産婦人科心身症専門外来で診た症例である。第Ⅱ期（開業前期）は1995～2008年まで、第Ⅲ期（開業中期）は2009～2016年まで、そして第4期（開業後期）は2017～2020年までの心身症関連疾患症例である。

　一人の症例を婦人科診断名、精神科診断名（主にDSM分類）、心身医学的診断（次項で述べる）、東洋医学的診断（後述）の4方向から診て（図Ⅱ-2-1）、それらの頻度や推移を比較する。ただし、DSM分類に関しては第Ⅰ期にはまだなかったし、また時期によってどんどん変更されている。治療は重複を含めて比較する、予後は少しでも症状が良くなっているものはすべて「良」とし、その他は「不変」と「悪化」とし、ドロップアウトしたものを「不明」とした。

図Ⅱ-2-1　4方向から診た結果

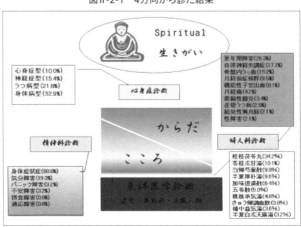

1) 心身症関連疾患症例の症例数

　症例数およびその頻度の推移は**表Ⅱ-2-1**、**表Ⅱ-2-2**、**図Ⅱ-2-2**のごとくであり、第Ⅰ期における札幌医科大学産婦人科心身症専門外来患者数は 1,040 例で、産婦人科全体の新患 60,266 例のわずか 1.7％であった。しかし年々増加の傾向があり 1993 年には 3.8％になっていた。第Ⅱ期における当院心身症関連疾患症例数は 7,515 例で、総新患数 28,243 例の 26.6％であった。第Ⅲ期にお

表Ⅱ-2-1 心身症関連疾患の治療数

			年代	新患総数	心身症数	(%)
第Ⅰ期	：	札幌医大産科婦人科心身症外来	1975~1993年	60,266	1040例	1.7
第Ⅱ期	：	朋佑会札幌産科婦人科	1995~2008年	28,243	7515例	26.6
第Ⅲ期	：	朋佑会札幌産科婦人科	2009~2016年	15,580	3092例	19.8
第Ⅳ期	：	朋佑会札幌産科婦人科	2017~2020年	9,188	1695例	18.4
		合計		113,277	13342例	

表Ⅱ-2-2 　新患総数と心身症関連疾患患者数

年	新患総数	心身症関連疾患患者	心身症関連疾患患者の割合(%)	年	新患総数	心身症関連疾患患者	心身症関連疾患患者の割合(%)
(1975年以前)		26		1995	837	158	18.9
1976	4,736	59	1.25	1996	2,619	454	17.3
1977	4,320	36	0.83	1997	2,438	366	15.0
1978	3,818	19	0.50	1998	2,397	494	20.6
1979	3,536	21	0.59	1999	2,147	336	15.6
1980	3,566	33	0.93	2000	1,957	484	24.7
1981	3,324	36	1.08	2001	2,105	614	29.2
1982	3,297	40	1.21	2002	1,960	760	38.8
1983	3,156	57	1.81	2003	1,714	679	39.6
1984	3,220	53	1.65	2004	1,747	681	39.0
1985	3,125	41	1.31	2005	2,056	644	31.3
1986	3,304	69	2.09	2006	2,312	705	30.5
1987	3,077	69	2.24	2007	2,146	571	26.6
1988	2,713	63	2.32	2008	1,808	569	31.5
1989	3,104	79	2.55	2009	1,765	389	22.0
1990	2,881	63	2.19	2010	1,945	346	17.8
1991	3,225	78	2.42	2011	2,396	360	15.0
1992	3,041	91	2.99	2012	1,807	282	15.6
1993	2,823	107	3.79	2013	2,521	407	16.1
				2014	1,886	477	25.3
				2015	1,731	396	22.9
				2016	1,529	435	28.4
				2017	2,745	445	16.2
				2018	2,270	448	19.7
				2019	2,197	446	20.3
				2020	1,976	356	18.0
総数	60,266	1.040	1.7%	総数	53,011	12,302	23.2%
(1993年まで)				(1995~2020)			

図Ⅱ-2-2 心身症関連疾患患者の割合

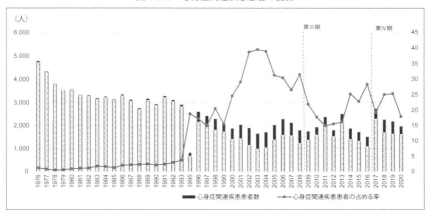

ける総新患数は 15,580 例で心身症関連疾患症例は 3,092 例の 19.8％であった。第Ⅳ期における総新患数は 9,188 例で心身症関連疾患症例は 1,695 例の 18.4％であった。その割合は、大学時代の第Ⅰ期ではわずかに 2 〜 3％であったが、年々増加し、最後には午前中の予約患者が午後 4 時を過ぎても終わらなくなっていた。開業してからは 20 〜 30％を推移しているが、分娩数や手術数の変動で大きくその率も変動していた。実際には再来患者が多く外来の約 40％が心身症関連疾患症例であり、一般産婦人科患者も同時に診ながら心身症専門医 2 人で、公認心理師 3 人の手助けを受けながら何とか一緒にこなしている。

2）年齢別頻度の推移

　大学時代の第Ⅰ期では、表Ⅱ-2-3 のように 18 年間で最初は 20 代、30 代の若い女性が 7 割を占めていたが終盤には 3 割に減り、40 代、50 代が 6 割を占めるようになり老齢化が急ピッチであった。しかし、開業してからは表Ⅱ-2-4、図Ⅱ-2-3 のように 10 代の率が第Ⅰ期は 24 例（2.3％）、第Ⅱ期が 406 例（5.4％）、第Ⅲ期が 206 例（6.7％）、第Ⅳ期が 225 例（13.3％）と増加し、逆に 50 代はそれぞれ 259 例（24.9％）、1,526 例（20.3％）、436 例（14.2％）、223 例（13.2％）と減少してきているという特徴がある。

　大学時代は人口の老齢化のためであったが、最近の逆の傾向は若年層のストレスが高くなってきていることがうかがわれる。外来待合室にはいまだに高齢者が多く、高齢化社会のためかと思っていたが、10 年以上通院している患

II 心身医学

者が多いためで、実際には若年の新患が多くなっていることがわかった。予後不良の月経前症候群が増加し、ピルを服用する若年層の月経痛症例が増加してきているためと思われる。

表II-2-3　年齢別頻度

年	~'75	'76	'77	'78	'79	'80	'81	'82	'83	'84	'85	'86	'87	'88	'89	'90	'91	'92	'93	計
10代	1	0	0	0	0	0	3	1	1	2	0	1	0	4	1	3	2	2	3	24
20代	7	20	13	8	3	3	6	7	12	10	8	13	9	6	10	10	18	12	14	189
30代	10	20	11	3	3	9	7	7	15	12	9	12	12	11	20	4	16	16	19	216
40代	6	15	9	3	9	12	9	18	21	17	11	22	22	19	17	13	19	30	28	300
50代	2	4	3	4	6	8	10	7	7	8	13	19	21	19	24	25	16	27	36	259
60代	0	0	0	1	0	1	1	0	1	3	0	2	5	4	7	6	4	3	5	43
70代	0	0	0	0	0	0	0	0	0	1	0	0	0	0	0	2	2	1	2	8
80代	0	0	0	0	0	0	0	0	0	0	0	0	0	0	0	0	1	0	0	1
計	26	59	36	19	21	33	36	40	57	53	41	69	69	63	79	63	78	91	107	1,040

表II-2-4　年代別年齢の推移

年代 年齢別	1975-1993 例	(%)	1995-2008 例	(%)	2009-2016 例	(%)	2017-2020 例	(%)
0～9	0	0.0	49	0.7	6	0.1	1	0.1
10代	24	2.3	406	5.4	206	6.7	225	13.3
20代	189	18.2	1415	18.8	582	18.9	289	17.1
30代	216	20.8	1557	20.7	809	26.3	389	22.9
40代	300	28.8	1823	24.3	766	24.9	414	24.4
50代	259	24.9	1526	20.3	436	14.2	223	13.2
60代	43	4.1	485	6.5	168	5.3	77	4.5
70代	8	0.8	209	2.8	79	2.5	53	3.1
80代	1	0.1	42	0.6	34	1.0	22	1.3
90代	0	0.0	3	0.0	6	0.1	2	0.1
合計	1040		7515		3092		1695	

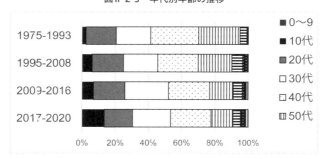

図II-2-3　年代別年齢の推移

3）心身症関連疾患症例の婦人科診断名の推移

婦人科診断名の推移では、頻度の多い疾患の順に並べると表II-2-5、図II-2-4のようになり、やはり更年期障害を扱うことが一番多いが、その数は減少傾向にあり、代わって骨盤うっ血症候群、月経前症候群、月経痛、機能性子宮出血、産後うつ病が増加してきている。

表 II-2-5　心身症関連疾患における婦人科疾患診断名の症例数

婦人科疾患名	1975~1993 (例)	(%)	1995~2008 (例)	(%)	2009~2016 (例)	(%)	2017~2020 (例)	(%)	合計 (例)	(%)
更年期障害	346	33.3	2,166	28.8	678	21.9	275	16.2	3,465	26.0
自律神経失調症	185	17.8	1,123	14.9	778	25.2	327	18.9	2,413	18.1
骨盤内うっ血症候群	10	1.0	1,455	19.4	348	11.3	220	13.0	2,033	15.2
月経前症候群	44	4.2	609	8.1	424	13.7	184	10.9	1,261	9.5
機能性子宮出血	57	5.5	513	6.8	290	9.4	226	13.3	1,086	8.1
月経痛	45	4.3	218	2.9	157	5.1	136	8.0	556	4.2
萎縮性腟炎	24	2.3	341	4.5	73	2.4	17	1.0	455	3.4
性障害	93	8.9	160	2.1	51	1.6	27	1.6	331	2.5
産後うつ病	24	2.3	103	1.4	117	3.8	83	5.3	327	2.5
続発性無月経	29	2.8	103	1.4	75	2.4	69	4.1	276	2.1
その他	183	17.7	724	9.6	101	3.3	131	11.5	1,139	8.5
合計	1040	100	7,515	100	3092	100	1695	100	13,342	100

図 II-2-4　婦人科疾患診断名の症例数

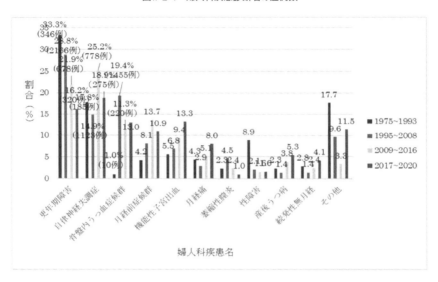

4) 精神科診断名

　DSM－5分類では、新たに身体症状症 (somatic symptom disorder) という診断名ができたので、表 II-2-6、図 II-2-5 のように心身症の70％を占める器質的、精神的診断ができない患者さんの病名を入れることができるようになった。月経前不快気分障害はDSM－IVから載っているのでそれに従った。気分障害はDSM－5では抑うつ障害になったが、DSM-IVのままとした。それによると身体症状症が最も多く、次いで気分障害、パニック障害、不安障害と続きその割合は各期すべてがほとんど同率であった。

表II-2-6　心身症関連疾患におけるDSM分類による症例数の推移

年度 精神科診断名	1995~2008 (例)	(%)	2009~2016 (例)	(%)	2017~2020 (例)	(%)	合計 (例)	(%)
身体症状症	5207	69.3	2009	65.0	1250	73.7	8466	68.8
気分障害	1437	19.1	668	21.6	267	15.8	2372	19.3
パニック障害	277	3.7	94	3.0	18	1.1	389	3.2
不安障害	202	2.7	137	4.4	56	3.3	395	3.2
摂食障害	66	0.9	23	0.7	3	0.2	92	0.8
適応障害	42	0.6	40	1.3	13	0.8	95	0.8
睡眠障害	40	0.5	23	0.7	14	0.8	77	0.6
月経前不快気分障害	0	0.0	26	0.8	25	1.5	51	0.4
双極性障害	0	0.0	20	0.6	4	0.2	24	0.2
発達障害	0	0.0	14	0.5	7	0.4	21	0.2
その他	244	3.2	38	1.2	38	2.2	320	2.5
合計	7515	100	3092	100	1695	100	12302	100

図II-2-5　DSM分類の症例数

5）心身医学的病型分類

　次項で述べる病型分類では、表II-2-7、図II-2-6 のように、ストレスとの関連が大きい心身症型が10％、ノイローゼ的な神経症型が15％、うつ病型が20％、その他の身体病型が50％ほどを占めている。それらの頻度を期ごとに推移をみると身体病型とうつ病型が増加し、心身症型と神経症型が減少傾向にあることが判明した。

表II-2-7　病型分類

年度 病型分類	1975~1993 (例)	(%)	1995~2008 (例)	(%)	2009~2016 (例)	(%)	2017~2020 (例)	(%)	症例合計 (例)	(%)
心身症型	260	25.0	722	9.6	236	7.6	113	6.7	1331	10.0
神経症型	378	36.3	1152	15.3	376	12.2	142	8.4	2048	15.4
うつ病型	181	17.4	1648	21.9	766	24.8	310	18.3	2905	21.8
身体病型	221	21.3	3993	53.2	1714	55.4	1130	66.6	7058	52.9
合計	1040		7515		3092		1695		13342	

図II-2-6　病型分類別患者割合

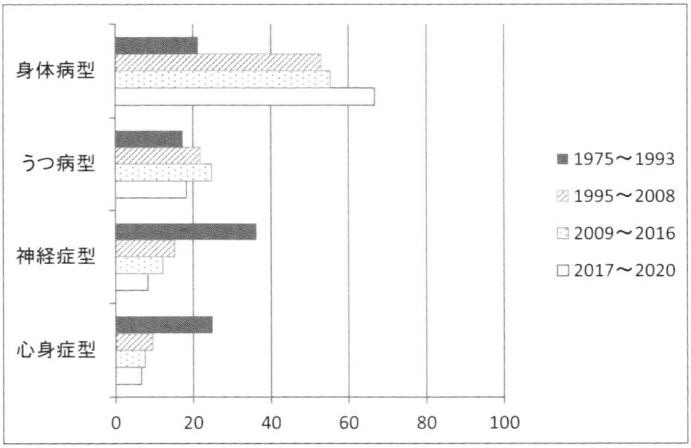

6) 婦人科診断名と病型分類の関係

　婦人科診断名の病型を第 I 期（大学時代）と II、III、IV期（開業してから）とを比べてみると、前者は術後の患者、後者は産後の患者が多い（**表II-2-8、9、図II-2-7、8**）が、それぞれの病型の割合は同じであった。それらをまとめてうつ病型の多い順に並べると**表II-2-10、図II-2-9** のようになる。それぞれの疾患の特徴が出ていて興味深いが、詳細は後述するのでここでは簡単に述べるにとどめる。

　大学での主な疾患（10疾患）の病型を全体の病型と比較してみる（**表II-2-8**）と、有意差のあるものをみると、卵巣欠落症候群では身体病型が７割を占め内分泌治療が必要なのは当然だが、更年期障害や萎縮性腟炎でも身体病型が３割を占めるので、内科や精神科で神経症やうつ病として治療するのではなく、内分泌学的にもきめ細かい診療が必要である。婦人の自律神経失調症は神経症型が多い。術後不定愁訴は意に反して身体病型が少ない。機能性子宮出血や続発性無月経は心身症型が多く、ホルモンや止血操作のみでは不十分である。性障害はうつ病型が２例のみであった。うつ病の主症状として性機能の低下があるはずだが、性障害が主訴で治療の目的となった患者はほとんどいなかったということになる。月経痛と月経前症候群は異なっており、後者は前者に比べ身体病型が少なく、うつ病型が多かった。

II 心身医学

表II-2-8　第I期における疾患別病型分類(他の診断名と重複あり)

年代 病型分類 婦人科疾患名	うつ病型:D	(%)	心身症型:P	(%)	神経症型:N	(%)	身体型:S	(%)
妊娠中に関わった症例	7	70.0	0	0	3	30.0	0	0
産褥に関わった症例	17	53.1	0	0	13	40.6	2	6.3
月経前症候群	14	31.8 *	10	22.7	16	36.4	4	9.1
更年期障害	81	23.4 *	60	17.3 *	102	29.5	103	29.8 **
自律神経失調症	27	14.6	35	18.9	107	57.8 **	16	8.7 **
術後不定愁訴	9	14.3	13	20.6	37	58.7 **	4	6.4 **
続発性無月経	2	6.9	15	51.7 **	8	27.6	4	13.8
卵巣欠落症候群	1	5.6	2	11.1	3	16.7	12	66.6 **
月経痛・月経困難症	2	4.4 *	15	33.3	17	37.9	11	24.4
萎縮性膣炎	1	4.2	3	12.5	9	37.5	11	45.8 *
性障害	2	2.2 **	40	43.0 **	39	41.9	12	12.9 *
機能性子宮出血	1	1.7 **	31	54.4 **	7	12.3 **	18	31.6 *
その他	12	12.8	33	35.1	25	26.6	24	25.5

※総数と比較して * P<0.05, ** P<0.01

表II-2-9　第II,III,IV期における疾患別病型分類(他の診断名と重複あり)

年代 病型分類 婦人科疾患名	うつ病型:D	(%)	心身症型:P	(%)	神経症型:N	(%)	身体型:S	(%)
月経前不快気分障害	38	74.5	2	3.9	4	7.8	7	13.7
産褥に関わった症例	244	71.1	23	6.7	65	19.0	11	3.2
パニック障害	153	50.7	11	3.6	134	44.4	4	1.3
妊娠中に関わった症例	115	41.4	17	6.1	113	40.6	33	11.9
自律神経失調症	805	36.3	226	10.2	650	29.3	538	24.2
月経前症候群	360	29.5	80	6.6	171	14.0	610	50.0
更年期障害	881	27.9	333	10.5	406	12.9	1539	48.7
萎縮性膣炎	82	19.0	27	6.3	53	12.3	269	62.4
月経痛・月経困難症	103	16.6	17	2.7	40	6.4	461	74.2
続発性無月経	32	12.9	101	40.7	25	10.1	90	36.3
性障害	24	10.1	44	18.5	63	26.5	107	45.0
子宮筋腫・内膜症	13	5.5	8	3.4	20	8.4	196	82.7
骨盤内うっ血症候群	78	3.9	32	1.6	59	2.9	1847	91.6
機能性子宮出血	19	1.8	105	10.2	34	3.3	870	84.6

図II-2-7　第I期における疾患別病型分類(他の診断名と重複あり)

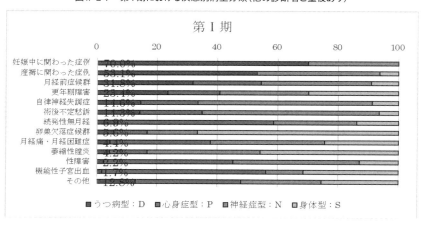

図II-2-8 第II.III.IV期における疾患別病型分類(他の診断名と重複あり)

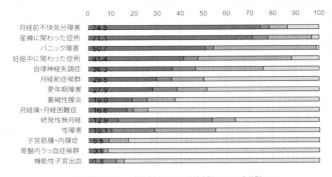

表II-2-10 疾患別病型分類(他診断名と重複あり)

病型分類 婦人科疾患名	うつ病型:D	(%)	心身症型:P	(%)	神経症型:N	(%)	身体型:S	(%)
月経前不快気分障害	38	74.5	2	3.9	4	7.8	7	13.7
産褥に関わった症例	261	69.6	23	6.1	78	20.8	13	3.5
パニック障害	153	50.7	11	3.6	134	44.4	4	1.3
妊娠中に関わった症例	122	42.4	17	5.9	116	40.3	33	11.5
自律神経失調症	832	34.6	261	10.9	757	31.5	554	23.0
月経前症候群	374	29.6	90	7.1	187	14.8	614	48.5
更年期障害	962	27.4	393	11.2	508	14.5	1642	46.8
萎縮性膣炎	83	18.2	30	6.6	62	13.6	280	61.5
月経痛・月経困難症	105	15.8	32	4.8	57	8.6	472	70.9
術後不定愁訴	13	18.6	16	22.9	37	52.9	4	5.7
続発性無月経	34	12.3	116	41.9	33	11.9	94	33.9
性障害	26	7.9	84	25.4	102	30.8	119	36.0
卵巣欠落症候群	1	5.6	2	11.1	3	16.7	12	66.7
子宮筋腫・内膜症	13	5.5	8	3.4	20	8.4	196	82.7
骨盤内うっ血症候群	78	3.9	32	1.6	59	2.9	1847	91.6
機能性子宮出血	20	1.8	136	12.5	41	3.8	888	81.8

(1975〜2020)

図II-2-9 疾患別病型分類(1975〜2020)

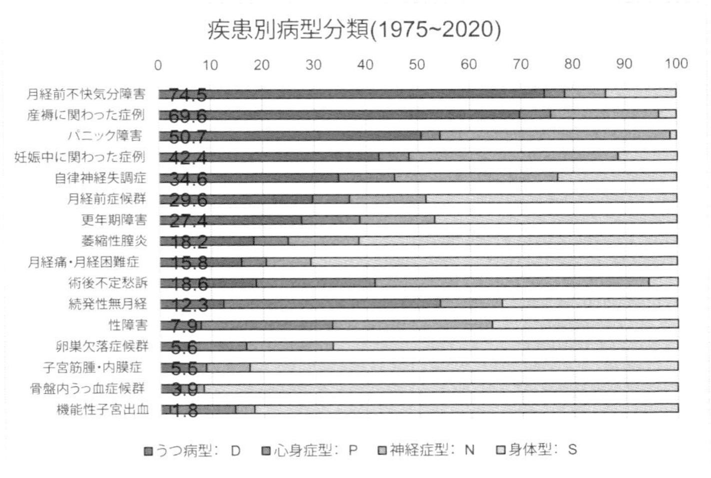

II 心身医学

7）症状移動

　症状移動（syndrome shift）に関しては、神経症や心身症を治療していく過程で問題になることがある（**表II-2-11**）。症状移動の中で診断的移動は、本来の症状移動とは違い、婦人科特有のもので初診時には恥しくて言えなかった性問題その他を単に身体症状で訴えていたものや、予診係の医師が十分に聴取していなかったものである。心身医学的移動が本来の症状移動で、たとえば機能性子宮出血や続発性無月経のような身体症状（S）を治療した後、他の身体症状（嘔気や動悸など）や精神症状（P）が出現した場合であり、その逆の場合もある。1976 ～ 79 年には 4 割の患者に本来の症状移動がみられた。しかし、その後は症状移動を調査しても非常に少なくなってしまった。これは個々の症状にとらわれていた専門外来スタートの初期の頃には気にしてカルテに記載していたが、最初から十分に面接して病型分類を行い、全人医療を行うようになってからは個々の症状の移動は問題視しなくなり、カルテには記載されなくなったためと考えられる。

表II-2-11　症状移動

	1976～1979 年		1983～1987 年	
診断的移動		15例		24例
心身医学的移動	S→P	13	S→P	4
	S→S	4	S→S	2
	P→S	3		
	P→P	10		
症状移動なし		72		238

（S：身体症状　　P：精神症状）

8）紹介患者

　大学での紹介例は、24.4％であったが、最後の 2、3 年急増して 40％を越えていた。外科、内科、耳鼻科、眼科、皮膚科、その他あらゆる科から紹介されるが、救急部から入院中に紹介される場合は、院内 "Psychosomatic liaison service" の感じが強い。内科系は非常に多くなってきているが、これは更年期障害や老人の自律神経失調症が多く、患者全体の老齢化が進んできているためと考えられた。心療内科は九大、東大、東邦大、東北大などの遠方から心身医学治療の継続の依頼、札幌明和病院（心療内科）からは婦人科的な心身医学的検査の依頼である。精神科から逆に紹介される場合は、妄想

が性器にある患者の説明や症状の月経周期との関連など婦人科検査の依頼などである。保健婦から性障害の夫婦、その他が紹介されることも多いが、紹介状がないのでカルテに記載されていない。

それと開業してからの紹介例を比較するため、最近の4年間の紹介元をみてみると5.8%で大学の5分の1で、外科や内科は少なく、保健所、精神科、小児科が多かった（**表II-2-12**）。

表II-2-12　他医療機関からの紹介

紹介元	大学(1976~1993)	(%)	当院(2017~2020)	(%)
産婦人科	80	31.5	40	40.4
外科系	23	9.1	2	2.0
救急部	8	3.1	0	0.0
内科系	107	42.1	12	12.1
精神科・心療内科	31	12.2	17	17.2
保健所	5	2.0	18	18.2
小児科	0	0.0	3	3.0
その他	0	0.0	7	7.1
合計/全症例	254 /1040名中	24.4	99 /1695名中	5.8

9）治療別頻度

治療別頻度（**表II-2-13**、**図II-2-10**）は併用も含め、漢方薬9,812例（73.5%）、向精神薬5,076例（38.0%）、面接主体3,370例（25.3%）、ホルモン療法2,874例（21.5%）、自律訓練法432例（3.2%）、鍼治療189例（1.4%）、交流分析68例（0.5%）、絶食療法40例（0.3%）、ヨーガ療法12例（0.1%）、他であった。

治療別頻度の推移では、漢方薬投与例が増加し、ホルモン療法が減少していた。面接主体が増え、向精神薬投与は減少傾向である。自律訓練法や交流分析は減り、絶食療法はまったくなくなってしまった。絶食療法が良い治療法であることは承知しているが、入院期間や保険点数の関係でできなくなってしまっている。

表II-2-13　治療別頻度の推移

治療法 \ 年度	1975~1993 (例)	(%)	1995~2008 (例)	(%)	2009~2016 (例)	(%)	2017~2020 (例)	(%)	合計 (例)	(%)
漢方薬	198	19.0	5,795	77.1	2,532	82.0	1287	75.9	9,812	73.5
向精神薬	500	47.3	2,724	36.2	1,418	45.9	434	25.6	5,076	38.0
面接主体	495	46.1	1,407	18.7	828	26.8	640	37.8	3,370	25.3
ホルモン療法	457	43.9	1,488	19.8	569	18.4	360	21.2	2,874	21.5
自律訓練法	172	15.1	229	3.0	24	0.8	7	0.4	432	3.2
ハリ治療	17	1.6	113	1.5	31	1.0	28	1.7	189	1.4
交流分析	24	1.9	20	0.3	24	0.8	0	0.0	68	0.5
絶食療法	32	1.8	8	0.1	0	0.0	0	0.0	40	0.3
ヨーガ療法	0	0.0	10	0.1	2	0.1	0	0.0	12	0.1

II 心身医学

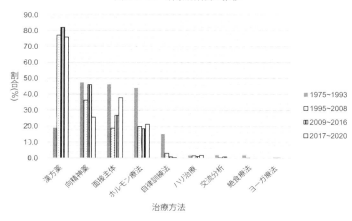

図II-2-10 治療別頻度の推移

　病型分類別の治療頻度は**表II-2-14**、**図II-2-11**のように、漢方薬投与は身体病型が85%と多いが、他の病型のも70%と多く投与されている。面接主体はやはり心身症型に多く、抗不安薬や抗うつ薬はうつ病型、神経症型に多く、ホルモン療法はどの病型にも同様に投与されていた。

表II-2-14 病型分類の治療別頻度

病型分類 治療	心身症型(P) (N=1071)	(%)	神経症型(N) (N=1670)	(%)	うつ病型(D) (N=2724)	(%)	身体病型(S) (N=6837)	(%)	合計 (N=12302)	(%)
漢方	751	70.1	1180	70.7	1809	66.4	5875	85.9	9615	78.2
面接	652	60.9	353	21.1	633	23.2	1406	20.6	3044	24.7
ホルモン療法	237	22.1	509	30.5	655	24.0	846	12.4	2247	18.3
抗不安薬	229	21.4	214	12.8	1405	51.6	47	0.7	1895	15.4
抗うつ薬	134	12.5	624	37.4	980	36.0	191	2.8	1929	15.7
睡眠薬	36	3.4	43	2.6	267	9.8	24	0.4	370	3.0
SSRI	7	0.7	3	0.2	103	3.8	5	0.1	118	1.0
SNRI	1	0.1	56	3.4	162	5.9	45	0.7	264	2.1
AT	125	11.7	72	4.3	50	0.8	12	0.2	259	2.1
ハリ治療	19	1.8	37	2.2	36	1.3	80	1.2	172	1.4
その他	28	2.6	10	0.6	9	0.3	13	0.2	60	0.5

(朋佑会札幌産科婦人科 1995－2020)

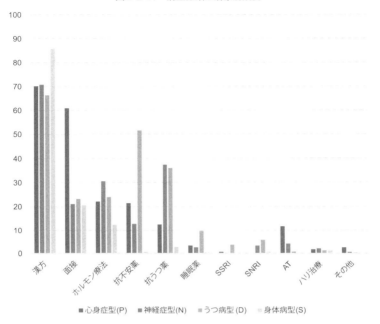

図II-2-11　病型分類の治療別頻度

10) 治療予後

　治療予後（**表II-2-15**、**図II-2-12**）は全体では、良好が10,503例（78.7%）、不変・悪化が511例（3.8%）、そして不明例は2,328例（17.4%）であった。全体では80%近くが良かったが、期別では第I、II期が75%で悪かった。第I期は大学病院で重症例が多かったためであり、第II期は不明例が多く開業当初にドロップアウト例が多かったためと考えられる。なお、最近は予後の良くない心身症が増加している。

表II-2-15　治療予後の推移

	良好	不変・悪化	不明	計
I期	799(76.8%)	97(9.3%)	144(13.8%)	1040
II期	5662(75.3%)	236(3.1%)	1617(21.5%)	7515
III期	2626(84.9%)	119(3.8%)	347(11.2%)	3092
IV期	1416(83.5%)	59(3.5%)	220(13.0%)	1695
全体	10503(78.7%)	511(3.8%)	2328(17.4%)	13342

II 心身医学

図II-2-12 治療予後の推移

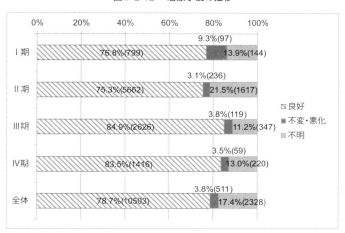

病型分類別の治療予後（表II-2-16、図II-2-13）をみると、予後良好の頻度は身体病型が81.8％、心身症型が78.9％、うつ病型が76.5％、神経症型が71.2％の順であった。神経症型が70％と他と比べて良くないのは神経症型には不安障害、パニック障害、適応障害、発達障害、人格障害などが含まれるからと考えられる。

表II-2-16 病型分類別予後

	良	不変・悪化	不明
I期	206(93.2%)	4(1.8%)	11(5.0%)
II期	3012(75.4%)	86(2.2%)	895(22.4%)
III期	1564(91.2%)	15(8.6%)	135(7.9%)
IV期	991(87.7%)	17(1.5%)	122(10.8%)
身体病型全体	5773(81.8%)	122(1.7%)	1163(16.5%)
I期	197(75.8%)	18(6.9%)	45(17.3%)
II期	552(76.5%)	14(1.9%)	156(21.6%)
III期	200(84.7%)	10(4.2%)	26(11.0%)
IV期	101(89.4%)	2(1.8%)	10(8.8%)
心身症型全体	1050(78.9%)	44(3.3%)	237(17.8%)
I期	266(70.4%)	55(14.5%)	57(15.1%)
II期	821(71.3%)	60(5.2%)	271(23.5%)
III期	281(74.7%)	30(8.0%)	65(17.3%)
IV期	90(63.4%)	17(12.0%)	35(24.6%)
神経症型全体	1458(71.2%)	162(7.9%)	428(20.9%)
I期	130(71.8%)	20(11.1%)	31(17.1%)
II期	1277(77.5%)	76(4.6%)	295(17.9%)
III期	581(75.8%)	64(8.3%)	121(15.8%)
IV期	234(75.5%)	23(7.4%)	53(17.1%)
うつ病型全体	2222(76.5%)	183(6.3%)	500(17.2%)

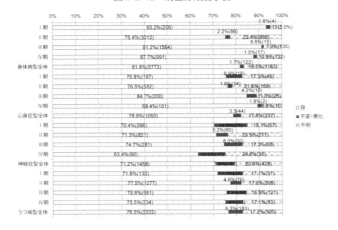

図II-2-13 病型分類別予後

　疾患別予後の結果（表II-2-17、図II-2-14）をみると、全体と比べ経過が良く 80% 以上が良好の例は萎縮性腟炎、機能性子宮出血、続発性無月経、更年期障害、であり、次いで産後うつ病、月経痛、骨盤うっ血症候群の順で、全体と比べ良くないのは自律神経失調症、月経前症候群で一番良くないのは 68% の性障害であった。期別では第I期（表II-2-18、図II-2-15）では非常に良いのが卵巣欠落症候群、慢性附属器炎（現在は骨盤うっ血症候群）であり、次いで機能性子宮出血、続発生無月経、更年期障害、萎縮性腟炎の順であった。さらに月経痛、自律神経失調症、産褥うつ病と続き、最も少ないのは術後不定愁訴、月経前症候群、性障害であった。第II期（表II-2-19、図II-2-16）では前述のように不明が多く全体に良くないが、機能性子宮出血、月経痛、骨盤うっ血症候群などが特に予後が良くなかった。第III期（表II-2-20、図II-2-17）、第IV期（表II-2-21、図II-2-18）は自律神経失調症、性障害以外は非常に予後が良くなっていることがわかった。性障害は治療が難しく、自律神経失

表II-2-17 疾患別予後

	総数	良好	(%)	不変・悪化	(%)	不明	(%)
更年期障害	3465	2860	82.5	109	3.1	496	14.3
自律神経失調症	2413	1832	75.9	156	6.5	425	17.6
骨盤内うっ血症候群	2033	1580	77.7	45	2.2	408	20.1
月経前症候群	1261	953	75.6	40	3.2	268	21.3
機能性子宮出血	1086	912	84.0	13	1.2	161	14.8
月経痛	556	440	79.1	13	2.3	103	18.5
萎縮性腟炎	455	391	85.9	13	2.9	51	11.2
性障害	331	227	68.6	26	7.9	78	23.6
産褥うつ病	327	259	79.2	21	6.4	47	14.4
続発性無月経	276	228	82.6	13	4.7	35	12.7

調症には不安障害、パニック障害、適応障害、発達障害、人格障害などが含まれるからと考えられる。

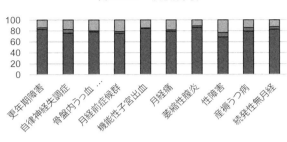

図II-2-14 疾患別予後

表II-2-18 第I期における疾患別予後

	総数	良好		不変・悪化		不明	
		例数	%	例数	%	例数	%
更年期障害	346	291	84.1	29	8.4	26	7.5
自律神経失調症	185	136	73.5	20	10.8	29	15.7
性障害	93	54	58.1	15	16.1	24	25.8
術後不定愁訴	63	44	69.8	10	15.9	9	14.3
機能性子宮出血	57	50	87.7	2	3.5	5	8.8
月経痛	45	33	73.3	2	4.5	10	22.2
月経前症候群	44	29	65.9	5	11.4	10	22.7
続発性無月経	29	25	86.2	0		4	14.3
産褥うつ病	24	17	70.8	1	4.2	6	25
萎縮性膣炎	24	20	83.4	2	8.3	2	8.3
卵巣欠落症候群	18	18	100	0		0	
うつ病	15	8	53.3	2	13.3	5	33.3
産褥神経症	14	9	64.3	2	14.3	3	21.4
慢性付属器炎	10	10	100	0		0	0
筋緊張性頭痛・偏頭痛	10	8	80	1	10	1	10
神経性食思不振症	9	6	66.7	1	11.1	2	22.2

図II-2-15 第I期における疾患別治療予後の図

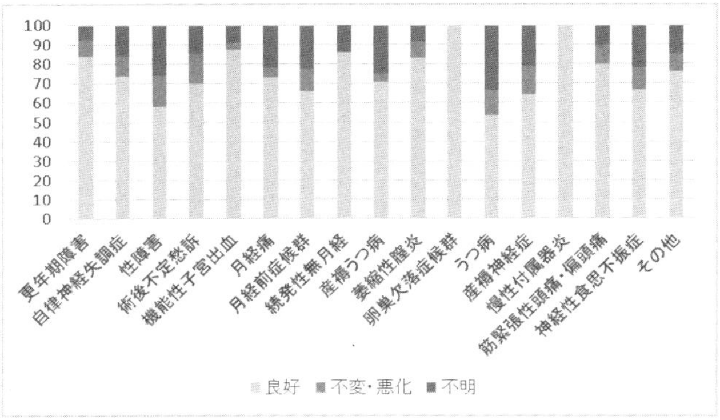

表II-2-19　第II期における疾患別予後

	総数	良好 例数	%	不変・悪化 例数	%	不明 例数	%
更年期障害	2166	1735	80.1	56	2.6	375	17.3
自律神経失調症	1123	842	75.0	64	5.7	217	19.3
骨盤内うっ血症候群	1455	1050	72.2	37	2.5	368	25.3
月経前症候群	609	447	73.4	20	3.3	142	23.3
機能性子宮出血	513	358	69.8	6	1.2	149	29.0
月経痛	218	155	71.1	3	1.4	60	27.5
萎縮性腟炎	341	285	83.6	8	2.3	48	14.1
性障害	160	120	75.0	4	2.5	36	22.5
産後うつ病	103	76	73.8	9	8.7	18	17.5
続発性無月経	103	82	79.6	5	4.9	16	15.5
術後不定愁訴	6	6	100.0	0		0	

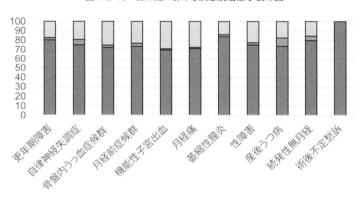

図II-2-16　第II期における疾患別治療予後の図

表II-2-20　第III期における疾患別予後

	総数	良好 例数	%	不変・悪化 例数	%	不明 例数	%
自律神経失調症	778	614	78.9	46	5.9	118	15.2
更年期障害	678	594	87.7	21	3	63	9.3
月経前症候群	424	331	78.1	11	2.6	82	19.3
骨盤内うっ血症候群	348	327	93.9	5	1.5	16	4.6
機能性子宮出血	290	285	98.3	3	1	2	0.7
月経痛	157	139	88.5	3	1.9	15	9.6
産褥うつ病	117	99	84.5	4	3.5	14	12
続発性無月経	75	63	84	5	6.7	7	9.3
萎縮性腟炎	73	69	94.5	3	4.1	1	1.4
性障害	51	33	64.7	6	11.8	12	23.5

II 心身医学

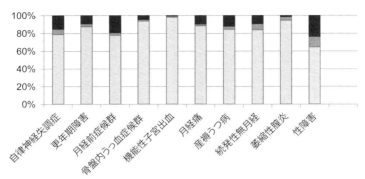

図II-2-17　第III期における疾患別予後

表II-2-21　第IV期における疾患別予後

	総数	良好 例数	良好 %	不変・悪化 例数	不変・悪化 %	不明 例数	不明 %
自律神経失調症	327	240	73.4	26	7.9	61	18.7
更年期障害	275	240	87.3	3	1.1	32	11.6
機能性子宮出血	226	219	96.9	2	0.9	5	2.2
骨盤内うっ血症候群	220	193	87.7	3	1.4	24	10.9
月経前症候群	184	146	79.3	4	2.2	34	18.5
月経痛	136	113	83.1	5	3.7	18	13.2
産後うつ病	83	67	80.8	7	8.4	9	10.8
続発性無月経	69	58	84.1	3	4.3	8	11.6
性障害	27	20	74.1	1	3.7	6	22.2
萎縮性膣炎	17	17	100	0	0	0	0

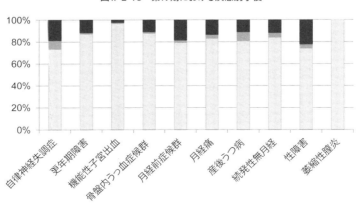

図II-2-18　第IV期における疾患別予後

2. 心身医療専門外来のあり方

　すべての患者に対して心身医学的に，その主訴の背景を面接して親切に生活指導するのが理想ではあるが、数時間で何十人、何百人もの患者を診なければならない今の産婦人科外来では無理である。そこで、我々は直感的にこの患者はよく話を聴く必要があると思われた患者に対しては心身医療扱いとして、時間があればその場で、なければ別の時間を予約して十分の時間をかけて診療している。公認心理師に面接や心理テストを来院のたびに前もって行ってもらう場合も多い。

　しかし、重症な神経症やうつ病などの精神科領域の患者にエネルギーを費やすことは避けるべきと考えている。したがって、普段の診療に対して、一般の手術はもちろん、癌患者や不妊症、分娩そして新生児も含めたすべての診療を行いながら、心身医学のアプローチを行っている。

　一方、心身医療専門外来での患者の疾患別頻度は、前述のように更年期障害が最も多く、自律神経失調症、骨盤うっ血症候群、月経に伴う症状、分娩や流産後の不定愁訴、性障害などであり、これらの中には神経症やうつ病が多いが、婦人科特有の問題が含まれているため、婦人科心身医療外来で扱わねばならない疾患であると考えている。

　重症な抑うつ障害や双極性障害や重い適応障害や発達障害、統合失調症などは外来扱いとはせず直ちに精神科へ紹介転院としている。

1) 器質的除外診断の弊害

　次に著者は成書にかかれている器質的除外診断は、普段の診療にとっては重要であるが、心身症のアプローチとしては、次の理由から適当でないと考えている。

(1) 心身症そのものを除外して器質的にのみ扱う弊害

① 潜在意識の自傷的脚本（ポリサージャリーケースなど）や転移感情としての敵意や復讐（一部の過敏症腸症候群や月経困難症など）、その他の代表的な心身症そのものを除外してしまうことになる。

② 身体的症状移動（一部の続発性無月経や機能性子宮出血など）や症状固定や疾病利得（腟痛や腟炎で長期に身体的治療を行うなど）などを生じる可能性がある。

③ 本来、身体的疾患でも心身医学的管理が必要なもの（癌末期ケア、

不妊症、婦人科手術、流産、死産、分娩など）がある。

（2）除外されたものの中に心身症以外のものが含まれている

　① 　身体症状を訴える不安障害、発達障害など。

　② 　身体症状にマスクされた抑うつ障害、双極性障害など。

　また器質的除外診断の考え方は心身二分論的な考え方であり、この方法によると産婦人科のわずか１％の患者（しかも大部分は神経症やうつ病）を診るにしかすぎなくなる。したがって著者は心身一如の考え方、すなわち、医師が患者を診るとき、身体の一部として内分泌や組織の検査をするのと同次元、同レベルで心身医学的検査も行うべきであると考えている（**図II-2-19**）。

図II-2-19 心身一如

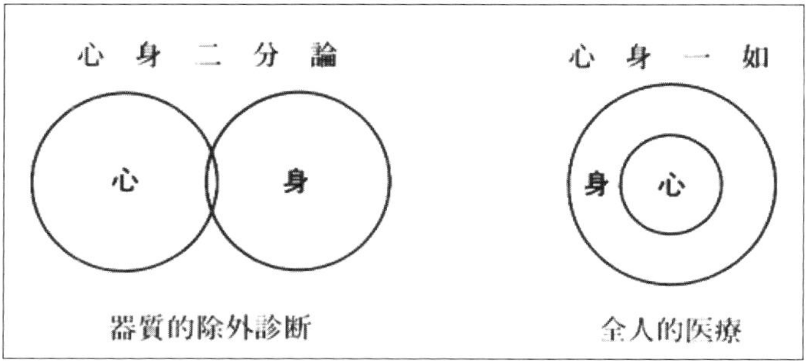

2）病型分類

　心身症関連疾患症例の診断名は**表II-2-5**のごとくである。われわれはこれらの診断名とは関係なく患者を十分に面接することによって、それぞれの患者を心身症型、神経症型、うつ病型、身体病型に病型分類して診療することにより治療効果をあげている。心身症型はアレキシシミア（失感情症）[1]、過剰適応[2]、タイプＡ行動[3]などライフスタイルに問題があるものであり、神経症型はアレキシシミアの傾向がなく、環境には不適応を示している。うつ病型は、不眠、倦怠、頭重感など多数の自律神経失調症状を訴えるが、その背後にうつ気分がマスクされていると考えられる場合である。これらの三つに含まれないものは心理的には問題ないと考え、身体病型とする。

　すなわち、①身体病型（Ｓ型;somatic type、心理的正常群）②うつ病型（Ｄ型;

depressive type、うつ状態群）③神経症型（Ｎ型；neurotic type、神経症状態群）④心身症型（Ｐ型;psychosomatic type、生活習慣、ストレス関与群）のように分ける。

このように分けるのはそれぞれの病型で治療の方針が異なるからであって、事実、例えば各薬剤の使用頻度についてみても前述したように、それぞれの病型で特徴を示している。

この病型分類は我々が診療の都合で勝手に行っていることではあるが、診断、治療、予後にとって重要と考えている。しかし、身体病型にもうつ病型にも神経症型にも十分な面接を行っているうえに、向精神薬や行動療法を行うことがある。つまりすべての症例が心身医学的に診療されており、効果がみられているのだから、改めて区別するのはおかしいといわれるかもしれないが、長年の心身症外来での診療を通して、経験的にこのように患者を分類して治療方針を立てる方が合理的であると思うからである。この分類を頭に置いて面接を行っていくと焦点がはっきりするし、治療の無駄が少なくなり治療予後も良くなるものである。また、若い医師の教育に対しても効果的である。手術や分娩などに追われ、身体的にのみ患者を扱うことに慣れきっている若い医師の頭を切り替えて、考えながら、主体的に面接させるのに適している。一回の面接で、どの病型に入るかをインプレッションで決めておく。次回の面接でそれが変更されても仕方ないことにしてあり、医療者同志のディスカッションに大いに利用されている。

以上、われわれの行っている産婦人科心身医療について述べてきたが、心療内科や他科の心身症外来と大きく異なっているのは、体内ホルモンの周期（図Ⅱ-2-20）と性生活に対して常に深く関わって診療しなければならないことであろう。

II 心身医学

図II-2-20 月経、妊娠・分娩、更年期における血中ホルモンの変動

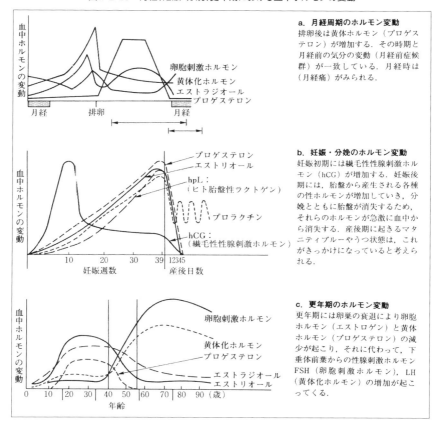

文献

1) Sifneos, P.E : The prevalence of "Alexithymic" characteristics in psychosomatic patients, Psychother Psychosom, 22, 255, 1973
2) 池見酉次郎：神経症と心身症－アレキシシミアをめぐって－、心身医:20, 193, 1980
3) 杉山善朗, 佐藤豪：タイプA行動, 医学と健康の心理学, 応用心理学講座, 福村出版, 1989

III部 │ 婦人科疾患における心身医学

Chapter 1 更年期障害

　更年期障害は諸家によってさまざまな解釈があるが、閉経に関する国際会議において同意された更年期障害とは、病態生理あるいは病因論的立場からみて、卵巣機能の衰退、環境に関する社会・文化的因子、個人の性格構造にもとづく精神・心理学的因子などがからみあっておこる症状を包括している。したがって更年期障害は、個々の患者によって少しずつ異なった病状を示すことから、婦人科における代表的な心身症関連疾患である[1~3]。

1. 診断の仕方

　心身医学的対応としては一人の患者を、婦人科身体的診断、精神科的診断、心身医療的診断、東洋医学的診断の四方向から診ることができると、より的確な診断ができる。ここでは当科で1995年～2008年までに診た2166例をもとに、心身医学的診断について述べる[4]。

1) 身体的診断のために、婦人科（卵巣、子宮頸部・体部がん検査、内分泌検査）、内科（検血、生化学、高脂血症）、外科（乳がん検診）、整形（骨密度測定）、泌尿器科の身体的検査全般を行う。更年期障害、萎縮性腟炎、骨粗鬆症、高脂血症、高血圧症などを診断する。

2) 心理検査としては、面接がもっとも大切だが、初回にインテーク面接のほかにCMI（Cornell Medical Index）、SRQ-D（Self Rating Questionnaire）、MMPI Alexithymia Scale、Kupperman Indexを行い、Kupperman Indexはその後も治療効果をみるため適宜行っている。

3) 同一対象者をその診療録より、インテーク面接や治療経過をもとに心身医学的立場から診断すると、①身体病型（S型；somatic type、心理的正常群）1001例、46.2％、②うつ病型（D型；depressive type、うつ状態群）640例、29.5％、③神経症型（N型；neurotic type、神経症状態群）286例、13.2％、④心身症型（P型；psychosomatic type、生活習慣、ストレス関与群）239例、11.0％であった（**表Ⅲ-1-1**）。

4) また、同一対象者を精神科的診断法であるDSM-5による分類で診ると、身体症状症が1397例、64.5%ともっとも多く、抑うつ障害が596例、27.5%、パニック障害が54例、2.5%、不安障害が39例、2.2%、睡眠障害が20例、0.9%、統合失調症が9例、適応障害が9例、性障害が5例、人格障害が4例、疼痛性障害が3例、摂食障害が2例、転換性障害が2例と幅広い病態を示している。S型のほとんどと、P、N型の多くが身体症状症に含まれるため多くなるが、D型と気分障害の割合が3割であることは同じで、更年期障害患者の診療においては抑うつ症状に留意することが大切であるといえる[5, 6]。

5) 東洋医学的診断としては、**表III-1-1**をみても明らかなように、漢方薬の投薬が全体の約半数以上の1247例、57.6%に、しかもどの病型においても平均して高頻度に用いられている。虚・実、気・血・水、五臓六腑による東洋医学特有の診断ができて、証に合わせ、種々の漢方薬をどの患者にも使用できるという点が特徴的である。

表 II-1-1　更年期障害患者における病型分類と治療別頻度(1995-2008年)

治療	S型 (n=1,001)	D型 (n=640)	N型 (n=286)	P型 (n=239)	合計 (n=2,166)
漢方薬	554 (55.3)	356 (55.6)	176 (61.5)	161 (67.4)	1,247 (57.6)
ホルモン補充療法	436 (43.6)**	237 (37.0)**	100 (35.0)**	76 (31.8)**	849 (39.2)
面接主体	201 (20.1)***	120 (18.8)**	81 (28.3)**	141 (56.0)***	543 (25.1)
抗不安薬	52 (5.2)***	218 (34.1)**	127 (44.0)***	56 (23.4)**	453 (20.9)
抗うつ薬	10 (1.0)**	363 (56.7)***	21 (7.3)***	17 (7.1)***	411 (19.0)
SSRI	3 (0.3)**	95 (14.8)**	12 (4.2)**	20 (8.4)**	130 (6.0)
自律訓練法	1 (0.1)**	2 (0.3)	15 (5.2)	41 (17.2)**	59 (2.7)
ハリ療法	3 (0.3)	8 (1.3)	9 (3.1)	4 (1.7)	24 (1.1)
交流分析	0 (0.0)	1 (0.2)	0 (0.0)	4 (1.7)	5 (0.2)
ヨーガ療法	2 (0.2)	1 (0.2)	0 (0.0)	2 (0.8)	5 (0.2)
絶食療法	0 (0.0)	0 (0.0)	0 (0.0)	1 (0.4)	1 (0.04)

P型：心身症型　N型：神経症型　D型：うつ病型　S型：身体病型
重複あり，カッコ内% 　　**$p>0.01$　*$p>0.05$

2. 治療の仕方

治療は**表III-1-1**のように、重複も含めて前述のごとく漢方薬がもっとも多く、ホルモン補充療法（Hormone Replacement Therapy；HRT）が849例、39.2%と続いた。両者ともどの病型にも多く用いられているが、HRTはS型に有意に多かった。面接主体はP型に多く、D、S型は少なかった。抗不安薬はN、D型に多く、S型に少なく処方されていた。抗うつ薬はD型に圧倒的に多いが、SSRI（Selective serotonin reuptake inhibitors）

はD型のほかにP型にも多く使用されていた。自律訓練法はP型に多く、S型に少ない結果であった。

3. 治療の予後

HRTの有無による治療予後は、**表Ⅲ-1-2**のようにP型では有意差はみられなかったが、S、D、N型ではHRTを用いた群のほうが、用いなかった群よりも有意に良好であった。

全体の治療予後としては、**表Ⅲ-1-3**のように81.2%が良好でありS、P、D型は良かったものの、N型は有意に良くなかった。

表Ⅲ-1-2　更年期障害患者に対するHRTの有無と各病型の予後

HRT	予後	S型 (n=1,001)	D型 (n=640)	N型 (n=286)	P型 (n=239)	合計 (n=2,166)
有	良好	391 (39.1)**	210 (32.8)**	87 (30.4)**	69 (28.9)	757 (34.9)
	不良・不明	45 (4.5)**	25 (3.9)**	13 (4.5)**	10 (4.2)	93 (4.3)
無	良好	444 (44.4)**	309 (48.3)**	122 (42.7)**	126 (52.7)	1,001 (46.2)
	不良・不明	121 (12.1)**	96 (15.0)**	64 (22.4)**	34 (14.2)	315 (14.5)

P型：心身症型　N型：神経症型　D型：うつ病型　S型：身体病型　　　カッコ内%　　**$p>0.01$

表Ⅲ-1-3　更年期障害患者に対する各病型の治療予後

予後	S型 (n=1,001)	D型 (n=640)	N型 (n=286)	P型 (n=239)	合計 (n=2,166)
良好	835 (83.4)	519 (81.1)	209 (73.1)**	195 (81.6)	1,758 (81.2)
不良・不明	166 (16.6)	121 (18.9)	77 (26.9)**	44 (18.4)	408 (18.8)
合計	1,001	640	286	239	2,166

P型：心身症型　N型：神経症型　D型：うつ病型　S型：身体病型　　　カッコ内%　　**$p>0.01$

4. 夫婦関係

1999～2002年に当院を受診した、更年期障害患者731例の夫婦間の問題について検討した。全体を夫の有無で二分すると、夫のいない群は149例で、内訳は未婚群36例、離婚群55例、死別群34例、単身赴任群24例であった。夫のいる群582例は、面接内容から夫が協力している群247例、非協力群105例で、面接内容が夫についてはふれていない不明群230例だった。

表Ⅲ-1-4のように、未婚群ではN型が多く、離婚群、死別群ではS型が少なくP型が多くみられた。単身赴任群にはP型が多く、夫がいる非協力群

ではS型が少なく、D型が多く、P型が多い傾向であった。

　治療予後の検討では、未婚群、不明群は有意に予後良好が少なく、協力群では有意に予後良好が多く、その他の群では有意な差は認められなかった（図Ⅲ-1-1）。夫が最初からいない未婚群は、人格障害などの症例が多いため、病態に影響し予後も不良であると考えられる。夫の協力があり、夫婦関係への満足感が得られていると、予後によい影響を与えるが、夫婦関係への不満や、夫と死別して支えが得られない場合には、S型が少なくてP型、D型が多いことから、夫婦関係の状態は病態や予後に影響を与える一要因であると考えられる[7,8]。

表Ⅲ-1-4　更年期障害患者の夫婦関係と病型分類（1999-2002年）

夫婦関係	P型	N型	D型	S型	合計
未婚群	3 (3.0)	12 (13.6)**	8 (3.1)	13 (4.6)	36
離婚群	12 (11.9)**	8 (9.1)	21 (8.0)	14 (5.0)	55
死別群	14 (13.9)	2 (2.3)	13 (5.0)	5 (1.8)*	34
単身赴任群	7 (6.9)*	2 (2.3)	8 (3.1)	7 (2.5)	24
協力群	27 (26.7)	27 (30.7)	98 (37.4)	95 (33.9)	247
非協力群	21 (20.8)+	13 (14.8)	54 (20.6)**	17 (6.1)**	105
不明群	17 (16.8)	27 (30.7)	30 (11.5)	129 (46.1)	230
合計	101	88	261	280	731

P型：心身症型　　N型：神経症型　　D型：うつ病型　　S型：身体病型　　カッコ内%
+$p>0.07$　　*$p>0.05$　　**$p>0.01$

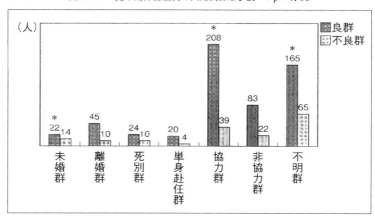

図Ⅲ-1-1　更年期障害症例の夫婦関係と予後　＊$p<0.05$

5. 実際の症例

　50歳の主婦、パートで給食婦。心療内科より、不感症の治療依頼で夫ととも

に受診した。子宮、卵巣に異常はなく、子宮頸部細胞診Ｉ型、血中ＬＨ 15.9、Ｆ
ＳＨ 59.0、Ｅ２ 10 以下、骨密度（腰椎ＤＸＡ法）70.0%、ＣＭＩ cij 11、MR
23、Kupperman Index 32、YG 性格検査 E-type（夫は D -type）、エゴグラム
N -type、自者否定、他者肯定型（夫はM -type で、自他肯定型）であった。

　面接によると、半年前に夫の浮気がわかり、相手とは話し合って別れもらった
のだが、自分の感情が戻らず、sexual に感じなくなったということであった。ど
うしてよいかわからないまま、夫とは歯車がずれてしまい、食事は娘たち二人が
作っていた。心療内科ではうつ状態ということで、抗うつ薬、抗不安薬が処方さ
れていた。

　本症例は、基盤にはＤ型があるが、不感症のきっかけおよび夫婦関係の問題で
はＰ型として、セックスカウンセリングを行う必要があり、当院に紹介された。
また、婦人科から診ればホルモン状態からＳ型、整形外科的にも骨粗鬆症（Ｓ型）
があると考えられ、心理テストや面接ではＮ型であった。

　基本的にはうつ病の治療が主となるべきだが、ＨＲＴや骨粗鬆症の治療、life
style の変更、セックスカウンセリング、夫婦関係、会社の人間関係、生き方や生
きがいなど spiritual な面をも含めた総合的、多面的な全人的治療が必要である。
更年期障害が心身症の代表であることを証明している症例ということができる。

　著者は性機能の面からみても、更年期障害症例は性欲減退 58.0%、セッ
クスレス 25%、性交回数、性欲得点ともに同年代の全国平均より低く、性
障害患者数も多くホルモン補充療法やカウンセリングが有効であることを証
明している[9]。
　その昔若かった頃著者は、更年期障害なんていう病気はないのではないか、
卵巣機能不全、骨粗鬆症、高脂血症、高血圧、神経症、うつ病、心身症など
に分けていくとなくなってまう（図III-1-2）という発表を地方会でしたこと
があり、そのあと故長谷川直義先生（東北大学産婦人科講師）から「昔から
更年期障害という概念が社会に根付いているのだからそれを利用して、さら
に深めて世間に訴えて行く方がよい」と諭されたことがあり、もっともだ
と思った。最近は逆に治療法から考えてみると、述べてきたように治療法が
いろいろある（（図III-1-3）が、高松潔先生（東京歯科大学市川総合病院産
婦人科教授、日本女性心身医学会理事長）から講演で、ホットフラッシュに
SSRI が有効という複数の外国文献や HRT と SSRI が同じ効果で有意差はな

いという外国文献、また認知療法の方が抗うつ薬より効果があるという論文もあるというのを聞き、また著者の日常診療でも漢方を含めていろいろな治療を行っていることから、どの治療法も更年期障害の同じ病巣（病原）を治療していることになるので、うつ病と内分泌をしっかり鑑別する必要はなく、患者の話をよくきいて希望に合わせて、かつ治療者が得意な治療法を行うことでよいのではないかという意見を、高松先生に話したところそれで良いという返事はまだいただいていない。

　いずれにしてもここにあげた症例のように、さまざまな要因を含めた総合的、全人的治療を行う心身医療が必要であることには間違いないと思われる。

図III-1-2　更年期障害について地方会で発表したときのスライド

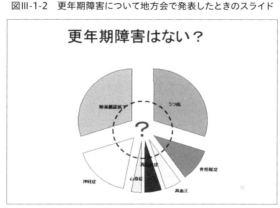

図III-1-3　治療法についての考え方

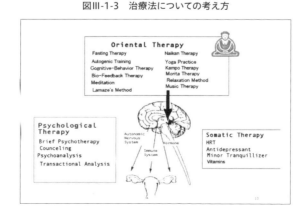

文献

1 ） Satohisa E, Sano T, Wada I : A study of psychosomatic medicine in sexuality of menopausal women. In:Monduzzi Editore,The 9th International Menopause Society World Congress on the Menopause, Italy, pp51-54,1999

2 ） 郷久鉞二、和田生穂、佐野敬夫；シンポジウム更年期と精神症状とのかかわり―更年期の精神症状に対する心身医学的かかわり．日本更年期学会雑誌 9 （1）:45-52, 2001

3 ） 郷久鉞二;心身症の実際，更年期障害，末松弘行編　からだの科学 254，日本評論社, ,p84-88, 2007

4 ） 郷久鉞二、佐野敬夫、高橋　円、斎藤康子、伊藤絵里香、松本真穂、竹原久美子：女性の更年期障害に対する心身医学的対応、心身医 49 （11）:1177-1182,2009

5 ） 郷久鉞二：更年期（女性）とうつ病．野添新一編：これだけは知っておきたいうつ病の認識―プライマリ医療における軽症うつ病・仮面うつ病を中心に，医療ジャーナル社，p65-74, 2004

6 ） 郷久鉞二；心身医療（心身医学的治療）の種類と適応のコツ．麻生武志編；更年期医療のコツと落とし穴，中山書店，p158-159, 2005

7 ） 高野真穂,郷久鉞二,伊藤絵里香,他:当院における更年期障害患者の臨床統計．心療内科 8 （1）: 74-79, 2004

8 ） Takano M, Satohisa E, Itoh E et al: A study of psychosomatic medicine and married relationship of menopausal women. The 14th International Congress of Psychosomatic Obstetrics and Gynecology, Edinburgh, Scotland, pp115, 2004

9 ） 郷久鉞二：性役割からみた更年期女性の心身医学、シンポジウム―性役割からみた中高年の心身医学、心身医、38 （3）:198－202、1998

Ⅲ 婦人科疾患における心身医学

Chapter 2　自律神経失調症

1. 自律神経失調症に対する考え方

　自律神経は全身のどのような臓器にも細かく行きわたって支配している。したがってその症状の種類は非常に多彩である。一方、自律神経の影響で全身のどんな臓器をも病気にしたり、より健康にしたりすることができる。胃潰瘍や高血圧、喘息、その他病気として検査結果がでるものは、それなりに治療法が確立されていてそれぞれの専門の科で扱っている。病気として検査結果がでないものまたは病気に変化するまでに至っていないものは、自律神経の検査が確立されていない現在ではどこの病院のどんな科に行っても、検査結果は異常ありませんと言って相手にしてくれない。しかし本人はその症状がとてもつらいものである。そのような症状が自律神経失調症状であり、一時的につけられる病名が一般にいわれる自律神経神経失調症ということになると思われる。

　また一方、逆にどんな病気になっても自律神経のバランスが崩れるといわれ、原因か結果なのか難しい面もある。さらには、精神的なことでもバランスが崩れるようで、環境によるストレスや性格による心身症、各種の神経症、うつ病、精神分裂病の初期などにもみられる[1]。産婦人科領域からみるとホルモンにも影響されることが多く、更年期や手術による急激な卵巣ホルモンの低下や欠如、分娩後の急激なホルモンの変動により多数の自律神経失調症状が出現することがわかっている[2]。

　このような患者さんは、一般外来で異常ないといわれても愁訴があるので、他の医療機関へと渡り歩く、すなわちドクター・ショッピングを行って、同じ検査やさらに高度の検査を繰り返して行き、医療費の無駄使いをさせてしまうことになる。子宮筋腫や子宮内膜症や慢性、急性の炎症などの中で、それぞれの疾患のまだ軽症な状態のものが、自律神経失調症状に修飾され、強化され、診断に反映されることがないとはいえない。

　このような患者が、決して少ないわけではなく、一般の内科でも婦人科でも外来の4〜5割を占めるといわれている。また、決して放置しておいても良いような軽いものではなく、日常生活がまったくできない患者も多いものである。

185

日本心身医学会でこの「自律神経失調症」がシンポジウムの対象になって、さまざまな分野から専門家が出て、さまざまな角度から発表され議論し合ったことがあり、何となくばらばらで、一致した意見にはならず少し、しらけかかったことがあった。そんなとき、この方面では第一人者の阿部達夫先生が、「そんなことをいっても全国には、日本中に普通の疾患より圧倒的に多数の、しかも重症な自律神経失調症の患者がいて、十分な治療を受けているとはいえない」と発言されて会場の感銘を受けた。

　すなわち、このような患者こそ心身医学的な医療を必要としている患者であり、また対象の患者数は非常に多いということ、学問的に未開拓のところが多いということを再確認させられたわけであります。

　さらに女性は身体的にホルモンの影響、精神的には繊細な心理が影響して自律神経失調症になりやすいことから、昔からさまざまな人たちによりさまざまな名称で呼ばれ、いろいろな定義が付けられている。自律神経失調症、自律神経症、不定愁訴症候群、婦人自律神経失調症、婦人不定愁訴症候群などである。

　しかし、自律神経機能の検査法が確立していない現状ではどれでも同じようなもので、むしろ曖昧な感じがするので、できるだけ自律神経失調症という病名は避けて、なるべくより直接的な診断名（続発性無月経、月経痛など）を用いるようにしている。

　逆に、その曖昧さのため"自律神経失調症"という病名は一般受けも良く、保険も通り易い名前であることも事実である。残念ながら現在では、精神科ではなく一般科の医師が"心身症"や"神経症"の病名をつけると保険の審査委員から厳しいチェックが入る。しかし"自律神経失調症"と付けておくと大抵の検査やくすりが通るから不思議である。

　したがって著者らは、保険病名としてはよく"自律神経失調症"を用いるが、普段は、少しでも病態像を明確にするためになるべく用いないようにしている。

2．自律神経失調症の臨床統計

　それにもかかわらず、表II-2-5、図II-2-4のごとく、心身症専門外来の患者の病名としては、更年期障害の3,465例（26.0％）についで2番目に多

い頻度 2,413 例（18.1％）になっている。更年期障害も症状としては自律神経失調症状であることを考え合わせると、いかに自律神経失調症の患者が多いかということを再度、認識させられる。

つぎに病型分類で比較してみる（**表Ⅱ-2-10**、**図Ⅱ-2-9**）と、自律神経失調症は他の心身症関連疾患と比べ、うつ病型が 34.6％、神経症型が 31.5％と多くみられ、心身症型の 10.9％を合わせると自律神経失調症のほとんどが心身症外来で扱わねばならない患者である。

治療予後を比較してみる（**表Ⅱ-2-17 〜 21**、**図Ⅱ-2-14 〜 18**）と、良好は、2,413 例中 1,832 例（75.9％）で他の更年期障害、萎縮性腟炎、機能性子宮出血の 80％以上と比べ良くなく、性障害の次に悪かった。時期別にみてもどの時期も 75％前後で良くなかった。これは他と比べ、不安障害、パニック障害や適応障害が入っている神経症型や難治のうつ病型が多く含まれているためであった。

いずれにしても症状としては、心身症型（P）、神経症型（N）、うつ病型（D）、身体病型（S）のいずれもそれぞれ多数の自律神経失調症状を訴えているが、その背景や心因には、人工妊娠中絶、婦人科手術、ホルモン、性行為、妊娠、流産、死産など産婦人科に関連した問題が、含まれているため産婦人科の心身症専門外来で扱わねばならないものが多い。

文献

1）阿部達夫，筒井末春：自律神経失調症―不定愁訴症候群を中心として―，金原出版，東京，1962

2）郷久鉞二：産婦人科領域における心身医学的研究，第 32 回日本産科婦人科学会北日本連合部会　特別講演論旨，山形，1984

Chapter 3 骨盤内うっ血症候群

　骨盤内うっ血症候群とは、特に器質的な疾患を認めないのにもかかわらず下腹部痛を訴える症例に対する診断名である[1,2]。重篤な状態になることが少ないため、それほど注目されることはないが、まれな疾患ではない。中には痛みが強くてドクターショッピングをする患者もいる。実際、下腹部痛を主訴として当院を受診する患者のうちで子宮内膜症や附属器炎など器質的な疾患を認める例は半数にもならない[3]。したがって心身医療が重要であり、心身症関連疾患全症例のうち骨盤内うっ血症候群が15.2%と更年期障害、自律神経失調症についで3番目を占めている（**表Ⅱ-2-5、図Ⅱ-2-4**）。

　骨盤内うっ血症候群の病態は「うっ血」という言葉が示すように、骨盤内の静脈の循環障害によって引き起こされる。ストレスや生活習慣により血液粘度が増加することで末梢血管の循環障害が生じる。いわゆる血液ドロドロの状態でこれを東洋医学では「瘀血」という。女性の骨盤内の静脈筆は、男性とくらべて内性器への栄養血管が豊富で、左腸骨静脈が右よりも長く、左卵巣静脈は左腎動脈へ入っているため、うっ血は左側に生じることが多い。骨盤内うっ血症候群は東洋医学的な観点からは容易に説明が可能で、治療も漢方薬投与が効果を発揮する。しかし、うつ病がストレスの原因となっている場合は抗うつ薬が奏効する場合もある。

1. 骨盤内うっ血症候群の診断

1）視診

　末梢循環障害は皮膚の状態にも影響を与えるため、患者の顔面の皮膚の状態はなめらかではなく、唇も黒ずんでいることが多い。化粧の乗りも悪くなるので、その辺のところを患者に確認すると良い。

2）問診

　末梢循環障害によって引き起こされるため、器質的な疾患による疼痛と異なり、安静時に生じることが多い。「歩いている方が痛くないのではありませんか」とか「朝、起きたとき、体が重たくはありませんか」という質問が

有用である。また、うつ病が疑われる症例に対しては、睡眠障害の有無、意欲減退の有無、希死念慮などの確認が重要である。

3）内診

通常の内診では子宮や附属器の確認や圧痛を調べるが、骨盤内うっ血症候群では骨盤壁の圧痛を確認するのが特に重要である（**図III-3-1**）。うっ血は左骨盤内で生じるため、左腸骨内壁に圧痛を認めることが多い[4]。この診断は産婦人科医の独壇場といえる。

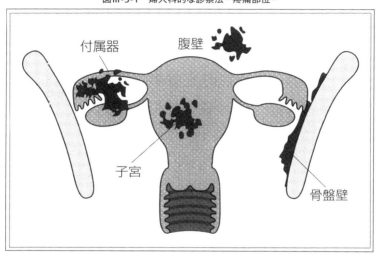

図III-3-1　婦人科的な診察法－疼痛部位－

4）画像診断、血液検査

超音波検査では子宮の周りの静脈が怒張していることが特徴であるという報告があるが、著者の経験では内診のほうが確実である。血液検査では必ずしも総蛋白の増加や多血症は認められず、通常の臨床検査では確認できない。研究所レベルでは血液粘度の検査報告があるが一般的ではない[5]。

5）心理検査

患者の一部にはうつ病によって引き起こされている症例もある[2-4]。したがってうつ病が疑われる場合は、東邦医大方式のうつ尺度の検査（SRQ-D）などを使用している。

2. 骨盤内うっ血症候群の治療

1）生活指導

　骨盤内うっ血症候群の患者は、仕事や家庭などの問題でストレスを抱え込んでいる例が多い。休養をすすめることが基本である。著者も「2、3週間ばかり温泉に行ったり、暖かい地方でのんびり過ごしてはどうですか」と患者に言うのだが、ほとんどの患者は、「そうできればいいんですけどねえ」と納得しながらも寂しそうに笑っているのが現状である。

2）漢方薬

　病態は東洋医学の「瘀血」に相当するため、駆瘀血薬が有効である。漢方薬は効果が出るまで時間がかかると思われがちであるが、早ければ2、3日で、遅くても1、2週間の投与で効果が出るので、初診では1、2週間を処方する。それで効果がなければ別の処方に変える必要がある。効果が確認できたら、患者が納得するまで処方し、症状が落ち着いたら患者の判断で休薬してよい。漢方薬は通常、吸収を良くするために食前に服用させるが、几帳面な患者では「食事を摂ってしまったので飲めなかった」と言うことがある。食後でも良いから取りあえず服用してもらうように指導する必要がある。特に起床時の疼痛を訴える患者に対しては就寝前に服用させると良い。駆瘀血薬には、桂枝茯苓丸、芎帰調血飲[6]、桃核承気湯、通導散、サフランなどがあるが、効能は最後の東洋医学で解説する。

3）抗うつ薬

　ストレスの原因がうつ病にある場合は、漢方薬は無効で抗うつ薬が奏効する。慢性疼痛に対する抗うつ薬は三環抗うつ薬やSNRIが第一選択とされているが[7]、症例によっては四環系抗うつ薬やスルピリドを使用することもある。1週間くらいで鎮痛効果は発現する。

4）鍼治療

　骨盤内うっ血症候群に対しては、以上に述べた治療法でほとんどの患者に奏効する。しかし、疼痛部位が恥骨結合部位、鼠径部、下腹部、尾骨などピンポイントの場合は、炎症などの器質的な疾患でなければ、鍼治療が即効的に効く。

3．症例

症例1．53歳、主婦

　数か月前より下腹部痛を自覚するようになった。内科では異常はなく更年期障害ではないかと言われ受診。診察室に入ったときの患者の顔色はまだらな感じで口唇は黒ずんでいた。「痛いのは安静時で、歩いているときは痛みが気にならないのでは」と訊くと、患者は「その通りです」と驚いていた。超音波診断では異常は認めなかったが、左腸骨内壁に圧痛を認めた。桂枝茯苓丸エキス剤を7日分処方した。2、3日の服用で痛みは気にならなくなり、患者の希望でさらに14日分を処方した。

症例2．29歳、産褥8日目

　分娩および産後の経過は順調で、5日目に退院した初産婦である。会陰部の創痛を主訴として受診。創部の状態は良好で、疼痛部位は左腸骨壁にあった。便も緩いというので芎帰調血飲を7日分処方した。一か月検診では「あの漢方薬を飲んでしばらくしたら痛みは気にならなくなりました」と言われた。

症例3．31歳、帝王切開後3日目

　骨盤位のため選択的帝王切開をした。術後経過は順調であったが、3日しても腹痛が改善しないと心配していた。創部には痛みはほとんどなく内診上、骨盤内に広く強い圧痛を認めた。術後、便通もないというので桃核承気湯を処方した。服用後1日で排便があり2日目には疼痛も気にならなくなった。もともと便秘症であるため、退院時、便秘薬として加減して飲むようにと14日分処方した。

症例4．71歳、無職

　10年前から下腹部痛のため市内の内科や産婦人科を受診したが、いずれも原因不明ということで鎮痛薬も奏効しなかった。体格は小柄で顔色は暗赤色であった。内診上、左腸骨内壁に強い圧痛があった。桂枝茯苓丸を2週間投与したところ、いくらかラクになったというのでさらに1か月分処方したが、それ以上は改善しなかった。サフラン0.6g/日を加えたが、いくらか良いという程度であった。そこで桂枝茯苓丸と通導散の合方としたが、まだ満足できる状態にはならなかった。初診から9か月後に手に入った抵当湯エキス2.0gと桂枝茯苓丸を合方し、

さらに胃腸の調子が悪く疲れやすいというのでコウジン末 2.0 g / 日を加えたところ、はじめて疼痛から解放されるようになった。

症例 5．74 歳、無職

　高血圧や高脂血症のため内科で治療を受けている患者である。下腹部痛のため内科の主治医に相談したところ産婦人科の受診をすすめられた。体格は大きく肥満体であった。骨盤内に広く圧痛を認めた。便秘もあるというので通導散を処方したが改善しなかった。そこでサフランを 1.0 g / 日を追加したがいくらか良くなったという程度であった。この患者は心配性で受診する度に内診を希望して、器質的な疾患の有無を確認しなければ気が済まなかった。3 か月ほどして、患者は不眠のため睡眠導入薬を服用していることを話したため軽症うつ病と判断した。そこで「眠剤の代わりに飲みなさい」とクロミプラミン（アナフラニール）10mg を就寝前に処方したところ、7 日間の服薬で痛みやその他の愁訴も改善した。その後も患者は同処方を希望して、現在 2 年近くも服用を続けている。

文献
1）西村俊雄・他：現代産婦人科大系 6 A．中山書店、1973；pp264-265
2）馬島季麿：産婦人科シリーズ No. 8．江南堂、1974；pp163-167
3）佐野敬夫・他：骨盤内うっ血症候群に対する治療．産と婦　2002；4：529-535
4）佐野敬夫・他：骨盤内うっ血症候群における圧痛部位と漢方治療．痛みと漢方　1997；7：89-93
5）寺澤捷年・他：和漢診療学と血液レオロジー．日本バイオロジー学会誌　1991；5：114-125
6）佐野敬夫・他：産婦人科領域における芎帰調血飲エキス剤の使用経験．産と婦　2000；67：823-826
7）宮崎雅之・他：慢性疼痛に対する抗うつ薬とその効果．薬局　2009；Vol.60.No.7：89-94

Ⅲ 婦人科疾患における心身医学

Chapter 4　月経関連症状

　最近は少子高齢化にもかかわらず、逆に心身症関連疾患症例の臨床統計を
みると、10代の若い人が増えて（**表Ⅱ-2-4**、**図Ⅱ-2-3**）、月経関連疾患症例
が多くなってきている（**表Ⅱ-2-5**、**図Ⅱ-2-4**）。そこで月経痛、月経前症候
群（Premenstrual Syndrome, PMS）、月経前不快気分障害（Premenstrual
Dysphoric Disorder, PMDD）、続発性無月経症例を分析して比較してみる
こととした。

1.　月経痛（Dysmenorrhea）

　2014 ～ 2018 年までの 5 年間に当院で心身医療的に扱った症例 2,211 例
を月経痛症例 118 例とそれ以外の症例 2,093 例に分けて比較した。

　年齢別頻度では 10 代 57 例（48.3%）、20 代 38 例（32.2%）、30 代 13
例（11.0%）、40 代 9 例（7.6%）、50 代 1 例（0.8%）と 10 代が多かった（**図
Ⅲ-4-1**）。

　DSM － 5 分類[1] で身体症状症群が 115 例（97.5%）で月経痛症例以外の
1,504 例（71.9%）と比較して圧倒的に多かった。抑うつ障害、適応障害、
PMDD はそれぞれ 1 例（0.8%）のみで少なかった（**図Ⅲ-4-2**）。

　病型分類でも身体病型が 110 例（93.2%）でそれ以外の 1,307 例（62.4%）
に比べ比較的に多かったが、逆にうつ病型はそれぞれ 3 例（2.5%）、411 例
（19.6%）で、神経症型も 4 例（3.4%）、205 例（9.8%）で圧倒的に少なく、
心身症型は 1 例のみであった（**図Ⅲ-4-3**）。

　精神科との併診は抑うつ障害 1 例、PMDD1 例であった（**図Ⅲ-4-4**）。

　治療別頻度ではホルモン療法がそれぞれ 31 例（26.3%）、343 例（16.4%）
と多く、漢方薬投与は 91 例（77.1%）、1,722 例（82.3%）、面接主体は 31
例（26.3%）、522 例（24.9%）と両者に差はなく、抗不安薬投与は 2 例（1.7%）、
207 例（9.9%）で少なく、抗うつ薬の投与はなかった（**図Ⅲ-4-4**）。

　治療予後は、予後良好が 103 例（87.3%）、1,785 例（85.3%）と同じであっ
た（**図Ⅲ-4-5**）。

図III-4-1 月経痛・月経前症候群・月経前不快気分障害・続発性無月経症例の年齢別頻度

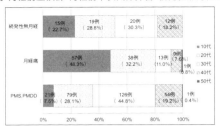

図III-4-2 各疾患のDSM分類

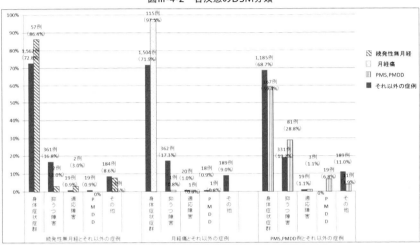

図III-4-3 各疾患の病型分類

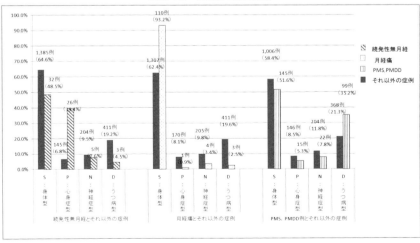

III 婦人科疾患における心身医学

図III-4-4　各疾患の治療別頻度(重複あり)

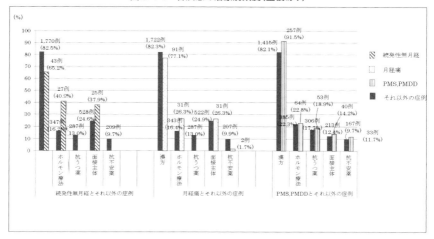

図III-4-5　各疾患における予後良好の率

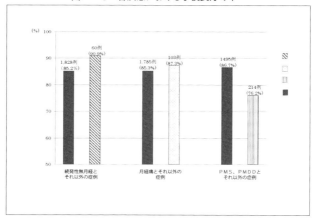

2. 月経前症候群(PMS)と月経前不快気分障害(PMDD)

2012〜2016年までの5年間にPMS262例とPMDD19例の合計281例を、同時期のこれ以外の心身症関連疾患1,724例と比較した。

年齢別頻度では、10代21例（7.5%）、20代79例（28.1%）、30代126例（44.80%）、40代54例（19.2%）、50代1例（0.4%）と20代、30代が多かった（**図III-4-1**）。

DSM－5分類では身体症状症群が167例（59.4%）とそれ以外の1,185

例（68.7%）と比べ少なかったが、抑うつ障害はそれぞれ81例（28.8%）、331例（19.2%）と多かった。PMDDが19例（6.8%）、0例で、不安障害はそれぞれ7例(2.5%)、81例(4.7%)、適応障害は3例(1.1%)、19例(1.1%)、双極性障害2例(0.7%)、パニック障害と人格障害が1例(0.4%)であった（図III-4-2）。

病型分類ではそれぞれ身体病型が145例（51.6%）、1,006例（58.4%）、うつ病型99例（35.2%）、368例（21.3%）、神経症型22例（7.8%）、204例（11.8%）、心身症型15例（5.3%）、146例（8.5%）とうつ病型が多かった（図III-4-3）。

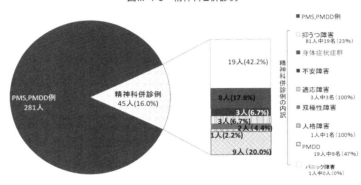

図III-4-6　精神科と併診例

精神科との併診している例は、全体として45例（16.0%）で、DSM－5分類でみると抑うつ障害19例、身体症状症群8例、不安障害3例、適応障害3例、双極性障害2例、人格障害1例で、PMDD9例であった（図III-4-6）。

治療別頻度ではホルモン療法がそれぞれ64例（22.8%）、385例（22.3%）、漢方薬投与例は257例（91.5%）、1,415例（82.1%）、抗うつ薬投与例53例（18.9%）、306例（17.7%）、面接主体例40例（14.2%）、213例（12.4%）、抗不安薬投与例33例（11.7%）、167例（9.7%）とすべての治療がそれ以外の症例より多かった（図III-4-5）。

しかし、治療予後は、良好が214例（76.2%）でそれ以外の1,495例（86.7%）に比べ悪かった（図III-4-6）。

3. 続発性無月経

2014 ～ 2018 年までの 5 年間に当院で心身医療的に扱った症例 2,211 例を続発性無月経 66 例とそれ以外の症例 2,145 例に分けて比較した。

年齢別頻度では 10 代 15 例（22.7%）、20 代 19 例（28.8%）、30 代 20 例（30.3%）、40 代 12 例（18.2%）、と 20 代、30 代が多かった（**図Ⅲ-4-1**）。

DSM － 5 分類では身体症状症群が 57 例（86.4%）それ以外の 1,562 例（72.8%）と比較して多く、抑うつ障害は 2 例（3.0%）と少なかった。適応障害は 2 例（3.0%）で、その他が 5 例（7.6%）であった（**図Ⅲ-4-2**）。

病型分類では心身症型が 26 例（39.4%）でそれ以外の 145 例（6.8%）に比べ圧倒的に多かった。その他は身体病型がそれぞれ 32 例（48.5%）、1,385 例（64.6%）、神経症型が 5 例（7.6%）、204 例（9.5%）、うつ病型が 3 例（4.5%）、411 例（19.2%）で少なかった（**図Ⅲ-4-3**）。

精神科との併診は 8 例（12.1%）で、抑うつ障害 2 例、統合失調症 2 例、適応障害 2 例、摂食障害 1 例、双極性障害 1 例であった。

治療別頻度ではホルモン療法がそれぞれ 27 例（40.9%）、347 例（16.2%）および面接主体が 25 例（37.9%）、528 例（24.6%）と多く、漢方薬投与 43 例（65.2%）、1,770 例（82.5%）は少なく、抗うつ薬、抗不安薬の投与はなかった（**図Ⅲ-4-5**）。

治療予後は、良好が続発性無月経で 60 例（90.9%）と、それ以外の 1,828 例（85.2%）に比べよかった（**図Ⅲ-4-6**）。

4. 考察

月経は女性にとって生理的（自然的）な現象である。器質的に異常がない場合でも、その症状は個人により時期により異なっていて心身医療が必要なことが多い。そこでここでは心身医療を行った症例を分析してみた[2]。

その結果、月経痛は 10 代に、続発性無月経、PMS、PMDD は 20 代、30 代に多かったごとく、最近は更年期障害などの高年齢層の心身症関連疾患が減少して、月経痛、続発性無月経、PMS、PMDD など若年、成人年齢層の心身症関連疾患が増加してきていることが明らかとなった。

昔から精神的ショック（肉親の死亡、失恋、落第、離婚、夫の浮気）や環

境の変化（就職、転居、転職）、戦争、拘禁、受験、手術などさまざまな外因によって月経異常が起こるとされている[3]。今は妊娠反応や超音波検査があるので想像妊娠はみられなくなったが、著者は昔、妊娠8か月と10か月相当の想像妊娠の症例を経験している[4]。

　最近は摂食障害やアスリートの月経異常に対する心身医学的対応が重要になってきている。著者は昔、有名な冬季五輪選手とその妹の月経痛と続発生無月経を心身医学的に分析したことがある（**表III-4-1**）。また著者が治療した全摂食障害症例では、次々項（Chapter 6）で示すごとく、60 〜 70％が無月経であった。今回の結果では、続発性無月経の症例は心身症型が多いので、無月経に対するホルモン療法だけではなくストレスに対するカウンセリングなど他の心理療法が重要であることが証明された。

　月経痛の症例に関しては10代、20代に多く、身体症状症群がほとんどであった。しかし心身症型が1例しかいないのは十分に面接していないためと考えられる。器質的には異常がなく、精神的にも大きな障害がなくても、痛みに対する共感が大切で、特に10代は、ついて来ている母親（そのうち2例が父親、最近は父親が付き添ってくることも増えている）と一緒に面接し、家庭内の状況（両親、兄弟の月経への考え方）や学校での状況（痛みで不登校、保健室、友人関係）など時間をかけた面接が必要と考えられた。

　また、子宮も腸管も同じ平滑筋でできているので、著者が示したように月経痛の35.6％に過敏性腸症候群や腸機能異常などの消化器異常がみられること[5]から、それを加味した漢方薬や自律訓練法が有効な例も多い可能性がある。

　治療予後をみると対照群と比べて続発性無月経症例は良好で、月経痛症例は対照群と同じ予後で、PMS、PMDD症例は対照群より悪い結果であった。月経痛症例は救急車で搬送されてくる症例もあるが予後はよい。

　精神科との併診例では、月経痛では3％、続発性無月経では12.1％、PMS、PMDDでは16.0％であることがわかった。

　最近は治癒率の悪い若いPMSやPMDDの患者が増えて困るという印象があるが、それを裏づける結果になった[6]。予後も悪いが病態増もさまざまな精神障害がみられ、治療もホルモン療法、向精神薬、漢方薬を駆使し何よりも面接を十分に行い、その患者にとって何が大切かを見極めることが重要である[7]。

Ⅲ 婦人科疾患における心身医学

表Ⅲ-4-1　過敏性腸症候群に月経痛を合併した症例

【症例】　25歳　未婚　産0妊0
主　訴：月経痛（15歳より剥がれるような痛み）
月経歴：初潮13歳，整順，量多く血塊（＋），下腹痛
既往歴：過敏性腸症候群
学歴，職業：短大卒，労働組合→化粧品のセールス
家族歴：両親健在，同胞に妹1人の4人で生活
趣　味：スポーツ
心理検査：CMI：Ⅲ領域（CIJ；15，MR；11）
現症歴：月経痛は15歳より剥がれるような下腹痛があり，貧血，下痢を繰り返す．20歳頃
　　　　より過敏性腸症候群で内科治療（ブスコパン，ポンタール，整腸剤，消化剤，セレ
　　　　キノンなど）を続けている．
生活歴：両親に厳格に育てられた．中学，高校時代は妹がスケートの国際的な選手で，人の
　　　　出入りが多く，精神的に不安定であった．短大卒業後，事務員．そこで労働組合の
　　　　長にさせられ，その頃より下痢，便秘を繰り返すようになり，近くの内科（個人病院）
　　　　にて治療を受けている．
面接結果：心身症型（過剰適応，アレキシサイミア）．ストレスはないというが，現在でも妹
　　　　のマネージメントをやり，家族ぐるみで応援している．
治療経過：内診，視診にて内外性器に異常認めず，細胞診もⅠ型，ゲスターゲン製剤（デュファ
　　　　ストン10mg/日）を黄体期（10日間）に服用，月経時は症状に合わせて，ブスコパ
　　　　ン，ポンタール，セレキノン，インダシン坐薬を使用して自己コントロールをして
　　　　いる．以前よりは症状が軽減したが普段便秘と下痢とを繰り返し月経時には下痢，
　　　　腹痛がひどくなるというので，治療2か月目より自律訓練法を指導，熱心に行い軽
　　　　快してきている（3日間寝たきりだったのが，1日でよくなったという）．

文献

1）日本精神神経学会（監修）、高橋三郎，大野　裕（監訳）：DSM－5精神疾患の診断・統計マニュア
　　ル　医学書院、2014
2）郷久鉞二ほか：月経と心身症、心身医　60:488-493,2020
3）長谷川直義：心因性月経異常，心身症の診療（九嶋勝司編），金原，東京，1965
4）郷久鉞二産婦人科領域における精神身体医学的研究，札幌医学雑誌43:5-20,1974
5）郷久鉞二：産婦人科疾患と消化官運動機能、橋本正淑（監）、郷久鉞二（編）：女性の心身医学、
　　南山堂、pp33-37,1994
6）郷久鉞二：女性心身医療の今昔、女性心身医学　23:221-232,2019
7）郷久鉞二他：女性心身医療の実戦、心身医　58:678-687,2018

Chapter 5 　機能性子宮出血

1． 機能性子宮出血に対する考え方

　機能性子宮出血の定義は子宮内膜からの出血のうち月経と器質的出血を除外し得たときに機能性子宮出血と診断する。産婦人科の成書にはさまざまな分類やそれに対する治療法が詳述されている。しかし、どの成書にも心理・社会的な病因や治療にはまったく触れられていない。内分泌機構と自律神経がお互いに密接な関係にあることは、患者の症状からみても明らかである。ホルモンによる治療の後で自律神経失調症状が出現するごとき症状移動がそれである。

　著者は以前に、機能性子宮出血と診断された 100 例を対象とし、心身医学的に調査したことがある[1]。それによると年齢別の頻度は 26 歳から 30 歳がピークだが、どの年代にも発生していて、出血時期は 83 例の調査で卵胞期 39 例、排卵期 38 例で殆んど（92.8％）を占め、黄体期は 4 例、不明 2 例であった。子宮内膜所見は試験掻爬で 80％が正常の子宮内膜所見であった。

　面接や各種検査と治療経過より、可及的に出血の原因と因果関係がありそうなものを探り出してみたところ、心理的な因果関係の可能性が考えられる心身症が 12 例で、神経症 2 例、うつ病 1 例、分裂病 1 例も現在の出血に関してその影響の可能性が考えられた。その結果、全機能性子宮出血症例の 15％は心身医療が必要ということになる。

　したがって、機能性子宮出血を診る場合、器質的なものがない場合は少しの面接で心身症関連疾患が疑われるものはすべて、原因を探り対処法を患者と一緒に考えながら、環境調整、体調の管理とともにホルモン治療や漢方治療を行っている。

2． 機能性子宮出血症例の分析

　このようにして診た全患者を分析してみる。総数は 1,086 例でこれは全心身症関連疾患症例 13,342 例中の 8.1％にあたり、疾患別頻度では 5 番目

III 婦人科疾患における心身医学

に多いという結果であった（**表II-2-5**、**図II-2-4**）。時期別にみると、第I期（1976〜1993年）は心身症関連疾患症例1,040例中57例（5.5%）で、第III期（1995〜2008年）は7,515例中513例（6.8%）、第III期（2009〜2016年）は3,092例中290例（9.4%）、第IV期（2017〜2020年）は1,695例中226例（13.3%）と増え続け、最近は3番目に多い疾患になっている。

　病型分類（**表II-2-10**、**図II-2-9**）では、1,085例中、心身症型が136例（12.5%）、神経症方が41例（3.8%）、うつ病型が20例（1.8%）、身体型が888例（81.8%）と身体型と心身症型が多かった。時期別に診ても、第I期（**表II-2-8**、**図II-2-7**）では57名中、心身症型が31名（54.4%）、神経症型7例（12.3%）、うつ病型が1例（1.7%）、身体病型が18例（31.6%）で、心身症型、身体型が圧倒的に多かった。第II、III、IV期（**表II-2-9**、**図II-2-8**）でも心身症型が105例（10.2%）、神経症型34例（3.3%）、うつ病型が19例（1.8%）、身体病型が870例（84.6%）で同様であった。

　治療予後は（**表II-2-17**、**図II-2-14**）、1,086例中予後良好は912例（84.0%）、不変・悪化が13例（1.2%）、不明が161例（14.8%）と他の疾患に比べ非常に良い。期別にみても第I期（**表II-2-18**、**図II-2-15**）は57例中50例（87.7%）が良好、第II期（**表II-2-19**、**図II-2-16**）は513例中358例（69.8%）と低かったが、当院の開院時期で不明が149例（29.0%）と多かったためであり、第III期（**表II-2-20**、**図II-2-17**）、第IV期（**表II-2-21**、**図II-2-18**）はそれぞれ良好が290例中285例（98.3%）、226例中219例（96.9%）で、最近10年間は非常に良い結果となっていることがわかった。

3. 考察

　機能性子宮出血の患者は心身症関連疾患症例の10%を占め、最近は13%以上に急増している。年齢は性成熟期にある婦人のどの年代にも発生し、性周期では卵胞期と排卵期に多いが、黄体期にもみられ、どの時期にも出現し、また子宮内膜、血液凝固系がまったく正常でも発症することがわかった。

　昔も現在も、皆気付いていながら、検査や治療に面接法や心理療法を説いている研究者は皆無である。これらのことから著者らが行った調査は、面接による心因が真に出血に結びついたかどうかを証明する方法はなくとも、意義のある研究と考えたい。また心理検査では更年期障害と同レベルのストレ

ス状態にあることが証明でき、患者の心身医学的観察から症状移動を証明できることで、その病態像において間脳視床下部自律神経または下垂体、卵巣、副腎系の相互の関連性をうかがうことができたと考えている[1]。

　心身医療を行った症例の病型分類をみても心身症型が12.5%、神経症型が3.8%、うつ病型が1.8%、身体型が81.8%と身体型と心身症型が多かった。心身症型、神経症型、うつ病型の合計は18.2%となる。すなわち心身医療的に診た機能性子宮出血患者のうち5分の1は、成書に書かれているような身体的治療法のみでは不十分ということになる。

　したがって、著者は機能性子宮出血患者における普段の診療でも出血の診断や治療を注意深く行いながら、患者の心理・社会的背景もちょっと聞いてみることにしている。そして、問題が少しでもありそうな場合には十分な面接を行い心身医学的なアプローチで診療している。

　誘因となるような心理・社会的因子は、仕事や家庭での対人関係のトラブルが多く、離婚や性生活などの心理的に深いものから、引っ越しや感冒、泥酔などの浅いものまで、人により実にさまざまである。心理学者の立場で観察するなら、機能性子宮出血は止血されることを迷惑と感じることすらある。また再出血や治療による消退性出血が起きた場合には「それみたことか」と治療者に対する転移感情をこめてあちこちの医師をわたり歩くこともあり、婦人科医はそれにふりまわされ、懸命に止血操作を行うことになるという悪循環におちいってしまうこともある。むしろ逆にこちらから「何か出血するような原因がありますか」と聞く方が治療になることすらある。なぜなら因果関係が患者にとって意識されていないことが多いからであり、それに気づくことのみで治療となりうるからである。あとはそれぞれの患者の life style を観察して、患者本人から自覚させるように仕向けていけば、それが患者にとって価値ある治療となるものである。

　以上の診療の仕方によってか、当院では治療効果が非常に良くなってきていることが伺われた。

文献
1）郷久鉞二：機能性子宮出血、女性の心身医学（郷久鉞二編）、南山堂、pp58-68、1994

Chapter 6 摂食障害

1. 摂食障害症例の臨床統計

1975年から2020年までに心身医療的に扱った摂食障害症例は104例である。

初診年齢は、10代が23例（22.1%）、20代が56例（53.8%）、30代が23例（22.1%）、40代が2例（2%）であった。10代では14歳が1例、15歳が2例であった、40代は41歳と47歳であった（図III-6-1）。

図III-6-1 摂食障害患者の年代別年齢の頻度

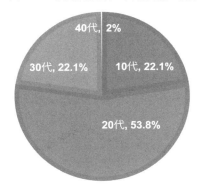

摂食障害 eating disorder（ED）を神経性食欲不振症 anorexia nervosa（AN）と神経性過食症 bulimia nervosa（BN）に分けると、AN が58例（55.8%）、BN が46例（44.2%）であった（図III-6-2）。1975 − 2000年までの28例中 AN は21例（75.0%）、BN は7例（25.0%）で、2001 − 2009年までの AN の54例中 AN は25例（46.3%）、BN は29例（53.7%）、2010 − 2020年までの22例中 AN は12例（54.5%）、BN は10例（45.5%）であった。

月経の有無では、無月経が60例（57.7%）、月経のある例が36例（34.6%）、不明が8例（7.7%）で、無月経の症例が非常に多かった（図III-6-2）。特に AN の方が58例中無月経が42例（72.4%）で、BN46例中の無月経が18例（39.1%）を上回っていた。

職業の有無では、職業ありが29例（27.9%）で、学生が25例（24.0%）、主婦が21例（20.2%）無職が18例（17.3%）、不明が11例（10.6%）で、学生が多かった（図III-6-2）。

　病型分類では、心身症型が74例（71.2%）、うつ病型が22例（21.2%）、神経症型が6例（5.8%）、身体病型が2例（1.9%）で、心身症型とうつ病型が多かった（図III-6-2）。

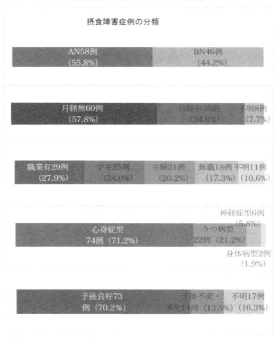

図III-6-2　摂食障害症例の分類

　紹介されてきた症例が多く、紹介元は、内科個人病院からが8例、精神科病院が7例、婦人科個人病院が7例、大学病院内科からが6例、心療内科病院が5例、精神科クリニックが5例、総合病院婦人科3例、大学病院婦人科が1例、総合病院内科が1例、小児科個人病院からが1例、保健師からが1例と実にさまざまなところから、合計45例（43.3%）が紹介されて来ている。一方、こちらから手に負えずに紹介、または併診のために紹介した症例も多くて、その紹介先は、精神科病院が14例、心療内科病院が4例、精神科クリニックが3例、総合病院精神科が2例、および総合病院内科、

総合病院婦人科、大学病院精神科、大学病院婦人科、内科個人病院、小児心療内科がそれぞれ1例ずつ、合計29例（27.9%）であった（**図III-6-3**）。

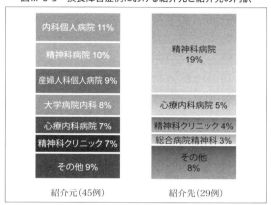

図III-6-3　摂食障害症例における紹介元と紹介先の内訳

治療は重複も含めてさまざまで、面接・カウンセリングは69例（66.3%）、漢方薬投与が36例（34.6%）、ホルモン療法が27例（26.0%）、SSRI投与が25例（24.0%）、抗不安薬投与が12例（11.5%）、抗うつ薬投与が9例（8.7%）、眠剤投与が9例（8.7%）、自律訓練法が7例（6.7%）、絶食療法7例（6.7%）、内観法7例（6.7%）、家族調整が5例（4.8%）、およびSNRI投与、読書療法、運動療法、ヨーガ療法、中心静脈栄養がそれぞれ1例（1.0%）ずつであった（**図III-6-4**）。

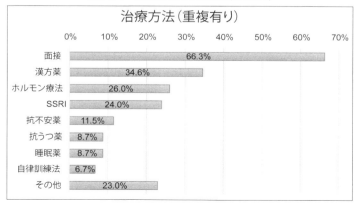

図III-6-4　摂食障害症例の治療法（重複有り）

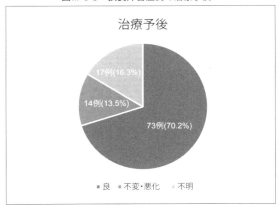

図III-6-5　摂食障害症例の治療予後

治療予後は、予後良好が73例（70.2%）、不変・悪化が14例（13.5%）、不明が17例（16.3%）であった。死亡例が2例あった（図III-6-5）。

2. 年齢と職業の有無

最近の特徴の一つとして低年令化が言われているが、104例の中で、10代は23例（22.1%）であった。そして14歳が1例で15歳が2例の3例のいずれもがANで、やせ願望、ダイエットが問題となっていた。

また、最近はBMが増加してきているというが、2000年までは4分の1であったBNがその後はANと同じ率に増加してきていた。

職業の有無でみると、職についている率は約30%で、学生が25%、主婦と無職がどちらも約20%で、学生の率が高かった。学生の食行動異常ややせ願望、ダイエットに注視する必要がうかがわれた（図III-6-2）。

3. 無月経

ANの100%が続発性無月経、15%が体重減少前に無月経となるといわれている。体重が回復してもなかなか月経は回復しないなど、婦人科的に問題がある。実際に臨床統計でもANの方が約70%で、BNの約40%を上回って無月経であった。

無月経のうち約20%は、黄体ホルモン剤の投与に反応して消退出血を示

す第 1 度無月経であるが、残りの 80％はエストロゲンと黄体ホルモンを併用しないと消退出血が認められない第 2 度無月経であるという [1]。

　間脳ー下垂体ー卵巣機能の病態を、内分泌的に検討するためゴナドトロピン放出ホルモン負荷試験（LH-RH test）を行ってみると、LH（黄体化ホルモン）、FSH（卵胞刺激ホルモン）の変化については、おおよそ、体重の回復の過程と同様の経過をするといわれている。すなわち、中枢がまず回復し、ゴナドトロピンの反応が、hyper response になり、さらに卵巣機能が回復するにつれ、フィードバックが正常化するといわれているが、体重が回復しても卵巣機能の回復にはかなりの時間を要する例も多い。著者は絶食療法にて治療有効例では LH-RH test が改善されることを示している [2]。

　体重が標準体重の 70％以下の場合は、貧血の助長や体力の消耗を考慮して、一般には消退出血を起こす治療は行わない。体重が 70％以上の場合は、まず黄体ホルモン剤を 5 日間内服させ、消退出血があれば第一度無月経と判定し、以後は、消退出血の 21 日目から黄体ホルモン剤を 5 日間投与するホルムストロム Holmstrom 療法を毎月実施する。黄体ホルモン剤単独では消退出血がみられない症例に対しては、エストロゲン剤を 10 日間投与し、引き続いてエストロゲンと黄体ホルモンの合剤を 10 日間投与して消退出血を起こす。以後は周期の 5 日目から同様の治療を繰り返すカウフマン Kaufmann 療法を行う。

　著者は、無月経のホルモン治療は根本治療（原因治療）ではないので、あまり行わないが、それでも婦人科医であるため、また、無月経の治療の目的で紹介されるので、60 例中、約半数の 27 例に Holmstrom 療法や Kaufmann 療法行っている。

　体重減少が進行すればするほど、カルシウムやビタミン D、タンパク質などの摂取不足、エストロゲン分泌低下、コルチゾール分泌過多などが起こり、骨塩量が低下し、骨粗しょう症を発症させる [3]。著者は骨密度を、DXA 法で測定し、3 例がそれぞれ 71.9％、64.8％、72.4％の低値であった。実際に、そのうちの 1 例は自宅で転んで尾底骨を骨折した。3 例とも 70 歳に相当する骨密度であり、危険な状態であることは事実で予防にホルモン治療が最適であり、根本治療を優先しながらも、できるだけ早期にホルモン治療を開始しなくてはいけないことも事実である。

4. 妊娠

　挙児を希望する症例には排卵の誘発を行うが、体重が標準体重の80％以上になってから行うのが望ましいとされている[1]。第一度無月経例には、クロミフェンを50〜150mg／日ずつ周期の5日目から5日間内服させる。クロミフェンが無効の例と第2度無月経例には、直接卵巣を刺激するゴナドトロピン療法を行う。

　著者はゴナドトロピン療法で排卵させて、採卵し、体外受精を行った例もあるが、この症例はそれを契機として体重減少がはじまり、最終的には離婚している。離婚により、極端な過剰適応から脱却して、心療内科へ入院できたともいえる症例であった。したがって、根本治療を抜きにしてすぐホルモン治療や不妊治療に走るべきではない。

　治療後の妊娠・分娩例は2例あったが、BN（21歳）の1例は重症妊娠悪阻で入院したが、もともと過食症の他に、行動異常があるうえに全身状態が悪く、育児支援を含めて心身両面の管理が大変であった。もう1例は30歳の初妊婦で、22歳時よりANにて治療、婦人科個人病院から紹介され妊娠16週より当院にて治療（主に面接、漢方、SSRI）し、切迫早産で妊娠32週より入院治療となったが無事分娩に至った例である。

　他に妊娠合併のANが4例、BMが3例あったが、すべて紹介症例で妊娠中の薬の相談とAN、BNに対する指導、面接などにかかわり、分娩は大学病院か総合病院にて行われた。

5. 性障害

　セックスカウンセリングが、問題となった症例は4例である。もともと男性嫌悪感が植え付けられるように育てられているので、カウンセリングは幼少時の母子関係までさかのぼって行うことになる。そのうちの1例のカウンセリングの経過は、別に詳しく紹介した[2]ように、本人の摂食障害は精神科や心療内科ですっかり治っているとされていたが、夫の早漏による性交不能を主訴に来院しなくてはならなくなったものである。知的レベルの高い夫に対しては神経性食思不振症の本を貸し、2、3回のカウンセリングで主訴は治癒してしまった。しかし、本人に対しては実家の母との関係や、二人の子育て、夫との関係など

について自己分析するため 10 回のカウンセリングが必要であった。

その後、10 年して再度、今度は子育ても終わり更年期障害ではないかと受診し、同様に夫婦関係、老後の生きがいについてのカウンセリングがはじまっている。

6. うつ状態

摂食障害は典型的な心身症であり、心因を追求し心身両面からの治療が必要な疾患である。しかし、うつ状態が前面あるいは背後に存在している場合がある。病型分類でみても、心身症型が 70% 以上を占め、うつ病型が 20%、神経症型が 6%、身体病型が 2% で、心身症型がほとんどであるが、うつ病型にも注意を向ける必要がある。

投薬は、スルピリドか四環系抗うつ剤の使用が多いが、SSRI は精神状態の改善で過食、嘔吐の減少、体重増加が期待できる薬物である。

7. 紹介および連携

紹介患者が多く、104 例中 45 例と半分近くを占め、ほとんどが続発性無月経で、内科や心療内科、精神科からはその無月経のために紹介され、産婦人科や内科からは食行動異常で紹介される。しかし、ドロップアウトする症例が多いことから、潜在的に「大人の女性になりたくない」と月経（あるいは産婦人科）を拒否するためも考えられる。そのために単に無月経の治療依頼に対応するのみではだめで、心身医療的な対応が必須である。食行動異常で紹介された場合は当然のこと心身両面の対応に迫られる。それを行いながら紹介元の医療者との連携治療を進めていくことになる。

一方、逆にこちらから手に負えずに紹介、または併診のために紹介した症例も多くて、104 例中 29 例と 3 割を占め、その紹介先は、精神科関連がほとんどで、精神科病院が 14 例、心療内科病院が 4 例、精神科クリニックが 3 例、総合病院精神科が 2 例、大学病院精神科 1 例、小児心療内科 1 例の計 25 例（86.2%）であった。それ以外は全身管理のため集中治療施設（ICU）のある総合病院内科、総合病院婦人科、大学病院婦人科それぞれ 1 例ずつであった。

8. 診断、治療および治療予後

　診断しても最初からモチベーションをしっかりつけないと、二度と来院しないドロップ・アウト例が多いことも問題である。35kg以下は入院して中心静脈点滴栄養（IVH）など全身管理が必要とされているが、そこまでいかない軽症のうちに発見して治療に導くことが大切であろう。

　治療は重複も含めてさまざまで、面接・カウンセリング（交流分析を含む）は約70%と多く、漢方薬投与とホルモン療法が約30%、SSRI投与が約25%、抗不安薬、抗うつ薬、眠剤投与が約10%、自律訓練法、絶食療法、内観法がそれぞれ7%、家族調整が5%、およびSNRI投与、読書療法、運動療法、ヨーガ療法、中心静脈栄養がそれぞれ1%ずつであった。以上のようにでき得る限りのあらゆる治療法を試みていることになる。

　1症例を紹介すると、カウンセリング、読書療法、交流分析などを外来で行い、さらに治療のだめ押し的な意味で、絶食療法を行い、その中で内観法を行った。この症例もカウンセリングの中で、大人に成りきれない患者の像が浮かんでいる。患者は「父親は、酒を飲むと母親に暴力を振るうので、自分は母親を守ってやらねばならないので、家を出ることができない」と言っていた。現在、体重は50kgまで増え、患者は精神的にも周りを気にしなくなったといっており、その後も東京の大学に復学して、心理的にも家を離れることができたのである。

　もともと飢餓状態にある患者に、なぜ、絶食療法を行うのかと怪訝に思われるが、実際に絶食療法は7例（6.7%）にも行われている。それは絶食療法が重症の心身症の治療に有効な身心療法で、頭でわかっていることを体でわかるようにできる治療法であるからで、けっして予備の体力のない状態では行ってはいけないことはいうまでもないことである。　さまざまな治療法を駆使して行っているにもかかわらず、当科での治療予後は104例中、一応でも良好は73例（70.2%）で、他の心身症関連疾患と比較して良くない。悪化例（13.5%）も多く、わかっている限りでは、他院へ転院治療中に死亡した例も2例あった。2例とも著者が懇意にしている医師の娘であり残念でならない。ドロップアウト例も17例（16.3%）と多い結果であった。精神科、心療内科、内科、小児科、ICUなどにお世話になっているケースが多い。やはり専門科ユニット eating disorders unit がないということが大きな問題であろう。

また、本症がたとえ改善された症例でも、性障害や不妊症や悪阻や更年期障害のように、夫婦関係や内分泌などの再治療が必要になるなど、産婦人科的な心身医療（内分泌学的な身体面やライフスタイルを含めた精神面）が長期（生涯）にわたって必要である。

文献

1) 青野敏博：摂食障害と無月経、特集　摂食障害の最前線．日医雑誌．116:1073-1076，1996
2) 郷久鉞二：続発生無月経，思春期および老年期，絶食療法、女性の心身医学（郷久鉞二編）．南山堂，東京，pp81-118, pp457-499，1994
3) 切池信夫、池谷俊哉、中筋唯夫ほか：摂食障害患者における骨塩量減少とその発症機序について．精神医学．34:637-643、1992

Chapter 7　不妊症

1．不妊症に対する心身医学的研究

　長年，不妊症で通院している患者が挙児をあきらめて治療を中止したり、養子をもらったり、転地など生活環境を変えると、まもなく妊娠することはよく経験されるところである。外来に他の不妊因子で通院していた不妊患者が通院中に散発性無排卵となり治療を余儀なくされることもある。以上のことから不妊症には精神的要素が関与していると考えられるので、著者は以前に女性不妊症に対して心身医学的研究を行ったことがある[1]。

　その主な結果を挙げると以下のようになる。

1）　不妊治療で通院中の症例213例を、心理テスト Cornell Medical Index で正常群148例と神経症群65例に分けて、ホルモン治療している率を比較すると神経症群は43例（66.1%）で正常群は57例（38.4%）と神経症群にホルモン治療率が高かった（ p < 0.001）。

2）　卵管検査としての子宮卵管造影法（HSG）と描写式卵管通気法（RT）の関係を94例についてみると、両検査とも通過が62例（66.0%）で、HSG のみ通過が22例、RT のみ通過が4例あり、すなわちどちらか一方が閉鎖の如き結果にでるものが26例（27.6%）、両者とも閉鎖が6例（6.4%）であった。つぎに卵管の緊張性を検査するために Diazepam を静注すると、正常群61例のうち緊張性の低下するもの21例（34.4%）、変化なし24例（39.3%）、緊張性の高まるもの16例（26.3%）と3群に同率の分布を示し、神経症群24例では低下するもの1例（4.2%）、変化のないもの15例（62.5%）、高まるもの8例（33.3%）で、正常群は神経症群に比べ、Diazepam により、緊張が低下するものが多かった（ p < 0.005）。

3）　LH-RH test を施行した23例を good response 群11例と poor response 群12例に分けてアレキシシミア得点を比較すると前者が 2.0±1.5 点、後者が 4.2±2.5 点と後者の方が高かった（ p < 0.05）。

2. 考察

　女性性機能は一方では大脳皮質－間脳－下垂体－卵巣－子宮内膜のホルモン系統、他方では大脳皮質－間脳－自律神経系に影響を受けると考えられる。著者は自律訓練法が排卵や卵管の緊張に有効であった例を認めている[2]。

　神経症群にホルモン治療率が高いという成績は、ホルモン以外の不妊原因で通院している患者の基礎体温が次第に一相性に近くなりどうしてもホルモン治療をしなければ排卵が起こらなくなることが多いことなど精神的影響を受けやすいことを示唆している。

　卵管の通過性に関しては卵管粘膜からの分泌物にも左右されると考えられるし、RT や HSG は卵管の蠕動方向とは逆行した検査なので問題はある。しかし、その緊張性は検査できると考えて RT の波形の検討を行った。卵管障害、排卵障害のいずれも神経症傾向がかなり影響し、アレキシシミア（失感情症）の傾向が強いと LH-RH test の低反応、すなわち、間脳－下垂体系の障害を引き起こして排卵障害に結びつくということまで推論されるので興味深い結果であると考えている。

　不妊患者の心理因子としてはアンケートと面接によると疼痛を伴う検査を受ける恐怖、基礎体温への不安、月経発来時の失望、落胆、医師が変わる不安、治療が適切かどうかの不安など比較的浅いレベルの心因があり、妊婦への羨望、嫉妬、恐怖や劣等感、他人の子どもをみるときの恐怖（殺してしまいたい衝動にかられるという）、夫や姑、親戚等に対する責任や人間関係、他者人工受精のときの姦通、密通のイメージなどの深層心理レベルの心因があった。

　著者は、昔札幌医大で他者人工授精（AID）を行っていたころ、せっかく妊娠しても流産率が高いことに気付いていた。すなわち 26 例の AID 妊娠例のうち 6 例（23.1%）が流産したが、同じ時期の配偶者人工授精（AIH）9 例では流産例は 1 例もなかったのである。ホルモン療法で妊娠した場合の流産率が高いことは説明が付くが、AIH と同じ条件の AID が、AIH では 0 の流産に比べ 23.1% と圧倒的に流産率が高いのは、心理的な葛藤以外に説明の付かないものであり、流産が心因によって起こる証明にもなると考えている。不妊症の心理因子として、著者は浅いレベルの心因でも十分不妊原因となり得ることは重要であり、不妊患者を扱う治療者は十分な配慮が必要であると考える。

病院へ来て暗い雰囲気で、主治医の言葉一つひとつに気をとがらせている
うちに不安が高くなったり、過剰適応になったりして間脳下垂体のバランス
を崩し、卵管の攣縮を起こしている可能性が本研究によって伺われたと思う。
中枢は不明なものだから触らずに末梢を治療すれば妊娠は必ずするという考
え方もある。極端には試験管ベイビーで、子宮さえあれば妊娠するというこ
とになる。しかし、それでは AID の流産のような結末になるし、子宮を支
える卵巣、卵巣を刺激する間脳・視床下部・下垂体という具合いに、最後に
は人間全体の調和を診ることになるのが医療である。

　「この世にかけがいのない、ただ一組の夫婦が目の前にいる、接する時間
はたった数分かもしれないが」、そう思って相手と共感する気持ちを持つこ
とができたなら、それだけで十分な心理療法となるものである。

文献

1 ）郷久鉞二：不妊症に対する心身医学的研究、女性の心身医学（郷久鉞二編）、南山堂、
　　pp119-130、1994
2 ）郷久鉞二：産婦人科領域における心身症の治療に対する検討、札幌医誌、43:21、1974

III 婦人科疾患における心身医学

Chapter 8 婦人科手術

1. 婦人科手術における心身医学的研究

　子宮は女性にとって女らしさの象徴のように感じられている臓器であり、子宮全摘出術（以下、子宮全摘）を受ける、あるいは受けた女性は他の臓器に対する手術の場合と異なる心理背景を有すると考えられている。また、婦人科手術特に子宮全摘後になんらかの精神的異常が発生するという報告は以前より多数みうけられる。そこで婦人科手術に伴って心身医学的にどのようなことが問題なのか、どのような対策が必要となるかについて検討することとし、腟式子宮全摘症例 45 例、腹式子宮全摘症例 21 例に心理テスト、アンケートと面接を行った[1]。

　その結果、術式での差はいずれにおいてもみられなかった。そして腟式子宮全摘前後の不安に関しては大きく三つの群に分類することができた。

1）手術に対する不安

　①漫然とした手術に関する不安：手術がただ恐ろしいというものである。

　②手術時、術後に対する不安：これは主として術中や術後痛むのではないかという疼痛に関するものである。

　③手術手技に対する不安：当大学では、腟式子宮全摘が多く行われているが、腟式にはたしてできるのか、手探りで不完全な手術ではないかという疑問から起こってくるものである。

　④麻酔にたいする不安：これは②とともに以前に手術を受けたことのある例に多く、以前の手術のとき麻酔が十分に効かなかったもの、何度も腰麻針を刺されたもの、腰麻ショックになったことのあるものにみられる。

　⑤死への不安、恐怖：これは術中死に対するものである。

2）身体に対する不安

　①身体の弱体感：手術によってホルモンのバランスがくずれ更年期障害が現れたり、身体が極端に弱ってしまうのではないかと考えたり、そうなってしまったと思いこんだりしているもの。

215

②癒着に対する不安：開腹手術のあと腹部の諸症状に対して安易に癒着障害というためか、一般にも癒着に対する関心は高く、手術後癒着障害が起こるのではないかと心配するものも多い。

③（解剖学的）無知によるもの：子宮を取ったあとに空間ができ、内臓の位置が変わってしまい障害が現れるのではないかという不安があった。

④癌恐怖：術前術後にかかわりなく癌恐怖を強く訴えるものは、ここに示された各不安が加わり頑固な身体症状や不安を訴えた。

3）性に対する不安

①女性感の消失：子宮全摘によって女性の体ではなくなってしまうのではないか、あるいは男性化してしまうのではないかというもの。

②月経停止によるもの：子宮全摘後、月経が無くなることが寂しいというもの。

③性生活に対する不安：子宮を失うことによって性生活ができなくなってしまうのではないか、性生活が可能でも満足を得られないのではないか、満足を得られなくても自分はよいが夫を満足させられないのではないか、あるいは以前より不満であったのが一層強くなるのではないかなど種々である。

4）その他

不安以外にでも、筋腫による症状や筋腫の程度が強くない者で自ら手術を希望した患者の中に夫に対する不満を持っているなど問題のある例がみられた。

以上の結果から最も注目すべきことは、子宮全摘の結果として記載されている多くの愁訴は術前からすでにあるもので、このような患者は術前にすでに問題をかかえている患者かもしれないということである。

手術に対する不安、手術後の自分の体に対する不安、性生活に対する不安の大きく三つの群に分けられることがわかった。このうち、手術に対する不安は術後に解消されるが、他の二つは退院前までに解消しなければ退院後まで残り、さらに強化されてそれぞれ身体症状を多数訴える術後不定愁訴の患者として心身症外来へ来るようになり、あるいは性障害として不幸な人生を歩むことになることが示唆される。したがって、この二つの不安は退院前ま

でに解消されねばならないと考える。

性行為に対する変化は重要な問題である。医学的には、子宮筋腫や子宮腺筋症は身体にはもちろん、性の感度にも悪影響があってもおかしくないと考えられる。したがって、これらの疾患の患者にとって子宮全摘により性感が向上するというのがもっと多くてよいと考えてもよいはずである。しかし実際には良くなっているものは調査できた53例中わずか3例（5.7%）に過ぎず、身体的に良いはずの医療行為によって、むしろ悪化しているものが18例（34.0%）にもみられた。

本研究は手術患者の心理面の管理の重要性を示し、また婦人科手術の既往を持つ心身症、神経症、性障害の患者の管理に役立つと考えられる。また、婦人科医が、婦人科手術における術前から術後退院するまでの間に、メスをとる意外にもしなければならないことがあるということを十分に示唆していると考える。

2. 術後不定愁訴症例の臨床統計

心身症関連疾患症例の疾患別頻度は70例であった。時期的にはほとんどが第Ⅰ期のもの（63例）であって、開院してからは7例しかなかった。これは手術しても問題が起こらなかったことと、紹介されても他の病名で治療されていたものと思われる。

病型分類（**表Ⅱ-2-10**、**図Ⅱ-2-9**）をみると、うつ病型が13例（18.6%）、心身症型が16例（22.9%）、神経症型が37例（52.9%）、身体病型が4例（5.7%）で、全体と比べ術後不定愁訴では神経症が多く、身体病型が少なかった（**表Ⅱ-2-8**、**図Ⅱ-2-7**）。

術後不定愁訴の予後は、予後良好が51例（72.9%）、不変・悪化が10例（14.3%）、不明が9例（12.9%）で、他の婦人科疾患に比較してみると、月経前症候群、性障害などと同レベルで悪かった。尚、開業してからの7例の分析としては病型分類がうつ病型が4例と心身症型が3例で、予後はすべて良かった。術後不定愁訴は予後の良くない神経症型が圧倒的に多く、身体病型が少ないためであると考えられる。

術後不定愁訴患者の症状を分析してみると、やはりここでも性生活が非常に重要と思われる。外陰痛、腟痛、性交嫌悪、性交痛などの症例が19例

（27.1％）にみられている。特に性交痛の訴えが多く 10 例（14.2％）にみられ、1 例はそれが原因で離婚に到っている。性交痛に下腹痛や頭痛などを加えると、痛みの症状を訴えているものが 47 例（67.1％）にもみられている。はっきりした器質的原因のみられないこれら自律神経失調症状としての痛みに対する治療としては、もちろん、面接が重要であるが自律訓練法も多く、3 分の 1 の症例に行われていた。また、術後不定愁訴には重症な例が多いため、絶食療法を行わざるをえなかったものが 4 例（5.7％）あったことは特記すべきことである。にもかかわらず治療予後が良くないことは前述の通りである。

　以上、心身症関連疾患症例として扱った術後不定愁訴患者を簡単に分析してみたが、重症例が多いこと、痛みの症状が多いこと、性障害が多いこと、治療予後が良くないことなど問題が多かった。したがって婦人科手術に際して、これらのことに十分、配慮する必要があることが、術後不定愁訴の患者からみてもいえた。

　開業してから 7 例と少なく、かつ予後が良かったのは、他院からの紹介症例が少ないことの他に、子宮筋腫を持っている心身症関連疾患に対してなるべく手術をしないで対症療法を行ったことも一因である。

文献

1）郷久鉞二：婦人科手術、女性の心身医学（郷久鉞二編）、南山堂、pp131-158,1994

Ⅲ 婦人科疾患における心身医学

Chapter 9　性障害

　性器や性行為を対象にした主訴をもつ患者を、ここでは性障害患者と呼ぶこととする。そのような患者は産婦人科では多くみられ、その治療には相当な深層レベルの心理療法が必要なことが多い。sex therapy は精神科でもあまりやられておらず、私ども産婦人科心身医学の領域として今後ますます発展していかねばならない分野である。そこで今までに扱ってきた性障害患者を対象に検討した。

1.　性障害症例の臨床統計

　婦人科診療全般にわたって性的なことが重要な問題であることは、更年期障害、術後不定愁訴などで強調してきた。しかし、最終診断として、性器や性行為を対象にした主訴をもつ、性障害患者として治療された症例は331例である。この症例を対象にして面接を中心にして症状の種類と心因の分析を行い、治療経過について述べる。

　性障害患者331症例は、**表Ⅱ-2-5**、**図Ⅱ-2-4**のごとく、全心身症関連疾患症例の2.5%であり、時期別には第Ⅰ期が93例（8.9%）、第Ⅱ期が160例（2.1%）、第Ⅲ期が51例（1.6%）、第Ⅳ期が27例（1.6%）と開業してからは減少している。

　331例のそれぞれの症状と頻度は、**表Ⅲ-9-1**、**図Ⅲ-9-1**のごとく、外陰痛・腟痛が86例(26.0%)、外陰掻痒症が83例(25.1%)、帯下臭が42例(12.7%)、性交痛が31例（9.4%）、次いで外陰違和感が30例（9.1%）、性交不能が24例（7.3%）で性交嫌悪・不感症が19例（5.7%）、性障害が12例（3.6%）であった。腟痙れん（ワギニスムス）と性同一性障害がともに2例（0.6%）であった。

　これらの期別頻度は外陰痛・腟痛、外陰掻痒症、帯下臭が開業してから増加し、性交痛、性交嫌悪・不感症、性交不能は減少し、外陰違和感・異常感、性障害は同じ頻度であった。

　年齢別頻度は10代から80代まで、すべての年代でみられた。病型分類では、**表Ⅱ-2-10**、**図Ⅱ-2-9**のごとく、うつ病型が26例（7.9%）、心身症型

が84例（25.4%）、神経症型が102例（30.8%）、身体病型が119例（36.0%）と、全体あるいは更年期障害、自律神経失調症に比べて、うつ病型が少なかった。期別にみると、**表Ⅱ-2-8**、**図Ⅱ-2-7**の第Ⅰ期と**表Ⅱ-2-9**、**図Ⅱ-2-8**の第Ⅱ、Ⅲ、Ⅳ期のごとく、開業してからはうつ病型、身体病型が増え、心身症型、神経症型が減少していた。

治療は、本疾患が難治性のためあらゆる心身医学的治療が行われるがやはり面接が一番重要である。第Ⅰ期でみると12例（12.9％）が本人のみではなく夫にも面接治療を行われている。局所への注意集中が強い例が多いので、自律訓練法（10例）や森田療法的説明（7例）が行われていた。夫婦関係の説明に交流分析が7例に用いられ、重症な例には絶食療法（4例）も行われた。

表Ⅲ-9-1 性障害の内訳

	1975-1993		1995-2020		合計	
	例数	％	例数	％	例数	％
外陰痛・腟痛	18	19.4	68	28.6	86	26.0
外陰掻痒症	17	18.3	66	27.7	83	25.1
帯下臭	5	5.3	37	15.5	42	12.7
性交痛	14	15.1	17	7.1	31	9.4
外陰違和感・異常感	8	8.6	22	9.2	30	9.1
性交不能	11	11.8	13	5.5	24	7.3
性交嫌悪・不感症	16	17.2	3	1.3	19	5.7
性障害	4	4.3	8	3.4	12	3.6
性同一性障害	0	0	2	0.8	2	0.6
ワギニスムス	0	0	2	0.8	2	0.6
合計	93		238		331	

図Ⅲ-9-1 性障害の内訳

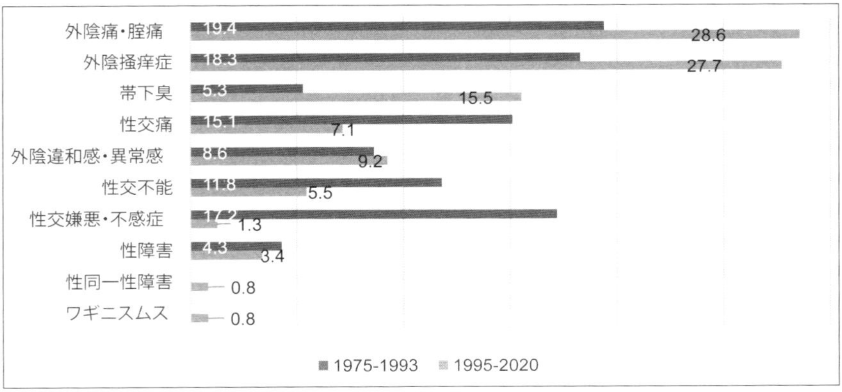

III 婦人科疾患における心身医学

あらゆることが行われているにもかかわらず、治療予後は**表II-2-17**、**図II-2-14** のごとく、予後良好が 227 例 (68.6%)、不変・悪化が 26 例 (7.9%)、不明が 78 例 (23.6%) と他の疾患と比べ最低の率であった。それは時期別にみても**図II-2-18 〜 21**、**図II-2-15 〜 18** のようにいつも低いレベルで推移していた。

2. 性障害症例に対する考察

今回 331 例の性障害症例を分析してみたが、うつ病型が 7.9% と他の心身症関連疾患症例に比較して非常に少なかった。うつ病の大きな症状として性障害があげられているのだが、うつ病の場合は、性障害を主訴として受診し治療の一番目的にされないことがうかがわれた。心身症型や神経症型が多いので治療に難渋することがわかった。

また性障害患者には性交痛や外陰痛、腟痛など痛みを伴うものが多く、性器や性行為を対象にした症状を訴えるため、精神科医や心理療法士のみでは扱いづらい面がある。したがって私ども産婦人科医が、産婦人科心身症として取り扱っていかざるを得ない。性交痛を訴えて来院した患者のほとんどは器質的な疾患の診断を受け、それぞれに応じた治療を受けている。しかし中に少数ではあるが、器質的な原因のみつからないものがあり、それらが心身医療の対象となる。心理的原因の典型的なものに、頻度としては非常にまれではあるが、腟けいれん（ワギニスムス）も 2 例あった。性同一性障害も 2 例のみであったが、これは性転換手術など札幌医大に専門部門があるので紹介しているためである。

面接による心因は**表III-9-2** のごとく分類された。すなわち、I は器質的なものがないとされて心身症外来へまわってきたにもかかわらず、やはり器質的なものが原因であったもの。II はどちらかというと表在的なもので、説明しやすく治療にも比較的効果を得やすいもの、III は深層心理まで考えて治療しなければならず、治療に困難を伴うもの、IV は精神病と考えて治療した方が良いものというように分類できた。

著者は性障害について症例を分析しながら、心理面についての詳しい考察を、以前に行った [1,2] が、治療に関しても絶食療法、自律訓練法、行動療法、バイオフィードバック療法、交流分析、カウンセリング、森田療法、トラン

キライザー、抗うつ剤、ホルモン剤、漢方薬投与と可能なかぎりの心身医学的治療を駆使して治療を行ってもなお、満足すべき治療効果を得ることができない疾患であることには変わりはない。

表Ⅲ-9-2　性障害患者の心因の種類

Ⅰ．器質的なもの	：委縮性腟炎、カンジダ腟炎、性交後膀胱炎、子宮筋腫、子宮内膜症など
Ⅱ．表在的なもの	：患者が意識的・自覚的にとらえている、または無意識でも比較的意識化しやすい表在的な心因 ・自分は不感症ではないかと新聞をみて ・１年前の初体験にて疼痛のため性交不能 ・附属器炎後の腹部への注意集中による性交痛 ・隣の家と壁一枚で気になる ・前戯がないための不感症や性交痛 ・夫が年下で欲望が強く週１回は多すぎる ・友達と比べ違う ・公衆トイレの紙を使用して以来の腟痛 ・雑菌だといわれ５か月も治療通院 ・腟炎で１年間の洗浄治療 ・夫が嫌い、離婚話にすすんでいる ・夫の早漏、インポテンツ ・夫に腟が広いと言われた ・夫が前戯なしで暴力をふるうので恐怖感
Ⅲ．深層心理的なもの	：症状に伴っている心因が患者には自覚されないもの、深層心理学的なアプローチが必要なもの 　１．夫の不貞、夫の性格異常 　２．婦人科手術、不妊手術、子宮、卵巣の手術に注意集中 　　　腟炎、頚管炎の長期治療による注意集中 　　　前回死産後の注意集中 　３．患者の性格 　１）両親の過度に厳格なしつけや性に対する抑圧的態度、几帳面、頑固、完全壁、潔癖などの性格、孤独 　２）自分自身の身体像への卑下や嫌悪感、性への不浄感 　３）幼少時の性的外傷や男性への敵意、夫への敵意 　４）父に対するエディプス的固着が強いもの、父母離れをしていないもの 　５）潜在的な同性愛傾向のあるもの 　６）自己愛的で感情的に未熟なもの 　７）他の動物や物質に性愛着をもつもの

IV. 精神病的なもの ：うつ病的、分裂病的、神経症的なもの
　　　　　　　　　1）うつ病的；不感症、自殺念慮、自責
　　　　　　　　　2）分裂病的；恋愛妄想、被害妄想の一部として外陰の
　　　　　　　　　　異常感
　　　　　　　　　　帯下臭が自分でも頭が痛くなるほど感じるし、みん
　　　　　　　　　　なが見ているように思う、電車も途中でおりる
　　　　　　　　　　帯下臭に固執する．精神科では"自我漏洩症候群"
　　　　　　　　　　という
　　　　　　　　　3）神経症的；帯下臭があり癌の初期ではないかと心配
　　　　　　　　　　外陰部掻痒感、外陰部痛、腹痛、帯下、のどと舌の
　　　　　　　　　　痛み

文献

1）郷久鉞二：性障害に対する心身医学的研究，産婦人科領域における心身医学的研究，
　　第32回日本産科婦人科学会北日本連合地方会特別講演要旨，山形，1984
2）郷久鉞二：性障害に対する心身医学的研究，女性の心身医学，南山堂、PP161-174,1994

Chapter 10　外陰痛

　外陰部の痛みを訴える患者は、その痛みを「ヒリヒリする」「じわーっと
する」「焼けるよう」「なんか変」など、曖昧な表現で訴えることがほとんど
であり、それが「痛み」として自覚するまでに時間がかかることが多い。特
に、器質的に異常がない場合は、見た目に変化がみられないので、患者自身
も本当に痛いのかどうか疑心暗鬼に感じながらも病院へ受診していることが
多いのではないだろうか。

　2015年に国際的外陰疾患に関連する学会である International Society
for the Study of Vulvovaginal Disease (ISSVD)、the International
Society for the Study of Women's Sexual Health (ISSWSH) ,the
International Pelvic Pain Society (IPPS) [1] は、外陰痛の用語解説と分類
について発表した。外陰痛は、「A. 特定の疾患による外陰痛」と、「B. 慢性
外陰痛」に二分される。「B. 慢性外陰痛」は vulvodynia と言われ、潜在的
要因が関与している可能性はあるが明確な原因を認めない、少なくとも3
か月続く外陰部痛のことである。具体的には、部位（外陰部全体、局所性、
混合性）、痛みの発生（誘発性、自発性、混合性）、持続時間（断続的、永続的、
一定、即時、遅延）に分けられる。さらに、併存疾患やその他の疼痛性障害、
遺伝、ホルモン要因、心理社会的要因などの潜在的要因もあげられている。

1. 外陰痛症例の臨床統計

　当院における1995年から2020年の25年間の心身症患者のうち、外陰
痛が主訴である患者数は68名であった。年代別内訳は10代3名、20代2名、
30代2名、40代6名、50代12名、60代16名、70代19名、80代6名、
90代2名であり、老年期になるにつれて外陰痛患者罹患率が高くなる傾向
がみられた。治療法（重複あり）は漢方39例、面談27例、ホルモン療法
25例、三環系抗うつ薬15例、自律訓練法8例、抗不安薬2例、SSRI2例、
鍼治療2例、SNRI 1例であった。病型分類は、S型（身体病型 ;Somatic
Type）20例、D型（うつ病型 ;Depressive Type）14例、N型（神経症
型 ;Neurotic Type)19例、P型(心身症型 ;Psychosomatic Type)15例であっ

た。また、治療予後は良好 46 例、不明 17 例、不変 5 例であった。治療予後の不明・不変の割合は罹患者数に対して 32.3% となり、治療の難しさが伺えた。

2. 原因不明の慢性外陰痛「Vulvodynia」について、先行研究より考察

外陰部について、産婦人科医の視点から郷久[2]は「外陰部は、ホルモンや自律神経に直結しており環境や心理に影響する」と述べ、精神科医の視点から丸田[3]は「粘膜が外界へと繋がっている部分（例えば肛門、腟）に痛みを感じたとき、その痛みは内部へと侵蝕、侵入の可能性を持ち、心理的な侵略が大きい」と述べており、外陰部と心理的側面との関係は密接に関わっていることは明らかである。

塚本らの研究[4]では、vulvodynia の患者に対して心身医学的アプローチが有効であることがわかった。彼らは、山本らの「夫の死後に疼痛性障害を来した老年期女性の一例」の研究[5]と比較し、外陰痛の患者の共通点を三つ上げている。それは、①痛みの発症因子が家族の死という喪失体験であったこと、②複数の医療機関を受診し「異常なし」と診断されていたこと、③痛みの訴えを「受容・共感」する支持的心理療法が行われていたことである。このことから、患者の心理社会的要因を把握し配慮することで、治療効果に期待ができる。

郷久[6]によると「向精神薬や面接だけでは治療が進まない患者や、感情表現がうまくできない心身症的な患者の場合に、自律訓練法（Autogenic Training, 以下 AT）を施行することにより心身の関連に気づくように関わることが重要である」と述べており、AT は、体から心に、または体と心を同時に治療する方法で、AT の利用価値は意識の変容状態にある。AT を行うことは、自分の体を客観的に眺めつつ「あるがまま」を受け止め心や体の変化を感じとること、すなわち、受動的注意集中が可能となる。性器に限局した疾患は、局部への注意集中が強い例が多いため、受動的注意集中へと促すことは治療効果となる。また、慢性痛患者に対する AT の介入効果に関する研究を行った片岡ら[7]は、AT は外傷由来ではない慢性痛患者の副交感神経活動を賦活する可能性があることを示唆した。以上より、慢性外陰痛患者

に AT を施行することは、有効であるといえる。

　慢性外陰痛患者 2 例に対して AT と支持的心理療法を行った症例を後述する。

3. 外陰痛の症例

【症例 1】

70 代無職女性　2 経妊 2 経産　閉経年齢：52 歳

家族構成：夫（70 代後半）と同居。

心理検査：SRQ-D（東邦大式うつ尺度）3 点（カットオフ値 16 点以上）のため、うつ状態は強くなかった。VAS（Visual Analog Scale；VAS 痛み尺度）10 点（外陰痛が強かった時期を 10, 痛みがなかったときを 0 として主観的に評価してもらった。）（図Ⅲ-10-1）。TEG3（東大式エゴグラム）N 型 AC 優位タイプ（図Ⅲ-10-2）。

現病歴：X 年 1 月、夫が大病で入院。同時期に友人夫婦が老人施設入所。その頃に疲労時に外陰部全体の痛みやしびれが出現。他産婦人科、泌尿器科を受診するが変化なし。X 年 3 月、症状悪化し当院婦人科受診。ホルモン療法（エストリオール錠挿入）など治療するが改善されず、X 年 4 月に当院心身症専門婦人科医へ変更となった。

経過：発症から 3 か月以上改善がみられず、内診・触診・病理検査実施も異常なし。vulvodynia と診断された。主治医より AT を中心とした支持的心理面接の指示。

初診時外陰痛所見：24 時間何をしているときも外陰部全体が痛い状態。椅子に座れず、病院の待合室で横になっていた。外陰部全体における持続的な自発痛。外面的様相：小柄な体格でやせ気味。化粧はしていない。髪は白髪交じりのショートカット。いつも地味な色（グレーやベージュ）の無地の服を着ており、ズボンをはいている。声は小さく、一言をゆっくり丁寧に話す。

性格傾向：結婚してから専業主婦として生きてきた。夫の指示に従うことが多く、自主的に行動すること、自分の意見を言うことは苦手。協調性がある一方で遠慮して「No」と言えないタイプ。おっとりしていて、対人関係は友好的で思いやりがある。要求された以上に他人に与えてしまう傾向があるため、人によってはおせっかいと感じることもある 。

面接経過

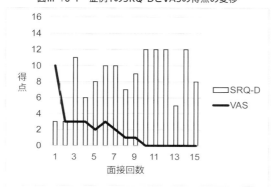

図III-10-1　症例1のSRQ-DとVASの得点の変移

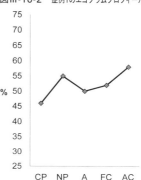

図III-10-2　症例1のエゴグラムプロフィール

初回面接：患者の様子は、外陰部の痛みがひどく椅子に座れず、話しかけてもうめき声をあげるだけだったため、さらに痛みが増すようだったので、屈曲側臥位でAT実施。実施後は少し痛みが和らいだとのことだった。ATは、「背景公式」として安静練習、第1公式の四肢重感練習、第2公式の四肢温感練習を行った。ATについて心理教育を行い自宅で毎日実施するよう指示された。

面接初期：前回より表情は穏やかになっていた。外陰痛発生時期が、夫の介護が始まった時期と、友人夫婦が老人ホーム入所した時期と重なったことに気づかれた。痛みは和らいできているが、「いつ治るのだろう」と症状に対しての不安や、「どうして痛みが外陰に出てきたのだろう」と疑問を治療者に訴えかけた。

面接中期：ATを中心とした面接を二週間に一度実施。痛みは、多忙時活動後に時々気になる程度に軽減した。毎回面接で「なぜ痛みがゼロにならないのか」と不安を訴えた。

面接後期：2か月に一度来院。「家族と買い物に行く事ができた。趣味を楽しむ時間も増えた。」と表情は明るく、笑顔で語った。ほとんど痛みは出現しないが、活動が多く疲労が蓄積された夜に外陰のヒリヒリ感が出現する。しかし入浴することで治まるとのこと。「たまに出現する痛みを受け入れつつ、生活している」と語り、不安を訴えることもなくなった。

面接終期：3か月に一度来院し、経過観察中。

【症例 2】

70 代美容師（個人経営）　3 経妊 3 経産　閉経年齢 : 42 歳

家族構成：夫は 10 年前に他界。現在息子（30 代）と同居。

心理検査：SRQ-D ＝ 10 点（カットオフ値 16 点以上）のため、うつ状態は強くなかった。VAS ＝ 10 点（外陰痛が強かった時期を 10 として主観的に評価してもらった）（図Ⅲ-10-3）、TEG3 ＝山型 A 優位タイプ（図Ⅲ-10-4）。

現病歴：Y 年 1 月実母他界時期に外陰部のひりひり感出現し、他医療機関を何カ所か受診するが器質的要因否定。症状悪化し、Y 年 4 月に当院受診。ヘルペスウィルス感染症治療薬（バラシクロビル塩酸塩）、軟膏（ビタラビン）、痛み止め（イブプロフェン）処方されるが変化なし。Y 年 7 月痛みが変わらず当院心身症専門婦人科医へ変更となった。

経過：発症から 3 か月以上改善がみられず、内診・触診・病理検査実施も異常なし。Vulvodynia と診断された。主治医より AT を中心とした支持的心理面接の指示。

初診時外陰痛所見：外陰部全体における自発痛。就労時は気にならないが、安静時に痛み出現。

外面的様相：小柄で中肉中背。化粧をし、髪は黒髪でセミロングのパーマヘア。黒のワンピースを着用しパンプスを履いている。声は張りがありハキハキと語る。

性格傾向：複数兄弟姉妹の長女として生まれ、幼少期は親に甘えられず、常に気を張っていた。完璧主義。物事を冷静に判断することができ、理論的で知的で計画的な行動が多い。しかし、他人からは理屈っぽい、冷たい人と感じられることが多い。マイペースで自主性に富む一方で協調性にかけ、人の意見を聞かない頑固さもある。

図Ⅲ-10-3　症例2のSRQ-DとVASの点数の変移

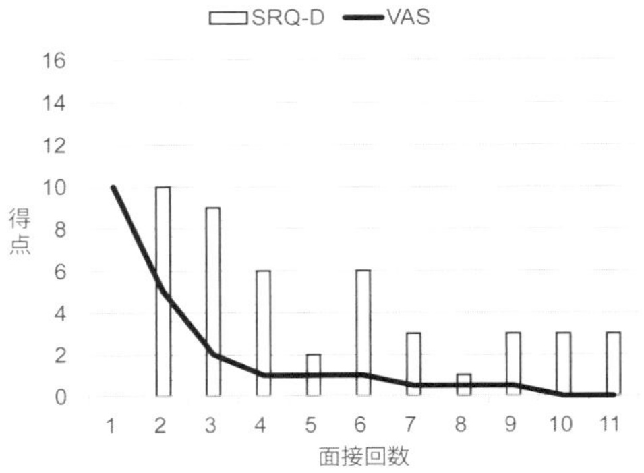

図Ⅲ-10-4　症例2のエゴグラムプロフィール

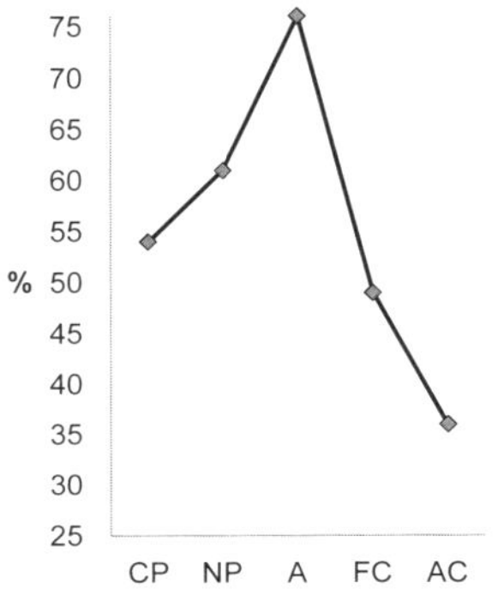

面接経過

初回面接：治療者の問いかけに対しての反応は薄く、硬い表情であった。AT実施後、「痛みが感じられない、不思議」と言い、表情は緩んだ。ATは、「背景公式」として安静練習、第1公式の四肢重感練習、第2公式の四肢温感練習を行った。ATは自宅で毎日実施するよう指示された。

面接初期：痛みの部位が「外陰」であることで、羞恥心があり誰にも相談できなかったと、落涙しつつ語った。医療機関への受診も意を決して行動した結果、男性治療者に否定されたことが辛かったこと、さらに原因不明であることへの不安が語られた。痛みの表出が実母他界した時期と同じだと気がつく。

面接中期：自分自身について内省する場面が多くなった。白黒はっきりしたい性格でいつも気を張って生きてきたと言い、自身の性格傾向やこれまでの生き方について振り返り、落涙する場面もあった。また、COVID-19による職務や生活への影響によって疲弊していることも語られた。

面接後期：痛みは日常生活に支障をきたさない状態へ。心に余裕が生まれ、落ち着いて仕事と家事と休息をバランスよく行っていると語る。面接場面で笑顔が多くみられる。「これまで」の過去の語りから、「今、これから」の現在・未来への語りへと変化。「自分が楽に生きていくためには」という語りが多くなっていた。

面接終期：2〜3か月に一度の来院で経過観察。初診から一年経った時点で痛みなく終結。

4. 症例の考察

1）先行研究との共通点

　Vulvodyniaにおいて心理的背景を重視した塚本らや山本らの研究結果（上述）と今回の症例の共通点から考察した。

　まず、①痛みの発症因子が家族の死という喪失体験であったことに関しては、症例1では夫の入院後在宅介護をすることにより、これまでのライフスタイルが奪われたことが喪失体験であり、症例2では実母の死が喪失体験であった。

　次に、②複数の医療機関を受診し器質的要因を否定されたことについては、症例1では他婦人科での治療時における体験、そして、症例2では泌尿器科、皮膚科、他婦人科での治療での体験が、傷つきや絶望感として体験された。

最後に、③痛みの訴えを「受容・共感」する支持的心理療法が有効であったことに関しては、初回時に怒りや痛みによって面接が不可能な場合でも、治療者の態度や言葉が「受容・共感」的であれば、患者は徐々に安心感を得て、語ることが可能になった。治療者の「受容・共感」の態度が信頼関係を築くことに繋がり、結果として主治医から指示されたATをホームワークとして従順に各自実施したため、痛みの軽減に繋がったと考えられる。

　以上のことから、今回の症例は、先行研究と同じように三つの共通点が一致した。患者の心理社会的要因を把握し配慮することで、治療効果に影響があったといえる。よって、外陰痛の患者が来院した際の問診時には、①、②を体験しているかどうか確認したうえで、ATと支持的心理療法が行われることが望ましい。

2）面接経過

　症例2例は、どちらも発症から半年以上経ち、他医療機関で器質的要因を否定されて来院した原因不明の外陰痛の患者である。初回の患者の心理的側面は、病気に対する不安や治らない絶望感、病院に対する不信感や怒りなど負の感情を表出していた。

　そのような状態であったため、初回面接ができる状態になかった。症例1は痛みが強すぎて話せる状態ではなかった。症例2は、怒りが強く治療者に対して敵対するような態度を取り、話せる状態ではなかった。そのため初回ではIntakeを実施せず先にATを実施した。ATを行ったことで痛みの軽減を体感し、これまで何をしても良くならなかった痛みへの絶望的思考から希望的思考へと変化していた。要するに、外陰痛は、患部に対する注意集中が悪循環となり、ますます痛くなるという結果をもたらす。しかし、今回は、ATによって痛みを自己コントロールし緩和した体験が、さらなるAT実施の動機付けとなったことと、ATにより受動的注意集中の姿勢を体得することで患部（外陰部）に向かう緊張状態がリラックス状態へと変化が生じた結果、改善傾向となったといえよう。つまり、ATの効果として、その無意識の注意集中を解く作用が心理的改善と器質的改善にも影響を与えていると考えられる。

　支持的心理療法では、患者の環境や抱えている葛藤など共感と受容の傾聴を行った。患者は痛みの発生時期にストレスフルであったことに気づき、こ

れまでため込んでいた気持ちを吐露したことで、心身相関への気づきとなった。

　このように、AT 施行後、緊張がほぐれた状態で支持的心理療法を行うことは、ラポール形成促進に繋がったといえる。つまり、病院や治療者への怒りを抱えたまま治療を行っても効果的ではない。そして、患者は安心・安全であると認識しないと心の内側を語ろうとはしない。患者が怒りを表出しているときは、医療者がその気持ちを受け止めて真摯に向き合う姿勢が大事である。

　今回の症例のような怒りを表出している vulvodynia 患者への心理士の関わりとしては、AT によって注意集中を解いた後に、支持的心理療法を行うことが有効であったといえる。

3）性格傾向

　「痛み」という身体症状は、意識が痛みや不快状態に集中するため、その症状の裏にある心理を見落としてしまいがちである。症例 1 の患者の性格傾向は、面接場面で毎回痛みのぶり返しを訴え執拗に怖がり、不安の強さがうかがえた。夫に対して「No」と言えない性格であり思ったことを口に出さず、不満をため込む傾向がみられた。症例 2 の患者の性格傾向は、自分にも他人にも厳しく、部屋の掃除は塵一つ許せない強迫さや、人に頼ることや甘えるということを嫌い、周囲に弱音を吐かない気の強さがあった。丸田 [3] は、初老期に腟の痛みを訴える患者さんは、不安や強迫的性格傾向を示すと述べているが、今回の症例の二人ともに当てはまる結果となった。

4）今後の課題と展望

　近年日本において、慢性外陰痛に関しての研究論文は少なく、当院でも一年間あたりの症例人数は指で数える程度であるため症例を集めても妥当性が低い。症例数が少ないため、治療法の選択も一貫しておらず治癒するまでに時間がかかり、患者は不安や、治療者に対しての不信感など心的負担も増える。特に器質的要因が否定された外陰痛の症状がある患者に「異常ないです」と心ない言葉を投げかけるのではなく、患者の喪失体験や傷つき体験を受容・共感しつつ関わることが重要である。

　「外陰部」という女性性の象徴である局部に限局された痛みであったこと

は興味深い。Vulvodynia 患者罹患者の年齢層は高齢者が多いことから、閉経したことによる女性性の喪失体験との関連も考えられよう。老年期の心理について郷久[6]は「老年期は、孤独、死別、老化、生きがいの喪失、夫婦関係、家族関係などさまざまな生活背景に問題を抱えている場合が多く、身体的にも環境的にも全てのものが奪われていく時期である」と述べている。要するに老年期は、これまでに培ってきた考え方や慣れ親しんだ環境、さらに加齢による身体的衰えなど、自分の意思とは関係なく奪われることにより、喪失体験を多く経験する年代だといえる。さらに、外陰部の痛みを否定されたことは、女性性を否定されたことにも繋がっていると考えられる。今後は、vulvodynia 患者について、自身の女性性の捉え方に共通点があるかどうかも検討する意義はあるだろう。おわりに、vulvodynia 患者だけでなく、外陰部の不具合を訴える患者を診る治療者は、患者が外陰部について話すことを、恥じらい、ためらいながらも勇気を出して受診しているということを忘れてはいけない。外陰部から一人ひとりのライフストーリーが紡ぎ出されているのである。

文献

1) Jacob Bornstein,et al : 2015 ISSVD, ISSWSH, and IPPS Consensus Terminology and Classification of Persistent Vulvar Pain and Vulvodynia. J Lower Gen Tract Dis 2016;20:126-130.

2) 郷久鉞二:現代心療内科学, Ⅲ各科の心療内科の現状と将来　3産婦人科, 永井書店, pp50-61,2003.

3) 丸田俊彦:痛みの心理学, 第6章　痛みの精神分析, 中央公論社, pp89-107,1989.

4) 塚本路子　村上正人　松野俊夫　塚本克彦　縄田昌子:漢方薬と心身医学的アプローチが有効であった Vulvodynia の1例　症例研究, 心身医学 (58), p347-351,2018.

5) 山本和巳　大西康則　阿部隆明　他:夫の死後に疼痛性障害を来たした老年期女性の一例, 精神神経学雑誌 (108), 1142-1150,2006.

6) 郷久鉞二:女性の心身医学, 老人患者の心身医学的アプローチーその実際と問題点, pp113-118；自律訓練法, 婦人科疾患に対する治療, 南山堂, pp437-445,1994.

7) 片岡岳　松下満彦　廣田一紀　平田和彦　柴田志保　比嘉和夫、西村良二:慢性痛患者に対する自律訓練法の介入効果に関する研究, 福岡大学医学紀要 42 (1), 69-79,2015.

Ⅲ 婦人科疾患における心身医学

Chapter 11 ターミナルケア

1. 大学病院および福祉ターミナルケアをどのように考えるか

(1) 大学病院のターミナルケアについて

① ターミナルケアとの出会い

病棟において、上顎癌および喉頭癌を主とする頭頚部癌について治療がなされた。なかでも治療がなされた場合とは別に、容易に病棟を退院することなく、何回となく入院を繰り返しつつ治療できず、死への転帰となる患者と多くを出くわす。そんなとき、どのように対応するのか、頭を悩みつつの臨床であった。

1980年から1986年において、北海道看護センターにおいて、"耳鼻咽喉科のがんについて"および "終末期患者の治療とケア"について講演する機会をもった。ことに1986年、北海道医師会館においてがんを考える会（方波見康雄先生）において"がんと人間－いのちをいとおしむ"と題して、その当時経験した患者を中心に語ることがあり、多くのことを教えられた。

今から十数年前に私は次の患者に出会うことになる。それは3人のこどもをもつ若き40代の父親であり、病とたたかう上顎末期癌の患者を受けもつことになった。患者は根本的手術による一次治療の結果、社会的復帰が可能に思えたが、またたくまに再発を来し再入院された。すでに隣接臓器である両視力障害があり、さらに肺への転移は著しくなすすべはなかった。

こんなとき医師と看護師との間で、いくつもの葛藤が生じた。すなわち、咳および背部痛および視力障害に関して主治医は楽観的な説明を伝えたにすぎなかった。外来で診療する主治医は、その訴えを何回にもわたり聞き、外来と病棟を往き来したのであった。

すかさず患者の妻はこれで良いのかと疑問を医療者に向けるようになった。こうして視力障害により見舞いに来るこどもの成長していく様子をみることのできないことは、やりきれない焦燥となった。そうして激しくおそう癌性疼痛をどう緩和してあげたら良いのかと頭を悩ましたのであった。また肺転移による、腫瘍の浸潤による呼吸困難をどう受けとめたら良いのか、ベッドサイドにおける家族と医療サイドにおける戦いはすさまじかった。

233

何といっても患者の頭のなかに走るのは、視力の回復であり、果たして今に良くなるから頑張ろうというべきなのか。そうして、おそいかかる運命に対して生きることの支えを、いかに引っぱり出してあげたら良いのか、途方にくれる。ほんの少しのときでも残る子どもに、そして妻に充実した生き方を求めるのは酷というものであろうか。いま、この医療の最前線で病める人に何かできるのかが大きな疑問となった。これまで経験してきた頭頚部癌の外科的治療に挑戦してきた私には、どうする事もできない気持ちでいっぱいであり、そしてこの新しく改築された大学病院がその形態が整えられていくなかで、そのなかで働く人々は、真に病める患者の立場に立つ今、どうあるべきなのかと悩むようになった[1]。

　私には忘れることのできない患者の一人であり、いまなお鮮明に頭のなかに思い出させてくれる。このようなことから、耳鼻咽喉科病棟で婦長、主任二人と私を含めて、末期癌症例について検討を行ってきた。

　1984 年 7 月、あらかじめ看護師たちと討論をした結果、耳鼻咽喉科病棟において毎月 2 回、6 時過ぎに出席でき得る医師、看護師と共に "ターミナルケア臨床検討会" をもつことになり、まず医師主導型で始まり、私の定年まで続けられた。

②　医療を考える会

　1985 年 1 月 31 日に学長（和田武雄）室で助教授、講師および看護部長と共にこの新装なる病院で考えなければならないものは何かを討論した。その論点は、

（ⅰ）病院が新しく完成されるにあたり現在行われている医療は、これで良いのか、また将来的に臨床医のあり方について考える時期にきたのではないか。

（ⅱ）臨床各科とのコミュニケーションが問われるなかで、具体的な社会の苦情を受け入れられるだけの対応が新装になった新病院のもとでどれだけ可能であろうか。

（ⅲ）大学病院としての機能は十分に果たされているのであろうか。ことに、昨今論じられる実地臨床における 24 時間体制を包容するだけのものを持っているのであろうか。

これらの観点に立って学長より「医の倫理」の原点が説かれ、さらに集中

性を欠きまた精神性を欠く今日の諸々の医療に対して、病院のなかにある種々の問題に関してアカデミックな考えかたのもとに知的労働としての医療を考えてみるべきではないかと提案された。

学長室に集まった先の臨床各科の諸先生の間で、いくつかの課題のなかから終末期患者のケア（トータル医療としての位置づけ）が挙げられ、患者を中心としての医療をどうするかが最重点となった。

こうして会の名称をあくまでも患者中心のものとして「医療を考える会」と決め、毎月第1あるいは第2水曜日3時〜5時30分まで討論がなされた。

医療を考える会の主なものとして、臨床各科の事例検討が圧倒的で熱心に討論され、長期にわたり施行された。在宅ケア、栄養、心理学的検討、疼痛の薬物療法、口腔ケア、医療経済学など多岐にわたった。ときには特別講演が持たれた。すなわち癌性疼痛について(武田文和先生)、生と死を支える(柏木哲夫先生)、全人的医療を考える―心身医学の現況と往来(池見酉次郎先生)など、病院で勤務する医療人すべてに感動を与え大講堂は満場となる。これほどまでに会場をうめつくしていたことはなかったのではないだろうか。この「医療を考える会」は、長期間にわたって継続され院内におけるターミナルケア活動は大きなうねりとなり、現在では臨床各科においてそれなりに息づいていったのである[1]。

③　大学病院におけるターミナルケアを考える

先の医療を考える会における行動は、大学病院への贈り物としてこの会に参加した方たちにより、1988年1月"ターミナルケアと今後の医療（形浦昭克、並木昭義、郷久鉞二編集）"なる本が南山堂より出版されることになった。医師、薬剤師および看護師たちが非常に短い期間にその忙しさを忘れて、真剣に活字にすることにより大学病院のターミナルケアの在り方をとどめることに集中した。

その出版記念として一つのシンポジウムが大学病院の大講堂で開催された。学生側から医学部学生、衛生短大、衛生学院生、看護師側は、脳神経外科、放射線科および第三内科および医師側は産婦人科と麻酔科が参加した。

並木昭義、郷久鉞二先生の司会のもと、私がそのまとめを命じられた。週末の土曜日というのに沢山の院内の職員が参加してくれたことは大きな収穫であった。（シンポジウム"大学病院におけるターミナルケアをどう考える

か"1988 年 1 月 23 日)。ここに、このシンポジウムに参加した女子医学生の発言を引用させていただく。

すなわち「私はインドへ行ってきました。路上で行き倒れで死んで行く人を見たとき、確かにそれは不安な現実ですが、医療の粋を集めた機器に囲まれた孤独のうちに死んでゆくことよりも、自然な姿に感じられ、我ながら驚いてしまいました。いま私たちが医療に何を望むのか、人々のニーズは何なのか、それを把握し、適切に対応しなければなりません。その観点から考えると、ターミナルケアの道もおのずと見えてくると思います」と。

ここにターミナルケアを自ら学び、そして上に立つものは、いま考えなおすことは、指示するだけでなく、導くことのむずかしさを共に感じなければならないと、つくづくその原点を思い起こすのであった。

シンポジウムにおけるまとめとして、まず学生側として、

（ⅰ）ターミナルケアは医療全体にとって重要な問題である。

（ⅱ）告知に関する follow up 体制はあるのか。

（ⅲ）医療者と患者との関係は良好になされているのか。

（ⅳ）医療者としてのターミナルケアには矛盾が存在していないか。

などが出された。

また、看護師側からは、

（ⅰ）大学病院であるからとか、ないとかということは関係なく心の問題である。

（ⅱ）家族との関わりについて、大学病院における出張に際して主治医がかかわるサイクルは長い方が良い。

（ⅲ）よく話し合った医療、看護をすすめること。

また医師側は、

（ⅰ）末期医療に対しての関心が薄い。（このことはどの事例検討や講演会においても医師の参加が極めて少ないことがあげられる）

（ⅱ）かかるシンポジウムや研究会において参加するばかりでなく、一般に最前線でやられている医師が少ない。

（ⅲ）痛みをもつ患者に積極的に何かをしてあげたい。そのためには各病棟における横のコミュニケーションを持つのが良い。

というものであった。

こうした各側の議論のなかで、今日ではすでに検討されておられるが、誰

もが、どんなかたもでも良いから患者のためのチーム体制を作り、でき得れば PCU（緩和ケア病棟）をできるだけ早く作ることが望まれた。大学における学生、看護師および医師の三位一体の討論は実に新鮮そのものであった[1]。

④ 大学病院における末期癌ケアの座談会（1988年3月1日）

"ターミナルケアーいま、医療者に望まれるものは"に関して、主として大学病院における末期癌ケアは本学同窓会雑誌 Amicus の創刊号の記念として医師、看護師の指導的立場にあるかたを中心に熱心に討論され画期的であったと思う。同窓会の諸先生に何らかのかたちでターミナルケアなるものを広く知っていただいたことは有意義であったと思う。

この8人のシンポジストによる各科の末期癌の実態、痛みの緩和が第1でなければならない、癌を告げるべきかどうか、精神的ケア、不安に対するケアなどが討論され、最後に本学の「医療を考える会」や先のシンポジウムを通して今後、大学病院における末期癌ケアはどうあるべきを真剣に討論し、座談会を閉じた。

そのまとめとして、最後に述べられた並木昭義先生の言葉を引用させていただきたい。すなわち「学生の教育を含めて、病院全体がターミナルケアの問題をもっと真剣に考えるような雰囲気を作っていかなければならない。地域との関連を考えると先ほど矢花先生が言われたように大学だからとあぐらをかいているのではなく、各地区の開業医の先生や関連病院の先生方とも共通の話し合いの場というか情報網をきちんとしていくことが不可欠だと考える。各地区の開業医の同窓の先生がたにもいずれ、こういう会に参加していただけたらと思います」と。そうして司会は「仮に私たちが、ターミナルケアを受けることになったとき、喜んで入院して医療を受けられるような病院でありたいと思う」の言葉で座談会が閉じられた（出席者：形浦昭克、並木昭義、矢花剛、郷久鉞二、氏家武、鎌田美雪、対馬不二子、印部厚子）。

⑤ 医学生におけるターミナルケアを考える

札幌医科大学医学部学生に緩和ケアについてアンケートを行った。実践としての緩和ケア病棟の教育が必須であると答えたものは、全学年を通して85.5％であり、どの学年も緩和ケアの病棟での教育を求めていた。特に6年生はこれまで1年間にわたり私の末期がん患者のケアと題して150分の

特別講義の受講前後の結果は、それぞれ81.5％、89.6％であった。

　この大学病院における緩和ケア病棟の必要性を各学年毎に検討した結果、1および2年生はそれぞれ72.3％、77％と高く、3および4年生は59.6％と低く、6年生の講義後では72.4％となっていることが注目された。本学におけるカリキュラムにおいて、大学では1および2年生では臨床早期体験学習 Clinical early exposure が検討され、さらに新カリキュラムとして3年生では看護実習がなされている。実際において、各病棟におけるかかる体験は非常に有意義で熱心に実習されている姿が印象的であった。

　こうした医学生における終末期医療カリキュラムのなかでも、どの学年で実施するか、検討すべきであるが、将来、大学病院における緩和ケア病棟の設立より、その実際を経験することは学生にとって必須のように思われた。これらの医学教育への新しい導入は、挑戦すべきであり、医学のなかで医療学をどのように位置づけるべきか、今後、大きな課題であろうと思われる[2～4]。

〔注〕時代の流れによりターミナルケアの気運は高まり、その考えかたとして広義の緩和ケア、終末期医療および End of life などと呼ばれるようになった。

⑥　札幌医科大学緩和ケアを考える会の設立

　附属病院における新しい声として緩和ケアなる機運が高まり、医学部および保健医療学部の教育のなかで大学病院における緩和ケア病棟をどのように考えるかが大きな課題となった。さらに、大学病院における医師、看護師およびコ・メディカルスタッフは、緩和ケア病棟をどのように理解し、どのように対応すべきかを考えるべきかを検討された。そんなとき、1997年4月30日、フォーラムとして医師、看護師および学生側（医学部、保健医療学部）らの8名の参加によりその目的や両学部の共通した課題で、その研究するテーマが求められているなかで共有することの重要性がもたれたからである。大学病院における緩和ケアは、すでに全国的にも研究会が運営されているなか、本院においてもいかに考えるかを地で行くかが検討された。ここに3時間にわたる熱心な討論がなされた。ことにこの大学病院ですぐに緩和ケア病棟を新設することは難しいかも知れないが、既存の診療科（ターミナルケア患者の多い科）を緩和ケア病棟に位置づける実習施設として活用できるようにしていくことは実現可能なことではないだろうか。そのためには札幌医科大学附属病院の理念のなかに緩和ケアということがうたわれていなければならないし、カリキュラムに具体的に取り組むべきと思われた。

Ⅲ 婦人科疾患における心身医学

「大学病院ではターミナルケアや緩和ケアはむずかしいよ」といわれる医師がおられるが、大学病院だからこそ先進の医療が期待されており、応えていかなければならない課題であるとしてしめくくられた。若手および中堅職員の熱のこもった討論であった。

かくして、公開フォーラムを終えて講堂をうめつくした職員や先生のそれぞれの胸に大きな感動が伝わったことは否めない。大学病院の高度の先進医療を推し進めると共に患者の立場に立つことの真の医療を担うよい医師、看護師を育成する義務が大学病院の底辺に流れること、いま人々が求めている医療の本質が明るみに出されるのではなかろうか。

かかるフォーラムの熱き若いエネルギーの発散と共に、自らの息吹として新鮮なかたちが、このフォーラムを終えて僅か4か月を経て、ここにかつて討論に参加した人たちが集まり、札幌医科大学における緩和ケアの実践およびその根底に流れる医療の本質を目ざす会を作ろうという機運が高まった。ここにフォーラムから広大なる“札幌医科大学緩和ケアを考える会”が設立され、その結果として医学部と保健医療学部の特異性を活かした患者の立場に立っての生と死を考える緩和ケアでなくてはならないし、医学教育に根差したものでありたいと願ったのである。

札幌医科大学における緩和ケアに関するアンケート結果をここに言及したい。その結果「がん患者治療の体験がある」176名、「なし」36名。さらに「疼痛治療の体験がある」168名、「なし」が41名であった。なかでも「緩和ケアに関して関心があるか？」という質問に対し、非常に関心がある45.0％、やや関心がある53.2％、関心がない1.8％であった。

医学生を含めて札幌医科大学医学部における緩和ケアへの関心は高い。しかしその具体化として大学病院における緩和ケア病棟の設置はその種々の条件により各講座により、大きな障壁というか、しばりが厳しく、どのように発展させていくか大学病院全職員の叡智が望まれるところであるし、患者へ大きなフィードバックがされるものでなくてはならない。

こうしてかかるときにターミナルケアに活躍した医師、看護師は各地域において素晴らしい活動を持ち、ターミナルケアにおいて、今その「ホスピス精神」は決してゆるぎないものである。時代に流されることなく育まれたかかるスピリットが生かされ大きく患者へフィードバックされていることを信じて止まない[4]。

"札幌医科大学緩和ケアを考える会"の展望

　"緩和ケアを考える会"の活動を確実なものにするためには、一般市民の参加は必須である。全国的にも大学病院の動きが活発になったと聞かれる。院内緩和ケア病棟を設け活躍している高宮有介講師は音楽療法士、カウンセラーとともに各病棟でホスピス的なケアを要する患者の対応に当たっている。また、藤田保健衛生大の緩和ケア病棟は七栗サナトリウムに１８床が、このほかに和歌山県立医大附属病院、北里大学医学部附属病院で新棟とともに緩和ケア病棟の設置計画が盛り込まれていると聞く。東北大は緩和ケア講座の開設を視野に入れながら準備を進めているともいわれる。大学病院の緩和ケアを考える会が毎年１回開催され討論がなされている。その活動報告のなかで、徳島大学"緩和ケア室"の開設が報告されていた。実務は疼痛外来医師および放射線治療医が兼務され、３名で各科の協力によりボランティアが受けた相談に応じていく構想である。はじめから緩和ケア病棟の設置を念頭においてきたが、この激動の医療界において新設することの困難さは十分に熟知された。このような中から、今患者が求めている医療を考えるとき、一足飛びでなくとも、しなければならないことが、また、やっていけることが医療者の足下に転がっている気がしてならない。そのような問題点を拾い上げ、一つひとつ着実に附属病院における患者中心の医療としての緩和ケアを考えていきたい。

　大学病院は教育機関であり、教育とは「希望を語ること」で、教室での講義だけですまされるものではない。今、医学教育にあって必要なことは、理念教育ではなく death education の実践教育であり、死に直面し死をみとり、たじろぎながらも死をしっかりと受け止められる医師が必要なのではないか、と提言された二人の医学生の発言を、大学病院で働く医師は教育者の一人として忘れてはならない。

　ここに「札幌医科大学緩和ケアを考える会」の活動を、1997年９月を第１回として、1998年11月の第10回までそれぞれ緩和ケア委員の司会のもと、「緩和ケアとは何か」（第１回）、「がん患者の家族のケアを考える―真実告知を回避する妻をとおして」（第２回）、「リエゾンから緩和ケアを考える」（第３回）、「学生の立場から緩和ケアを考える」（第４回）、「がんの痛みのコントロールについて―モルヒネの使い方を中心に」（第５回）、「QOLの向上を目指した胆道系悪性腫瘍の治療」（第６回）、「末期癌患者の緊急処置と

QOL」（第 7 回）、「緩和ケアに関する医療者の意識―札幌医大病院における医師、看護師の調査から」（第 8 回）、「がん告知に関する医師の法的責任―最近の判例の動向を中心に―」（第 9 回）、および「当院における麻薬使用状況の実際」（第 10 回）について、各先生がこの各テーマに関する事例と共に貴重な報告がなされた[4]。

⑦　ターミナルケアの実践

今日、終末期ケアに関する報告およびその著書も多い。そんななか、私共が経験された実践の 2、3 について述べることとする。

（i）疼痛緩和は第一でなければならない

かつて札幌医科大学に勤務する職員および学生 1,921 名に末期がん患者に関するアンケート調査を行ったなかで自分また家族が末期がんであるとき、どんなターミナルケアを望みますかとの質問に際し、8 項目のなかから必要と思う項目を順に従って答えていただいたところ、全体として苦痛の緩和 29.7％、病名に対する不安 17.3％、次いで残された日々の設計が16.5％、末期がんにおいて疼痛の緩和がされると当然、病名に対する不安もとかれ、残された日々が充実したものとして求めることから疼痛が第一でなければならないとされた。

疼痛の緩和として頭頚部がんではブロンプトンカクテル（BC）が使用されている。このブロンプトンカクテルは、癌性疼痛を緩和する治療薬として、イギリスにおける胸部疾患病院で開胸手術後の鎮痛薬として使用されたのに始まる。その処方例として塩酸モルヒネ 10mg、塩酸コカイン 5 mg、ワイン 1 ml および単シロップ 2 ml と全量 10ml である[2,5]。

患者の嗜好により、ウイスキーやジン或いはレモン水などが基剤となり快適な薬として投薬されてきた。その後、1979 年本邦においてコカイン添加は副作用が強く、鎮静薬として塩酸モルヒネ単独投与が主流となったといわれる。今日塩酸モルヒネの水剤、および座薬についで市販される硫酸モルヒネ剤（MS コンチン）が多用されるようになった[2,5]。

（ii）がんの告知

先のアンケートによるとがんの告知を希望するか、自分が末期と判断されたとき病名の告知を望みますか？に「はい」と答えたものは 76％と高く、男性がやや女性より多く、年齢別では 40 － 44 歳代 70.4％、50 － 54 歳代

で64.1％と告知を望み、さらに40－49歳で最も高かったことが興味をもたれた[2, 6]。

告知のあり方に関して1989年厚生省（現、厚生労働省）は癌末期医療に関するマニュアルについて次のように報告している。すなわち（イ）告知の目的がはっきりしていること、（ロ）患者、家族に受容能力かあること、（ハ）医師およびその他の医療従事者と患者・家族との関係が良いこと、および（ニ）告知後の患者の精神的ケア・支援ができることである。

こうして真実を伝えた後の対応はいかにあるべきか、が重要であると述べている（恒藤暁、最新緩和医療学．大阪、最新医学社、1999.p.1-46.）。恒藤はそのポイントとしてまず第1にどのように伝わったかを確認する、第2に告知された直後の落ち込みを受け止めること、第3に最善をつくすことを伝える、第4に希望を支える、第5に容易な励ましは避ける、第6に医療者と患者・家族とのコミュニケーションを続ける、そして第7にチームによって支えることの必要性をあげている[6]。

（ⅲ）在宅ケア－ホスピスケア

どの時期に行うかが問題である。その人の生きてきた生活をいかに全うするかが大きな課題である。規制された病院のなかでかなりの制限があることは否めない。近年、理想的な在宅ケアが確立されつつある。

札幌医科大学附属病院に勤務する医師224名、看護師562名、薬剤師、検査技師、放射線技師および栄養士152名、事務職206名、医学部学生180名、看護学生275名およびその他322名の合計1,921名についてアンケート調査を行った。72.8％が在宅ケアを求め、男性67.9％より女性が75.0％と多かった。年齢別にみると年齢が高くなるとともに在宅ケアを望まなくなり、ことに40歳以上では48.7％であった。ここに現代における核家族や親子関係など複雑な因子が関与することが推測される。職業別でも看護学生85.0％、看護師78.1％、医学部学生77.7％、医師67.9％、事務職員49.8％の順に在宅ケアの希望が多く認められた。また医療者のそれは男性より女性に多いことに興味がもたれた[2]。

これまで在宅ケアの条件として、death educationが問われてきたが、時代の進歩と共に多くのかたが在宅ケアを求めるようになった。確かに家族との関わりからその人らしさを全うする安らかな死が望まれる。そんなとき緩和ケア病棟と同じく癌患者の在宅ケアを強く求めるようになり、21世紀に

向けて在宅ホスピスケアが大きな課題となってきた。そこには医師、看護師、薬剤師、理学療法士、ソーシャルワーカーなど他のコ・メディカルスタッフと共に参加することにより、患者が満足すべき在宅での安らかな旅立ちを援助することができるのではないか。そのためには行政機関なども協力が強く求められる[7]。

（iv）コミュニケーション[8]

　かつて1984年日気会会報35巻で記述されていた柏木哲夫先生は、医師は「励まし型」が多く、次いで「理解型」があるとの報告をしたことがある。必要なときは励ましてはいけないのではなく、ときに励ますことが大切であり、いつも病棟に行きベッドサイドに座りこみ同じ目線で話を聞いてあげることが大切であると言われた。終末期医療においてこうした理解的態度をとることにより、会話が続き日常の病棟でのケアの重要性を知ったと述べている。ここにコミュニケーションと共に症状のコントロール、家族ケア、チームアプローチを挙げておられる。

　ターミナルケアにおける芸術的療法を述べることとする。

（イ）筆談[9]

　コミュニケーションに筆談を用いざるを得なくなった患者の心理について詳しく言及した文献は見当たらない。短時間の在宅後、徐々に死の受容へと向かい、人生の総決算を求めつつある年齢で、実際にやり遂げたいことがあり、死の受容を進めていく中で、筆談によるコミュニケーションがうまくいかず、伝わらないという、いらいら感が芽生えてくるのを感じ取ることがあるといわれる。

（ロ）短歌

　東大耳鼻科、加我君孝教授はターミナルケアにおける短歌を媒介とするコミュニケーションを実践してきた[10]。

　和歌の五七五七七というリズムは日本語の情念を表現しやすく、その特性と関係があり、この五七五七七の型に合わせると不思議なことに言葉に音楽が生まれるという。加我教授は、自ら頭頸部癌患者で、経験した短歌を友人の米国人の医師の協力で、英訳し自費出版し、欧米や東南アジアの友人の医師に読んでもらったところ、多くの共感が示され、英訳された短歌でも、感動を与える力のあることを知ったといわれる。

（ハ）音楽療法

　今日、音楽療法が緩和ケア病棟にて施行され、これは、その人の揺れ動く不安と恐怖の心柱を支える人間的な心の交流にあり、人間に対する深い畏敬の気持ちと、病人に対する温かい思いやりとに満たされているといわれる。

　国立がんセンター東病院のボランティアである遠藤登美子さんは、緩和ケア病棟での音楽療法の実践について次のように語っており、引用させていただく[11]。

　やはり私の母もがんを病んで、2年前にこの世を去りました。入院中、すでに骨に転移し痛みと闘っているときでした。父が、最後に家族四人で音楽会へ行こうとチケットを入手したのです。最初のモーツアルトの弦楽が鳴り出した瞬間から、母はあふれてくる涙をこらえきれない様子で、演奏後に「モーツアルトってこんなにきれいな音楽だったっけ」と言っていました。ただただ純粋に音楽に感動した涙。母のような境遇だったからこそ、よりモーツアルトは美しかったのだと思います。驚いたことに、それまでの腰の激痛を忘れたかのように、帰りには家族四人で外食をすることができたのです。

　そのときの母の嬉しそうな表情は今でも思い出します。私は、医学的なことに関してはまったくの素人です。でも、音楽にはこういう力があることを信じて、このミニコンサートのボランティア活動を続けています。このコンサートの主役はあくまでも患者さん方です。気負わず、堅苦しくなく、ふと音楽が聴こえてきたからちょっと行ってみましょう。という気持ちで患者さん方に集まっていただけるよう、心がけていきたいと思います[11]。北海道においても、この音楽療法を積極的に取り入れておられる方もあり、それぞれの病棟での活動が耳に聞かされます。

（ニ）絵画療法

　昨年1月に「最後の樹木画」の出版と同時に著者の水口公信先生から謹呈としていただいた大切な本がある[12]。先生は、医学部を卒業して48年間、麻酔科医として癌専門病院と大学病院ですごされた。

　退官されて、現在、山王病院の緩和ケア病棟長として働いておられる。医療の考え方も大きく変わってきた中で、ある程度痛みから解放され、人生を肯定的に見つめ直そうとしている患者は、豊かな樹冠で、むしろ幹の太い安

定した樹木を描くのに気づいたと言われる。

　病棟で「1本の木を描く」ことが、患者と医療者とのコミュニケーションを助け、患者の心を豊かにし、安らぎを与えることがありますと言われる。患者の性格・生き方・死の迎え方を樹木図から新たに発見できるように思われたと述べており、また「木を描いていると楽しくなる」という答えが返ってくると、先生は、素晴らしいことだとすごく嬉しくなるのですと言われる。

（ⅴ）家族との関わり

　柏木は、家族への配慮すべき10項目をホスピスケアの実際に家族ケアとして次のごとく述べている[13]。

（1）末期であるということを適切に家族に伝えること
（2）家族のために特別な時間と場所をとること
（3）症状をできるだけ詳しく家族に説明すること
（4）患者の看護のために家族の参加をすすめる
（5）苦痛緩和の保証を家族に与える
（6）最善を尽くすと言うことを家族に伝える
（7）聴覚は、最後まで残るということを、しっかり家族に伝える
（8）臨終間近の患者の状態の説明をどうするか
（9）「うめき」に対する説明
（10）呼吸困難、呼吸の変化に対する説明

　これら10項目に関して、関わっている事例に対してベッドサイドで十分なる検討が望ましい。

（ⅵ）精神的ケア

　2002年4月6日、日本死の臨床研究会北海道支部特別講演（札幌）において形浦は、“ターミナルケアにおける心の癒し”と題して、そのなかでスピリチュアルペインについて述べた。いまだ市民の中にも浸透しないなか、恒藤は次のごとく言及している[14]。

　すなわち、恒藤は、人は、死に直面すると、必ずその死の苦しみの意味や自分の価値を知ろうとし、死をどう受け止め、どう対応するかを考えるようになり、また、死後をどう考えるのかという問いかけをもつ。この人の心の奥深いところにある問いかけ「魂の叫び」がスピリチュアルペインであり、生きる意味の問い、人生への納得および真の愛の叫びなどといわれる。

　このスピリチュアルペインは、宗数的なペインとは異なるもので、宗教を

もたない人でも共通して存在する痛みであるといわれる。そうして、すべての人々が、その苦痛の中心はこのスピリチュアルペインを抱いているという。しかし、その表現方法は、さまざまであり、精神的苦痛を通して、表出されることが多いことを知らねばならない。かかる不安・抑うつの根底に、このスピリチュアルペインが存在することがよくある[14]。生きている意味、そのものへの深い追求は、身体的・精神的・社会的因子を包含したものであり、その核をなすものであると言われ、人生への納得ではないでしょうか。

　私が定年退職した後、2000年11月18日に札幌医科大学学術振興会は市民公開講座として在職時にターミナルケアに活躍された先生が中心となり次の企画がなされた。

　"より良い生と死を求めて－21世紀に向けたがん医療はいかにあるべきか－"の司会を命じられた。札幌医科大学大講堂は満場となり、市民を強く魅了されたのであった。こうして、私は、1983年からおよそ16年間にわたり札幌医科大学附属病院におけるターミナルケア活動に医師、看護師および学生らと共々かかわってきた。

　1983年、寒さ厳しい1月から2月にかけての10日間、当時のいまは亡き和田武雄学長と共にカナダ、アルバータ州との医学交流のため訪れた。そのとき、エドモントン市クロス癌研究所病院などいくつかの専門の施設を見学することになり、先生は若い研究者の医師と共に、さらには、その外来で看護師、コ・メディカルスタッフおよび患者との対話のなか実践されたのであった。そうして帰学してまもなく私は学生の末期癌ケアの特別講義や院内における臨床検討会などへと走り続けた。そんな中、院内において疼痛の緩和、心のケアおよび家族のケアが論じられ、既述したごとく私は学長の呼びかけで当時の助教授、講師、看護師長、主任が集まり、議論した結果、患者中心のターミナルケアについて検討すべく「医療を考える会」が全国に先がけて画期的に動き出したのであった。その後7年間にわたり事例検討および講演会などが続けられ、臨床各科におけるターミナルケアの活動が進んだのであった。

　医学部学生のカリキュラムの中での早期体験学習および学生の看護実習などとターミナルケアに関心が持たれ、保健医療学部学生と共に、時代に沿った広義の"札幌医大附属病院緩和ケアを考える会"を立ち上げ、院内の職員共々その研鑽を続けてきた。

Ⅲ 婦人科疾患における心身医学

（2）福祉ターミナルケア
－6年におよぶ慈啓会特別養護老人ホーム診療室にて－

　病院から老人福祉施設へ勤務して、それなりに新鮮な出来事を経験することが多々あった。老人施設におけるターミナルケア、緩和ケアの体験のなかから教えられたことは、"終の棲み家" としてのかかる問題にどのように挑戦すべきかであった。その究極の目的は "看取り" につきるであろう。私共が学習したその原点は、これまでの高いところからの押しつけられるものではなく、各施設における介護に関わる各職種の意見をくみ取られた介護観からのターミナルケアでなければならない。決して、これからターミナルケアを活動するというのではなく、いつもの日常生活上の延長でありたいし、特別視するものでないことである。医療ニーズの高い状況のなかで、ターミナルケアの医療中心が福祉施設のターミナルケアをいかにあるべきかを模索することでもあった。この医療的負担が大きいなか、介護を中心としたなかで何ができるかを考えることである。

　施設で行っているターミナルケアが病院で行う先端的状況でのターミナルケアとどこがちがうのか、また、施設で提供できることとできないことの線引を家族に充分伝えられていない部分があることを踏まえることである。

　現在、施設で行われているケアは、医療中心である。そのために施設における数少ない医療職のなかで、医師はもちろんであるが、看護職と介護職の連携を密にしなければならない。そのために、いかにあるべきかを考え、家族との温かいケアを提供する手段を熟慮しなければならない。こうした事から、数少ない医療職のなかで真のターミナルケアは、いかにあるべきかを構築すべきかの討論は素晴らしいもので有ったと思う。このことは慈啓会特養におけるターミナルケア委員会の大きな成果といって良いのではないか。

　だからこそ、ターミナルケアの活発な動きと共に、前進しようとする討論のすえに、結論づけられたと思う。その内容の分析として、ことに、介護面では、精神的な援助、傾聴に加えて、例えばタクティールケア、音楽療法およびアロマティラピーの導入が求められる。さらに疼痛の緩和において、医師、看護師と共に医療の内容が充実されることが望ましい。そのために診療室における医師の位置は非常に大きいといえる。決して、ただその席を占めているだけではないことが知られる。（石飛幸三：「平穏死のすすめ―口から食べられなかったらどうしますか」講談社、2010 および佐藤文夫：「超

高齢者医療の現場から」　中公新書　2011 よりよく理解される）

　これらの内容に関しては、2011 年 8 月 15 日になされた慈啓会特養における ターミナルケア意識調査からも理解ができる。施設内のこれまでにつちかってきたターミナルケアに関する行動は着実になされたものといえる。そのなかから例えば、

（ⅰ）ターミナルケアについての関心は、2006 年 3 月における " 特養ホームにおいてターミナルケアが必要だと思いますか " に回答した各職を併せて 92.3％ と高い関心を示していた。この 4 年間にわたるターミナルケアの実践の結果、89.3％ とほとんど差が認められなかったことは、興味あることといえる。

（ⅱ）もっとターミナルケアを学ぶ機会を望むもの：68％ および、

（ⅲ）ターミナルケアに関する実技研修が行われる場合の参加は 75％ と高い報告は、今後のあるべき姿をみた思いで、その内容の充実が問われたのであった。

　こうしてみると、全体的に圧倒的に多い施設の介護職のかたがたが考えるターミナルケアおよびグループでそれぞれのターミナルケアを考えるものでありたい精神が伺える。ここに当施設におけるターミナルケア、緩和ケアの活動が前向きに突き進もうとしているのがみえたのではなかろうか。これは大きな素晴らしい成果であると思われる。

　ターミナルケア委員会では、今後のターミナルケアのあり方として、介護職をはじめ各職種の機能の特色を生かし、話し合いを行い、施設ならではのターミナルケアができないものだろうかとの結論づけられたことは大きな収穫であった。医療と福祉の接点、つまり看護と介護の連携はこれからの老人福祉における大きな課題と考え、すでに厚労省は、口腔内のたんの吸引と胃ろうによるケアを配置医と看護師の指示のもとその協働による実施指針をうち出し、その実施が各施設で施行されなくてはならない。

　今日、新聞紙上にても " 長生きはつらい " の異論に対する視点が述べられている。（道新　2013 年 1 月 6 日および 1 月 17 日）久坂部羊先生（日本人の死に時－そんなに長生きしたいですか　幻冬舎新書　2011）、中村仁一（「大往生したければ医療とかかわるな」　幻冬舎新書　2012 および特別養護老人ホームでの経験をいかし書かれた野間昭夫：「長生きって迷惑ですか」幻冬舎ルネッサンス新書　2012）などを読まれることをすすめる。

Ⅲ 婦人科疾患における心身医学

　また、看取りについて社会福祉法人札幌慈啓会は「看取りケア指針」を2009年3月に発行し、ことに特養において実施検討されてきたところである。

　終末期における看取りに関して、樋口恵子（ＮＰＯ法人高齢社会をよくする女性の会）は、アンケート結果において、延命目的の人工呼吸器の装着を「してほしくない」と答えたのは、看取り経験がある人は89.4％で、ない人81.9％より多かったと述べた。また、胃に穴を開けて栄養を送る胃ろうについて「してほしくない」の回答は看取り経験がある人は88.2％と、経験のない人の80.3％を上回ったと報告されている。職業別では医師や看護師は他の職業に比べて延命措置を望まない人が多い傾向がみられたと報告された（読売新聞夕刊　2013年5月29日）。

　こうして、6年にわたる慈啓会特養におけるターミナルケアを総合的に考えてみた結果、

　（ｉ）事例を通した“ターミナルケア委員の研修のありかた”
　（ⅱ）看護職員と介護職員との連携
　（ⅲ）何と言っても施設におけるターミナルケアは、いかに構築すべきかについて討論されねばならないことに気付いたのであった。

　でき得るならば、これまでのターミナルケアに関するスタッフと共に討論しまとめあげることにより、自からのすすめた当施設におけるターミナルケアの原点をあみ出してくれるのではなかろうか。私はこの6年間に特別養護老人ホームにおけるターミナルケアの実践を通して私なりの要点をここにまとめることができた。すなわち全国的に特別養護老人ホーム（特養）におけるターミナルケアが終の棲み家においてどのように看取られているのかを知ることができた。

　本邦にてターミナルケアの重要性が叫ばれて、30年の経過が歩まれてきたが、いまだ、このターミナルケアへの認識は余りにも低いように思われ、今日においても医療施設における患者、家族の不満をも耳にするところである。

　福祉施設において、どのように構築されねばならないのであろうか。いま、認知症に対するケアが問われているので、広く緩和ケアなる概念がみなおされようとしている。

　このたび、当施設においても、この6年間にその人らしい安らかな看取りに関わってきた看護師、介護福祉士および施設全体の職員の対応はこれから

249

のその実践に対して大きな支えになったといっても過言ではない。6年間の特養ホーム診療室の立場から次に述べる種々の点が問題となっているように見える。ここにその主な内容をあげることにより読まれるかたに更なる検討を行っていただければ幸甚である。

（ⅰ）診療室、介護職員はターミナルケアに対してどのように考えているのだろうか

（ⅱ）介護される利用者のかたや家族らの心の支えとなる意思表示と安らかなる看取りのケアに対する対応はこれでよいのであろうか

（ⅲ）ターミナルケアでの介護における医学知識はどこまで理解されているのだろうか

（ⅳ）施設における看取りの留意点はどうあらねばならないか

（ⅴ）特養での日常におけるケアはどのようにおし進めねばならないか。特にその特養の場における介護職員は利用者、家族に対してどう向きあうべきか

（ⅵ）医療（看護師）と福祉（介護福祉士）の連携およびその接点をどのように考えるか

（ⅶ）口腔ケアの重要性は、介護の場に広くいかされているのだろうか

（ⅷ）胃ろうに対する考えかたを本当に理解しているのだろうか

（ⅸ）老人の心のケアを毎日の生活のなかでどのようになされているのだろうか

（ⅹ）これからの特養の課題となる「吸引」「経管栄養」などの医療行為はどのように対応すべきか

（ⅺ）リハビリテーションは、どのように位置づければ良いか、など

このようにさしあたっての問題点をあげてみたが、2009年「介護施設でのホスピケア」（前野宏）なるシンポジウムで介護施設において、ターミナルケアと看取り介護が共通理解され、介護の方々は、この看取りをならう必要があるし、その場に適切に医療（緩和ケア）が介入する必要があると論じられている。ここに当施設におけるターミナルケア・緩和ケアのありかたや問題点をこれまでの経験を踏まえて施設の方々と共に語ることのできる内容として生かされたら幸いである[15,16]。

慈啓会特別養護老人ホーム診療室で勤務している6年間において、次の2

Ⅲ 婦人科疾患における心身医学

点について、あらたに経験し成果があげることができた。ここに紹介することとする。

① 生活回診

私は施設入所者さんに対して、何らかのかたちで生活回診を2週間毎に全員に行うことにしている。このことは年老いた、そうして老人施設を知らない私に何かできるのかで随分悩んだ。150名の施設利用者は満床であり、これからの多くの新しい未知の機能が浮かび、一つひとつ考えぬいた。兼任医師3名と看護師9名が診療室に勤務していた。介護専門学校および大学福祉学部の学生たちが実際に毎日のように参加して、老人の介護にたずさわった。将来自分の進むべく介護職への道をめざす学生たちは、いつも新鮮で明るかった。何といっても礼儀作法が格別に良い。私はこの施設のかたにも、朝、お会いすると必ずあいさつをする事は忘れなかったし、非言語的コミュニケーションも大いに活用すべく努力した。その接する方から伝わる毎日の出来事は、いままでに味わえなかった沢山の人間としての豊かさを学びとれた事は、実に嬉しかった。私のする毎日には何かあるのか。そんなとき、何人かの施設のかたとのコミュニケーションを持つことができた。それは、ホスピスにもあるごとく生活回診と言うものであった。この言葉は柏木哲夫先生の造語で、方波見康雄先生の「生老病死を支える－地域ケアの新しい試み－」(2006、岩波新書)の著書の中にも先生の流儀として対話に、くつろぎと冗談、そして触診を大切にしていると書かれている。食堂で食事をしている人でも良い。車イスを押している利用者、そうして一人で窓から外をながめている人との出会いの素晴らしさを知った。あるときは、個室にての世間話や、3時のおやつの際にコーヒーを飲みながら一緒になって政治のこと、スポーツのこと、札幌市のことなどで話がはずみ、その人なりの小さな言葉の中に生きていることの生きがいを感じるひとときでもあった。

96歳のY氏は頭はしっかりして、かつて学校教育にたずさわった思い出と共に、その一端を本にたくしたものを私に読みなさいと何冊かの宿題を与えてくれた。例えば、介護をしてくれる人として気付かないこまやかさなどに対して、指導するものの教育のきびしさを教える事を私に求めた。その後体調をくずし、しばらく安静にされたとき、私を呼んでくれ、と言われ、私に施設の職員のみんなの努力でこんなに元気になったと喜んでいた姿はなつかしい。

95歳のO氏は、沢山のこどもや孫がおられたが、なかでもいま元気でいるアメリカへ嫁いだ娘たちとの面会にほころんだ顔は美しい。札幌雪まつりに行きホテルに泊り、楽しいひとときを過した事をよろこんで私に伝えてくれた。こうしてできるならば、一人でも多くのかたとの生活回診を特養ホームの中で生きずくことができれば、人は生きてきたように充実したその人らしい自らの生きかたを望むであろう。そうして素晴らしい納得のゆく死を選ぶことができるのではなかろうか[15,16]。

② 高齢者におけるタクティールケア

2007（平成19）年の夏だったと思う。私は新聞紙上にて札幌においてもタクティールケアなる認知症への応用がなされていることと共にその研修会が開催されることを知った。受講人数には制限があり特殊のものだと心にとどめたことをおぼえている。

札幌市内にある老人福祉施設で、スウェーデンの緩和ケアの手技であり、多くのかたが関心を持たれていることを知った。早速にその施設へ問い合わせたのであった。タクティールケアについて少し文献的に述べるとしよう。当時、国内にはほとんど参考図書がないのが現況である。

（ⅰ） タクティールケアとはなにか

緩和ケアにおけるスウェーデン独特の療法である。決して、本邦で行われている指圧や手技療法、リクレクソロジーなどと違うし、単にスキンシップとしてのタッチではない。強く押す必要はなく柔らかく包み込むように触れることが大切だと言われる。ラテン語「タクティリス」から由来し、「触れる」と言う意味である。

（ⅱ） タクティールケアの目的

筋肉や深い組織をもみ解すことが目的でなく、皮膚と皮膚を通してのコミュニケーションに重点がおかれ、今日、認知症の周辺症状を緩和するため、または認知症患者に自分の体を認識させ、QOL（生活の質）の向上のためだとされる。

（ⅲ） タクティールケアの効果

タクティールケアをすることによって、オキシトシンが脳下垂体後葉から分泌される。このオキシトシンは血管内に放出され、体全体に効果を生み、鎮静化の作用を作るのです。このことにより安心と信頼の感情が引き起される。それに伴って良い気分になったり、不安感や恐怖感の緩和をするこ

とができると言われている。すなわち攻撃性、自虐性の減少、コミュニケーション能力の向上、安眠効果、リラクゼーション効果と共に癌のターミナルケアでモルヒネの量を減らせた実績もあると報告されている様である（JSCIシルヴィアホーム認知症看護・介護センター、社会福祉法人、大滝福祉会の資料より引用）。

　認知症患者や疼痛患者の緩和に応用される緩和ケアの一つとみなされる。そのタクティールケアの効果は次のごとく述べられている。さらに相手に直接触れることで信頼感を醸し出し、コミュニケーションの下地ができる。精神的安心感や信頼感を与え、孤独感やストレスを緩和する。循環を促進して緊張感を解し、気持ちが良くなると思う。通常会話が難しい方や失語症の方でも、非言語的交流の手段となり、ここで強調したいことは、タクティールケアを施行する側も、同時に相手からの"癒し"を受け、高齢者を尊重し大切にする姿勢が自然醸成されて行く点。お互いの『魂』を通わす共同作業といえると報告されている（「コミュニティケア」19、2007 および介護情報ケアスクエア、「介護・福祉情報ページ」、舞浜倶楽部より）。

（iv）　タクティールケア認知症にどう取り組んでおられるか

　鹿井博文はクリニシアン　NO.569：p73-78、2008 に次のごとく実施し、その効果を報告している。

（イ）　方法：「手・足・背中」より選択。クッション、バスタオル、オイルを使用。

（ロ）　ケアの時間：オキシトシンの分泌を考慮し、1 手技 10 分〜30 分。1 例 10 時間以上。

（ハ）　場所：カーテンで仕切ったベッド上や衝立で仕切った椅子に掛けて施行。

（ニ）　結果：アルツハイマー型認知症 23 例中 22 例（96％）、脳血管型認知症 18 例中 16 例（88％）、他 33 例中 33 例（100％）に対象者が抱える問題点に何らかの好ましい結果を得ることができたと報告された。

　小阪憲司、2008 によるとアルツハイマー型認知症や脳血管型認知症に対して、タクティールケアとアリセプトの応用が認知症の生活の質を高めると報告されたことは、特記せねばならない。かかる方法は、中核症状では改善はむずかしいが、周辺症状の改善は期待できることは、大きな進歩と言われ

ばならない（ターミナルケア入門より、日経 BP 出版センター）。

　私は、今なぜタクティールケアなのかと思う。6 年間の特養に勤務して、ターミナルケアのみならず、並行して認知症の緩和ケアはいつも頭から離れなかった。何かのとき、特養は認知症のかたは MCI（軽度認知障害）を含めて、かなりの方がおられること、どうすることもできないでいることをよく耳に聴く。果してそうであろうか。介護の度合に関わらずレビー小体認知症やピック型認知症の方もおられるが、ほとんどがアルツハイマー型、次いで脳血管型認知症と思われる。加えて、認知症は始めは認知症かどうか不明な症状であったのが施設に入所し年が経つと共に認知症の症状が現われたりする。また、人により薬物による効果は期待できないと、何もしないでいる方もおられるのではないか？ここに特養ホームにおける利用者様の認知症に対する心理療法の展開、例えば回想法、音楽療法、コラージュ療法、およびバリデーションのいずれかと薬物療法が並んでのタクティールケアは、新しい療法として容易に利用者様に入りこみやすいのではないかと教えられるのではないか。

　かかるコミュニケーションが、安心できる関わり、心の奥に気づく、心地良さが体験できるなど認知症における人の心、そうしてその人の手と手が心をなごませるのではないだろうか。かつて、私のつたない“施設における認知症を考える”の勉強会において、ターミナルケアに関して 95％にもおよぶ看護師や介護福祉士の方が興味を感じたことは悔れない。

　当施設において”タクティールケア”を考えることはできないであろうか！

　その後、時間が経つと共にいくつかの提案がさらに私の頭の中をよぎった。

a．タクティールケアは、手に油を塗るだけではいけない。誤ってはいけない。心の魂をもって、オキシトシンを分泌させなくてはならない（やさしく触れること 7 ～ 8 分の後に分泌するとも言われる）。アロマテラピーなどとは違うことを知る必要がある。

b．認知症のタイプ、癌患者の疼痛への緩和ケアへの応用を強く知らねばならない。行動するしかないのではないか。

c．タクティールケアを実施されるには、それなりの時間が必要である。そのことを憂いてはならない。そのためにはビジョンが生まれれば、当然、その上に立つ人のやわらかい頭の回転が作動せねばならない。大きな見地にたってのスケジュールが必要ではなかろうか。本法を施行するに当り、その人にある程度時間がかかり、そのことを理解しなければ十分な

緩和効果は得られない。

d．加えて、タクティールケアに関して一人でも多く正しく理解される指導者の育成が求められる。人間の育成においても、財源や時間などを含め、俗に損して得を取れと言われることにより、すぐれた人たちが集まるのではないだろうか。

e．当施設における年老いた人々へのやさしさが根底になくてはならない。
　これらは、私が６年間の施設から得た教訓で、これらのことができる場だと信じている[15]。

(3) ターミナルケアと緩和ケア

　わが国におけるターミナルケアをご教示いただいた本学学長である和田武雄先生、そして当時淀川キリスト教病院ホスピス長で後に大阪大学教授になられた柏木哲夫先生を訪れることになった。1984年４月、大学で多忙であったときであるが、先生のホスピス病棟を訪れたときを思い起こすと共に、ターミナルケアの本当の意味を先生の著書（「愛する人を看取るとき」PHP、1995年一部改変）に述べられている。ターミナルケアの一般的考え方として、松山智治：1985は、ターミナルケアは苦痛の緩和と死の看護であり、病めるものの求めるのは痛みであり、心のケアであると言われる。ことに身体的苦痛の緩和は第一でなければならないと述べた。告知の問題は、ケースバイケースと言われるが、告知するとしたら、告知をどのように、誰に、いつ、どの程度に知らすべきかが問題であり、さらにこれまでの多くの臨床から予後告知に関して大切な問題が含まれている。さらに苦痛の緩和のなかで、心の癒しとしてスピリチュアルな痛みが優先される。スピリチュアルな痛みは、その人の心の奥深いところに、ある問いかけ「魂の叫び」であり、生きる意味の問い、人生への納得および真の愛の叫びなどと言われる。すなわち生きる意味、そのものへの深い追求として全人的苦痛は身体的、精神的、社会的因子を包含したものであり、その核をなすものがスピリチュアルペインであり、人生への納得ではないでしょうかと言われる[17]。樋口京子ら：2010によると、日本で用いられている死にゆく人々へのケアをめぐる用語として、ターミナルケアと緩和ケアを次のごとく定義されておられる[18]。

（ⅰ）ターミナルケア
・臨死患者とは「医師によって不治の病気であるとの診断を受け、それか

ら数週から数か月のうちに死亡するであろうと予測された人」のケア（イギリス Holford、1973）。

・死にゆく人の症状を軽くさせ、患者と家族の両方をチームで支えようとするケアである。死の瞬間まで、身体機能の潜在能力を引き出し、できる限り自律して生きることをサポートする（イギリス　Saunders、1983）。

（ii）　緩和ケア

・緩和ケアとは、治癒を目的とした治療に反応しなくなった疾患を持つ患者に対して行われる積極的で全人的なケアである。疼痛やその他の症状コントロールなどの身体的問題とともに、精神的・社会的・スピリチュアルな問題に対してもケアが行われる。緩和ケアの最終目標は、患者と家族にとってできる限り良好な QOL を実現させることである。緩和ケアの対象は、末期患者に限らず、疾患の初期段階にある患者や、がん治療を受けている患者にも適用される。世界保健機関（ＷＨＯ）の定義(1990)「Cancer Pain Relief and Palliative Care」。

・2002 年にＷＨＯは、「早期からの苦痛緩和と予防によって患者の QOL（Quality of Life ＝生命の質）を向上させる手段」と定義し、緩和ケアはがん患者だけではなく、すべての疼痛や苦痛をもつ患者に拡大している[18]。

（iii）　福祉ターミナルケア　－特養におけるターミナルケアの実践－

　特別養護老人ホームのターミナルケアは 2000 年代の前半より全国的に話題になり、それなりの実施がなされている。高齢者介護におけるターミナルケア調査における報告で次のごとく提言されている（高齢者介護におけるターミナルケア調査報告、2005）。

・住み馴れた環境で馴染みの人々に見送られて最期を迎えたいと考えるのが私たちの願いである。その想いの実現に向けた取り組みを「福祉ターミナルケア」と呼ぶ。

・特別養護老人ホームにおける福祉ターミナルケアとは、日々のケアの延長線上にあり決して特別なことではない。ゆえに「日常のケアの充実」こそが福祉ターミナルケアの質を決定する。

・その意味では特別養護老人ホームにおいては入所したときから「福祉ターミナルケア」は始まっている。

・利用者や家族の意思を汲み、心と体の充実した生活を最期まで支えるケ

アを提供するために、医療やケアの体制、高齢者の死に対する倫理や制度の検証を繰り返し広く社会の理解を得るための努力をおこなってゆくべきであると報告されている。

特養ホームにおける2005年高齢者介護におけるターミナルケア調査報告によると、終末期ケアについての今後の方針は、対応したいと答えたかたは78％、次いで終末期ケアを充実したい、16％に報告している。また、2006年慈啓会特養ホームにおけるターミナルケアに関する意識調査によると、全職員115名中91名にターミナルケアが必要であると答えられたのは92.3％であった。それでは慈啓会特別養護老人ホームにおけるターミナルケアを、我々はどのように考えたら良いのだろうか。

（ⅰ）ターミナルケアを考える会議

（ⅱ）ターミナルケア委員会の設立

（ⅲ）介護職員を中心とするターミナルケアの意識調査

（ⅳ）ターミナルケアについての教育・研究システムの構築─研修会・講習会・実地見学など─

（ⅴ）ターミナルケアのマニュアル化

（ⅵ）看取りケア指針

（ⅶ）其の他の項目をあげ、これらをきちんと行動し実践することから始まったのである。できれば、1日で無理であろうが150名の特養ホームの人たちとなるべく接することを心がけなければならないと考えた。少なくとも医療者は、ターミナルケアにある人たちに少なくともすべきものは何かを心がけた。すなわち、

・頻回に病室を訪れる

・何を求めているかを聴くこと

・症状のコントロールは的確に対応されているか

・家族へのケアは満足されているか

・いまの状況はどうであるか。そうしてどのように変わっていくのであろうか

・その人らしい人生を全うできるであろうか　など

私は、2C05年から6年間、慈啓会特別老人ホーム診療室に勤務し、私なりに福祉施設における多くのターミナルケアの実践を得ることができた[15]。

2. 死の臨床をめぐって

　私がターミナルケアに関心を持つようになったのは、今から十数年前のあることがきっかけであった。私共の耳鼻咽喉科の領域における上顎および喉頭に代表される頭頸部がんが、一般的にその存在が知られるようになったときでもあり、私は耳鼻科医として昼夜をいとわず、かかるがん患者の治療に専心していた。そんなとき、ただベッドサイドでキュアすることだけに眼が向いていたのではないだろうか。頭頸部がんの手術に明け暮れた自分にとって、患者のからだばかりでなく、心にまでそのケアを求めたであろうか。そうして、再発して死の臨床への道がどのようなものであるかを本当に考えたであろうかとふと思うようになった。そうして、ターミナル期にある患者が、穏やかに納得のゆくまで自分をよく知り、はたして患者が求めているものは何かということを共に向き合える医療でなければならないのではないかと疑問を持ったのである。何といっても、ターミナル期の患者からその人なりの人生の決算がいかにあるべきかを教えられ、それなりの感動を医の原点であるベッドサイドに居られる卒後医学教育の基礎と結びつくのではないかと信じたからである。

　また、私自身のからだに変調を来したことが、このことに拍車をかけたともいえるのではないだろうか。およそ6か月程前からときおりおしよせる胃窩部痛と胸やけがあり、何とはなしに気にはなっていたのである。体重が少しずつ減少し、周囲の人たちから会うたびにやせてきたことを指摘されたことは、私なりに気にはなっていた。そうして自己診断はおそらく胃がんではないかと思った。それでも連日の忙しさのなかに、これらの苦痛をあまり気にもせず否応なしに時は流れていった。その年の暮れも押し迫り、1年間の数々の思い出も残り少なく終わろうとしていた頃、多くの先輩や同僚遠の忠告もあり、胃バリウム、さらには内視鏡など一連の検査が私の意志とは関係なく組まれてしまった。逃避することは容易であるが、ここにきてがん告知を受け、そのことに対してどのようにすべきかが自分の頭の中ですでにできあがっていたし、残された時間をいかに有意義に過ごすか、そうしてこれまでの50年の人生を男の美学としてかっこう良く生きることだけを考えていた。いま思えば、余りにも身勝手であったと反省される。検査の結果はストレスによるものであった。

Ⅲ 婦人科疾患における心身医学

　いま思うに、この小さな体験としての心境がそのまま病める人たちへの想いとして、ターミナルケアへ走らせたのではないかと思われる。そうして私自身、末期がんに悩む患者に出会い、これまでどんな事でもして治すのだという自負心しか持てなかったのに、どのようにして残された時間を意義のある生活として送れたら良いかというケアについて考えるようになった。そんなとき、ベッドサイドで痛みを訴える患者に出会い、なんといっても疼痛を緩和することが第一でなければならないと思った。まず身体的苦痛を取り除き、加えて精神的苦痛というか、患者とのコミュニケーションを持つことにより、初めていましなければならないことは何であるかを知ることができるのではないかと思った。ベッドサイドにおける患者を中心とした医師、看護師そうして家族とのチーム医療はどうあるべきかを、病棟のなかでささやかながら歩み始めることになった。

　これまでにかかるターミナル期における臨床として、はたしてホスピスを増やすことが先決かと問われるが、今日、行政的に容易でないことは確かである。どんなに小さな診療所であっても、また病棟単位であってもそこにホスピスの精神がある限り、患者の疼痛緩和は可能であるという原点に立ち、病棟でのチーム医療へと進んでいった。時とともに種々の物理的および精神的な難問題が大小を問わず生じてきたことは否めなかった。そうして、私たちの病院のなかでも、いましなければならないことは山積するが、患者が待つケアを中心としての体制が縦のみならず横のつながりとして全体的ケアがどうあるべきかと院内に『医療を考える会』が発足されたのは、かなり早期に実施されてきたように思われる。今はそれぞれの臨床の場で患者に対してしなければならないことは何かと、真剣に考えるベッドサイドのチーム医療がなされているものと信じる。

　1990年10月13、14日、札幌市において第14回日本死の臨床研究会（会長・方波見康雄、峯岡智恵）が秋たけなわのなか開催された。　1,000人もの参加者が集まり、より良い生と死を求めて討論がなされたのが思い出される。一般演題は64題にもおよび、特別講演、シンポジウムと盛会であった。この研究会に関わった一人として、実際に医師、看護師、ソーシャルワーカー、宗教家、一般市民など幅広い人たちが一堂に会しての討論は、他にみられない集まりとして注目に値され、感動そのものを感じることができた喜びは終生忘れ得ないものとなった。

研究会が終わり世話人解散の席上、北国においても生と死を考える研究会をもつべきではなかろうかと異口同音に出され、『北海道死の臨床研究会』が、方波見先生を中心に始まったのが1991年3月の設立記念講演からであった。記念講演として"仏教から見た死の臨床の諸問題"（北大文学部教授）藤田宏達先生および"知識から智恵の医を向けて"（札幌医大名誉教授）和田武雄先生であった。この広い北海道全域において、その情報網が徹底しないままに参加者320名におよぶ盛会のなかに記念講演とともに着実に北の大地に根づいていった。今は会則も変わり、『日本死の臨床研究会北海道支部』として春の定期総会および勉強会のほかに、秋は一般市民を対象としたグループ討論会として"実践に学ぶ終末期ケア"について語り合うようになり、本年で3年目を迎えたことになる。1993（平成5）年10月9日、初めての試みとして、テーマを"実践に学ぶ終末期ケア"と題し、基調講演（栗和田美恵先生）の後に10人一組からなる4グループをつくり、市民の方に参加していただいてターミナルケアの実践の場における種々の問題について自由討論のかたちをとった。コーディネーターの方に率先して話題を提供していただき、活発な討論がなされたのが印象的であった。そうして翌年は地方でもやっていただきたいということで、この対話集会は1994年10月15日に旭川で第2回を開催した。基調講演（小西静子先生）では、素晴らしい患者さんとの出会いから教えられる数々の教訓が講演された。その後四つのグループに分け、多くの事が討論され時間の過ぎるのが忘れられたほどで、集会後には参加者からアンケートを書いていただき、次回へのステップとして着実に歩んできた。本年10月7日に再び札幌において開催され、基調講演（郷久鉞二先生）は終末期における心のケアをめぐってという題で聞くことができた。参加者は大きな感動とともにグループごとの対話集会ではまだ言い尽くせない、語り合いたいことを残しつつ、熱心に討論をされたことが今なお記憶に新しい。

　これからの対話集会をどのようなかたちにするかということにより、より多くの一般市民の方を受け入れられるのではなかろうか。共により良い生と死を求めての生き方を毎日の生活のなかに溶け込ませることができるであろうかということを、これからの課題として取り組まなければならないと思われる。こうして年2回ほどの対話集会が札幌から帯広、釧路および函館へと討論の場が持たれ、市民の中へ浸透していった。

1995年2月11日にかかるより良い生と死を求めて、市民公開セミナーとして"死の医学教育を考える"を開催した。医学教育の流れが大きく変わろうとしているなか、市民はその医療のなかにおける死の医学教育をどのように考え、そうして求めているものは何かということを知るべきだと思った。6人のパネリストにより、それぞれの立場から、すなわち心身医学、法医学、哲学、看護学、内科学および一般市民（北海道がんを語る会代表）の方により、現実にかかわっておられる死の臨床および死の医学教育に対する実態とその提言を討論できたことは有意義であった。

医学教育のなかに、かかる死の臨床、つまりターミナルケア教育が必要であることが叫ばれてから10年の歳月が流れたことになる。医学教育のなかで、医療学の発展がいま言われているとともに、死の医学の必要性が説かれているが、どのように教育のなかに実践されているかが大きな課題ではなかろうか。各大学がかかる問題にチャレンジしているいま、大学によっては公開講座を開きつつ、市民の間に関心の高さを知ってもらうために、ターミナルケア教育の意義を考えていただきたいと訴えている。いくら学生の関心が高くても教授、助教授が興味を示さなければ、学生は学ぶことができないといえる。ターミナルケア教育の基本とは、上に立つものの考え方を変えなければならないということも言われることを付言したい。

そうして、具体的に死の臨床、つまり医学教育の基本は、少なくとも
①患者一医師間の信頼関係が密でなければならない
②いつもベッドサイドに座ることのできる人間でなければならない
③末期癌の人間学を知るべきであり、そのために哲学や文学がなければならないし、それにふさわしい専門医を育てていく姿勢が必要である
としめくくった。

考えてみるに、私のかぼそい力で10年以上にわたり、"末期癌患者のケア"として150分の特別講義を持ち、医学部学生と関わってきた。そうして、これまでのターミナルケアに対する歩みを通して、大学病院では少ない病床でもよいから緩和ケア病棟を併置し、各科の共通であってもよいからその機能を生かすことを望みたい。また医学部学生は、緩和ケア病棟教育について、ターミナルケア教育の意識調査のなかで強く求めていることは注目しなければならないように思われる。そうして、かかる成果が大学病院で勤務する医師として、もし自分が末期癌で治療を受けることになったら、無条件にこの

病院でのケアを望むであろうと提言したい。そうすることにより、心のケア
を求めての全人的ケアはどこであろうとも市民とともに参加し実践できるも
のとなっていくのではなかろうか[19]。

（1）第 23 回日本死の臨床研究会年次大会

1999 年 9 月 17 － 18 日、第 23 回日本死の臨床研究会年次大会が札幌で開
催された。北海道は世話人が少なくどのような運営に持って行くかは大きな問
題でもあった。会場の運営には何ひとつ資金がなく会場費のみで行われ、6 人
の世話人、形浦昭克、近藤文衛、郷久鉞二、藤井義博、皆川智子および加藤
由美子各先生はまず、資金を出し合い、惨めな運動資金として活動を始めた。

道医師会、札幌医大医師会からの助成金が許可され加えて、秋山生命科学
財団、伊藤医薬学術財団および札幌医科大学学術財団へと年次大会の応募を
申請し、ご協力を得たことを感謝申し上げたい。

プログラム企画が主となり、アンケートを全国の世話人に郵送し、その回
答から参考にさせていただいた。その主な点は、"モルヒネの効かない痛み
への対応"および"終末期医療と医療経済"は早期に採用させていただき、
次いでグリーフケアが問題となり、そのシンポジウムとして、"悲嘆ケア"
と"スピリチュアルペイン"が選ばれた。その他の課題を含めて 21 世紀に
向けた立案として絶賛を得たのであった。

特別講演には、何としても柳田邦男先生の講演として"人生の春夏秋冬と
死の受容"がなされ、市民講座として行われた。この特別講演に加えての悲
嘆ケアなどの企画ではおよそ 3,000 人に近い聴衆を魅了し、感動そのもの
を胸に秘めつつ帰路へ向かわれたことに市民にとって大きな財産となったの
ではなかろうか。

こうして環境や人の心に育まれた大会は無事に、北国における"終末期に
おける心の癒し"を討論し終えることができたのである[16]。

（2）高齢者終末期医療研究会に思う

2012 年 10 月 20 日、札幌において第 1 回高齢者終末期医療研究会（代表：
宮本礼子先生）が立ち上げられ、新しく関心を持たれたかたが参加される大
きな活動となったと聞かれる。

2012 年 7 月 5 日北海道新聞朝刊に北欧の終末期ケアについてノンフィク
ション作家、沖藤典子さんの取材記事がくわしく掲載されておりここにその
一部を引用させていただく。

III 婦人科疾患における心身医学

　スウェーデンの老人ホームや高齢者特別住宅などでの視察であった。その一つは、看護師さんの説明によると、入居者 40 人。長い人では 15 － 20 年住んでおり、ほぼ全員がここで亡くなりますと述べておられた。日本の特別養護老人ホームでの死は 3 割と大きな違いがあると記されており、1 日 22 時間以上床について亡くなるまでの期間は最高 1 か月ぐらいだろうとも言われ、果たして日本における施設での「看取り」や「胃ろう」がどうなっているのであろうかが問題であった。その事に関して「胃ろうの人はたまにいますが、終末期ではなく脳血管障害でアクティブな生活が残っていた方です」と答えられており、また「この介護施設での介護は痛み、不安、うつおよび呼吸不全なのが一般的ケアだと言われ、痰の吸引を必要とする人は居られない」と。このような状況はフィンランド、ヘルシンキ市内で訪れた老人ホームでも同様であったと書かれていた。その介護の重点は食事介助であり、自分の口で食べる事が基本であった。この事は本邦において、2010 年に石飛幸三先生の書では多くの介護にたずさわる方々に大きな打撃を与えられてから久しい [20]。最近、宮本顕二・礼子先生による書を読み大きな感動を覚えた [21]。その内容は、質問形式になっており、一つは欧米ではなぜ寝たきり老人がいないのかに関して先生の解答の一部をここに引用させていただく。すなわち、他の国ではどうであろうかと思い学会出席の際に来日したイギリス、アメリカ、オーストラリアの医師に聞かれ、「自分の国でも寝たきり老人はいない」とのことであった。日本ではどうであろうか。「一言も話せない、中心静脈栄養や経管栄養で寝たきりの老人がたくさんいます」と。

　その二つは、「なぜ、外国には寝たきり老人はいないのか？」その理由として、高齢者が終末期を迎えると食べられなくなるのは当たり前で、経管栄養や点滴など人工栄養で延命を図ることに非倫理的であると国民みんなが認識しているからでした」と書かれております。そうして、この考え方は欧米が良いのか、日本が良いのかはわからない。しかしまったく物を言えず、関節も固まり寝返りすら打てない、そうして胃ろうを外さないように両手を拘束されている高齢の患者を目の前にすると人間の尊厳について考えざるを得ないと述べている。

3. 私の歩んだターミナルケアの思い出

最後に、私の経験した貴重な3症例を紹介する。

症例1　60歳男性教師の上顎癌症例を紹介する[22]。外科的治療、放射線治療および化学療法にて効果がなく、疼痛は塩酸モルヒネカクテルでコントロールされた。少しでも自宅から通うようにと在宅ケアを試みる中で、腫瘍は頭蓋内浸潤を来し、癌であることの告知をせざるをえなかった。その際の患者の受け止め方は、「ある程度覚悟はしていたが、やはりそうであったかということ以上に、先生がそのことを言わねばならない気持ちが辛いであろう」と私をいたわってくれたことは、私の小さな胸をえぐった。その瞬間こそ、患者が自分で歩んできた教育者としての誇りを持ち、自分自身に言い聞かせているかのごとくで、その部屋をあとにした足取りも軽く、在宅ケアへの道を歩まれたことは忘れることができない。やがて局所出血のため5度目の入院となるが、意識がもうろうとし始め、間質性肺炎の併発とともに舌根沈下を来し、ここに2年間にわたる闘病生活に別れを告げ静かに永眠された。その後まもなく奥様より、夫の日記のページにこのようなものがと申し出があったが、そこには、かつて私と語りあった短歌の創作とその思いが書き連ねられていた。その一部を書きとめることとする[22, 23]。

- **妻に対するいたわり：**
   　　やがて逝くわれを思いて
   　　　　こまごまと気遣う妻のいじらしきかな
   　　われよりも辛き日々を送る
   　　　　わが妻に物を言えずただ手を握る
- **見舞い客へのいたわり：**
   　　親しかりし病友と気の毒に思いしか
   　　　　声をかけずそっと立ち去る
- **みずからの心情を詠む：**
   　　これもあれも終焉かと思う
   　　　　わが弱き心をもてあます眠らぬ夜

　ここに短歌を媒介としたコミュニケーションについて触れることにしよう。加我君孝先生は、「死に直面した頭頸部悪性腫瘍患者の精神身体医学的

考察一短歌によるコミュニケーションの回復の試み」というタイトルの症例報告をしている[24]。

死に直面し、頭頸部癌の特異性から会話をすることができない時期に、患者自身の考えていること、してほしいことの訴えを短歌によって表現し、医療者と患者間のコミュニケーション回復の試みとしたことは興味深い。そして、死に直面した患者の心理過程は、キューブラー・ロスのいう死にゆく人の共通の心理過程と合致していたと述べている[10, 23]。

加我は経験した症例の短歌をあえてキューブラー・ロスのいう、がん末期患者の死にゆく過程の各段階に当てはめた。その表現された短歌の数は衝撃を受けた始めと「抑うつ」の段階が多く、次いで「受容」と「取引き」の段階であり、「否認」の段階ではあてはまるものがなく、希望に相当する短歌は少数存在したと考察された[10]。

さらに加我は短歌を詠むことで患者とのコミュニケーションを続けることの意義として、次のごとくあげている。

① 短歌は日本人の情念や心理を表現するのに適切な形式の一つである
② 患者の真の心理状態を把握できる
③ 患者と医師のコミュニケーションを確立する契機となる
④ 死に直面した不安や苦悩を共に分かちあうきっかけになる
⑤ 短歌を表現しようとする意欲と行為が心身の苦しみを軽減する
⑥ 臥床していても、生きている喜びを創作の過程で味わうことができる
⑦ 自己の心身状態を認識し深い洞察へ導く作用を持つ。
⑧ 治療にとって、死に直面した患者の心理を理解する手掛かりとなる一方、治療のある姿を考えさせる素材となる[24, 25]。

加我は短歌によるコミュニケーションを利用し、実際のベッドサイドでその意義を痛切に体験している。また、短歌は日本人の情念を表現するのに適切な形式の一つだと述べられ、そうして何よりも、患者と医師のコミュニケーションを確立する契機となり、このことは短歌でなくとも絵や小説でもよく、また音楽がその端となりうるのではなかろうかと。そして患者と治療者がお互いの心の内を確かめあうまたとない契機となり、そこから先へつながる道が生まれるのではなかろうかと。確かに誰でもが短歌を作ることは容易でないかも知れない。しかし死に直面した不安や苦痛を知りあえる二人だけのコミュニケーションの始まりだと思われたと述べている[24]。

ここにいくつかの治療経過と本人の心の変化について述べたい。すなわち、外科的療法、放射線療法および化学療法を施行した結果、腫瘍の再発は著明で、内方よりも外方への増殖が著しく、異常な外観をなした。まず痛みに対しては緩和することにほとんど成功された。徐々に腫瘍の増殖はあるが、他に特記すべき所見は認められなかった。食事を済ませ、新聞を読み、家族と面談し、ラジオで音楽を聞き、運動としては病棟内を散歩するのが常であった。心の動きとしては嫁いだ一人娘への思いと、あまり体が丈夫でない妻へのいたわりが、患者の心を切なくさせたようであった。

　このころになると見舞い客との面談が辛くなってきたかと思えた。それでもかつて同室で入院していた人たちや、過去に住んでいた同郷の人が訪問して来ると懐かしいらしく、夜遅くまで話が弾むことがあった。これらは、既述の短歌に心の変化を現している。

　そうしてその後、長い闘いは終わった。静かな、そして穏やかな死であった。呼吸が停止しても、鼓動はいつまでも止めようとせず、人生に未練を残しているかのようであった。さぞかし別れることが辛かったのであろう。それを思うと、何とも言えない空しさとともに、張りつめていた緊張感が解きほぐされ、何もかも失った思いになった。

　それはあっという間の出来事で、時の流れを忘れさせた。そして患者とのかかわりの中での数々の思い出が走馬灯のように頭の中を駆け巡った。癌の告知、在宅ケアの問題、残された人生のあり方など、多くのことを語りあったことも忘れられない私の友人でもあった。私は大先輩である患者から、人間のあり方について多くのことを実践的に教えられた。

　人生の大半を過ごした教員生活での思い出は何もなかったという。しかし、初めて教壇に立ったときに子どもを傷つけたのでないかという思いは、このベッドに横たわってからも頭の中に残っていたこと、そしてそのことに対する自分の態度が、はたしてこれでよかったのだろうか、と述懐されたことから、41年間の教員生活での張りつめた緊張と真摯な態度が思いやられ、私は心打たれたのであった。ターミナルのベッドで、自分の思いを短歌になぞらえて、また随想をいくつか私に見せてくれた努力は、何より私にターミナルケアに向かって立つことの勇気を与えてくれた。

　私に対して、対医者としてではなく、一人の人間として対等に接してくれたこ

とは、私をどんなに感激させてくれたことであったろう。残念なことは、医者として私が多忙なために、ターミナルケアの中で十分な話ができなかったことである。それだけに書かれた随想や短歌を通しての交流に、どんなに胸が高まる思いをしたことか。人は生まれてさまざまな経験をし、生きていくが、死ぬまで生きる権利は何人たりといえどもこれを侵すことはできない。

それぞれの運命によりそれぞれの生き方があるように、病気にかかった人たちはだれでも徹底して医療技術を受けることができるが、この世に生まれてきてよかったという思いで、死への道に旅立つ人ははたして幾人いるであろうか。どんなに短い瞬間であっても、お互いの立場になり、共に努力し、そして愛があるならば、おそらくだれもが何の躊躇もなく、もうこの世を捨ててもよいという思いですべてを燃焼することができるのではなかろうか。治療経過において、本人は在宅ケアや残された人生のあり方に対して短歌を通して私共にその思いを語ってくれた。

私は宗教学、哲学や社会心理学などの専門家ではない。あくまでベッドサイドに立つ臨床医であり、また私がかかわっている患者の多くは、まさしく私と同じ環境にある人たちといえる。だからこそ、これらに対するケアは一人ひとりが異なるわけであり、私たちがかかわった患者との自然な形の体験の中から、真のターミナルケアが何であるかを知ることができるのではないかと思う。私はそんなターミナルケアを、頭頸部癌の臨床の中から見つけ出せたらと思っている[2]。

症例2 患者は 67 歳男性で、嗄声が出現し、徐々に前頸部が腫脹して呼吸困難が生じたため、外来を訪れた。初診は自分のできる限りのことをしてから、医師に自分のすべてをあずけたいという信念から、容易に診察を受けたがりませんでした。入院してきた患者は、農業一筋に生きてきた一徹な、それでいて素朴な人間そのものでした。初診 5 日後に入院となり、直ちに放射線療法としてコバルト 60 照射 4000R を施行しました。術前照射を完了し、喉頭全摘、右甲状腺摘出および右頸部郭清術を施行した。

前頸部の皮膚を含めて肉眼的に、腫瘍はエンブロック的に摘出ができたと思いましたが、術後わずか 17 日目で、右耳下腺部の腫脹が出現、切開し唾液瘻孔の形成が認められた。再び耳下腺部の瘻孔に対する根本的治療として神経を切断するための手術を施行しました。その後順調な経過をたどり、まもなく退院となりました。外来にて経過観察することになったが、まもなく気管孔左側に腫瘤が出現

し、次いで顎下部にも腫瘤が出現し、まぎれもなく再発を思わせたのです。再び入院となり、入院後、腫瘍は増大し、手術による摘出が不可能となり、ここに手術を断念せざるを得なくなりました。やがて局所頚部および扁甲部疼痛が出現し、夜間時不眠を訴えるようになった。私はかつて患者から、文字盤を使い、自分の歩んできた人生の中で戦争に参加した勇敢さと誇りをもっている話を、何度も書きなぐりながら聞いたことがあります。今の生活に流されることなく、この機会にそれを書く時間をもってはどうかと問うてみたところ、それをやりたいと即座にはね返ってきたのです。この戦争に関しては、妻や息子にはわからないものがあり、自分で何とかしたいという気持ちがいっぱいであったようだ。そんなとき家族にも聞けず、どのようにしてそれを進めるべきかを迷ったのではないでしょうか。そうして私が手をとってあげるべきではなかったかと後悔するのです。もっとベッドサイドに寄らねばならないと思い、彼はそれを待っていたのかと思うと胸が痛みました。

　あるとき患者は私にこう書きなぐりました。「家へ帰りたい。そうして静かに自分の思っていることを書きとどめたい。だが、自宅にたどり着くことができないかもしれない。それでも家へ帰りたい」と。……発作的に考えたのでしょうか。心底、もう一度自分の歩んできた家へ帰り、死への旅立ちを考えているのでしょうか。数日が過ぎて、ベッドサイドに立つ度に、家へ帰りたい願望は本当であることに確信をもちました。私の手を握って離そうとしないのです。そのとき彼は、徐々に悪液質の状態へと進んでいることは確かでした。まず彼の妻に問うてみたところ、「先生、それは無理ですよ」と言われました。しかし、温かく迎えてくれる家族であることを信じました。

　在宅ケアの学問的有り方や、実際の在宅はどこまで可能なのかを一つひとつ分析してみましたが、結論はやはり当時としては不可能に近かった。しかし日帰りすることはできると思ったのです。今の病状からそのときを考えなければならないと思い、私自身が最も好条件に満たされていなければならないと考え、この師走からおして次の日曜日をおいてない、当日、早朝に、彼と妻、医師二人と看護師二人を乗せた息子が運転する車は、彼の家へ向かってまっしぐらに走りました。

　この自宅への道のりは長く感じつつ、病院から２時間を費やしてたどり着いた自宅で、自分のベッドで目を開けたときの彼のあの驚きは生涯忘れ得ないでしょう。それは、彼の初孫の顔をじっと見つめるおじいさんの素顔以外の何ものでもなく、とても病んでいる人とは思えませんでした。それが証拠に、４時間の在宅

の間に痛みや吸引の必要もなく、私たちのすることは何もなかったのです。そうして午後に出発するときの淋しさは各自の胸にありましたが、それぞれの思いが通じ合い、悲哀は何もなかったのです。

　雪投げを楽しむ孫たちの姿が印象的であり、雪を投げ合ったまま車を追いかけている様子は、自然そのものであり、病院に戻った彼は、いつものごとき生活に戻ったのです。興奮と闘争の日がまた続くかにみえましたが、彼の妻はこのままそっとしておきたいとも言いました。私も数日ベッドサイドに立つだけで、何も言いませんでした。その月半ばの夕方、私の手を握りしめ、「ありがとう」と指文字で3回書いた彼をみたとき、これで良かっただろうかという思いが私の胸を打ち、何かが私の身体から抜けていくような気が致しました。

　全身状態は急激に衰え始め、私はもう余り時間はないと思いました。そんなとき、3日間の出張をした私は、不在のときにもしかしたらと考えたのです。そうして3日後の朝がやって来ました。ベッドサイドに立った私は、もうこの世と別れねばならないときが間近に迫ったと思ったのです。その後、私が手術を終えて彼の病室に戻って来たとき、すでに意識は消失し、呼吸は苦しそうでした。自分のおもいを精一杯ぶつけあい闘ってきた彼は、その日の午後6時過ぎ、老衰と思われるごとく、静かにこの世に何の未練ももたず、眠るがごとく死へと旅立ったのです[26]。

症例3　16歳を迎える少女に出会いました。左頚部腫瘤を主訴とする上咽頭癌で肺転移および腰部転移。家族は親子3人で物静かなやさしさをもった方であり、病気の発病と共に高校受験にぶつかったのです。放射線治療を受けながらの受験勉強はそれなりに苦しさが大きかったのですが、無事高校に合格することの喜びはひとしおでした。ここに希望が湧き、病院における治療も拍車をかけ、みるみるうちに快方へと向かいました。憧れの高校生活に夢を抱き退院となったが、その後、まもなく全身倦怠感かあり再入院となるが、本人の心の中にはさほどの変化はなく、局所および全身状態が順調に回復するのを自覚しつつ、その治療目的の日まで、何もなく過ぎ去りました。

　中森明菜の唄うカセットを耳に聞きながら再び楽しい高校生活を夢みて、"私はきっとナースになろう"と言って私に話をしてくれました。まもなく退院となり、拘束された□での高校生活は、大きなショックであったようで、普段は人より早く帰らねばならない、夜更かしはできない、これもあれもだめと言われ、わかっていながらもいら立ちがつのり、どうして私だけと言って母親に厳しく責め立て

る毎日でした。

　私は癌であることの宣告によって、これから先、私の年齢でどこまでかかわることができるのであろうかと思いつつ、ついぞこの少女に告げることはできなかったのです。少女は、どんなに自分の苦しみを責めても健康であることが、いかに素晴らしく何にもまさることを知ったはずです。あの入院していたとき、クラスの友達から贈られた千羽鶴は、これからの彼女の歩む人生において、少女の小さな胸はどんなときでも忘れることのできない思い出であったはずです。今もなお、あのときにこの病院におけるナースのようになりたい、そうして人のために尽くしてあげたいと思ったけなげな気持ちは何とか全うさせてあげたいと願ったのです。

　もうあれから数年が過ぎ、高校３年になろうとしており、この４月に私の外来を訪れたとき、どの看護学校を選択しようかと思う眼に、生き生きとした光が放たれているのをみて、感動以外の何もなかったのです。

　こうしていつか自分も病む人たちの世話をする職業につきたいと思いつつ、難聴児の言語指導ができる教師にと、短大の幼稚園教師コースへの道を進んだ。入学して寮生活となった。両親はどんなにか心配であったかと思う。勉学と療養をおりまぜての青春の闘いは、少しの余裕もなく身体を体ませることは許されなかった。そんなときでも、この少女に癌であることの告知をどうするかが、いつも頭の中をよぎった。入院して化学療法を行い、また寮生活へと戻り、その繰り返しがなされた。

　寮の舎監からの電話がなった。悪心嘔吐がとまらないとのこと。ただちに夜中に往診に行った。真夜中の薄明かりの中に彼女を心配する沢山の健康そのものの顔、顔の中に、少女は弱々しく横たわっていた。人の情けと自らの運命のいじらしさが葛藤し、いたたまれない気持ちの中に、まもなく症状を穏やかにすることができた。実習が多く、その時間が多ければ多いほど自分のもつエネルギーをすべて打ち込んだ。そんな緊張感が入学式の時からの連続で、疲労が続いたことは事実であった。ゴールデンウイークも続くことだから、再び入院をして身体の調整を行うこととなった。

　父親は自分もかつて勉強したいといったとき、親はそれを許してくれず、その後、長い間心の中に残った思い出があるからこそ、本人が希望するなら「自宅で療養してから、それから短大へ行ってもと思うが、本人が大学へ行きたいと思うのなら、親戚のものがどんなに反対して私共がつらい立場になっても彼女の思う通りにさせたいのです」と勉強を続けさせたのです。

病院に入った彼女は症状があまり良くならず、このままでは勉学を続けていく
のは不安だと判断し1年間の休学を決心した。授業中であったが、先生は級の友
達に彼女が来ていることを告げてくれた。みんなが玄関に集まった。帰りの車の
中であれ程続いていた喘鳴や咳は一つもなく、うつむき加減でただ泣きじゃくる
彼女であった。無言のままで、その胸の中にある思いはどんなであろうか。ある
とき、「私はいじわるだよね」と言った。私は、彼女が自分が"癌"で、もう時間
がないことを知っていたのではないかと思われ、月日が過ぎるにつれ、何も言わず、
日記を書くことすらせず、ただ静かに死を受容していたのではなかろうか。自分
が癌であること、もう間近に死が訪れることだけは自ら消したかったのではなか
ろうか。もしそれを認めたら敗北だと純粋に考えたのではなかろうか。

　あれほどまでに身体が良くなって、また大学生活をすることに、果てしない夢
を持っていた彼女に無残にもそうすることのできなかった医療サイドは……。そ
うして医療とは何であるかまでを疑わせ、彼女の頭の中にまで植えこまざるを得
なかった私共は、表面的なやさしさてはなく、彼女は死のベッドサイドで、何を
望んでいたかを求めなかったことは、医療の敗北の何物でもないのではないか…。

　そうして「今日は眠るようにしよう」とその日の9時の消灯とともに、再び開
眼することなく静かに旅立った。

　母親は娘のノートに「ごめんなさい。先に行く身をお許し下さい」と書いてあっ
たといわれる。今、安らかに眠る彼女は、私たちにとっても忘れ得ない患者となり、
そうして、彼女を思う感動は、いつまでも心に残るであろう[27]。

　さらに忘れ得ぬ特養における事例のなかで、特養におられる方のかつての
希望で自宅へ帰りたいとの思いを診療室の看護職、介護職のかたと共に短時
間の在宅ケアを経験した思い出は忘れられない。特養に帰り自分の手に"あ
りがとう"を書き、涙ながらのスキンシップは私の胸に強く打つのである。
ここに入所者のQOLをめざした施設介護者と家族のパートナーシップのあ
りかたを知った。

　この5年有余にわたる特養におけるターミナルケアのなかで、その実践と
して考えをいまいちど検討されなければならない問題は多々あったように思
う。一つには、家族とのカンファレンスにおいて、もっと施設の職種を通し
てのカンファレンスを多くもち、その内容をしぼることにより多忙な家族の
かたが当方の都合により、来設していただくことは種々の面で反省させられ

たこと、二つ目には、ターミナルケアのステージにおいて、恢復のきざしがみられた場合、医師、看護師、および介護職と十分に討論し、経過の良い場合は、施設であるのだから施設長に伝え、ターミナルケアの解除を設けるシステムを考慮されてもよいのではなかろうかと意見も出された。三つ目には、介護施設であるためにケアマネジャーによる指針が求められるが、その内容は職種間のカンファレンスに主体をおき、その要点をケアマネジャーおよび看護師、場合によっては医師から家族へ伝えるのが良いと思われるがどうであろうか。そうしてみると、既述してきた"ターミナルケアの判定基準"へと進まれることにより看取り期のステージが充実されるであろう。

こうしたターミナルケア期の家族との関わりというか、思いは多くのことが日常生活の延長線上に生じてくることは確かである。今もなお、当施設における生活相談員の方というか福祉施設課の機能はいくら職場とはいえ素晴らしい、やさしさに満ちた対応には頭が下がる思いでいっぱいである。看護師および介護職の連携、つまり医療と福祉の接点を充分に連携し、さらに医師との三輪車の良き歩みのごとく、しっかりと家族との関わりが持たれるのが生活相談員であり、重要な位置になっていることを知り、そこに心のケアが充実されるであろうと考えられる。その基本として三輪車が廻ってこそ、日常生活をよく知る生活相談員の役割は強固になるだろうと思うのだが……[15]。

＊ここにご紹介致しました各事例にご登場いただいた方と、そのご家族に心より感謝致します＊

共同研究者

札幌医科大学	名誉教授	形浦昭克（代表）
朋佑会札幌産科婦人科	理事長	郷久鉞二
藤女子大学	教授	藤井義博
三笠市立病院	病院長	近藤文衛
札幌医科大学保健医療学部	助教授	皆川智子
札幌医科大学附属病院	師長	加藤由美子
JR札幌病院緩和ケア室	薬剤師	形浦睦子

札幌医科大学附属病院　医療を考える会における多くの職員、医学部、保健医療学部学生および慈啓会特別養護老人ホームの緩和ケア・ターミナルケアにかかわった方々に深くお礼を申し上げます。

文献

1）形浦昭克：大学病院とターミナルケア教育－この10年の体験を通しての提言－財団法人札幌医科大学学術振興会 pp.1-30.1995

2）形浦昭克，竹沢裕之：末期癌に関するアンケート調査の結果．形浦昭克、並木昭義、郷久鉞二編：ターミナルケアと今後の医療 7-18.1988. 南山堂

3）形浦昭克：医学生，看護学生におけるターミナルケア教育．日本死の臨床研究会北海道支部特集号 .14-16.2000

4）形浦昭克：大学病院における緩和ケアを考える、より良い生と死を求めて－現代におけるターミナルケアのあり方－．形浦昭克，郷久鉞二編 25-34.1999. 南山堂

5）形浦昭克，並木昭義，郷久鉞二編：ターミナルケアと今後の医療－いま医療が求められているのは何か－ pp.1-362.1988. 南山堂

6）形浦昭克：癌の告知と問題点．第24巻腫瘍の臨床（看護のための最新医学講座（第2版））：癌の治療 154-163.2008. 中山書店

7）形浦昭克：終末期医療を考える．日耳鼻専門医通信 71:20-21.2008

8）形浦昭克：ターミナルケアへの遠い進一北国からのメッセージ .pp.1-67.2003. 小南印刷

9）篠崎 徹，小池真規子他：頭頚部がん患者における筆談でのコミュニケーションについて－がん専門病院での臨床経験から－．ターミナルケア 3：400-434. 1999.

10）加我君孝：ターミナルケアにおける短歌を媒介とするコミュニケーション．ターミナルケア 4（2）:121-125.1994.

11）遠藤登美子：緩和ケア病棟での音楽療法の実践 特集：芸術療法の理論と実際．ターミナルケア 4（2）:107-110.1994.

12）水口公信：最後の樹木画．ホスピスケアにおける絵画療法 pp.1-205. 三輪書店 .2002.

13）柏木哲夫：ケアの傘のもとで .64-95. サンルート看護研修センター .1986

14）恒藤 暁：霊的苦痛の緩和．最新緩和医療学 227-239.1999

15）形浦昭克：福祉ターミナルケア・緩和ケア－慈啓会特別養護老人ホーム診療室における実践 .pp.1-49.2017. 小南印刷

16）形浦昭克：久遠一括の歩んだターミナルケアの思い出 .pp.1-112.2013. 小南印刷

17）淀川キリスト教病院ホスピス編：緩和ケアマニュアル 第5版 . 最新医学社 .2007.

18）樋口京子、篠田道子、杉本浩章、近藤克則編：第2章高齢者の終末期ケア .21-27.2010. 中央法規より．抜粋引用

19）形浦昭克：死の臨床をめぐって．心のひろば 64：43-45.1995. 札幌市精神衛生協会

20）石飛幸三：「平穏死」のすすめ 口から食べられなくなったらどうしますか .2010. 講談社

21）宮本顕二，宮本礼子：欧米に寝たきり老人はいない－自分で決める人生最後の医療－ .124-80.2015. 中央公論新社

22）形浦昭克：末期上顎癌患者とのかかわりから臨床医として考えさせられたこと．看護学雑誌 49：(6) 664-669.1985

23）形浦昭克：頭頚部癌患者の終末期医療．心身医 33：29-34.1993

24）加我君孝：死に直面した頭頚部悪性腫瘍患者の精神身体医学的考察－短歌によるコミュニケーションの回復の試み（その1）．耳展 18：89-94.1975 および（その2）．耳展 18：419-424.1975

25）形浦昭克：ターミナルケアの実践 Ⅵ．末期がん患者への全人的アプローチ．北海道医報 第 689号，23-26.1989

26）形浦昭克 がんと人間－いのちをいとおしむ．がんを考える会講演 .1986.6.8 北海道医師会館

27）形浦昭克：頭頚部腫瘍患者の心理とターミナルケア．耳鼻咽喉科・頭頚部外科 MOOK，N0.19，9-20.1991

IV部｜妊産褥婦における心身医学

| **Chapter 1** | マタニティケア |

　2005~2014年に東京都23区で発生した妊産婦の異常死89例のうち、63例（70.7%）が自殺によるものであることが報告された（妊娠中23例、産褥1年未満40例）。さらに自殺した妊婦の約4割にうつ病などの精神疾患既往歴があり、自殺した産褥婦の6割に産後うつ病などの精神疾患を有していたことが明らかになった[1]。精神疾患が認められなかったものの中にもうつ状態が見逃されているものも多く含まれていることが推定される。

　この死亡数は他の妊産婦合併によるすべてを合わせた死亡数よりも多く、現在、妊産婦のメンタルヘルスケア（マタニティケア）が重要視され対策が進められている。そこでマタニティケアに関する研究と症例の検討結果を記述する。

1. マタニティケアの臨床統計

　心身症関連疾患症例として診た症例は総数663例で、妊娠中から関わった症例が288例、産後からの症例が375例である。病型分類でみる（**表Ⅱ-2-10、図Ⅱ-2-9**）と、前者はうつ病型が122例（42.4%）、心身症型が17例（5.9%）、神経症型が116例（40.3%）、身体病型が33例（11.5%）で、後者はうつ病型が261例（69.6%）、心身症型が23例（6.1%）、神経症型が78例（20.8%）、身体病型が13例（3.5%）であり、妊娠中から診ている症例はうつ病型と神経症型が同じ率で多く、産後から診ている症例ではうつ病型が圧倒的に多いことがわかる。

　また産後うつ病の症例数の全心身症関連疾患に対する割合は、第Ⅰ期（1975-1993年）で2.3%、第Ⅱ期（1995-2008年）で1.4%、第Ⅲ期（2009-2016年）で3.8%、第Ⅳ期（2017-2020年）では5.3%と増加してきている（**表Ⅱ-2-5、図Ⅱ-2-4**）

　治療予後をみると、産後うつ病症例327例の予後良好は259例（79.2%）であるが、予後不変・悪化が21例（6.4%）と3番目に良くない（**表Ⅱ-2-17、図Ⅱ-2-14**）。期別にみると、Ⅰ、Ⅱ期は良好が70.8%、73.8%と比べ、Ⅲ、Ⅳ期は84.5%、80.8%と良くなってきているが、不変・悪化が4.2%、8.7%、3.5%、8.4%で、他疾患と比べ良くなかった（**表Ⅱ-2-18、19、20、21、図**

IV 妊産褥婦における心身医学

II-2-15、16、17、18）。

　次に昔と今を比較してみるため、1976-1993 年の 42 例、1995-2005 年の 189 例、2013-2017 年の 149 例を分析した[2,3]。

　年齢別頻度を比較すると、1976-1993 年では 20 代が 25 例、30 代が 19 例で 10 代、40 代はいなかったが、2013-2017 年では 10 代が 4 例、20 代が 49 例、30 代が 88 例、40 代が 8 例と、昔から高齢出産化が問題視されてきたが、さらに進んでいることになる。

　職の有無をみると、1976-2000 年は主婦 73 例（84.9%）、職ありが 12 例（14.0%）、不明が 7 例（15.9%）であった[2]が、2013-2017 年では主婦 100 例（67.1%）、職ありが 37 例（24.8%）生活保護 5 例（3.4%）、学生 2 例（1.3%）、無職 2 例（1.3%）、不明 3 例（2.0%）で、最近は職ありが倍増し、学生や未婚、生活保護者も増えているという特徴がみられた。

　初産、経産で比較すると、1976-1993 年では初産が 2 例（4.8%）、経産が 40 例（95.2%）で 2013-2017 年では初産が 31 例（20.8%）、経産が 118 例（79.2%）で、経産婦が多いが初産婦も増えてきている。

　病型分類を（**表IV-1-1**）みると、1976-1993 年と 1995-2005 年でそれぞれうつ病型が 23 例（54.8%）、96 例（50.8%）、神経症型が 15 例（35.7%）、63 例（33.3%）、心身症型が 2 例（4.8%）、10 例（5.3%）、身体病型が 2 例（4.8%）、20 例（10.6%）と同じ率であったが、2013-2017 年ではうつ病型が 113 例（75.5%）、神経症型が 24 例（16.1%）、心身症型が 7 例（4.7%）、身体病型が 5 例（3.4%）であり、最近はうつ病型が圧倒的に多く、神経症型が半減していることがわかった。

表IV-1-1　病型分類

	1976-1993		1995-2005		2013-2017	
	例数	%	例数	%	例数	%
D:うつ病型	23	54.8	96	50.8	113	75.5
N:神経症型	15	35.7	63	33.3	24	16.1
P:心身症型	2	4.8	10	5.3	7	4.7
S:身体病型	2	4.8	20	10.6	5	3.4
	42		189		149	

　DSM 分類（**表IV-1-2**）でも同様で、1995-2005 年の 189 例では抑うつ障害 81 例（42.9%）、身体症状症 32 例（16.9%）、パニック障害 27 例（14.3%）、不安障害 29 例（15.3%）、転換障害 4 例（2.1%）、適応障害 4 例（2.1%）

であり、2013-2017 年の 149 例では抑うつ障害 106 例（71.1%）、不安障害 15 例（10.1%）、身体症状症 9 例（6.0%）、パニック障害 7 例（4.7%）、適応障害 4 例（2.7%）、摂食障害 3 例（2.0%）、発達障害 2 例（1.3%）PTSD、強迫性障害、双極性障害が各 1 例（0.7%）のように最近は抑うつ障害が多くなっている。

表IV-1-2　DSM分類

| | 1995–2005 | | 2013–2017 | |
	例数	%	例数	%
抑うつ障害	81	42.9	106	71.1
身体症状症	32	16.9	9	6.0
パニック障害	27	14.3	7	4.7
転換障害	4	2.1	0	0
不安障害	29	15.3	15	10.1
適応障害	4	2.1	4	2.7
摂食障害	4	2.1	3	2.0
睡眠障害	3	1.6	0	0
統合失調症	3	1.6	0	0
発達障害	0	0.0	2	1.3
人格障害	1	0.5	0	0
疼痛性障害	1	0.5	0	0
PTSD	0	0	1	0.7
強迫性障害	0	0	1	0.7
双極性障害	0	0	1	0.7
	189		149	

表IV-1-3　妊娠中から関わった症例の病型分類

| | 1976–2005 | | 2013–2017 | |
	例数	%	例数	%
D:うつ病型	37	27.8	24	55.8
N:神経症型	62	46.6	15	34.9
P:心身症型	8	6.0	3	7.0
S:身体病型	26	19.5	1	2.3
	133		43	

　妊娠中から関わった例をみる（**表IV-1-3**）と、1976-2005 年の 133 例および 2013-2017 年の 43 例でそれぞれの病型分類はうつ病型が 37 例（27.8%）、24 例（55.8%）で、神経症型が 62 例（46.65%）、15 例（34.9%）で、心身症型が 8 例（6.0%）、3 例（7.0%）、身体病型が 26 例（19.5%）、1 例（2.3%）で、全体と比べてもうつ病型が少なく、神経症型が多かった。これは DSM 分類でも同様で抑うつ障害が少なく、他の身体症状症や不安障害などが多かった。

　紹介例が多いので、紹介元をみる（**表IV-1-4**）と、1976-2005 年の 275 例、2013-2017 年の 149 例、妊娠中からの症例 133 例のそれぞれは、産婦人科

IV 妊産褥婦における心身医学

表IV-1-4　紹介元とその率

	1976-2005		2013-2017		妊娠中からの症例	
	例数	%	例数	%	例数	%
産婦人科個人病院	43	15.6	6	4.0	27	20.3
総合病院産婦人科	7	2.5	4	2.7	2	1.5
大学病院産婦人科	9	3.3	1	0.7	4	3.0
大学病院内科・小児科	4	1.5	0	0.0	2	1.5
心療内科病院	6	2.2	2	1.3	6	4.5
精神科病院	18	6.5	1	0.7	15	11.3
保健婦	11	4.0	5	3.4	1	1
新聞・親戚・友人など	7	2.5	0	0	0	0
不明・その他	170	61.8	130	87.2	76	57.1
	275		149		133	

個人病院からが 43 例、6 例、27 例で、総合病院産婦人科からが 7 例、4 例、2 例、大学病院産婦人科が 9 例、1 例、4 例、心療内科病院からが 6 例、2 例、6 例、精神科病院が 18 例、1 例、15 例、大学病院内科小児科からが 4 例、0 例、2 例で、保健師からが 11 例、5 例、1 例であった。多方面から紹介されてくるが、やはり個人病院、総合病院の婦人科が多いが、精神科病院や心療内科病院も多い。産後は、保健センター（保健師）からも多いが、妊娠中からは精神科病院や心療内科病院が多く、保健師からは少ない。

　また、悪化や入院治療のため、こちらから紹介して転院した症例は、1976-1993 年の 42 例中、大学病院精神科へ 4 例（9.5%）で、精神科との併診は 1 例（2.3%）であった。最近 2013-2017 年の 149 例では 6 例（4.0%）のうち大学病院精神科へ 4 例、精神科病院へ 2 例転院している。精神科との併診例は 22 例（14.8%）で、抑うつ障害 9 例、不安障害 4 例、パニック障害 4 例、摂食障害 3 例、適応障害 1 例、発達障害 1 例である。以前と比べ最近は転院例は減少して併診例が増加していることになる。

表IV-1-5　治療別頻度（重複あり）

	1976-1993		2013-2017	
	例数	%	例数	%
面接	30	71.4	62	41.6
抗うつ薬	18	42.9	93	62.4
抗不安薬	8	19.0	7	4.7
睡眠薬	6	14.3	17	11.4
自律訓練法	3	7.1	2	1.3
漢方薬	2	4.8	82	55.0
絶食療法	1	2.4	0	0
SSRI	0	0	22	14.8
SNRI	0	0	3	2.0
ホルモン治療	0	0	2	1.3
針治療	0	0	1	0.7

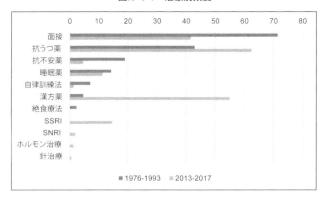

図IV-1-1　治療別頻度

　治療別頻度をみる（表IV-1-5、図IV-1-1）と、1976-1993年の42例では面接が30例（71.4%）、抗うつ薬が18例（42.9%）、抗不安薬が8例（19.0%）、睡眠薬が6例（14.3%）、自律訓練法が3例（7.1%）、漢方薬が2例（4.8%）、絶食療法1例（2.4%）であったが、2013-2017年の149例では、抗うつ薬が93例（62.4%）、漢方薬が82例（55.0%）、面接が62例（41.6%）、抗不安薬が7例（4.7%）、SSRIが22例（14.8%）、睡眠薬が17例（11.4%）SNRIが3例（2.0%）、ホルモン療が2例（1.3%）、自律訓練法が2例（1,3%）、鍼治療が1例（0.7%）であった。以前は面接主体が多かったが、最近は漢方薬投与が多く、抗うつ薬特にSSRIが多く投与されている。

　治療予後に関しては、1976-1993年の42例では予後良好が27例（64.3%）、不変・悪化が2例（4.8%）、不明が13例（30.9%）であったが、2013-2017年の149例では予後良好が119例（77.9%）、不変・悪化・不明が30例（20.1%）で昔と比べ良くなっている（表IV-1-6）。心身症型57.1%、神経症型66.7%は良くなかったが、うつ病型84.1%と身体病型80.0%は良かった（表IV-1-7、図IV-1-2）。それは産後うつ病79.7%、マタニティブルー100%の症例でも同様に良かった（図IV-1-3）。また妊娠中からの症例

表IV-1-6　周産期の治療予後

	1976-1996 症例数	%	2013-2017 症例数	%	妊娠中から(1976-2005) 症例数	%
良	27	64.3	119	77.9	118	88.7
不変・悪化	2	4.8	30	20.1	4	3.0
不明	13	31.0			11	8.3
	42		149		133	

280

IV 妊産褥婦における心身医学

表IV-1-7 2013-2017年の病型分類別治療予後

	良		不変		悪化		不明	
	例数	%	例数	%	例数	%	例数	%
身体病型	4	80.0	0		1	20.0	0	
心身症型	4	57.1	0		1	14.3	2	28.6
神経症型	16	66.7	4	16.7	0		4	16.7
うつ病型	95	84.1	4	3.5	4	3.5	10	8.8
	119		8		6		16	

図IV-1-2 病型分類別予後(2013-2017)

(1976-2005年) 133例は予後良好が118例 (88.7%)、不変・悪化が4例 (3.0%)、不明が11例 (8.3%) とやはり妊娠中から関わった方が良いことが証明されている。最後に死亡例であるが、当院開設以来産科合併による死亡例は幸いなことに今のところゼロであるが、産後うつ病例では、1例の自殺例がある。それは抑うつ障害に人格障害の合併していた症例で、約1年間の通院中に自殺されたものである。逆に1例で済んでいるということもできるが、マタニティケアが重要であることには変わりがない。

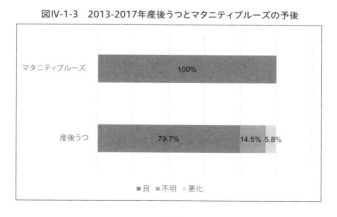

図IV-1-3 2013-2017年産後うつとマタニティブルーズの予後

文献

1）竹田省：妊産婦死"ゼロへの挑戦、日産婦誌68:1815-1822,2016
2）郷久鉞二：マタニティケア、日本女性心身医学会誌6(1):77-87,2001
3）郷久鉞二：女性心身医学の今昔、日本女性心身医学会誌23(3):221-232,2019

2. スルピリド投与症例の臨床分析

　当院では産後に涙流していたり、不眠やうつ状態の症状がみられる産婦には、助産師の助言と産婦の了解のもとにスルピリドの投薬治療を行っている。

　2010年~2016年に当院における分娩数は4,319例で、その中で産後にスルピリドを投与した症例は149例（3.4%）であった。この症例を対象にして以下の分析を行った。

1）スルピリドの投与期間

　スルピリド投与149例の投与期間は、**図IV-1-2-1**のように1週間が11例(7%)、2週間が62例（41%）、3週間が6例（4%）、4週間が16例（11%）、5週間が6例（4%）、6週間が8例（5%）、7週間が7例（5%）、8週間が12例（8%）、9週間が1例（1%）、10週間が3例（2%）、11週間が2例（1%）、14週間が1例（1%）、15週間が1例（1%）、22週間が1例（1%）、妊娠中から続行中が12例（8%）であった。

図IV-1-2-1　スルピリドの投与期間（2010―2020）

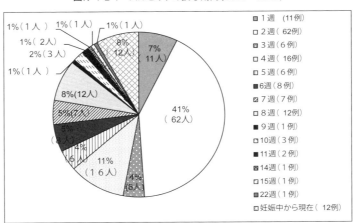

2）初産婦と経産婦におけるスルピリドの投与数の比較

表IV-1-2-1のように経産婦2,538例のうち、スルピリドの投与数は80例で3.2%、初産婦では1,781例のうち、スルピリドの投与数は69例で3.9%で、両者に有意差はなかった。

表IV-1-2-1　経産、初産別のスルピリド投与率の比較

	全体例数	スルピリド投与例	スルピリド投与の割合
経産	2,538	80	3.2%
初産	1,781	69	3.9%

n.s.:非有意

3）分娩様式とスルピリドの投与

スルピリドの投与例149例と非投与例4,169例の帝王切開率を比較した。図IV-1-2-2のように、投与例149例中帝王切開例は33例（22.1%）で非投与例4,169例中帝王切開例は721例（17.3%）で、投与例の方が率が高いが有意差はなかった。

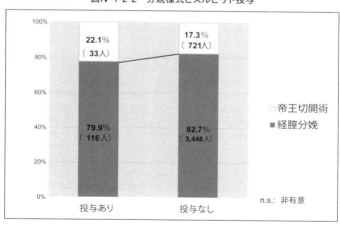

図IV-1-2-2　分娩様式とスルピリド投与

4）スルピリドの投与例のエジンバラ産後うつ病自己評価票（EPDS）

当院では産後1か月健診時に心理士がEPDSを行って、高得点他の問題がある産婦には心理士による面接を行っている。

① スルピリドを投与した例と投与しなかった例の EPDS の比較

図IV-1-2-3 のごとく、スルピリドの投与例 142 例の EPDS 得点の平均点は 6.88、投与しなかった例 3,289 例の EPDS 得点の平均点は 3.68 で、有意に前者の EPDS 得点が高かった。

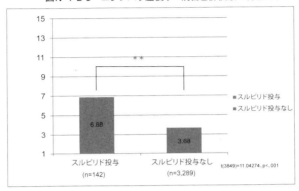

図IV-1-2-3　エジンバラ産後うつ病自己評価票の得点比較

② スルピリドを投与した例と投与しなかった例における 9 点以上の EPDS 高得点者の割合の比較

表IV-1-2-2 のごとく、調査期間中に EPDS 質問紙を実施した褥婦」3,289 例のうち、9 点以上の EPDS 高得点者は 281 例（8.5%）であったのと比べ、スルピリド投与例 142 例では 44 例（31.0%）と高かった。

表IV-1-2-2　高得点者の出現した割合の比較

	全体人数	高得点者数（人）	高得点者の割合（%）
EPDS を実施した例	3,289	281	8.5%
スルピリド投与歴あり EPDS を実施した例	142	44	31.0%

**p<0.01

③スルピリドの投与例における初産婦と経産婦の比較

図IV-1-2-4 のようにスルピリドを投与した初産婦 69 例の EPDS 得点の平均値は 7.2 で、経産婦 73 例の EPDS 得点の平均値は 6.57 で、両者に有意差がなかった。また両者の得点分布も図IV-1-2-5 のように両者に有意差がなかった。

図IV-1-2-4 スルピリド投与例におけるEPDSの得点比較(初産婦／経産婦)

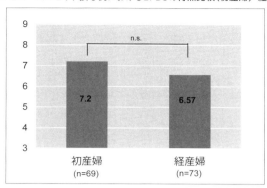

図IV-1-2-5 スルピリド服用妊婦のEPDS合計得点の分布(初産婦／経産婦)

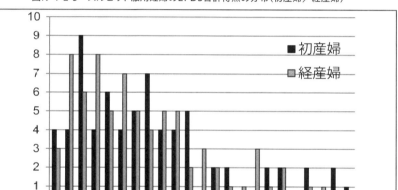

④ EPDS 高得点群とスルピリド服用期間

表IV-1-2-3 のごとく、9 点以上の EPDS 高得点 44 例のスルピリドの投与期間が 11 週以内は 38 例 (28.4%) で、12 週以上は 6 例 (40.0%) で全体 (図IV-1-2-1) と比べ 12 週以上が多かった。項目 10 に 1 点以上を選んだものも、スルピリドの投与期間が 11 週以内は 18 例 (13.4%) で、12 週以上は 3 例 (20.0%) で 12 週以上が多かった。

5） スルピリド投与期間を四期に分けた例数の割合

産後 1 か月ごとの割合をみるために、表IV-1-2-4 のように 1 か月 (4 週)

以内が95例でスルピリドの投与例全体における率は63.8%、全分娩に対しての率は2.2%であった。2か月(8週)以内はそれぞれ33例、22.1%、0.8%で、3か月(11週)以内は6例、4.0%、0.1%で、それ以上の例は15例、10.1%、0.3%であった(表IV-1-2-3)。

表IV-1-2-3　EPDS高得点群とスルピリド服用期間

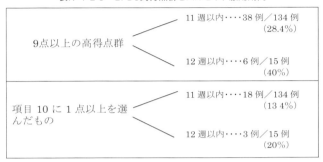

表IV-1-2-4　スルピリド投与期間を四期に分けた例数の割合

投与期間	スルピリド投与例数	スルピリド投与例全体における率	全分娩に対しての率
4週以内	95例	63.8%	2.2%
5〜8週	33例	22.1%	0.8%
9〜11週	6例	4.0%	0.1%
12週以上	15例	10.1%	0.3%
合計	149例	100%	3.4%

以前に著者は退院した褥婦に対してcrying episodeとして郵送によるアンケート調査を行った[1]ことがあり、それによると表IV-1-2-5のように「産後泣いたことがある」が35.1%、「産後、気分が落ち込んだことがある」が38.9%であった。これによると産後35~40%はうつ気分を体験していることになる。また周産期うつ病有病率は10~15%といわれている[2]が、それらと比べると当院のスルピリドの投与例でみた率(3.4%)は極端に少ないことがわかった。理由は不明であるが、母親学級に心理師も参加して説明して理解しているためか、産後直後の入院期間が4~5日と短いためか、軽い症状の場合は、助産師が心身両面の対処法をよく説明し、褥婦自身も薬まで服用しなくても良いとするためとも考えられる。しかし、投与した例でも1か月以内にで済むものが63.8%で、それをマタニティブルーズとすると分

IV 妊産褥婦における心身医学

娩全体の 2.2% にしかすぎないことになる。スルピリドの投与期間が 1 か月以上にわたって必要な症例は 54 例で分娩全体の 1.3% で、それを産後うつ病としてみても非常に少ないことがことがわかった。それが非常に早期にスルピリドの投与を開始したため、うつ病罹患率を下げているとしたら良いことであると考えられる。なお、スルピリド投与の副作用である乳腺トラブルやアカシジアなどは 1 例もなかった。

表IV-1-2-5 産後1か月間のアンケート調査(回収率37／55)

1. 産後、泣いたことがある	13 ／ 37 （35.1％）
2. 産後、気分が落ち込んだ	14 ／ 36 （38.9％）
3. 産後、楽しくなり、自然に笑いが込み上げてきたことがある	10 ／ 37 （27.0％）

文献

1）郷久鉞二：産褥精神病、女性の心身医学（郷久鉞二編）、南山堂、pp288-300,1994
2）羽田直子：周産期うつ病、札医通信 No658 号：7-9、2022

3. エジンバラ産後うつ病自己評価票と周産期うつ症状への心理的支援

　妊娠期に継続して妊産婦と関わる産婦人科では、出産までの妊産婦の身体的、心理的変化を追って観察していくことができるため、周産期におけるうつ病の予防に重要な役割をもつ。当院では、産婦人科に心理師が在籍していることで、何らかのサインを出し介入が必要な妊産婦に、より適切に対応していくことができる。本稿では、エジンバラ産後うつ病自己評価票（以下、EPDS)を用いての介入と産後うつに対する心理師が介入した事例を紹介する。

1) はじめに

　周産期の妊産婦のうつ病の予防と支援は、産婦人科の重要な役割である。当院では、多職種が連携をとり、妊産婦の心身の状態を常に観察し、対応できる体制をとっている。心療内科医を兼ねた産婦人科医師、小児科医、助産

師、看護師、心理師が在職していることで妊産婦へのより適切な対応を試みている。

2) 妊産婦に対する心理師の役割

心理師は精神科既往のある妊婦や精神不調のある妊婦に対し、必要があれば妊婦健診時に定期的に面接を行う。継続的に関わることから妊婦の精神状態を観察していくことが可能である。出産についての心配事は具体的に軽減していき、妊娠や出産に対し肯定感をもてるよう関わっていく。

産後の母親にはEPDSを用い、産後うつのスクリーニングと母親への支援について検討し、結果、EPDS高得点の母親には必要に応じて医師の治療を行い、心理師の面接も行う。産後の母親の心のケアにおいて心がけているのは赤ちゃんに対する母親の感情である。面接では新しい赤ちゃんとの関係が話題に取り上げられることが必然的に多くなる。自分一人で悩むのではなく、家族、友人はもちろんのこと、さまざまな人や機関とつながりをもち自分なりの育児ができるように子育て支援を行っている他機関への紹介も行う。

3) EPDS を用いての結果報告

産婦人科で取り組み可能な産後うつのスクリーニングと、母親への具体的な支援方法の検討を目的に、3期にわたってEPDSを実施した。

一回目は退院時（産後5日～1週間）、2回目は産後1か月、3回目は産後3か月で、EPDSに記入してもらう形式でデータをとった。産後3か月時の質問紙は郵送にて回収した。EPDSは質問の項目によっては、抵抗を示す母親もいるかと心配したが、実際はほとんどの母親から回答を得られることができた。非常に簡便なスクリーニング方法として全国の保健機関でも使用しているところが多く、その有用性が認められている[1]。

EPDSは10項目の質問で構成され、各項目について4段階の選択肢から選ぶ形式になっており、最近1週間の精神状態に最も当てはまるものを選択する。採点の結果、最高得点が30点中9点以上をうつの可能性が高いとして選別し[2]、これを継続的に分析していく。EPDSの平均得点と9点以上の高得点が占める割合を表したものを**図IV-1-3-1**に示す。

3期にわたって縦断的に分析できたサンプル71例によると、9点以上の高得点者の割合が、退院時は16.9％、産後1か月になると17.1％と若干高

くなり、産後3か月では9.9％と低くなっている。これは産後3か月になると、平均点と高得点群の占める割合が低下していることを示している。

もう一方で、これらは縦断的な比較はせずに、それぞれの調査期においてサンプル数を多くしたもので傾向をみている（**図Ⅳ-1-3-2**）。その結果によると、退院時高得点群の占める割合は15.7％、産後1か月のときは16.7％、産後3か月のときには12.0％と、割合が平均点とともに低くなる傾向がみられる。

縦断的に分析したサンプルでも、縦断的分析ではない対象でも、産後3か月になるとEPDS得点が下がる傾向があった。実際EPDSのデータと併せて当院で治療した患者の症例を紹介する。

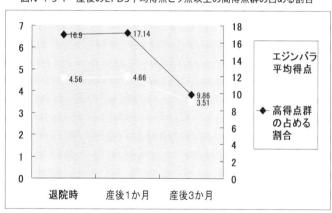

図Ⅳ-1-3-1　産後のEPDS平均得点と9点以上の高得点群の占める割合

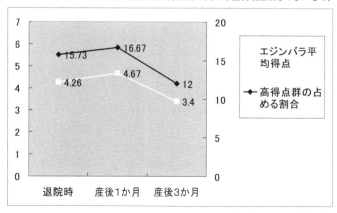

図Ⅳ-1-3-2　産後EPDS平均得点と高得点群の占める割合（縦断的でないもの）

4） 産後うつに対する心理師の介入

① 症例1

　37歳、初産。入院中に病棟スタッフより患者の抑うつ気分が強まっているようだと申し送りをうけた。日本でのマタニティブルーズの出現頻度は10〜25％とその割合は高く、普段、マタニティブルーズに対してはあまり医療的な介入はせず、しっかりと休養をとることを助言しているが、患者の情緒的混乱が強く心理師が介入したケースである。

　心理師の面接では、マタニティブルーズについて理解を深める心理教育的関わりに併せて、患者の心の中に渦巻いている不安定さ、違和感をうかがった。患者は授乳に対する不安や疎遠だった実母から患者の妊娠を機に頻繁に連絡があり、ストレスがたまっていること等を話した。面接では他人に頼ることが苦手な患者の傾向もうかがえた。

　それまではマタニティブルーズで体調を崩したこの患者に、退院後は実家で過ごすということを病院側が提案していた。しかし悩みを表出せず、自分で頑張ろうとする患者のコーピングスタイルを考慮に入れ、また実母との安心できる環境が整っていないことにも配慮し自宅へ帰るという患者の意向を尊重した。退院後は、助産師による電話訪問を続け、授乳、乳房の確認のため病院に来院した際には心理師も加わって話をうかがった。退院後すぐに、患者の体調改善がみられ、気持ちが明るくなり、涙が出ることもなく、「入院中の自分が恥ずかしい。何であんなに泣いていたのだろう」と自身が体験したマタニティブルーズについて振り返るようになった。その後の経過でも不眠による疲れはあるが、ほとんど一人で自分のペースで育児をこなし落ち着いた日々を過ごしていることが話された。産後1か月健診時のEPDS得点は2点であった。一人で抱え込み気負って頑張る自身の対処方法についても話し合い、育児を通して人に頼る対処方法も学んでいった。産後3か月時のEPDS得点は1点で高得点になることなく経過した。

② 症例2

　35歳。初産婦の症例。妊娠期に顕著な問題はなかった。小児科医の健診が始まると涙を流し、育児がつらいと訴えたため心理師介入となった。EPDS得点は退

院時の 7 点と比べ、1 か月健診では 16 点と一気に得点が上がっていた。この時点で、小児科医が親と子の楽しい触れ合い「7 つのポイント」について父親も交えて説明をした。これは遊びを取り入れて育児を行う方法を示したものである[3]。この症例に関しては、父親が非常に協力的で子どもと関わろうとする姿勢がみられ、夫も含めて家族全体へのアプローチができた。

　心理師の面接では、1 か月頑張って育児をしてきた母親の気持ちに沿って、ゆっくりと話を聴いていった。患者の両親は離婚しており、母親モデルが身近になかったため、本人自身がどのように育児をしていけばよいか不安を感じていると訴えた。また、患者の父親が糖尿病を抱えており、患者も同じ病気になるのではないかと不安が強く心気的な傾向がみられた。何でも一人で抱え込んでしまう生活パターンであった患者は、面接の中で、困ったときには夫に自分の気持ちを正直に表現することで気持ちも楽になることに気づいた。医師の判断で、漢方薬による治療も行った。
　1 週間後に再診した際には、一人ですべてを抱えていた対応パターンの見直しを継続し、夫の協力も得られ夫婦一緒に育児に取り組んでいるとのことであった。夫に自身の気持ちを理解してもらうことで非常に楽になったと語り、数回の受診で通院を終了し、産後 3 か月の ＥＰＤＳ 返送時には「母子ともによく笑うようになり、家族で育児が楽しくなっている。精神状態は良好です」という記載もみられた。

③　症例 3

　うつの症状が強くなっていくと、産婦人科の母親への関わりには限界が生じてくる。しかし、当院は心療内科も標榜しており、判断はなかなか難しいものの軽症のうつであれば対応可能なケースもある。実際、産後のうつの訴えは育児に関連したものが多く、赤ちゃんとの相互作用をサポートすることが必要になる。ここでは、1 か月の児を連れて母子入院した症例を紹介する。

　出産 3 週間後に涙もろさ、集中力の低下、食欲不振のため精神科を受診し、うつ状態であると診断される。それまでに精神科の既往はなく、産後 1 か月で当院に初診、主訴は「産後、寝つきが悪く、気分が沈む。」「子どもをかわいいと無理に思おうとしているが、どう育児してよいかわからない」との

訴えだった。外来通院で症状の改善がみられなかったことから入院の処置を
とった。母親が児を残して一人で入院することへ抵抗があったことと、家族
の負担や本人の家族への気遣いの強さを考え、当院で母子一緒の入院となっ
た。患者の精神症状や児へのボンディングを評価しながら、児に段階的に接
することができるようなセッティングを設けて治療を進めた。実際に実施し
た具体的な治療を**表IV-1-3-1**に示す。

表IV-1-3-1　治療方針

- 休養をとり、段階的に児に関わりを深めていく
- 薬物治療（ｱﾐﾄﾘﾌﾟﾁﾘﾝ 30mg／日→ 80mg／日、スルピリド、エチゾラム、ゾルピデム）
- 小児科医、助産師から具体的な育児スキルを学ぶ
- 心理師との面接
- 環境の調整

　入院から２週間目ごろまでは、「赤ちゃんは私が抱くとすぐ泣きだす」と
話し、いつ児が泣くかと常に緊張しているような様子を示した。これに対し、
まずは、患者の休養を第一に考え、薬物治療によるうつ症状の治療を優先し、
児は詰所で預かり、週末は児のみ実家に外泊するというスタイルをとった。
助産師から育児スキルを学ぶ段階で、助産師の児への対応が上手だと言い自
信をなくす場面もあったが、スタッフが児へ関わっている様子を傍でみて、
育児に関して質問をするなど育児行動にも興味を示しており、児に対する嫌
悪感が強いわけではない様子であった。

　入院１週間目から詰所に近い部屋で、まず２時間、母子同室で過ごすこと
から始め、患者の体調が良く児の機嫌が良いときに抱っこ、授乳、沐浴、お
むつ交換など助産師が育児の手順を指導した。

　入院３週間目頃から、強い億劫感、抑うつ感を現すようになった。「児に
泣かれるとパニックになる。自分の辛抱が足りないのか、それとも病気のせ
いなのか、いろいろ考えてしまう」と話し、非常に混乱した様子であった。
義務感から育児をしているように見受けられ、調子に合わせて休養をとるよ
うに確認した。

　心理師との面接では、「児はかわいいと思ったことがなく、児が笑ってい

ると、誰かにかまってもらいたくて笑っているのではないかと思う」と話し、児への情緒的絆や関心の薄さ、児に対する不快感を表現した。心理師は患者自身の母親との関係性の影響や患者の誰かに構ってほしい、認めてもらいたい気持ちが投影しているのだろうかと考えながら、言語化された患者の児への思いを受け止めた。

またこの時期、患者の病状が悪化したため、一時、母子分離し治療を進めるべきかスタッフ間での話し合いが多くもたれた。その結果、患者の夫にも協力を求めることとし、仕事の休みの前日に病室に宿泊してもらい、夫が児と関わる時間、患者と関わる時間を増やしていった。患者が夫に「児をかわいいと思えない」という気持ちを伝えたところ、夫が「今は仕方がない、それでもいいんじゃないか」と言って、患者の状態に理解を示した。患者は「こういうことを人に話しても大丈夫なんだと少し気楽になった」と語った。

入院1か月半頃からはテレビも楽しめるようになり、他患との交流もみられ、患者からも「児をかわいいと思うことがあります。児が泣きそうになったとき、どうしようではなくて、その顔がおもしろくて笑ってしまった」と話し、児への愛おしさが伝わる発言が聞かれるようになった。夫が一緒に病院に宿泊し、具体的な育児スキルを学び、育児を共有していくことで夫との関係もより深いものとなり、自宅での親子3人の生活へ自信をつけていった。また、人に甘えることが多かった自身の性格についても見つめ直し、退院後は両親に協力は求めるが、自身もしっかりやっていきたいと面接で話した。病院から患者の母親へも病状を考慮しつつではあるが、今までのようにすぐに手を貸すのではなく必要時にサポートしていくようアドバイスをした。

入院2か月から3か月の間に児と一緒に外泊練習も取り入れながら経過をみた。外泊中も児を抱っこしながら他のこともやれるようになったと大変喜んで、児と一緒にいても緊張せず慣れてきた様子であった。1週間の長期外泊を終えて自信もつき、実生活との差もあまりなくなった時点で退院した。退院後はまず実家で過ごし、調子をみながら、母親中心に育児を進めているとのことである。

5) おわりに

EPDS は抑うつに関連する精神疾患をスクリーニングすることが可能であると同時に、抑うつや不安症状は広範囲のストレス反応や精神的な不調を

抱える場合にも起こる症状であり、うつ病だけでなく、さまざまな要因で EPDS が高得点になる可能性がある。今回 EPDS を出産後の3期に渡って実施し、得点の推移をみたところ、産後1か月に得点はピークになり、産後3か月には下がっていく傾向がうかがえた。出産時期は、著しく変わる生活スタイルや出産、育児という新しい経験に対しての情緒的揺らぎが起こりやすい時期である。特に産後1か月は疲労と慣れるにはまだ至らない育児にまつわる不安が EPDS の得点に大きく影響しているのではないかと予想する。

　今回は EPDS で高得点者に心理師が介入することで、高得点や症状、育児への適応が改善された2症例を紹介した。産婦人科では育児全般に対する母親の不安を早期に軽減し、産後のうつなどメンタルヘルスの問題を予防していくことが重要な役割であると考える。

　また、母子入院の症例では、母親の精神症状の改善とともに、愛着が関係の中に生じる過程を目の当たりにした。産後にうつの症状を呈した場合は、母親の症状の改善と同時にボンディングの形成状態も観察しながら、親子の相互作用をサポートしていくことが、その後の母子のスムーズな関わりへの支援となる。産後のうつ病治療において、母子入院の有用性を実感したが、産科で母子入院ケースを受け入れることは難しい状況も抱えている。今後の治療の一つとして活かしていきたいと考えている。

文献

1）吉田敬子、山下洋、岩元澄子：育児支援のチームアプローチ－周産期精神医学の理論と実践. 金剛出版、pp123-141,2006

2）John Cox, Jeni Holden: Perinatal Mental Health: A Guide to the Edinburgh Postnatal Depression Scale (EPDS). The Royal College of Psychiatrists, 2003. 岡野禎治、宗田聡（訳）産後うつ病ガイドブック-EPDS を活用するために. 南山堂、pp13-18,206

3）南部春生：3. タッチケア私の実践 - 親と子の楽しい触れ合い7つのポイント - タッチケアの方法論 "赤ちゃんマッサージ" のスタンダード. 小児保健研究 59：196, 2000

IV 妊産褥婦における心身医学

Chapter 2　家族分娩

1．助産外来

1）はじめに

　2008（平成 20）年、日本看護協会より「院内助産ガイドライン」が公表された [1]。ガイドラインには院内助産、助産外来の必要性、開設のプロセスと運営のほか、安全管理指針等の幅広い問題についての考え方が示されていた。

　当時の周産期においては、産科医師の業務負担軽減や妊産褥婦の多様なニーズへの対応を目的として「院内助産・助産外来の推進」が図られており、助産師を積極的に活用する取り組みが始まっていた。

　当院では、2009（平成 21）年 5 月に助産師の専門性を発揮するという観点で助産師が集まり助産外来開設チームを結成した。妊娠期からの育児期における切れ目のない支援に向けた体制や産科医師との連携・協働体制の整備を課題とし、安全なシステムづくりを目指した。検討を重ね体制を整備し、2010（平成 22）年 10 月より助産外来の運営が開始された。助産業務の実践と定着化に向けた取り組みを続け、現在 10 年ほど経過した。

　助産外来は、助産業務の自立や専門性を発揮できる場となり、医師や医療スタッフ、そして妊産婦をつなぐ助産師の役割に大きな期待が寄せられている。

2）助産外来とは

　助産外来は「病院や診療所において助産師が産科医師と役割分担をし、妊産褥婦とその家族の意向を尊重しながら、健康診査や保健指導を行うこと」であると日本看護協会で定義されている。当院では、助産外来開設に向けて「院内助産・助産師ガイドライン」に従い、安全なシステム構築を目指した。主な活動内容を次に列挙する。

（ⅰ）助産外来の目的と目標、開設メリットの明確化

（ⅱ）助産師の必要な知識と技術の習得

（ⅲ）助産外来の運営、業務基準作成

（ⅳ）看護記録類の見直し

（ⅴ）広報活動

明確な目標を設定し計画を立案した。チーム内で役割分担をして課題へ取り組み、情報を共有したほか、医師や看護部、事務など関連職種と連携し、業務基準や運営内容を具体化した。助産師育成のために他院施設見学や研修参加、院内学習会の開催のほか診察室・物品など準備や体制を整備し、チーム結成から7か月後の2010年10月に助産外来の運営が開始された。

3）助産外来開設の目的と目標

①目的
・助産師としての専門性を高め、主体的な助産ケアを展開する。
・助産婦が安全・安心に妊娠期間を過ごせ、妊産婦とその家族が満足した出産・育児へつなげる。

②目標
・妊産婦のニーズに応えることができ、満足の声が聞かれる。
・助産業務の自立や専門性を発揮でき、助産師の達成感が得られる。

4）助産外来開設のメリット

①妊産婦側
・合併症や異常の早期発見、防止。
・不安の軽減、解決につながる。
・妊娠中の健康を妊婦自身が自己管理できる能力を引き出す。
・出産や育児に対する積極的・主体的な気持ちや自身がもてる。
・新しい命を迎える準備の場になり、妊娠・出産が満足できる体験となる。

③医療者側
・助産師が自立的に専門性を発揮できる場が得られる。
・助産師としての達成感や自信をもつことができる。
・助産師の助産診断能力や技術の向上につながる。
・妊娠期にハイリスク対象者を把握し、継続支援体制づくりや保健センターとの連携を図ることができる。
・医師の診療に余裕をもたらす。安全な医療を提供し、リスクの回避につながる。

5）助産師と医師の連携

　初診から妊娠初期の管理は通常の産科外来診療として医師主体で行われ、妊娠・分娩についてのリスクが評価される。

　正常な経過をたどる妊産婦を対象に妊娠 20 週より助産外来と医師による交互診察が開始される。少なくとも妊娠中期と後期は助産外来の利用を推進している。助産師と医師は連携し、妊娠経過に異常が認められた場合は医師主体の診察に切り替える。

6）助産師主体の取り組み

　助産外来は診察時間 45 分間の完全予約制で妊婦健康診査、検査、保健指導、胎児とのコミュニケーションを目的とした超音波検査を行っている。胎児模型を用いて胎児の成長を説明する工夫もしている。妊娠中から赤ちゃんを迎える準備や産後の生活をイメージできるように、家族のサポート状況を把握し、個々の妊産婦の特性やニーズへのきめ細かな対応をしている。妊産婦にとって妊娠・出産が満足できる体験となるように、バースプランをもとに、希望や状況に添えるよう検討しながら対応している。

　このように、助産外来ではゆとりのある時間を確保し、妊産婦が安心して身近な相談ができるような穏やかな雰囲気づくりを大切にしている。

　図IV-2-1-1 のように、助産外来・保健指導を行い、図IV-2-1-2 のように助産外来・超音波検査を行いながらさまざまなコミュニケーションを時間をかけて行っている。

図IV-2-1-1　助産外来・保健指導の様子
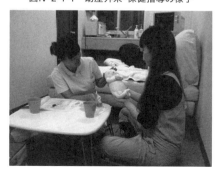

図IV-2-1-2　助産外来・超音波検査の様子
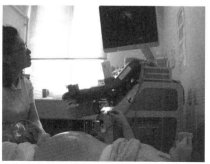

7）助産外来利用者からのアンケート内容

　助産外来利用者へ産後に自由記載のアンケートを実施している。多くの感想や意見が寄せられ、健診についての満足度は高い。また、助産外来についての期待は大きく、一人ひとり十分対話のある相談が求められていることが示唆された。

　利用者からの自由記載でのアンケート内容の一部を記すと、次のようなものがあった。

- ・ゆっくり時間をかけて、説明してくれることで、初めての出産に対する不安も小さくなりました。ありがとうございました。
- ・助産外来では、ゆっくりとエコーで赤ちゃんの様子をみせてくれて、説明をしていただいたのでとてもよかったです。
- ・赤ちゃんの人形を使った説明は、初めての妊娠でわからないことだらけでしたが、赤ちゃんの成長がわかりやすく、お腹の中でどの様子なのか教えていただいて嬉しかったです。
- ・助産外来では助産師さんに、ゆっくり時間を取っていただき、落ち着いた雰囲気でお話しすることができて良かったです。
- ・二人目のお産でしたが、忘れていることがほとんどで、改めて教えてもらうことや、「あっそうだった」と確認してもらえることができて安心して出産を迎えられました。

8）考　　察

　少子化・核家族化の現代社会では、妊産婦にとって出産や育児に対する情報が乏しくサポートが希薄になりやすい。また、さまざまな悩みをもつ妊産婦が増加し、これまで以上に適切なアセスメントときめ細やかなケアが必要になっている。助産外来は妊産婦の意思が尊重され、継続的な支援を受けられる場であり、助産師にとってはその力を発揮できる場である。当院の助産外来は、妊産婦に寄り添えるようにゆとりのある時間を確保しながら、妊産婦のニーズや状況に応じた支援を提供している。

　利用者のアンケート結果から「助産師へ相談できて安心した。悩みや不安、ストレスが緩和できる」など不安の軽減や問題解決に関する内容が多く寄せられており、心理的支援としての役割が大きいことを明らかにすることができた。また、現在、病棟助産師全員が助産外来に取り組むことができており、

助産業務の自立や専門性の発揮、助産師の達成感にもつながっている。

助産外来の開設に大変協力的であった朋佑会札幌産科婦人科理事長郷久鉞二医師は「助産外来は、助産師が主体的に専門性を発揮できる取り組みの一つ。ゆっくり時間を確保し妊産婦と向き合うことは、妊産婦の大きな安心につながる」と話している。今後も地域住民、妊産婦の期待に添えるよう、個々のニーズに応えながら、満足度と質の高いケアを提供することを目指していきたい。

文献
1）厚生労働省看護職員確保対策特別事業　院内助産・助産師外来ガイドライン　公益社団法人日本看護協会、2008

2．フリースタイル分娩

日本では 1980 年ころにアクティブバースという考え方が入ってきた。身体的・精神的に産婦さんが主体的に出産する、積極的なお産という考え方である[1]。近年、分娩数は減少傾向にある。貴重な妊娠・分娩の機会を産婦が「自分らしく満足するお産」をできることは、出産後の育児期における母子愛着形成や母子関係の育成につながる。良い母子関係や家族関係を築き、それを次の世代へつなぐ。その貴重な機会に関わる助産師としてどのようなサポートができるかを検討し、当院でも 2009 年から助産師主導の分娩から産婦主体のフリースタイル分娩を始めることになった。

1）フリースタイル分娩を始めるきっかけ
①産婦が「自分らしく満足するお産」を目指したい
②分娩後に「辛かった」ではなく「出産して良かった」という体験を残してもらいたい
③産婦の大切な人と赤ちゃんを迎えてもらいたい
④分娩体験を肯定的に受け止めてもらうことで、自己肯定感につながり、その後の育児へ前向きに取り組んでもらえるきっかけにしてもらいたい
⑤産婦の陣痛の辛さ、陣痛のさなかに移動する辛さを少しでも軽減してもらいたい、というスタッフの思いから始まった

2）フリースタイル分娩の実施へ向けての準備

≪院内の準備として≫

分娩第Ⅰ期からⅣ期まで同じ場所で移動なく、安楽に過ごしてもらえる場所の確保としてベッドや分娩台を取り除き、自宅にいるように家族とともに過ごせる空間を作った。

また、スタッフの分娩介助技術スキルの向上と共有化を図った。

3）ハード面
① 施設内改造

当院では分娩第Ⅰ期を過ごす「陣痛室」には、分娩台が3台、カーテンで仕切って置かれていた。そこをフラットな板の間に改造して、中央をパーテーションで区切り、分娩台をやめて取り払い、マットを敷いた（**図Ⅳ-2-2-1、図Ⅳ-2-2-2**）。

また、「分娩室」にも、カーテンで仕切られた中に、分娩台が2台置かれていたが、1台を取り除き、パーテーションで仕切って、小上がりの板の間に作り変えて、マットを敷いた（**図Ⅳ-2-2-3**）。　以上をフリースタイル分娩ができる病床として3床を用意した。

分娩台は異常分娩や処置用に1台のみを残した。

図Ⅳ-2-2-1　ベッドからマットへの様子　　図Ⅳ-2-2-2　3床を2床に変更　　図Ⅳ-2-2-3　分娩台を外し小上がりへ

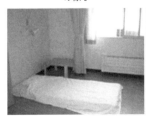 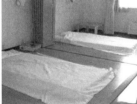 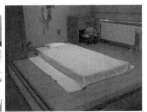

② 物品の準備

分娩キットの整理（分娩時に使う医療器材がすぐ使えるようにセットできるトレイ）や簡易の吸引器、診察用のライトなどを用意した。

IV 妊産褥婦における心身医学

4）ソフト面
①「スタッフの育成・教育」
（ⅰ）分娩介助技術研修への参加

　　分娩台での分娩介助しか経験のないスタッフたちのため、外部へフリースタイル出産への介助技術を習得する研修へ参加した。

（ⅱ）研修内容を院内スタッフへ共有化

　　研修に参加したスタッフから実際に技術を伝達し、少しずつではあるが全スタッフが共有し、フリースタイル分娩に対応できるようになった。

②「産婦への伝達」（妊娠期保健指導,母親教室）
（ⅰ）産婦も分娩台でのお産のイメージしかなく分娩時に分娩台を使わないお産を事前に伝えることで、いざというときの不安や混乱を軽減しようと努めた。スタッフがモデルになり自由な分娩体位の写真をパンフレット化し、視覚的にどんな体位でもお産ができることを啓蒙していった。（図Ⅳ-2-2-4，図Ⅳ-2-2-5）

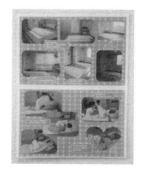

図Ⅳ-2-2-4　産婦用パンフレット

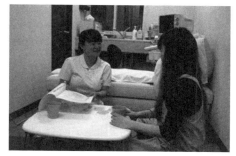

図Ⅳ-2-2-5　パンフレットを用いて「フリースタイル分娩」について啓蒙中

5）フリースタイル分娩を始めて
① 分娩を終えた産婦からの意見
（ⅰ）一人目のときは陣痛で辛いときに歩いて移動したけれど陣痛中、出産、出産後も同じ布団で過ごせてとても楽だった。

（ⅱ）どんな格好でもお産ができると聞いていたけど上向きじゃなくて産むことができて楽だった。

② スタッフからの意見

（ⅰ）分娩台が2台あったが、分娩が重なることもあり、分娩台をあける
　　ように出産したばかりの産婦さんに移動をお願いしたりすることが
　　あった。フリースタイル分娩を始めてからはどんな場所でもどんな
　　態勢でも介助することができるようになったので移動をお願いする
　　申し訳なさもなくなった。

（ⅱ）産婦さんの第Ⅱ期を見極めて、陣痛の辛いときに陣痛室から分娩室
　　の分娩台へ歩いて移動してもらう大変さをなくすことができて良
　　かった。

（ⅲ）陣痛で辛いときにベッドの狭い空間で過ごすのではなくフローリン
　　グで好きなようにクッションや椅子を使って産婦さんが自由に過ご
　　してもらえるようになった。

6）まとめ

　フリースタイル分娩は産婦の身体や精神を陣痛の痛み、抑圧から解放する
こと。自然の流れに任せ、産婦の好きな体位で大切な人に見守られ、女性の
もつ力を信じ引き出すこと[2]。自由度が高いフリースタイルは精神的にも緊
張感が少なく苦痛の時間を短くできる。陣痛を乗り越え出産したという成功
体験は達成感や満足感を得られる。「自分らしく満足するお産」へつながり、
その後の育児にも分娩体験は影響する。分娩の達成感や満足感は育児にもプ
ラスとして取り入れられる。

　助産師として女性のもつ「自分で産む力」を最大限に発揮できるように導
くことを今後も継続し研鑽していきたい。

文献
1）臨床助産ケア：日総研；3・4月号、2019
2）フリースタイル分娩介助：村上明美編著、医歯薬出版、2009

3. 育児支援依頼の現状

　札幌市では、2003年6月より「保険と医療が連携した育児支援ネットワー
ク事業」[1]を開始し、育児に関して支援が必要な親子に対し、保健センター
と医療機関が情報共有するシステムが構築されている[2]。

子どもの療育に手がかかる、療育者が若年、望まない妊娠、未受診、経済的困窮、複雑な家族関係、知的・精神的障害などの問題を抱えている場合、育児をしていくうえで大変な困難が予測され、このような母子を早期に把握し支援につなげることは、育児不安を解消し児童虐待予防にもつながっていくと考えられる。

当院で行ってきた、育児支援依頼状況と助産制度（2008年~2021年）利用者の推移についてまとめ報告する。

1）当院におけるハイリスク妊婦（要支援）に対する連携体制

当院は助産施設として生活保護受給者や低所得者の分娩を受け入れている。また、心療内科を標榜しており、精神疾患合併妊婦や妊娠出産育児に不安を抱える方も多く受診される。

そのため、ハイリスク妊婦(要支援)を発見しやすい状況にあると思われる。当院でのサポート体制と院外関係機関との連携に関しては図IV-2-3-1のとおりであり、今回は、その中の保健センターとの連携についてまとめた。

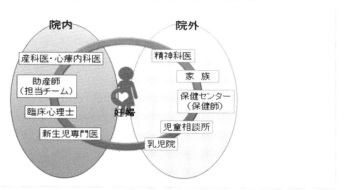

図IV-2-3-1　当院におけるハイリスク妊婦に対する連携体制

2）札幌市「育児支援連絡票」

要支援妊婦や母子を発見した場合、まず保健センターへ電話連絡し情報提供と共有をする。そのうえで保健センターから連絡票の依頼があった場合は育児支援連絡票（図IV-2-3-2）を送付する。送付にあたっては、原則対象者の同意を必要とし情報提供料260点が加算される。

図IV-2-3-2　育児支援連絡票

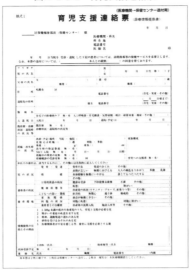

3) 育児支援依頼件数の推移

　当院での2008年から2021年までの分娩総数は8,405例で、保健センターへの育児支援依頼件数は279件（育児支援連絡票送付件数）であった。その推移は図IV-2-3-3に示す通りで、2016年以降減少傾向になっている。

　支援依頼先としては、図IV-2-3-4のように北区が6割近くを占め続いて近隣の東区、石狩市がこれに続く。里帰り出産や転居転院のため、市外・道外への支援依頼もあった。

図IV-2-3-3　保健センターへの育児支援依頼件数（2008-2021年）

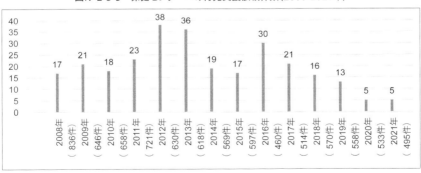

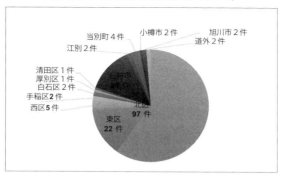

図IV-2-3-4　育児支援依頼先(2008-2021年)

4) 育児支援依頼内容 (表IV-2-3-1)

　育児支援依頼内容としては、妊産褥期通して「虐待を受ける恐れ」「医療従事者が不安を感じる」がほとんどを占めている。妊娠の受け止めや、胎児へのイメージ、家庭環境や成育歴などリスクにつながる事項について妊娠初期・中期・後期の保健指導から要支援妊婦の把握に努めている。

表IV-2-3-1　育児支援依頼内容

情報提供の目的とその理由	妊娠期		産褥期		1か月健診以		計
	初産	経産	初産	経産	初産	経産	
1) 2,500g 未満の低出生体重児のうち、育児上支援が必要な児			1	1			2
2) 障害や重症の疾患を有する児				1			1
3) 精神、運動発達のおくれのある児							
4) 虐待を受ける恐れのある児		7	3	5	2	1	18
5) 医療従事者が不安を感じる等、療育に支援を必要とする親	38	31	70	47	25	18	229

5) 医療従事者が不安を感じる等、療育に支援を必要とする親の具体的要因 (図IV-2-3-5)

①妊娠期では、初産経産ともに家族関係の問題と精神リスクが多くを占める。若年、シングル、精神・経済リスクがある場合は生活保護の申請や家族間の調整など出産までの課題が多い。

②産褥期は主に入院中の精神状況や育児不安、サポート不足が要因となりやすい。マタニティブルーズの症状が早期に発見されることが多い。兆候がみられた場合は早めに介入している。産後は病棟スタッフによる電話訪問

や2週間健診で母子の状況を確認しており、問題を感じた場合は早期に外来受診を促すこともある。その際は病棟と外来スタッフが連携して行う。
③1か月健診では、全員にエジンバラ質問票を利用し9点以上の母親には心理師が面談を行っている。

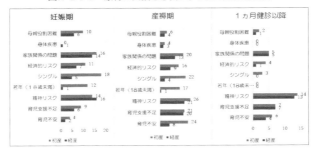

図IV-2-3-5　療育に支援を必要とする親の具体的要因

6）助産制度利用者の推移と利用者地区

当院では、2016年度より助産施設して生活保護者、低所得者の分娩を受け入れている。

生活保護受給者の年毎の地区別の数は**図IV-2-3-6**のごとくである。生活保護受給の背景には、精神疾患（本人・家族）、養育・家族関係、シングルなどの問題がある。

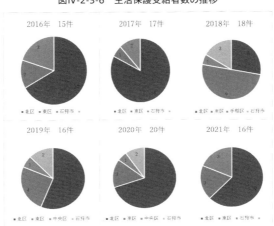

図IV-2-3-6　生活保護受給者数の推移

7) 近年の育児支援の傾向

ここ数年、育児支援連絡票を送付せずに保健センターと連携しているケースが多くある。その数は、**図IV-2-3-7**のごとくである。このようなケースが増えてきている要因としては、

①すでに要保護・要支援児童として保健センターが継続支援している（若年妊婦など）
②過去に育児支援依頼を受け、継続支援している（経産婦や地区移動による引き継ぎがあった場合）。
③生活保護課から事前に保健師に連絡があり、状況を把握できている（助産制度利用者など）。
④児童相談所などから事前に情報提供があった（若年、要支援児童、児童養護施設入所者など）。
⑤育児支援連絡票を利用する場合は本人の同意が必要で料金がかかること。

このようなことが影響していると予測される。

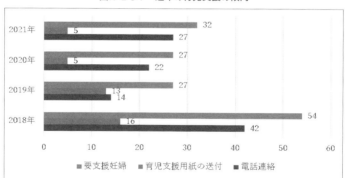

図IV-2-3-7　近年の育児支援の傾向

8) おわりに

最近は、育児支援連絡票を送付せずに保健センターと連携しているケースが多くあるが、支援総数が減少したわけでなく、支援総数は同じで、当院での主に心身医療的な支援内容が進歩してきたため、保健センターと連携が電話連絡のみで済む症例が多くなったことも考えられる。

2019年施行の改正児童福祉法で、児童虐待を防ぐために特定妊婦を支援

対象とすることが明記された。特定妊婦とは、妊娠中から育児困難が予測され出産前から支援を行うことが必要と市町村が認定した妊婦のことをいう。

　道内では 2021 年度 931 人が特定妊婦として支援対象となっており、これは 2019 年の約 3 倍の数になっている。虐待による幼い命を救うためには養育者への支援こそ最重要である。

　今後も保健センターと協力し、ハイリスク妊婦（要支援）に対する支援を行っていき、生活環境や育児環境を整え、すべての母子とその家族が健やかに成長していけるよう協力していくことが当院の役割と考える。

文献
1) 保健と医療が連携した連携した育児支援ネットワーク事業マニュアル、2021
2) 厚生労働省における妊娠・出産・産後の支援の取り組み、2018

4. モンスター家族

1) モンスター家族の症例

　日本は周産期死亡は世界一少なく、100% 安全神話のようになっている。そこで今回は家族によって非難された 2 症例を紹介し心身医学的に考察する。

①症例 1　21 歳、産 0 妊 0、主婦

　妊娠 39 週＋ 1 日、出口部狭窄、胎児仮死　午後 8 時に陣痛発来して入院。順調に経過し 10 時 10 分に子宮口全開、児頭の進入が狭部で停止、児心音にも徐脈がみられ、翌日 0 時 18 分に当直医が診察、上記診断にて緊急帝王切開を決定、著者が呼ばれ 0 時 50 分に腰椎麻酔にて開腹、0 時 53 分に元気に女児を分娩、1 時 25 分に手術も無事終了。

　家族歴：夫 18 歳居酒屋店員、姉 23 歳スーパー店員、弟 17 歳高校生、義弟 18 歳、母 56 歳パチンコ店員、父 63 歳会社員、叔母、祖母のすべてが同居している大家族で、夫とは今回妊娠中に入籍、頼りないので母がお産に立ち会う。

　手術後すぐに説明に行き、「対応が早かったので母児とも無事で良かった」と言ったところ、何を言ってやがる、入院前の電話の対応、来てもまだ早いと一度帰されたこと、入院しても、助産師たちの当直医を呼ぶまでの対応、当直医の対応の

悪さを攻め続けるばかりで、助産師は３人とも 20 年以上勤務、当直医も 76 歳の
ベテラン産科医で、手術も順調で、経過に対して間違っていないと言っても、家
族６人で攻め、弟までもが録音するから今言ったことをもう一度言えという始末
になった。

　母児とも無事だったといっても「そんなの当たり前だろう、それが仕事だろう」
と怒鳴るので、訴えるならどうぞと言って終わった。あとでカルテの家族歴をよ
くみたら、母は４年前からうつ病を再発して投薬治療中であった。

②症例 2　30 歳、産 1 妊 1 、主婦

　妊娠 39 週＋３日、今回は夫立ち会い分娩を希望。夫のＹＧ、エゴグラムはそ
れぞれＢ型（情緒不安定、外向的）、Ｖ型（いかり型）。

　分娩は子宮口全開してから児心音が徐脈となり、急速分娩のため吸引分娩を行
い、児は蘇生を行ったが無事であった。ところが夫が「強くなっていく陣痛に対
して不安と恐怖になっている自分には何もかまってくれず、勝手に押したり引い
たり、児の蘇生をしたりして、妻ばかり世話していた」といって怒っていた。

２）症例の解説

　症例１は母親がうつ病の治療を受けており、娘の分娩に立ち会っているう
ちに不安や恐怖が爆発した例で、正しい医療を行っているにもかかわらず家
族への配慮が不適切であった例で、症例２は未熟な性格で怒りやすい夫に対
して、理論的に対応したためモンスターにさせてしまった例である。

　過去の研究で、夫立ち会い分娩の夫 495 例のＹＧでは、44 例（９％）がＢ，
Ｅの異常を示し、エゴグラムでは、112 例（23％）がN,W,Vの異常型を占め、
５～ 10 人に一人は心理的介入が必要な家族がいることがわかっている[1]。

　それは母親など他の家族でも同様と考えられることから、産婦本人のみで
はなく立ち会っている家族に対しても心身医学的な配慮が必要ということに
なる。

　そのため心理テストが異常の夫に対しては、分娩前に母親学級または分娩
教育を受けてもらうこととし、受けない場合は夫立ち会いは不許可とした時
期もあった。しかし、助産師達もベテランになり、少しぐらい異常な夫や親
が付き添っても上手に扱うことができるようになり、現在は心理テストも分
娩教育もなしで、すべての家族と協調して分娩を行っている。

3）夫立ち会い分娩における血中カテコールアミン

　初産婦19例のうち、夫立ち会い群6例と非立ち会い群13例における血中カテコールアミンの変化を検討した[1]。その結果、ノルアドレナリンは有意差を認めなかった（**図IV-2-4-1**）が、アドレナリンは夫立ち会い群の方が子宮口開大4～9cm時（p<0.01）および10cm時（p<0.05）において、明らかな低値を示した（**図IV2-4-2**）。

　カテコールアミンは多様な作用効果を示しヒト妊娠子宮に対しては分娩時にノルアドレナリン投与で陣痛が強化され、逆にアドレナリン投与では陣痛を抑制するという[2]。一方、情緒にも深く関連し、ノルアドレナリンは恐怖や怒り、アドレナリンは不安や緊張時に増加するという[3]。前者は心身ともに前向きの姿勢であり、後者は心身ともに後ろ向きの姿勢である。

　以上のことから夫や親など家族が一緒に立ち会う分娩の方が、分娩には良い効果が期待できることが証明されたことになる。しかし逆に、10～20％の家族に対しては、モンスター家族にならないためにも、その家族への心身医療的配慮が必要であることが証明されたといえる。

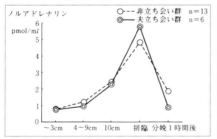

図IV2-4-1　分娩各期の血中ノルアドレナリンの夫立ち会い群と非立ち会い群との比較

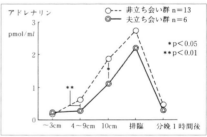

図IV-2-4-2　分娩各期の血中アドレナリンの夫立ち会い群と非立ち会い群との比較

文献

1）郷久鉞二：女性の心身医学、郷久鉞二編、南山堂、pp317-8、pp259、1994
2）Garrett, W.J.M.B.：The effects of adrenaline and noradrenaline on the intact human uterus in late pregnancy and labor, J Obst Gynecol Br Emp, 61, 586-589, 1954
3）山下格：情動の精神生理、金原出版、東京、1970

IV 妊産褥婦における心身医学

| Chapter 3 | 周産期に始まる不安をもつ母親への配慮 |

－楽しい親と子の生活（遊び）の必要性－

1. 育児不安

　小児科医となって50年、一般小児科医としての傍ら、主として新生児の医療と保健に微力を尽してきたが、その前半は新生児医療に後半はソフト面の関わり、即ち、母乳育児・育児不安に専ら関わってきた。

　それは狭義の意味のハイリスクマザー、つまり妊娠・出産・産褥、さらには子育ての中で、母親自身の病的異常、または胎児、新生児に問題があって何らかの医療的支援に限られていたが、実は周産期より継続する母親の不安を考えたとき、その社会的・心理的要因に理解をもって対応しなければ真の新生児医療とはならないことから、そのときどきの母親の悩みにより深く介入するにいたったのである。

　表IV-3-1-1は妊娠、出産後の不安、支援さらにはその一助となる周産期、そしてそれ以後の育児指導がいかに大切かを示したものである。それは当然のことながら、まだ見ぬわが子への不安は常に第一子に強いこと、そのために必ずや育児指導が大切であり、その他夫婦の問題、子どもの病気、身近な支援者の存在を常に望み、経済的不安については第一子、第二子ともに高いことは当然のことである。また出産時の夫立ち会いを希望するもの、共に出産を喜び合える状況を求めており、夫の育児協力は常に大事な条件であることを知ることができる。

表IV-3-1-1　母親の不安、支援、指導

（1）妊娠中の不安因子（％）

項	のんびりな母親		神経質な母親	
	第一子 n = 80	第二子 n = 98	第一子 n = 68	第二子 n = 104
出生の不安	21	18	39*	23
自分の病気	8	9	8	6
夫の協力がない	3	6	2	4
友人がいない	5	27*	6	10
身内の不幸	19	11	19	12
経済的不安	30	41	34	49
育児不安	65**	26	70**	32
母親教室受講	78**	40	79**	50

（2）出産後の母親支援（%）

項	のんびりな母親		神経質な母親	
	第一子 n = 80	第二子 n = 98	第一子 n = 68	第二子 n = 104
実母・姉妹	73	59*	81	73
姑・その他	13・14	16・25	10・11	11・16
夫の立ち会い有	57**	27	43*	22
夫は喜んだ	85*	62	86	83
夫の面会毎日	58**	41	69**	39
夫の育児関心有	65**	48	68**	31
よく協力した	47	37	33	35

（3）産褥育児指導効果（%）

項	のんびりな母親		神経質な母親	
	第一子 n = 80	第二子 n = 98	第一子 n = 68	第二子 n = 104
受講した	96	87	97	97
実感を伴わない	28*	11	40**	5
よく理解実行	71	87	57**	93
役立っている	83	74	68	79
少し役立っている	13	21	25	21
役立っていない	3	5	7	0

* p < 0.05、** p < 0.01 （1980）

1）周産期小児保健指導（表IV-3-1-2）

　今からすでに 20 年前、厚生省は妊娠中のお母さんが育児で不安をもつ場合を考慮して、Prenatal Pediatric Visit（出生前小児保健相談）の制度を導入したが、全国各地の取り組みは必ずしも充実したものにならず今日に到っている。しかしひとたび小児科医の役割はと考えれば、出生前に限らず、出産での立会、産褥不安の解消、そして永続的な子育て不安への対処が望まれるわけで、小児科医一人ひとりの立場は異なっても、常に周産期の状態を知る努力を怠ってはならないし、特に新生児科医には積極的にこのことに携わることを命題としなければならない。

表IV-3-1-2　周産期小児保健指導（Perinatal pediatric visit）

妊娠期	prenatal visit （産・小・助・保）
分娩期	deliver stage（産・助・小・NICU）
産褥期	早期吸啜、同床、楽しい遊び（助・小）
2〜4週	主訴多く、第一子の不安は高い 母乳の相談、上の子の相談、生活・病気の相談
1か月以後	4 か月 10 か月 18 か月 36 か月 健診

・継続的指導が最善、多くは部分的介入指導
・臨床心理士・精神科医との連携が急務

①妊産婦の不安（表IV-3-1-3）

　ある妊産婦対象の講演会に集った293人中、215人（73.6％）が何らかの不安を現在、そしてまだ見ぬ世界の不安を訴えていた。その中で最も多かったのは自分自身のこと38.1％、赤ちゃんの不安13.5％、その他里帰り、夫との不安4.7％、生活の不安5.6％であった。また母乳については妊産婦の95％以上が母乳をと考えており、この時期にそのことを心配するお母さんは7％と低く、要するに母親の不安は多岐に亘ることが了解できる。したがって出産前の子どもへの不安は少なく、この事業が十分に展開されなかったことが理解される。

表IV-3-1-3　妊産婦の不安と質問

受講者293人、回答数215人（73.6％）　一人に一つずつ不安・質問を求める

1	**妊婦自身 不安 (38.1 %)**	**質問 38 (17.7 %)**
	病気について（23）、出産時の不安（21）腹筋緊張不安（10）、体重の増減（19）中毒症（9）、つわり（8）、煙・販薬（13）、生活（17）	
2	**赤ちゃんの問題 29 (13.5 %)**	26 (12.8 %)
	五体満足か（10）、母乳（16）、アレルギー（11）うつ伏せ寝（6）、育児・しつけ（6）、胎教（6）	
3	**里帰りと父子関係 10 (4.7 %)**	8 (3.7 %)
4	**その他・逆子、双子、生活など 12 (5.6 %)**	10 (4.7 %)

②産褥期のお母さんの不安（表IV-3-1-4）

　出産後3－5日目に実施した産褥期の母親1,496人の不安を**表IV-3-1-4**に示した。これらを大きく三つのカテゴリーに分けてみたが、母乳に関する不安は230人（15.4％）、上の子に関する不安は544人（36.4％）、その他、病気・症状・生活に関する不安が722人（48.3％）で、全く不安を訴えなかったものは93人（6.2％）にすぎなかった。

　以上、妊娠期、産褥期の不安をみても母親は当然のごとく、そのおかれた状態によって不安は自ら次なる問題に傾いていくのがよくわかる。

③生後1か月健診時の微症状と不安

　通常の1か月健診は保健師もしくは助産師による問診、計測、栄養内容、発育状態、症状の発見、そして医師による総合健診で終了し、特に病的状態の早期発見・早期治療が強調されてきた。しかしお母さん達は小さな症状をなかなか訴えてこないことが多く、敢えて医療者がこれを尋ねて、その一つ

表IV-3-1-4　産褥期の母親の不安

T病院新生児室1,496例（%）*

母乳に関する質問 230 （15.4）		上の子に関する質問 544 （36.4）		その他の質問 722 （48.3） 病気・症状・不安・生活・その他	
母乳不安	80 (4.01)	不安	94 (6.28)	なし	93 (6.22)
授乳のタイミング	45 (3.01)	対応	53 (3.54)	NICU・小さい	52 (3.47)
母乳不足	24 (1.60)	赤ちゃん返り	52 (3.47)	分からない	50 (3.34)
断乳の時期	8 (0.53)	甘える	31 (2.07)	うつ状せ等	24 (1.60)
ほ乳後すぐ寝る	7 (0.46)	おむつ・夜尿症	17 (1.13)	アトピー・アレルギー	24
飲んでくれない	5 (0.33)	やきもち	16 (1.06)	とにかく不安	23 (1.54)
上手に飲めない	5	アトピー・アレルギー	15 (1.00)	働くのはいつから	19 (1.27)
母乳の与え方	5	母乳をほしがる	15	泣をやまない	19
乳嘴悪く飲まない	4 (0.26)	反抗的	14 (0.94)	ペットの不安	17 (1.13)
吸い方が弱い	4	5年以上聞いて心配	14	泣き方の判断	16 (1.06)
吸い方が強い	4	良い子すぎる	13 (0.87)	里帰り	13 (0.87)
母親の内服薬	4	指しゃぶり	11 (0.74)	黄疸	13
哺乳を後直ぐ授乳	3 (0.20)	乱暴する	7 (0.46)	自分の体調が悪い	11 (0.74)
母乳よく分泌	3	かぜひをやすい	6 (0.40)	便の不安	9 (0.61)
乳嘴に軟膏塗布	3	すぐに泣く	6	双子	9
				すぐに泣く	9
				泣をぐせ	9
その他	39項目50例 (3.3)	その他	92項目180例 (12)	その他	147項目354例 (23)

＊調査対象：1989.11～1991.4の間に育児指導をうけた産婦

一つに適切な説明を施すことが求められている。**表IV-3-1-5** は１か月健診時の微症状と不安について聞いたものであるが、事によっては非常に早い時期から悩み、悩み抜いており、１か月迄の育児は楽しい反面、辛くて疲れたという訴えが多いものである。

その意味では２週間健診が重要であり、さらにきめ細かなフォローが常に求められるものである。**表IV-3-1-5** の不安の多くは母乳とのからみが多く、この点については詳述するが、多くの場合は小児科医を訪れ、積極的な内服塗布薬の治療が行われてしまうし、例えば母乳の不足感は直ちに人工乳の補充をすすめるむきが強く、これは保健センターにおいても同様であり、もっと生活の内面、子どもとの関わり（遊び）を取り上げて説明しなければならない。**表IV-3-1-6** は２週間健診を必要とするものを列記してみた。

表IV-3-1-5　１か月健診時の微症状と質問

- 母乳の不足・不安、上の子の不安
- 汗疹、湿疹・皮膚炎、でん部びらん
- 吐乳、腹部膨満、便秘・下痢
- 不眠、泣いてばかり、泣かない
- 鼻汁・鼻閉感、むせる、咳、ゼイゼイ
- 遊ぶゆとりがない、楽しくない、つらい、他
- 他：うなる、いきむ、昼夜逆転など

IV 妊産褥婦における心身医学

表IV-3-1-6　2週間健診の重要性

・退院時に母乳その他で不安の強い場合、1〜2週後
・退院時の一回哺乳量が20ml以下の場合、1〜2週後
・2,500〜2,000gの低出生体重児の場合、おっぱい相談
　2,000g前後でも、退院時3、7、14日健診
・その他の不安、電話　相談のあるときはいつでも来院可

　私の願いとしては、今後この2週間健診を定例化し、より早くお母さんの不安の理解者となってほしいものである。現状多くのお母さんは子どもを保育所にあずけており、従来とはちがった意味で医療関係者よりは保育士の役割がきわめて高くなるものと考えるし、そのための研修も必須なことと考えている。

④生後1年までの健診でみる不安

　お母さんの悩み、不安は尽きないものがある。小児科医としてはその一つ一つに適切な解答を返さなければならないが、たとえどのように些細な問題であっても、その親にとっては重大な問題と考えるからである。

　表IV-3-1-7は生後1年間、第一子のみを追跡して、悩み、不安がどのように変化するかをみたものである。これによると生後1〜3か月53.7％、4〜6か月18.1％、7〜9か月9.4％で、10〜12か月は12.6％とやや上昇する。その後も3歳、6歳入学時の不安がやや突出するが、お母さんとしては子どもの発達の節目節目で注意深く子どもを観察することが理解される。

⑤家庭・保育園における気になる行動

　従来とも保育園における子どもの問題行動は保育士にとって重要な問題であり、家庭においてもまた、このことが医療相談の中に持ち込まれる。表IV-3-1-8はその代表的なものを示したが、これらの不安についてもあとで症例をもってその解決法を提示することにする。

　また、保育園児について病気をしやすい子、入院した子を調査すると表IV-3-1-9のごとくで、前者はアトピー性皮膚炎、喘息が多く、後者が肺炎、喘息で占められており、アレルギーのみで考えることが一義的ではあっても、心のケアの重要性が示唆される。さらに、表IV-3-1-10で示す幼稚園児につ

いても同様のことがいえるが、当然のことながら、年少児に多く、次第に問題は改善されていくが、不安症状を有していること、例えば、指しゃぶり、爪かみの悩みはいつの日もよく訴えてくるものである。

表IV-3-1-7　乳児健康検査でみる疾患・症状・問題（T病院保健相談室）第一子のみ602例

項 月齢	疾患と症状	問題
1～3か月児 970 （161.1%） ＜53.7%＞	湿疹、オムツかぶれ、汗疹、母斑、脱毛、向きぐせ、斜頸、頭部変形、逆さまつげ、頭部の腫張、耳漏、頭血腫、副耳、鎖骨骨折、正中頸嚢胞、臍炎、臍ポリープ、臍ヘルニア、陰嚢水腫、そけいヘルニア、肛門周囲膿瘍、喘鳴、鼻閉、咳、鼻汁、くしゃみ、心雑音、嘔吐、黄疸、母乳不足、しゃっくり、体重増加不良、肥満、哺乳不良、血便、下痢、ガ口瘡、緑便、おりもの、むせる、真珠腫、その他	のみすぎ、排気しない、ミルク嫌い、指しゃぶり、泣く、びくつき、寝ない、昼夜逆転、いびき、頸定しない、腹満、寝すぎる、夜泣き、その他
4～6か月児 369 （61.3%） ＜18.1%＞	湿疹、オムツかぶれ、汗疹、アトピー、母斑、脱毛、眼脂、逆さまつげ、向きぐせ、斜視、結膜炎、耳漏、ねこ耳、落陽現象、喘鳴、咳、鼻閉、鼻汁、百日咳、心雑音、そけいヘルニア、陰嚢水腫、肛門周囲膿瘍、先天股脱、痙攣、うなる、歯ぎしり、食欲不振、嘔吐、便秘、硬便、肥満、体重増加不良、下痢、母乳不足、やせ、おりもの、しゃっくり、食べすぎ、その他	夜泣き、指しゃぶり、寄声、いびき、うなる、寝返りしない、寝すぎる、髪をひっぱる、びくつき、ミルク嫌い、その他
7～9か月児 169 （28.1%） ＜9.4%＞	湿疹、オムツかぶれ、アトピー、母斑、血管腫、じんましん、汗疹、歯が生えない、斜視、眼脂、不正咬合、歯列異常、逆さまつげ、喘鳴、咳、鼻汁、鼻閉、かぜひき易い、おりもの、包茎、そけいヘルニア、食欲不振、便秘、体重増加不良、嘔吐、肥満、むきぐせ、つかまり立ちしない、小さい、その他	ミルク嫌い、かまない、夜泣き、指しゃぶり、寄声、這わない、寝返りしない、チック、自傷行為、その他
10～12か月児 198 （37.8%） ＜12.6%＞	湿疹、オムツかぶれ、アトピー、汗疹、母斑、斜視、眼脂、反対咬合、歯列異常、歯が生えない、ねこ耳、小耳介、中耳炎、鼻汁、かぜひき易い、鼻閉、喘鳴、易発熱、そけいヘルニア、臍ヘルニア、包茎、乳房肥大、食欲不振、硬便、下痢、偏食、体重増加不良、肥満、かまない、食べすぎ、嘔吐、やせ、舌小帯、その他	断乳できない、夜泣き、歯ぎしり、寄声、多汗、指しゃぶり、泣く、かみつく、歩かない、転びやすい、伝い歩きしない、いびき、しゃべらない、チック、歯をみがかない、多動、その他

IV 妊産褥婦における心身医学

表IV-3-1-8　気になる行動（保育園・家庭）

登園をいやがる、降園をいやがる、友達関係がだめ
暴力をふるう、友達をいじめる・いじめられる、
かみつき、赤ちゃん返り、保育者に異常に甘える、
指しゃぶり、爪かみ、泣く・ぐずる、言葉が遅い、
落ち着きがない、怒る・かんしゃく、奇声をあげる、
悪いことば、吃音、場面によって話せない、
自閉的な子ども、自慰、サイレントベビー、歯ぎしり、
憤怒痙攣、LD、ADHD（注意欠陥多動症候群）

対応の基本：子どもの言葉・行動に合わせる（許容的）

表IV-3-1-9　病気しやすい子、入院した子の病名

病名	病気しやすい子 269	入院した子 175
アトピー性皮膚炎喘息	53 （19.7％）	—
かぜ（反復する）	30 （11.2）	22 （12.6）
中耳炎	8 （3.0）	7 （4.0）
熱出しやすい肺炎	5 （1.9）	6 （3.4）
下痢	4 （1.5）	2 （1.1） 36 （20.6）
気管支炎	2 （0.7）	10 （5.7）
熱性けいれん川崎病	—	8 （4.6） 7 （4.0） 7 （4.0） 4 （2.3）
アレルギー腎盂炎	2 （0.7）	5 （2.9）
口内炎	1 （0.4）	4 （2.3）
その他	12 （4.5）	22 （12.5）
手術	—	18 （10.3）
かぜ気味	147 （54.6）	17 （9.7）

n = 2,015 名

表IV-3-1-10　幼稚園児の症状、問題行動

（M 幼稚園、S 幼稚園、1993 年8月 25 日）　　　　　（％）

年齢 項目　　　No.	3歳児 60	4歳児 281	5歳児 268
皮膚炎（アトピー）	2(3.3)	8(2.8)	3(1.1)
緊張	5(8.3)	4(1.4)	5(1.9)
名を問う、答えない	2(3.3)	3(1.1)	—
はしゃぐ	—	1(0.4)	1(0.4)
おちんちんをさわる	—	1(0.4)	—
肥満	2(3.3)	2(0.7)	3(1.1)
指しゃぶり	5(8.3)	2(0.7)	—
爪かみ	—	1(0.4)	—
眼鏡をかける	1(1.7)	5(1.8)	5(1.9)
どもる	2(3.3)	4(1.4)	4(1.5)
合計	19(31.7)	31(11.0)	21(8.3)

	3歳児	4歳児	5歳児
母が就業	3 （5.0）	11 （3.9）	43 （15.7）
母子家庭	1 （1.7）	5 （1.8）	8 （3.1）
一人っ子	22 （36.7）	57 （20.3）	29 （10.8）

⑥入学予定者健康調査票にみる不安

　小学校入学を前に行われる健診に際し、親からは**表IV-3-1-11**にあるような不安が訴えられる。この調査は札幌市内小学校22校2,090人のものであるが、この時点でなお“かぜ”をひきやすく“咳”の出る子が27％に認められ、言葉の遅れ、発育がおかしい、運動機能が遅れている、歩き方、手先がにぶい等は親の大きな悩みとなっており、入学迄には治したいと請願してくる。また、“自分でできるのに他人に頼る（6.4％）”は甘え上手で手伝えばよいと考え、“友達と遊べないという心配（2.0％）”は、母が優しくする最高の友達であることを知らせておくことが重要である。勿論、専門医を受診するようにすすめるが、入学までの時間は子どもがより緊張することも踏まえて、あわてず、優しい憩いの家庭を個々に創るように望んでいる。

表 IV-3-1-11　　入学予定者用健康調査票の集計結果

〔調査票依頼数 25 校、調査票回収 22 校（回収率 88 %）〕

項目		「ある」としたものの数		
		男（1,061）	女（1,029）	計（2,090）
気になる症状	かぜをひきやすく熱をだしやすい	187（12.9 %）	124（12.1%）	261（12.5%）
	たん・せきがでやすくのどがぜいぜいする	167（17.6 %）	142（13.8%）	329（15.7%）
	よく頭痛・腹痛を訴える	46（4.3%）	46（4.5%）	92（4.4%）
	息切れやどうきがしやすい	3（0.3 %）	7（0.7%）	10（0.5%）
	ときどきめまいや吐きけがする	3（0.3 %）	6（0.6%）	9（0.4%）
	乗物に酔いやすい	102（9.6%）	108（10.5%）	210（10.0%）
その他お子さまの様子	言葉がおくれているという心配がありますか	27（2.5 %）	9（0.9%）	36（1.7%）
	発音がおかしいという心配がありますか	41（3.9 %）	24（2.3%）	65（3.1%）
	運動機能がおくれているという心配がありますか	12（1.1 %）	8（0.8%）	20（1.0%）
	歩き方がおかしいという心配がありますか	7（0.7%）	5（0.5%）	12（0.6%）
	手先の動きがにぶいという心配がありますか	10（0.9%）	3（0.3%）	13（0.6%）
	耳が遠いという心配がありますか	36（3.4%）	17（1.7%）	53（2.5%）
	目がわるいという心配がありますか	52（4.9%）	28（2.7%）	80（3.8%）
	自分でできるのに他人にたよりきっていませんか	76（7.2%）	57（5.5%）	133（6.4%）
	友だちと遊べないという心配がありますか	22（2.1%）	19（1.8%）	41（2.0%）
	今までにひきつけをおこしたことがありますか	103（9.7%）	75（7.3%）	178（8.5%）

2）幼児・学童・思春期を対象にした小児科カウンセリング外来
①どのような問題が対象となったか（表IV-3-1-12）

　乳幼児期の問題、不安についてはすでに述べてきたが、これは健診の場における経験や調査であり、その場で直接解答を余儀なくされるものである。

　ここでは病院に付設している小児科カウンセリング外来における経験にふれてみることにする。

　これは1986年から1998年の12年間にカウンセリング外来を訪れた0〜5歳児1,240例（37.3％）、6〜14歳児1,771例（52.7％）、15〜20

表 IV-3-1-12　問題（症候）・年齢別受診状況

{1986〜1998年、3,359例、ただし、0〜5歳児1,240例（37.3％）、6〜14歳児1,771例（52.7％）、15〜20歳児342例（10.4％）}

天使病院小児科カウンセリング外来

項目	No.	0〜1歳	2〜3	4〜5	6〜8	9〜14	15〜20
不登校（園）	517		4	32	81	255	135
起立性調節障害	214				7	140	67
情緒不安	194	12	20	31	32	51	48
腹痛	354	2	29	44	109	149	21
四肢痛	43	7		14	16	6	
頭痛	51			7	14	30	
胸痛・腰痛	26		2	4	6	14	
チック症	193		5	44	76	68	
憤怒けいれん	55	14	34	7			
自慰	27		14	7	1	5	
言語障害	104		61	22	8	9	4
食欲不振	77	2		16	5	33	21
肥満	30				13	15	2
嘔吐	34	5	8	7	7	7	
夜泣き・夢魔	71	41		8	12	8	1
不眠	10	2	4	2		2	
夜尿	108		2	17	40	46	3
頻尿	49		2	36	6	5	
遺糞・遺尿	43		2	16	12	13	
便秘・下痢	50	11	18	11	2	8	
脱毛・抜毛	42		4	9	7	22	
指しゃぶり・爪かみ	26	4	5	4	4	7	2
口臭	6			2		2	2
自家中毒	143	2	9	78	43	11	
喘息	122	7	12	46	35	19	3
アトピー性皮膚炎	113	52	27	14	13	7	
じんま疹	75	9	25	18	7	16	
病弱	195	34	59	57	25	20	
発熱	97	18	4	27	22	26	
その他＊	190	18	27	38	30	41	36

＊その他：被虐待児症候群、自傷行為、再発する川崎病、鉄欠乏性貧血、腹部膨満、潰瘍性大腸炎、白髪、眼精疲労、視野狭窄、過喚気症候群、強迫神経症、自閉症・ＡＤＨＤ，行為障害、育児不安

歳児 342 例（10.4％）の計 3,353 例である。カウンセリングに要する時間は初診時 1 時間以上、再診時 30 分以上となるが、その意味で根気よく親子に対応しなければならない。関わった問題点は左側と下段に示してあるが、症例別にみると不登校 517 例、以下起立性調節障害、情緒不安といった Major なもの、腹痛をはじめとする身体各諸の痛み、チック症、自慰、睡眠の問題、食事の問題、排泄の問題と多岐にわたり、また、小児に特異的な疾病についても幼少期からの不安まで聞き及んで医療と同時にカウンセリングをしてきた。

　このことは今日の主題とは遠く離れたものであるが、お母さん、お父さんの立場では幼少期からどのように子どもと関わってきたかをできるだけ知ることが問題解決にとってきわめて重要なことであり、周産期、幼少期の不安の延長線上にさまざまな不安要因があるのだということを熟知すべきである。

　特に思春期の問題は、まもなく周産期を迎えるという意味でも、ゆっくり優しく向き合ってあげることは必定のこと、しかし平易なことではない。

②注目すべき親子の関係

　胎児を授かったとき、またその後の子育ての中でも考えもしなかったことが思春期以後に表出し、親をしてどのように考えたらよいか悩んでしまう。

（ⅰ）摂食障害（女児）の 5 例と関連事項

　ここで表現したことは、子どもがかもし出した問題点、母親の態度、父親の態度を対比してみたものである。特に注意して欲しいことは、父親と母親の関係である（**表IV-3-1-13**）。

症例 1：17 歳の高校生　これまでは家事も自分でよくこなす、とても良い子と評価されていたが、最近、突如として家庭内、その他で乱暴になり、結果、不登校をするに到ったので相談してきた。この子の母親は自己中心的で対外生活に重点をおき、家庭を顧みなかったが、夫が自動車事故に遭い、母親は看病で疲れ、対外生活も中断してしまった。父親は小さいときからきびしく母との間の信頼関係もなく、酒に浸り、妻依存型で暮らしてきた。この関係が、子どもの心にどのように影響したか、しかし子どもは摂食障害と不登校という SOS を出し、自分の方に親の気持ちを引きつける結果になった。

IV 妊産褥婦における心身医学

表 IV-3-1-13　摂食障害の5症例（女性）

	問　題	母の態度	父の態度
W（17） 高校生	自分で家事をこなす、急に乱暴、不登校	自己中心的、対外生活に重点、夫の事故で疲労	厳しく信頼関係が少ない、妻依存型、酒
M（16） 高校生	とても静か、良い子勉強好き、不登校	うつ的、育児はとてもよく進んだ、拒否的	無関心、教育者、妻と子どもに耐えられない
M（18） 高校生	幼児オナニー、奇声甘えの行動、不登校	神経質、兄の育児に集中、良い子、拒否・放任的	仕事人間、完全主義夫婦不和、生育歴の差
T（23） 公務員	対人不安、腹痛欠勤気味、自殺念慮	祖父母が育児、母は下の子に集中、意志不明確	亭主関白、一方的に厳しい、子どもは我慢
S（25） 退　職	とても良い子、問題なし、進学・就職、対人恐怖	苦労人、兄に15歳迄集中、この子の甘えを許さない	手術、失業、介護過大、妻に完全依存、たたく

　表IV-3-1-14 は、摂食障害の経験例（30例）の父親と母親の異なる点が明快に示されている。父親は子どもに対し優しく、逆に母親はきわめて神経質であり、夫婦仲は 1/3 が悪かった。母親は幼少期の子どもで苦労はなく、よく飲み、食べ、けんかもしない、でもがまん強くなく、ぶりっこの子が多く、反面悩みも多かったと理解できる。

表 IV-3-1-14　家族の関係、親の子ども観

母親の就業	有　　15　　自営　　1　　主婦　14
母親の優しさ	優しい　1　放任　2　神経質 27
子どもが好きか	盲目的　1　好き　5　　普通　10　　嫌い　14
父親の職業	教員　1　公務員 1　会社員 27
父親の優しさ	頑固　1　放任　1　神経質 5　優しい 20　甘い　3
夫婦関係	不良　10　良　　20
家族構成	3世代 6　核家族 24
乳児期の食欲不振	乳汁　2　離乳食 7
生育歴	快遊　0　快食　13　　快眠　12　　快泄　6
第一反抗	有　　3　　　　　　よい子 28 けんかをする子　0　　おとなしい子　25
その他	ぶりっ子 23　がまん強い子 19

（ii）行為障害の男女5例

　症例2：18歳 T 君は幼少時重度の気管支喘息、長じて最近窃盗をくり返し、また薬物にも浸り、再三、少年院に入った。母親はきびしい人、勉強第一で夫の暴力に従順だが、反発。父親は亭主関白で暴力がひどく問題をすべて金で解決。二人の離婚で子どもの問題行動は消失していった。

以上は症例の一部であるが、子どもの問題解決にあたっては家族歴、夫婦歴、生活の変化などを十分に聴取するように努力していくことが大切である。

まとめ
　人間は男女を問わず、そのときどきにさまざまな不安を抱えて人生を全うする。特に女性にとっては周産期、すなわち妊娠・出産・産褥そして生後1～3か月までは特別な不安を子どもと共にもち、これには常に支援体制が必要である。
（ⅰ）周産期での不安のピークは出産である。その前後に抱く不安頻度は極めて高く（**図IV-3-1-1**）、問題の変化に応じて適切な助言を惜しんではならない。
（ⅱ）生後1年くらいからの成長期ではさまざまな問題行動についてカウンセリングを施す力を小児科医はもつべきで、その対応は極めて困難なことである。
　周産期周辺に関与する小児科医は成長線上の子どもを念頭に、また成長期に関与する小児科医は周産期の母親の不安、こどもの病的異常を念頭に日常診療に携わることである。

図 IV-3-1-1　母親の不安頻度（受胎から生後1年まで）

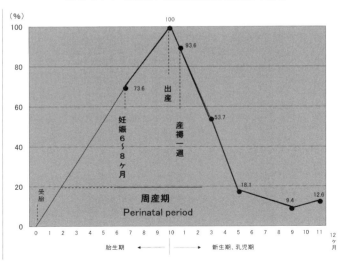

IV 妊産褥婦における心身医学

2. 子どもの発達特性と親子の生活—赤ちゃん力（リキ）を信じ、母親の不安を支える

　胎児、新生児のもつ力が実証されてきたのは 1960 年代からである。小児科医の多くは疾病に関心があり、その病態と治療に専命してきた。しかし胎児、新生児さらには成長途上の乳幼児のもつ生理感覚機能、精神運動発達、新生児の意識水準、即ち睡眠覚醒のリズム、さらには自律神経系の働き、心（情緒）の中枢ともいうべき前頭連合野の機能が解明されてきてからは、赤ちゃんの素晴らしさ（赤ちゃんパワー）のことを熟知して、はじめて子どもとは何かを知ることが可能となってきた。親子の関係は早い分離ではなしにお互いの関係を 3 年〜 10 年かけてはじめて先々の社会人としての人間関係を営めることを知るに及んで、ここでは改めて子どもの発達特性を理解し、前頭連合野（人間的知能）が熟成されるまでは発達特性に促した親子の関わり、大人と子どもの関わりが特に不可欠であることを述べることにする。

1）　子どもの発達特性（表IV -3-2-1）

表IV-3-2-1　子どもの発達特性

1、生理感覚機能は成熟している：母子相互作用
抱く（触）見る（視）聞く（聴）、　血液・羊水・母乳
2、精神運動発達は系統発生の繰り返し
魚類、両生類、爬虫類、霊長類・猿（3 年）→ヒト
3、睡眠・覚醒のリズムに合わせて関わる
睡眠：NREM、REM、覚醒：静か、活動的・啼泣
4、自律神経刺激症状とストレス
受容的、子どもと遊ぶ（副）、拒否的・支配的（交）
5、大人の発達：情緒指数（PQ）≧知的指数（IQ）

①生理感覚機能は胎児期より成熟している（表IV-3-2-2）

　妊娠期に母と胎児は生理感覚機能が相互に作用して（母子相互作用、mother infant interaction）いることが理論的に解明されてきたのは 1960 年〜 1970 年の頃である。この理論を臨床的に応用していくかの研究は浅く、またこれを多くの母親に伝承していくのにはしばし時間を要するものと考えるが、このことの理解なしに母と子の関係を解明する手がかりはない。

表IV-3-2-2　生理感覚機能は成熟している

①触覚：母親に抱えられ、父親と触れ合う（親子関係・心の安定）

②視覚：光に反応し、30cm の距離で焦点が合う（愛着の成立）

③聴覚：母親の話、生活の音を聴いている（言語発達の基礎）

④嗅覚：母親の匂いは自分の匂い（最高の環境、母親が一番大好き）

⑤味覚：胎生５か月で母親の好む味を覚える（好き嫌い）

⑥温覚：胎内の環境温度は 38℃（順調に発育）

⑦痛覚：親の喫煙、喜怒哀楽が胎児に影響する（胎教）

（ⅰ）**触覚**：妊娠中は胎児を自然に抱えており、生後も母親が抱きしめると泣き止む。

（ⅱ）**視覚**：胎児は子宮内で外界の光（灰色＝虹の七色）を感じ、暗所でペンライトを当てると瞳孔は縮小し目を閉じる。出生後は 20 〜 30cm の距離で焦点距離が一致し、決して傍近く目を追っても目線は一致しない。生後間もない新生児は face board を注視するが、scrambled face で顔をそむけ、white board には無関心であるが、これはすでに胎内において人間の顔（主として母親・父親・きょうだい達）を認識していると解釈されている。

（ⅲ）**聴覚**：胎内にあっては外界の音、特に母親の話聲、生活の音を聞いており、生後も優しい母親の聲で喜び、泣きやむ。しかしきびしい聲に驚き、逆に泣き出すことがある。

以上の３感覚機能を併せ考えると、赤ちゃんを抱いて（hug）、目を見つめて、優しく聲をかけることは人間一生の触れ合いの原点であり、母と子、父と子の間では絶対好条件である。

（ⅳ）**嗅覚・味覚・温覚**：胎内では母親の嗅いを認識し、母親の好む味を覚え、子宮内の温度は 38℃である。つまりこの三つの感覚機能を認識して生まれてくることは母親の母乳を授ることが最良の効果をもたらすことになる。

以上のすべてを併せ考えると、子宮内の母と子の関係をそのままに維持することは、抱いて・目を見て・優しく語りかけながら・授乳をすることになり、もらい乳、人工乳は第一選択にはならない（**図IV-3-2-1**）。母と子の間の感覚機能を通して関わるのが「育児の原点」である。

図IV-3-2-1　母子相互作用　Mother Infant Interaction

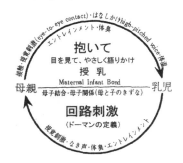

(ⅴ) **痛覚**：痛覚についての定かな実験は知らない。しかし、経験的にはさまざまなことが考えられる。よく煙草を吸う母親の赤ちゃんは低体重児で生れることがよく知られているし、複流煙（夫らの喫煙）も然りである。この他にはheavy drinker、母親の不安定、夫婦の喧嘩などは胎児に直接影響し、上の子に対しても優しく関わることがよく分る。胎教というよりは胎響と言うべき状態は胎児をして不安定にする。

②精神運動発達は原則のままに（表IV-3-2-3）

胎児は発達の順序を踏まえて、ようやく分別のあるヒトの行動をする。したがって、その間の発達を飛び越えてヒトとなることはない。このことは、

表IV-3-2-3　精神運動発達は原則のままに

（社会的自立は30歳）

①	胎児期〜4か月： 魚類の生活（脊椎神経）：血液・羊水・母乳、うつ伏せ遊び
②	4〜10か月： 両生類（脳橋）、寝返り、這う、手にしたものを口に入れる
③	10〜18か月： 爬虫類（中脳・視床）、よちよち歩き・徒ら遊び（事故）
④	18〜36か月： 霊長類・猿（原始皮質）、2〜3語文、自己主張（第一自我期）
⑤	3〜10歳： 霊長類・ヒト（文化皮質）、親・友達・大人の真似（失敗）
⑥	10〜20歳： 大人の仲間入り、思春期の体験（第二自我期）、30歳（社会的自立）

少しでも早く成長しての考えは愚かなことであり、育児はゆっくり、ゆっくりであることを常に忘れず指導することである。したがって社会的自立は30歳を過ぎての認識をもつことが大切である。ここでは胎児期から10歳までをそのときどきの特長で分類して考えることにする。

（ⅰ）**胎児期〜4か月**：魚類の生活（脊椎神経）：

　子どもの発達は動物の系統発生に恰えて論じられている。胎生期の280日±10日から生後4か月までは水に棲息する魚の行動をイメージし、元気の良い赤ちゃんとは"うつ伏せ遊び"を母親と両手をつないで泣くまでし、それから母乳ということになり（勿論胎内では母の血液、子宮内の羊水を通して栄養されている）決して"うつ伏せ寝"はしない。

（ⅱ）**4〜10か月**：両生類の生活。おたまじゃくしが蛙になると同様の行動をし、呼吸中枢（胚様）が成熟する。赤ちゃんは"寝返り"と"這い這い"をし、手にしたものを口にするが、汚いと言ってはいけない。

（ⅲ）**10〜18か月**：爬虫類の生活。立ち、よちよち歩き、やがて立って歩き出す（95%の子どもが）。この時期はいたずら遊びが多く、事故につながるので、必ず手をつないで歩くこと、わがまま、勝手に食をとり、母親に甘える行動は残っている、性欲と食欲の中枢がほぼ完成される時期である。

（ⅳ）**18〜36か月**：霊長類（猿）の行動に恰えらている。動きは一方的に早く、2，3語文を語り自己主張をしてくる（第一自我期）。ここまでは母親と共に過ごし、新しい体験を重ねて不安となり、その不安を母乳に縋って解決する大変重要な時期である。

（ⅴ）**3〜10歳**：霊長類（ヒト）情緒が分化し、分別をもつようになるが、文化皮質の働きは、親、友達、他人の大人を真似し、失敗をくり返す。この失敗は叱らずに、新しい体験を共に学ぶ姿勢が親、大人に求められ、友達は自己主張の相手となる。10歳は親子分離の最初の分岐点、傷ついた体、心は親、大人によって癒されることで安堵する。自律神経の働き、前頭連合野の熟成を左右するのがこの10歳であり、この点については後述する。

③新生児にも意識水準（睡眠・覚醒のリズム）がある

1975年、Prechtlらは新生児にも意識水準、即ち睡眠と覚醒のリズムの

あることを産科医・新生児科医・臨床心理士で研究し、以下に述べるような報告をした。この報告は、生活リズムの展開を解明した画期的なものと理解され、その臨床応用が新生児科レベルで検討され出してきている（**表Ⅳ-3-2-4**）。

表Ⅳ-3-2-4　新生児の意識水準（Prechtl. 1975）
－新生児にも健康的な生活リズム－

①睡眠状態
　・深眠（NREM）・浅眠（REM）　・まどろみ・・・目を覚ます関わりはしない
②覚醒状態
　・開眼して静か・・オムツ替え、抱いて・目を見て・語る
　・開眼して活動・・元気に遊ぶ（うつ伏せ遊び）
　・激しい啼泣・・・授乳・食事→入眠（そい寝）

（i）睡眠状態（sleep stage）

睡眠は深眠（NREM）浅眠（REM）、そしてまどろみ（drawsiness）の三つの状態がわかっているが、この状態のいずれにも介入することは許されない。しかし、REM睡眠では目をパチパチさせ、口をもぐもぐさせ、排尿、夢をみて泣くことで介入することが多くなるが、これらは優しい声かけで静まる。

（ii）覚醒状態（active stage）

これには三つの段階がある。即ち、（イ）覚醒して静かな状態（alert）、覚醒して活動的な状態（active awake）、そして啼泣（crying）である。勿論、母親の関わり方はさまざまで目覚めていないにもかかわらず目を覚まさせたり、覚醒したどの状態でも放っておくこともある。しかし、子どもの側から考えると alert な状態では、静かに関わり、オムツ替え・抱いて・目を見て抱き、active awake では元気よく裸の赤ちゃんと"うつ伏せ遊び"で関わり、それでも crying の状態が授乳のタイミングということになる。このリズムを当初から展開すると赤ちゃんの満足度は高まり、母親も育児に自信をもてるようになる。さらには次なる成長の段階でも、このリズムを守ることを子ども達は喜んでくれるし、そのすべてを「楽しい遊びの心」で関わることが重要である。この意味で考えるときに泣くまで放っておいてオムツ替、授乳はふさわしくない。

筆者は以上述べた三つの発達特性を併せ考えて1985年に「母と子の楽しい触れ合い・7つのポイント」を提示し、各方面にその追視をお願いして久

しい。

④親（母）と子の楽しい触れ合い・7つのポイント（図IV-3-2-2）

　この7つのポイント（遊び）に到達する以前に以上述べてきた理論を応用した実験が内外で報告されてきた。そのきっかけになった報告は1979年、de Chateau らの"出生直後の母子接触と早期乳頭吸啜"である（**表IV-3-2-5**）。彼らは第一子 extra nude contact 群、routine contact 群、第二子の routine contact 群の3群で実験しているが、第一子の早期裸接触群は第二子の育て方に似て、きわめて円滑であり、5か月での母乳率も有意にroutine 群より高かったということである。この研究の追視も同様の結果を得ており、子宮内・産道・母親の裸に連続的に所在することは出産してもなお、母親の胎内にいる環境を継続していることになり、さらに早期の乳頭吸啜はプロラクチン、オキシトシン分泌を早め、後々の母乳分泌に関係し、乳頭もまた柔かみが促進されたのである。

　ただし、出産の瞬間は母子ともに強い交感神経下にあり、これが娩出を円滑ならしめるように働いているが、激しく啼泣している新生児は母の肌の上でやがて alert な状態になり、母も乳頭吸啜により達成感と幸福感を強く印象づけされる。また、郷久らは2001年に夫の立ち会い分娩が産婦のうつ尺度を有意に低下させることを報告しており、この出産という厳粛な状態を夫の支えの下に親子3人が味わうことは今後の生活に何らかの好影響を与えることは必定のことである。このような研究はさらにカンガルーケア（ボコダ）の考えに発展し、そこからタッチケアの重要性が提起され、ようやく一般的、普遍的なことになってきている。

　母と子の楽しい7つのポイントであるが（**表IV-3-2-6**）、これは覚醒した状態でのみ実施されるべきである。即ち、①覚醒状態では、静かでも泣いていてもまず全身を裸にしてオムツ替え、タッチケア（肌のマッサージ）を施し、赤ちゃんの手と母親は手をつないで、腕を身近にし、引き起こし遊び、泣き出したら抱いて、目を見て、優しく語りかけ、もし泣いていれば赤ちゃんの泣き聲と同じ聲でこちらも泣き、泣きやんだ赤ちゃんに母音のアイウエオとくり返し言う（これは羊水で聞いている言葉です）。

　さらにそれでも活動的に泣くときは、裸のまま"うつ伏せ"にし、同じ格好で母親は両手をつなぎ、手は床面に固定する。出産してすぐの子にも応用可能で足をけとばし、頭を挙上しようとする。これで泣いたときが空腹時間、

図IV-3-2-2　7つのポイント

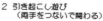
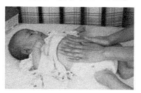
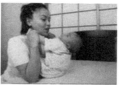
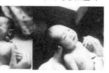
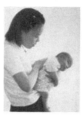
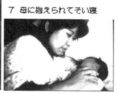

授乳のタイミングである。また、どうしても泣きやまないときは子宮内の体位で丸く抱えてさすったり、とんとんとたたいたりするとぴたっと泣き止むことが多い。

　空腹な赤ちゃんは必要なだけの母乳を強く吸啜嚥下し、母親に抱えられながら母子同床睡眠に入っていく。これらのことを目覚める度に日中5〜6回くり返し、夜間はオムツ替え、授乳でよい。

　このように考えると従来長年に亘って伝わってきた、泣いたら→オムツ→おっぱい→はいはい→ねんねではなく、泣いたらオムツ→遊び（静か、活動的）→おっぱい→ねんねがリズムということになる。このことは嘗ての祖父

表IV-3-2-5　出生直後の母子接触と早期乳頭吸啜

・生後２日、25 分間に 15 秒ずつ 20 回観察
　　簡単に立たせる、抱っこする、抱擁すること多く泣き叫ぶ赤ちゃんは少ない

・生後３か月、10 分間に 15 秒ずつ 10 回の観察
　　泣き叫ぶこと少なく、微笑母を見つめること多く母はよくくちづけをし、おむつの交換も少ない３か月の母乳率は 58％ vs 26％（有意差）

表IV-3-2-6　親(大人)と子どもの楽しい触れ合い

７つのポイント（南部、1985）

覚醒状態（裸にして遊ぶ）

１．覚醒して静か：
　①オムツをゆっくり替え、マッサージ
　②引き起こし遊び
　③抱いて・目を見て・優しく語る

２．覚醒して活動的：
　④うつ伏せ遊びを泣くまで
　⑤丸抱えで背中をさする（軽くたたいて歩く）

３．激しく啼泣：
　⑥授乳→⑦入眠
　　睡眠状態（そい寝をして安心させる）

母にも教えることである。

⑤初乳・母乳のこと

　従来とも母乳には感染防御的利点、栄養学的合目的利点、そして心理的利点（子どもを安心させる）のあることが解っており、妊産婦の 95％以上は出産後に母乳で育てたいという願望をもっているが、実際には二人に一人、50％の母乳率である。世界的にもこの傾向があることから UNICEF/WHO は 1989 年「母乳育児成功のための 10 カ条」を啓蒙推進し、この方法を実践している施設では 80 ～ 90％の母乳率となっており、この条件克服をした施設には UNICEF より " 赤ちゃんに優しい施設、BFH" の称号が与えられ、わが国でも 50 か所を超える施設がその認定を受けている。

　ところで**表IV-3-1-4** で示したごとく産褥の多くのお母さんは母乳に関する不安を訴えており、それは母乳不安、不足不安、タイミングの問題、いつやめられるか（断乳→卒乳）、飲んでくれない、寝てくれないなど生後の中での些細な問題（実は重大）で悩んでおり、加えて今日的には早い就労が母乳離れをもたらし、また事業所での理解も得られない状態でも悩んでおり、

IV 妊産褥婦における心身医学

せめて保育所で冷蔵冷凍母乳を預けてこれを赤ちゃんにすすめてくれる努力をしてほしいものである。

母乳不足不安

出産を終えて最初にお母さんの頭をよぎるのは母乳のことである。初乳の分泌は生後2日くらいから徐々に分泌量を増やしていくが、その量は決して新生児の発達を強く促す量ではなく、むしろ生後2〜5日は生理的体重減少のため生下時体重の8±2％に減少し、6〜10日で次第に増量していく。それは新生児の哺乳力と大きく関係するが、先に述べた"楽しい7つの遊び"の中の"うつ伏せ遊び"が強い空腹感を促すので、自ら一回哺乳量は増加する。図IV-3-2-3 は古くから報告されている生後2週間迄の哺乳量の結果であるが、その結果をみても新生児の体重増加を円滑にするための時間は2週間ということになる。

したがって2週間は泣いて覚醒したら十分に遊び、うつ伏せ遊びで泣き出したら（空腹）授乳すること。そのときの強い吸啜力はプロラクチン分泌を促進し、次の母乳分泌を高める。しかし一度母乳不安を抱いてしまうと人工乳に手を染め、母乳分泌促進は制御され、混合乳から人工乳のみに変わってしまう。このことを医療者はよく熟知してそのときどきの母乳指導を誤らないことが肝要である。もしこの2週間もしくは生後1か月までに不安の強いお母さんに対しては気のすむように来院してもらい、特に母乳以外の因子、

図IV-3-2-3 生後2週間迄の哺乳量

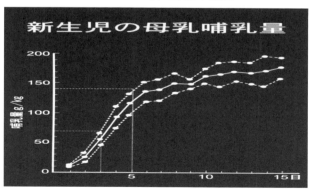

即ちメンタルな悩みを抱えている場合は特に意識して対処すべきである。

⑥当院における母乳率（1か月）の推移

図IV-3-2-4は著者が平成10年、当院に赴任してからの母乳率の推移である。
　先に述べた"母と子の楽しい触れ合い7つのポイント"と新生児の哺乳量指導を特に著者の職分と考えて一人ひとりのお母さんと対応してきた。当初40％の母乳（人工乳15％）が6年後には70％、平成18年には80％（人工乳3％）と変化して推移している。これには勿論、助産師によるきめ細かな母乳介助、メンタル介助に負うところが大であるが、平成12年院内に人工乳を用意することを廃止してからの母乳率の向上も疑いのないところである。この母乳率80％は昭和の時代、少なくとも昭和30年までは続いていたもので、人類にとって母乳率は80％と位置づけることは当然のことと考

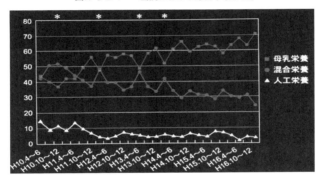

図IV-3-2-4　　当院における母乳率（1か月）

えて良い。

⑦1か月健診時の微症状と質問

　1か月は多くの母親が子どもの悩みを医療者に投げかけてくる。先に述べた母乳不足不安、上の子の不安、病気の不安などである。
- （ⅰ）**皮膚の異常**：日中の裸遊びが少ないと、夜、睡眠中に吟い、いきみが生じ、また室温も25度以上と暖かければ皮脂腺分泌が著名となり簡単に湿疹、汗疹が生じる。また、便の回数は遊びの少ない子に多く、臀部びらんを招来する。
- （ⅱ）**吐乳、咳、ゼイゼイ、むせる**：遊びが少ないと（空泣き声だけで）食道部に母乳が充満し、これらの症状をみせてくる。
- （ⅲ）**睡眠の異常**：やはり遊びの少ないときに、哺乳量も少なく、すぐ泣き出し、日中良くねて夜起きる昼夜逆転現象が生じ、母親の疲労は

増す。

（ⅳ）**その他**：ゆとりがない、遊べない、楽しくない、辛いなど最初の1
か月は育児が楽しくないものと考え、支えてあげることが最重要と
なる。

まとめ

（ⅰ）子どもの発達特性、とりわけ胎児・新生児の生理感覚機能、精神運
動発達、そして睡眠・覚醒のリズムを統合して考慮し、"親（母）
と子の楽しい7つの触れ合い（遊び）"を提唱した。このことは20
〜30年以上前の育児の中では取り上げられていなかったことから、
祖父母や夫の理解をもらえる努力を惜しまないことである。著者は、
妊娠母性に対してはその理論を解り易く解説してビデオ観照をして
もらい、産褥期には母子回診の折にその方法を教え、2週間および
1か月健診の際に再度学び合うことにして大きな効果をあげてきた。

（ⅱ）母乳についてはその殆どが母乳不足不安で共通しており、この解説
として母乳、初乳は2週間でようやく新生児の成長に必要なだけ分
泌すること、この不足不安を前述の親子の遊びを徹底展開して充分
にその効果を挙げていること、しかしきめ細かな対応をいつも意識
している。

3. 育児支援 −夫の役割は、そして周囲の人、社会の役割は−

　小児科医の多くは、外来・入院診療の傍ら親からさまざまな質問を浴び、
これに対して適切に優しく解説をする義務がある。とりわけ新生児科医、乳
幼児健診に携わる医師・保健師などは病気の不安もさることながら、子ども
の成長発達、生活に関するもの、そして容易に手に負えないもので鋭く追求
される。これに対して日頃もつ常識、成長のあらまし、さらには適切な判断
の下に専門医に紹介することになる。その質問内容にはときとして些細と思
われるものも多いが、只単純に"そんなこと大丈夫よ""放っておいても治
るよ""1か月の子どもと旅行は絶対いけない"等々投げやりの言葉で終わ
ることが多いが、いずれもその母親にとっては重大事と考え親切な解説を加
えて納得してもらうことが肝要である。

子どもの心と身体の健全育成、具体的にはいずれの親も、また周囲の人達も子どもが「心優しく、逞しく育って」と願っており、勉強や特別の教育は論外である筈である。しかし、親と子、母と子の関わりの中では結果的にそのようなことは考えもしないで、一日一日を懸命に生きているのが実感である。

　以上要するに"生き生きした子ども"を期待するならば、その親、特に母親に対して全面的な支えの手を差し延べることが常に要求される。

1) 母親の抱える問題の理解と対応

　図IV-3-3-1 は母親行動とその障害、原因についての仮説である。妊娠中の母親の愛着関係、養護行動に身近にもしくは遙か遠くのさまざまな問題がある。図中●で示される「既に決定している因子」としては母親の素質または遺伝、文化的問題、家族・夫との関係、以前の妊娠経過（例えば SIDS で子どもを失った場合）、そして自分の母親から受けたケア、今回の妊娠プランとその経過があげられる。こうした因子に医療者が介入することは容易ではない。一方○で示されている「変化する可能性のある因子」としては生後第一日の母子分離、医療関係者の行動や病院の習慣等であり、それは病院によって大きく異なるものである。変化は良い方向に変わっているといっても、その内容は千差万別である。ようやく、出産直後の早期裸接触（カンガルーケア）、早期の乳頭吸綴、出産初日の母子同室、同床については医療者間が相互理解するようになったが未だ十分とはいえない。母と子の胎内における

図IV-3-3-1　母親行動のその障害、その原因についての仮説

(●…既に決定している因子、○…変化する可能性がある因子)

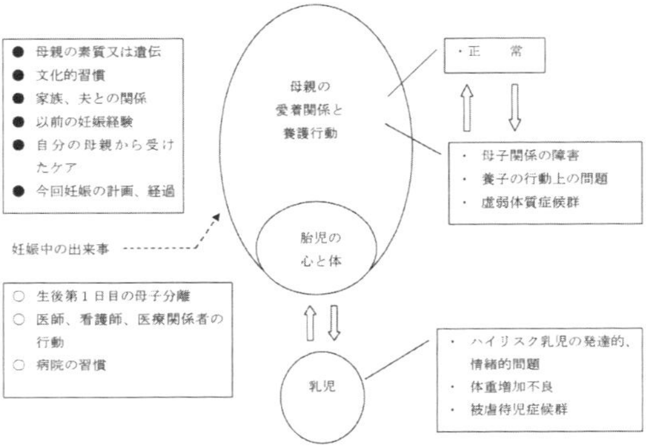

環境は端的に言えば夫や姑による影響を強く受け易く、また自分の母親の育児は子どもが生まれることによって表面化し、夫の例もまた表面化してその夫婦の間の育児けんかはよく経験するところである。どのようにしても今日母と子の関係は胎児期より緻密に影響し含めており、それが子どもの心と身体に大きく影響し、出産後も問題によっては母子関係の障害、虚弱体質児、ハイリスク児の発達的・情緒的問題、低出生体重児、体重増加不良、そして被虐待児症候群をも招末するのである。**表IV-3-3-1**は以上のことを周産期

表IV-3-3-1　母親の抱える問題の理解と支援

| 1. 母性の確立：自己愛（つわり）と他人愛（胎児を意識） |
| 2. 分娩感受期：交感神経刺激症状（陣痛―出産） |
| 3. 子どもの病気：未熟児生が生れた時の不安 |
| 4. 母親の病気：妊娠糖尿・中毒症・妊娠産後うつなど育児に関係（恢復に時間を要する） |
| 5. 病院スタッフの対応：母乳、母子同室、優しさ・きびしさ |
| 6. 母親の生育歴と人間関係：祖父母の育児が表面化 |
| 7. 母親の環境と緊張・不安：夫、姑、ペットなど |
| 8. 母親の人生価値観：女・妻・母として（自己主張） |
| 9. 子どもの数：第1子で緊張・不安、第2子以降で受容・不安がいつまでも続く |
| 10. 母親の不安：夫、周囲の人の支援体制（資源の活用） |

の問題点を含めて10項目で表現したものである。

①**母性の確立**：妊娠中のつわり（自己愛）と胎動意識（他人愛）をもって母性は確立するが、その後の出産、子どもの病気、不安などでその程度は常に異なるものである。

②**分娩感受期**：出産時は強い陣痛、つまり交感神経刺激が極限に達し、強力なアドレナリンを分泌して産道の胎児通過を円滑にならしめる。この出産に際し、夫が立ち会いをすることは妊婦に大きな好影響を与える。郷久らの研究によれば夫立ち会い分娩では妊婦のうつ尺度は減少した。立ち会い分娩では夫と妻は同時に出産を味わい、胎児との接見を果すのである。また出産に連続した母と子の早期接触、早期乳頭吸綴によって母親は素晴らしい達成感を得ることができ、加えて母子同床へと続くことは胎内での関係を継続する意味できわめて重要なことである。

③**子どもの病気**：子どもがどのような状態であっても素晴らしい達成感が喪失する瞬間である。これはそのまま育児不安へつながることが多く、不安解決の時間は個人差があるが、NICU（新生児集中治療室）へと搬

送することで幾分不安は解決する。

④**母親自身の病気**：以前から妊娠糖尿、妊娠中毒症がよく認められたが、医療の進歩により減少してきた。しかし、最近では妊娠うつ、産後うつを経験することが多く、大きな問題になっている。次に小児科医が一部関与した症例を供覧する。

（ⅰ）産前うつ病、パニック障害の 28 例（表Ⅳ-3-3-2）

表Ⅳ-3-3-2　産前うつ病、パニック障害の28例

（2001～2002年

出産後事例	母乳栄養	予後良好	心理士の関わり		保健センター
19例	17例	16例	入院面接	継続的面接	環境調整
（20～37歳）	（89.4％）	（84.4％）	2例	16例	5例
出産前事例				（94.7％）	
9例（18～33歳）					祖父母の協力
				7例	1例

・うつ病既往（6）　人格的未熟（3）　パニック障害既往（3）　摂食障害（1）
自傷行為（1）　妊娠不安増強（6）　予期せぬ妊娠（6）　不安神経症で精神科（1）
・実家支援擁護（8）　夫婦関係不良（2）　夫家族とのストレス（3）
夫の病気・虐待（11）　学生結婚（1）　・子どもの問題（4）　生活不安（4）
・夫支援的（8）　夫実母支援的（2）　実母支援的（4）　教会支援（1）

（ⅱ）産後うつ病の6例（表Ⅳ-3-3-3）

小児科医としては既往歴を知り、後々の母乳育児にどのように影響したかをみた。実際には女性心身医学を専門とする産科医そして臨床心理士によって事後判断をしている。後述するがこのうつ病に対するアンケート調査があり、これを通してすべての医療関係者が共同して産褥婦のケアに当たっている。

⑤**対応**：当院においては医療関係者の優しい対応に意を尽くしており、このことは母親が最も望むところである。その結果が母乳、母子同床の積極的な取り組みに結びついている。

表Ⅳ-3-3-3　産後うつ病の6例

	状　況	乳汁栄養	予後	心理士	転院
26歳	自宅に帰れず実家のサポート	母乳	良	継続的面接	
32歳	実母でストレス夫の支援良好	母乳→断	不変	インテーク面接	北大精神科
32歳	引越で環境改善夫支援的	母乳	良	継続的面接	
34歳	自宅出産母乳不安　育児不安	人工	不変	インテーク面接	小樽市立精神科
31歳	母乳に苦労実家で疲労回復	混合	良	継続的面接	
30歳	達成欲求の高さ育児不安から逃避	母乳	良	継続的面接	

⑥**母親の生育歴と人間関係**：日々の生活では夫との関係が主体であるが、それ以前には自分の母親から受けたケアが最も表面化し、また友人達の

アドバイス・経験も内在されている。夫もまた自分の母親・父親から受けたケアを出産と共に表出しいわゆる「育児のケンカ」は必然的なものである。

⑦**母親の環境と緊張・不安**：誰しもが他人同士の関わりの中で緊張し不安は増長する。その相手は夫であり姑であるが、最近の母親は小動物を愛玩しており、子どもが生まれた後の影響を強く心配する。しかし、小動物は赤ちゃんより早く産まれた兄であり姉であることを強調して決してアレルギー、その他の病気のことについては特別な緊張感をもたずに関わるよう指導している。

⑧**母親の人生価値観**：母親自身が一生をどのように生きるか、その内容は限りなく、仮に子どもを授かったとしても、その生き方に大きな変化をもたらすことは困難なことである。夫もまた、男として、夫として、父として各々に価値観は異なり、夫と妻が気持ちを一つにした生き方は容易なものではない。母親は只一人の女性としてもつ大きな生きる夢を、夫との結婚によって変更を余儀なくされ、子どもによってさらにその夢は大きく軌道修正されるし、夫もまた全く異なる生き方への変更を求められる。ここはどのようなことであっても夫婦が互いに自己主張して関わることが【男女共同参画時代】の大きな課題であり、互いに歩み寄り、理解し合ってなおかつ子どもの楽しい生活・遊びを展開しなければならない。

⑨**子どもの数**：夫と妻が共に求め合って初めて授かる子でも第一子ではまだ見ぬ出産、未知の世界の子育てのため日々の緊張は強く育児不安は想像以上のものがある。第二子以降の妊娠・出産・育児は一旦は経験したものとはいえ、生活上の変化は強く、子ども夫々の人格を大切にして日々関わることの難しさはいつまでも継続するものである。夫と妻は互いに自己主張したうえで十分に相手の考えを尊重し、受け容れる心を互いにもち合わせることこそが最も望ましいことである。しかし、これが必ずしも十分に果たせないのも当然で、度々子どもをも巻き込む家庭内でのいさかいが生じ易い。しかし夫の立場としては"一歩ゆずって"の心をいつも忘れないで妻と関わることが大切である。

⑩**母親の不安**：夫や周囲の人、社会資源の活用を適当に考え合わせて解決していかねばならない。私はいかなる些細な不安でもその親にとっては

重要な問題と訴え続けてきた。まず夫は妻の日々の言葉に耳を傾けその辛さを労う努力を継続しなければならない。もちろん自分の考えは云わないのではなく、"僕はこう考えるけれども"はいつも必要である。しかし育児ということになれば夫もまた育児経験は乏しく、定かな回答のできないことがあり、この場合"僕は知らぬ"と突き放してしまうだけになる。このような場合に母親は周囲の子育て経験者に相談したり、行政または私立の子育支援グループ、ときには保育園の保育士も相談の役割を果してくれる。ときには小児科医に直接不安を訴えることも選択肢の一つである。

1989年発足の児童の権利条項には問題解決のために3段論法が用いられている。即ち、子育てには第一に夫と妻が、第二に祖父母が第三に社会資源とある。現在では育児不安を解決するための育児書、種々のメディアもあるが、それだけに多彩な解答にもなるので、夫と共にどの方法を選ぶかをよく考えて決定することが重要となる。

2) 産後うつ病の頻度と新生児科医の対応

症例1：32歳主婦　完璧主義で熱心に育児に取り組もうとしていたが、生後2日目から児との接触拒否、母乳中止を要求してきた。母子同室、同床と少しずつ母児を近づけ、前述した、楽しい触れ合い7つのポイントを新生児科医が一つひとつきめ細かに手施きし、"下手でも良いからやってみない"ということで2か月と3か月目に短期間入院することとなった。SSRIを投与したが、母乳は良好であった。この間実母、夫の支援を受け、肩の張らない育児が可能となり退院した。

Coxらが1987年に開発したEdinburah Postnatal Depression Scale (EPDS) は10項目について産後の母親の精神状態を調査し、カットオフ値9以上を陽性として検討したもので、イギリスを始め多くの国々で使用されるようになり、わが国でも岡野らが、関西地区の母親について報告している。これによると英国女性669,000名中陽性となったのは100,000名（14.9％）であるが、ヘルスケアコミュニティのすべての部門で重要な問題とは把握されておらず、実際に診断のつく例は25％、薬物療法は10万人に7,400人、産後うつ病は精神科医ではなく、産科医、小児科医によってうけるのが良いと報告されている。岡野らの関西地区行政調査では3,495名中480名

（13.7%）と報告している。

　当院における EPDS の検討は、後述されているが、1 か月目は産褥婦と変わらず、3 か月目に得点が下がることがわかっている。

症例 2：EPDS7 → 16 － 5 点と推移した母親　生来健康な女性の第一子である。彼女の出産は異常なく、産褥期は母乳分泌良好で特に不安なことはなくスケールは 7 点であった。1 か月健診は夫と共に受診したが、母乳で児の発育は良好。しかしさまざまな育児不安があり、どうしてよいかわからないと泣いており、スケールは 16 点と上昇していた。小児科医としては夫に遊びを徹底して指導したところ"目から鱗"と喜び、全面的な支援が期待された。一週間後の再診時には、夫との共同作業で育児が楽しくなり、すっかり笑いを取り戻していた。3 か月後のスケールは 5 点と低下し、以後無事に育てている。

　この結果をみてもわかるように生後 1 か月は不安が高いことを念頭に 2 週間、1 か月の健診は母親の不安を理解し、適切に対応することが大切である。特に"楽しい触れ合い 7 つのポイント"に十分取り組むことの必要性を再三推進し、決して繰り返して指導することを怠ってはならない。

3）父親の育児参加協力 10 か条

　父親（夫）は授乳以外のすべての関わりを子どもともつことが可能である。即ち、前述の遊びの指導のごとく、オムツ替え・マッサージ・抱いて・目を見て話しかけ・うつ伏せ遊び・丸抱え遊びを泣くまで、それから一緒に横に寝てあげることである。しかし、このことが得意になってやれる夫、中々うまくできない夫とさまざまで、ときには周囲で見ている祖母が早々と手を出してしまう。それは経験者として、エキスパートの立場であり、そこから伝承されて然るべきことは多い。しかし、前述の症例でも述べたように夫の支援がいかに妻の精神状態を良好ならしめるかを考えても父親に育児参加協力の基本を知らしめ、実践してもらうことは今後益々必要となってくる。

　表IV-3-3-4 は著者が 30 年来妊産婦育児指導等々で述べてきた"父親の育児参加協力 10 か条"である。**図IV-3-3-1**「母親行動のその障害、その原因についての仮説」で言及したように母親は夫の育児参加協力を常に要求しているが夫の協力は 60％、参加は 45％にとどまっていた。また第二子以下と

もなれば、この数字はさらに減少することも示してある。したがって明文化した基本的に重要な10か条を提唱したのである。

表IV-3-3-4　父親の育児参加協力10ヶ条

1．胎児期：毎日、母親の腹に手をあて、胎児へ声かけ、分娩立会い
2．　30日：授乳の光景を優しく見ている（がまん）
3．300日：30分は早く帰宅し、声かけ・遊び（父性の確立）
4．3000日：元気な遊びの相手、子どもに合わせて、汚れる遊び
5．沐　浴：親子3人で一緒（適当に）
6．排　泄：2歳で日中、夜は4歳で自立（無理強いはしない）
7．睡　眠：子どもを真中に川の字で寝る（10年間）
8．食　事：親子で一緒の努力（楽しく、ゆっくり30分）
9．運　動：外遊びの名人、ＴＶ（マンガ）を一緒に見る。
10．話し合い：妻と自己主張する、夫は"優しい話の聞き役"

①**胎児期**：毎日、妻の腹部に手を当て、胎児に声かけを繰り返し、出産時には分娩に立ち会うことで夫婦が共にその臨場感を味わい、妻の大きな支援と達成感を共にすること。

②**出産後の30日**：母親は児に集中的となること、また産後の不安を強く抱くことから、夫はとりわけ労いの心を強く示し、授乳の光景を優しく見守ること。一か月健診に共に訪れる気持ちをもつこと。

③**出産後300日**：妻の妊娠期間でもあるが、夫はこの期間だけでも30分早く帰宅する心掛けをもち、声かけ、遊び（前述）に徹することでやっと父親らしくなる（父性の確立）。

④**生後3,000日（8歳）時には10歳くらい迄**：時間の許す限り元気な遊びの相手を子どもに合わせ、汚れるまでの外遊びが最適である。

⑤**沐浴**：生後1か月迄はベビーバス、それ以後は親子3人で一緒に入浴するのが安全である。忙しく疲れたときは1〜2日間隔でも悪くはない。この場合は暖かいタオルで肌を拭いてあげるように。

⑥**排泄の躾**：原則としては、自然に自立するのを待つ。それまではオムツをし、失敗しても叱らず、"また教えてね"と言う。通常2歳で日中、夜は4歳で自立するが、下の子が生まれると失敗をする。

⑦**睡眠**：母親に寄り添って添い寝をするのが子どもの心であるが、夫は子どもと遊んで10年間は『川』の字で寝ることが肝要である。

⑧**食事**：できるだけ子どもと一緒に楽しく食べる心の用意が必要である。

せめて一日に2～1回は30分ゆっくり時間をかけ、残したら片付けることである（無理強いはしないこと）。

⑨運動：子どもは常に外遊びを求める。0～4か月はうつ伏せ遊び、4～10か月は独り立ち、歩く。18～36か月走り遊ぶ。それ以後も原則外遊びで疲れる。家の中では子どもの選んだ遊びを共に楽しむ。テレビは2～3歳までは見せないこと、もし子どもの番組であっても30分共に楽しみ、あとは消すこと。夫・妻のパソコンは別部屋で子どもが就眠してから始めること。・・・幼児期以後の行動異常をもたらす。

⑩話し合い：いつも忘れず妻を労いつつ、自己主張する。気持ちは常に日々妻の話の"優しい聞き役"に徹することで、妻の一日の不安、疲れは1／2解除される。

4）行政による支援

前述したように産前産後の母親は精神的にきわめて不安定で、これが為に子育て拒否、虐待に及ぶ症例が昨今著明に増加してきた。このことを踏まえ行政はさまざまな対策を講じとりわけ虐待防止には積極的に注意を払っている。しかし、これらのことは特定の母親、父親によって引き起こされるとは限らず、誰しもがハイリスク要因を内存していること、実際に育児の知識や姿勢に問題のある親は増加しており、加えて社会経験状態は決して安定したものとして約束されていないことをふまえ、育児不安の解決に対してはさまざまな立場で強い関心をもたなければならない。

① 保健と医療が連携した育児支援システム（札幌市）

さまざまな育児支援体制の一つが産科医と小児科医の間で実践されている。プレネイタルビジット（出産前小児保健指導）が全国各地で展開はされているが、これが産科医と小児科医の事業に終わることなく、行政・民間・医療・保健が連携したシステムを構築することが急務である。

札幌市では平成14年より**図IV-3-3-2**のごとき保健と医療が連携した育児支援ネットワークを構築し、実施してきた。最終的には虐待防止を目標においているが、事前にハイリスクの母子を見出し育児不安、虐待疑いを未然に防ごうとするものである。

特にハイリスク因子としては、1．低出生時、2．障害や症状の疾患を有する児、3．精神・運動発達に遅れのある児、4．虐待を受ける恐れのある

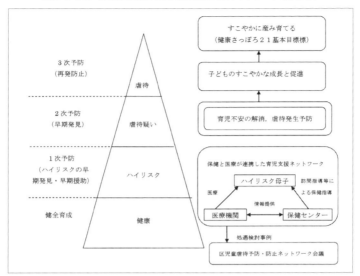

図IV-3-3-2　保健と医療が連携した育児支援ネットワーク(札幌市)

児、5. 養育に支援を要する親があげられ、こうした母子を対象として医療機関から市保健センターに受診させ適切な指導を継続的に行うのである。

表IV-3-3-5 は平成17年4月～18年3月の一年間に相談を受けた事例数である。この中で際立って多いのは低出生児、養育に支援を要する親で、この一年間にそれぞれ114例、117例であった。また、相談を受ける月齢で最も多いのは生後0～2か月の204例で、他の時期に比し格段の相違を示していた。これはごく普通にみられる育児不安が0～2か月に集中していることときわめて酷似していることが解る。

表IV-3-3-5　保健と医療が提携した育児支援ネットワーク

(平成17年4月～18年3月札幌)

入手事例の内訳		入手時期別内訳	
紹介目的別内訳（重複あり）			
目的1:低出生	114	妊娠	1
目的2:障害や重症の疾患を有する児	23	0～2か月未満	204
目的3:精神・運動発達に遅れのある児	16	2～5か月未満	27
目的4:虐待をうける恐れのある児	6	5～12か月未満	7
目的5:養育に支援を要する親	117	1-4歳未満	4
		4歳～就学前	2
		小学生以上	6
計	276	計	251

② 虐待防止チェックシートスクリーニング点数

　北海道では平成15年度より全道各地の保健センターにおいて上記事業を

IV 妊産褥婦における心身医学

開始した。この場合使用するチェックシートのカットオフ値は5であり、3地域の3か年を累計した結果が**表IV-3-3-6**である。

　この結果によるとカットオフ値5以下は浜益村、当別町、石狩市ともに63％で、逆に37％の母親が何らかの指導を、それが些細な問題であっても十分に相談の役割を発揮しなければならないことを示唆している。虐待の評価としては11〜16点は疑いあり、16点以上は虐待と考慮し児童相談所の介入が必要となってくる。

表IV-3-3-6　虐待防止チェックシートクリーニング点数（平成15.16.17年度）

点数	浜益村	当別町	石狩市	Problem
0〜5	63.0%	63.0	63.2	no
6〜10	22.2%	26.2	26.7	minor
11〜15	14.8%	8.9	7.7	middle
16〜	—	0.4	1.9	major
合計件数	27	247	985	

※東京都南多摩区保健センターチェックシート

5）子どもとの関わりと自律神経刺激症状

　自律神経には副交感神経と交感神経があり、互いに快い刺激、不快な刺激によって夫々の神経刺激症状が出現し、それが身体症状によって表現されるが、刺激が強いほどにそれはストレスとしての心の症状を表出してくる（**表IV-3-3-7**）。

表IV-3-3-7　自律神経刺激症状とストレス

1. 副交感神経刺激症状〈家庭〉"快適な刺激"
　　好きな人（親）と遊ぶ、おいしく食べる、
　　　　　　母とねる、優しい母と父の顔
2. 交感神経刺激症状〈社会・学校〉"不快な刺激"
　　嫌な人との生活、他人の顔を見る
　　叱られる、無理強い（食事、排泄、就眠）

※過保護・過干渉・拒否・放任でストレス、心の悩み
※※副交感神経＞交感神経で心の安定が保たれる

　例えば学校など集団において子ども同士が互いに刺激し合って、辛い思い、悲しい思いをし、嫌な人との生活、他人の顔を見ると緊張する、叱られる、食事・排泄・就眠の無理強いでは交感神経が強く働き、そこから逃げ出したい気持ちにさえなる。一方家族生活では優しい母親、家族の顔を見て安心し、辛さも半減するが、これは副交感神経の作用を示す。勿論さまざまな意味で

無理強いもなく、けんかも大目に見守ってもらい世界では安堵し、食事も睡眠も良好となるが、家庭として決してそれらが守られず、ときとしては夫婦のけんか、家庭内暴力があるときは子どもに強い心理的虐待をさえ感じさせ、家庭は常におびえるところとなってしまう。心すべきは日中の集団生活は強い不快な刺激の多いところであり、家庭はその嫌な刺激を解決する"憩いの場"であるべきということである。その意味でも一日の生活の最後は母の懐でゆっくり睡眠をとることで、比較的子どもの心の安定は保たれるのである。したがって出生後の乳児、幼児にしても、新しい刺激は夜泣きの理由にもなり、それも母と添い寝をし、母乳を授かり、母の優しい声を聞くことによって心の悩みは改善される。

①子どもの性格に及ぼす親の態度の効果

親の態度（性格）は千差万別であり、そのときどきの状態によって変化も激しく、身体症状の良し悪し、精神状態の良し悪し、経済状態、子どもの数、期待などなどが常に影響する因子となっている。

表IV-3-3-8　子どもの性格に及ぼす親の態度の効果（松尾、一部改変、1966）

親の態度の型	子どもの行動特性・人格型
温かさ	落ち着いている、幸福、協力的
受容的	社会的に受容的、 自身をもって未来にあたる、 依存性減少
平静・幸福・無矛盾	協力的*、すぐれた適応、独立的
理論的・科学的接近	自信、協同的、責任感がある
子どもに責任を与える	適応がよい、自信、安定感
子どもと遊ぶ	安定感、自信

＊印は数人の報告にみられるもの

表IV-3-3-8 は親の態度が温厚なときの子どもの行動特性、人格を示したものである。赤ちゃん、子どもに対して温厚な場合は、子どもは落ち着き、幸福であり、いつも親に対して協力的である。また受容的に育てられたときは相手の気持ちに優しく耳を傾け、自信をもって未来にぶつかり、依存性が少ない。また子どもに安定感、自信をもたせるならば、子どもに責任をもたせ（仮に失敗をしても）、そして徹底的に親子が遊ぶことである。ところがどんなに子どもと遊ぶことが大切であっても恒常的にこれらの態度を示すことは不可能なことである。しかし、一度や二度ではなく、子どもと遊ぶことを拒否し続けると（極端な場合は養育拒否）、**表IV-3-3-9** に示すごとく子どもは神経質になり、攻撃的、不安定感、反社会的、乱暴、注意をひこうとす

るようになる。また子どもを支配的に扱うと依存的、内気、服従的、非協調的、緊張、乱暴、けんか好き、無関心となる。さらに過保護的に関わると小児性がいつまでも残って引っ込み思案、服従的、不安定感、攻撃的、嫉妬（兄弟けんか）、神経質な子どもの行動を示してくる。勿論いかなる親も後者よりは前者を期待すると考えられるが、このような性格は自分の親から伝承されたものが殆どで、これに夫と妻の違いによってこの両者が絡み合って生活はすすんでいく。

表IV-3-3-9　子どもの性格に及ぼす親の態度の効果（松尾、一部改変、1966）

親の態度の型	子どもの行動特性・人格の型
拒否的	神経質*、攻撃的*、不安定感*、適応困難、 だんまり、反社会的、乱暴、注意をひこうとする
支配的	依存的、内気、服従的、行儀がよい、自我意識的 非協調的、緊張、乱暴、けんかずき、無関心
過保護的	小児性で引込思案*、服従的*、不安定感、 攻撃的、嫉妬、適応困難、神経質
甘やかし	わがまま、反抗的、幼児的、神経質、依存的
欠点のあるしつけ	適応不良*、攻撃的、反抗的、嫉妬、神経症的、非行性

＊は数人の報告にみられるもの

②ヒト動物における情緒の分化

胎児、新生児は外的刺激によって興奮し、それが良かろうが、逆に悪かろうが、その興奮を泣くことによって表現する。しかし一般的には赤ちゃんが泣くことには自分にとって不都合なことがあったときに生ずるもので、熟睡している子どもが傍に母親が居ないことによって泣き、母親の声かけで安心する。それでも泣き続けるときはオムツの汚れ、遊びの相手をして欲しい、おっぱいが欲しい、抱かれたいといって泣くものである。また不快な興奮に

図IV-3-3-3　情緒の分化

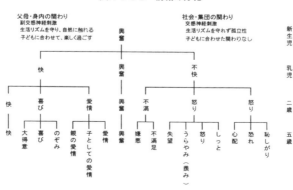

対しては理由をなく泣きわめくことがあり、例えば何か病気を教えさせることもある。

　情緒の分化は新生児期の全く未分化な状態から、徐々に分化し一応5歳頃には成人にみられる情緒のほとんどが身につく（図IV-3-3-3）。子どもの生活環境や能力による差が大きいことは当然である。一般に快適な環境とは優しい父母の関わりがあり、副交感神経刺激がもたらされたときに喜びの分化として成長する。一方、社会集団の関わり、ときとして家族との関わりでは不快な情緒が発達し、これは副交感神経刺激によってもたらされる。成長の果ては不満、不快、怒りと分化し、5歳時にはさまざまな不快の形を呈してくる。

　新生児、乳児、幼児期を通して快の情緒が優先して成長することが良いことは当然であるが、必ずしもこれは不可能なことも多く例えば産休明け保育のように母による愛情が欠ける子の情緒は不快な情緒の分化が強いままに成長していくのである。

　③前頭連合野の意味

　最近よく知られてきた最高野の脳領域として前頭連合野がある（図IV-3-3-4）。これは所詮人間のさまざまな側頭葉知能（IQ）に比し、いわゆる人間的知能（Personal Quotient, PQ）とされ、ほぼ8〜10歳で成熟されることが必要とされている。この前頭連合野は他の哺乳動物に存在しており、例えば猫犬を優しく扱えば彼等は人間に対して愛着を示し、いわゆる癒しの相手ともなり、逆にこれらの小動物、また、大きな哺乳動物でさえ可愛がらずにいじめてばかりいると、これらの動物が人間に向かって歯をむき出し襲いかかることさえあることと同じである。とすれば人間の子ども達は8〜

図IV-3-3-4　前頭連合野

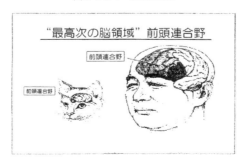

(沢口による)

IV 妊産褥婦における心身医学

10歳位までは親の愛情一杯に育つことでこのPQは充分に成長するが、逆に親の愛情を授からない子どもではPQの成長は不十分のまま大人になる。その精神構造は幼児性を残したまま社会生活を営むことになり、長じて人を愛する心を失ってしまうことになる。私は妊娠中の母親達には、先に述べた前頭連合野が十分に良き方に熟成する10歳を超えてはじめて、子ども達がいわゆる知能を伸ばすmotivation（やる気）が出ることも話している。

④子ども、人の心を知りたいとき（表IV-3-3-10）

「1．育児不安」でも述べたごとく乳幼児期の子どもはさまざまな気になる問題を家庭でも保育園でも表してくる。それがどのような意味をもっているかは計り知れぬものがあり、どうしても直情的・衝動的に子どもを叱咤する。しかし、これでは子どもは心の扉を開いてこない。心は扉の内から自分の意思で開けるものである。大人は子どもに自分を押しつけたり、聞き正したりしないことである。だからといって黙ってみているのではなく、子どものやっと出てくる言葉に耳を傾けて"母さんは（保育士さんは）こう考えるが、あとは自分でよく考えてみてね。いつでも聞いてあげるよ"が最も適した関わりである。前に述べたように親の生活行動、性格は千差万別で、必ずしもいつもこのようにはならないと思うが、総じて受容的に関わることが誰にも求められるのである。

表IV-3-3-10　子ども、人の心を知りたいとき

心の扉は、外からは開けられない
心は、扉の内から自分の意思で開けるもの
子どもに自分を押しつけない　聞き正さない
子どものやっと出てくる言葉に耳を傾けて
　　私はこう考えるが、あとは君が教えてごらん
　　いつでも聞いてきていいよ
家庭では勿論、集団生活における大人と子どもの関係

---

⑤子どもの「しぐさ」は自己主張の表現

表IV-3-3-11にみるごとく、子どもは良くも悪くもさまざまな難問を投げかけてくるが、常にこれを許容し、否定しないことが大切である。しかし、良ければ気落ち良く関われるが、悪ければたしなめたり、叱ったり、たたくこともある。これでは、子どもは自分の心の扉を閉ざしてしまう。例えば大きな子どもの不登校、小さい子どもでも元気なく泣き出したら、そのことす

べてを許し、そこで元気になっても頑張る子になることを子どもに要求しないことである。ひたすら聞いていくと子どもと自分の心が通いだす。赤ちゃんではよく泣く子の相談を受けたときは、お母さん、お父さんが向き合って遊びの相手をしてあげることが鍵であり、泣き放しはその子の心を痛めることになると伝えるようにしている。

表Ⅳ-3-3-11　子どもの「しぐさ」は自己主張の表現

良くも、悪くも、これを許容し、拒否しない
しかも、良ければ、気持ち良く関われるが、
　　　　　　　悪ければ、たしなめ、叱り、たたくことも
これでは、子どもは自分の心の扉を閉ざしてしまう
例えば、不登校、元気なく泣き出したら先ず許す
　　　　　許すと元気になるが、そこで頑張れと言わない。
不登校に到る過程をぼそぼそ云い出したら
ひたすら聞いていくと子どもと自分の心が通い出す

6）1か月健診の重要性とその実践

　これまで1か月健診、ときとして2週間健診の重要性に触れてきた。特に生後1か月を中心に多くの親は辛さを訴える。喜びと辛さ、夫の協力の有無、子どもが表出している症状などで母親の精神状態は決して安定したものではない。しかし周囲の人は母親に頑張らせ、出産した赤ちゃんを喜びつつも、そうした部分に全く無関心になりがちである。そこで当院では**図Ⅳ-3-3-5**のごとき1か月健診票（実際には生後～3か月迄用）を用いて1か月健診を実施してきた。また前述の母と子の触れ合い7つのポイントの実施状況も併せて聞くことにしている。

①健診の内容

　健診の内容は、A. 体重の変化、B. 栄養摂取状況、C. 赤ちゃんの心配、不安、D. 主として楽しい触れ合い7つのポイントの実施状況とお母さんが困っていること、E. 部屋の温度（日中20－22℃、夜は添い寝で14－18℃を基準にしている。）F. 下は上の子の心配、G. お母さん自身の悩み、H. お父さんの帰宅時間、遊びの相手、そしてI. は医師、助産師のコメントとし、必要あればJ で次回の受診を予約している。ここで良く留意されたいことは、母と子のふれ合い7つのポイントが十分でないときのことである。母親の妊

IV 妊産褥婦における心身医学

娠産褥の大変さを考え、この遊び指導は妊娠期に video で行い、さらに妊娠産褥期に数回、そして1か月健診の際に十分にくり返し指導することにしている。

図IV-3-3-5　0〜3か月健診票

平成　　年　　月　　日			退院は生後　　　　日目
児氏名		様（男・女）第　　子	今日は生後　　　　日目

A	出生時体重　　　　g.　退院時　　　　g.　1日体重増加　g.		
	今日の体重　　　　g.　身長　　　　cm.　頭囲　　　　cm. 胸囲　　　　g.		
B	乳汁栄養　①母乳：　　　　分×　　　　回		
	②混合：母乳　　分×　　　　回,ミルク　　　　ml×　　回		
	③人工：　　　　ml×　　　　回		
C	心配で相談したいこと：①　　　　　②　　　　　③		
	寝ているときに「うなる」「いきむ」が：①有,②無,③分からない		
D	添い寝をしていますか：①している（同じ布団）,②していない		
	胸腹部のマッサージ：①している,②時々,③していない		
	抱いて・目を見て・語りかけを：①している,②時々,③していない		
	引き起こし遊び：①している（1日　　　回）,②していない,③出来ない		
	うつ伏せ遊びを1日何回していますか：0回,1〜2回,3〜4回,5回以上		
E	部屋の温度は：日中で　18〜20℃　20〜22℃　22〜24℃　25℃以上		
	夜は　　10℃以下　10〜14℃　14〜18℃　20℃以上		
	寒がりの人は：父　母　姉　兄　祖父　祖母		
G	お母さん自身のなやみは：		
H	お父さんは何時頃に帰宅しますか：6時前後,7〜9時,10時過ぎ		
	育児に参加,協力しますか：①協力的,②まあまあ,③協力しない,④協力できない		
	どのようなことですか：①遊ぶ（この子・上の子）,②家事,③その他（　　）		
I	医師,看護師のコメント：開排制限　有　無　その他		
J	次回の受診予定：　　年　　月　　日（　　曜日）　　　ヶ月		
K	本日の処置：ビタミンK2シロップ		
	その他：		

1998 年 7 月〜

朋佑会札幌産科婦人科乳児健診

②1か月健診時の微症状と質問

表IV-3-3-12 にあるごとく1か月ではさまざまな質問があり、これに対して適格な解答をしないままに"その内治るでしょう"とか何か病気を考えて内服させることさえあった。赤ちゃんが泣いて目が覚めたら直ちにおっぱいを授ける頻回授乳が推奨され、現在に及んでいるのである。しかし母と子の触れ合い7つのポイントを徹底的に、一日、日中5〜6回した場合にはかか

表IV-3-3-12　1か月健診時の微症状と質問

・母乳の不足・不安、上の子の不安
・汗疹、湿疹・皮膚炎、でん部びらん
・吐乳、腹部膨満、便秘・下痢
・不眠、泣いてばかり、泣かない
・鼻汁・鼻閉感、むせる、咳、ゼイゼイ
・遊ぶゆとりがない、楽しくない、つらい、他
他：うなる、いきむ、昼夜逆転など

る症状は出現せず、またこの方法に取り組むよう解答すると自然にこれらの症状は消失した。それでも母乳不足の不安を訴えることは多く、上の子の不安さらには遊ぶゆとりがない、育児が楽しくない、と辛くて精神的に落ち込んでいるお母さんもあり、その対応には苦慮する。

　例えば赤ちゃんが"いきむ""うなる"皮膚症状、鼻汁、むせる、ぜいぜい、咳、吐乳のあるときは部屋の温度調節を指示し、遊びが少なく泣くとすぐに母乳をふくませると、少しの時間吸ったり、時には母乳をはねのけたり、しかも母乳は食道部に溜るため上記の風邪を思わせる症状となり排気も十分でなくなることを説明し、遊びを徹底するように指導する。すると遊びのおかげで完全な空腹の状態で母乳を十分に飲み、排気もうまくゆき、ゆっくり長い時間寝てくれるようになるため母親の不安感は激減していくのである。

③体重増加が 20 g / 日以下 50 g / 以上のとき（表IV-3-3-13）

　1か月健診時の平均一日体重増加率は 30 〜 40 g である。20 g / 日以下のときは強い力で吸っていないということであり、50 g / 日のときは空腹になっていないのに、泣く度に何回も何回も飲ませたときと考えられる。前者は寡飲症候群といい、後者を過飲症候群というが、いづれも遊びを徹底し一日の哺乳回数が平均 7 〜 8 回になると、症状は消失する。体重増加が低い

表IV-3-3-13　1か月健診時の微症状と質問

日中の充分な遊びを徹底すること
授乳回数は 7 〜 8 回、排便回数の減少
発汗は不感蒸泄が増し、湿疹が少なくなる
授乳時のぜい鳴、咳、吐乳が少なくなる
混合→母乳化、人工→混合化
・遊べぬお母さんの心になること
※決して急がず、ゆったりと関わる

IV 妊産褥婦における心身医学

ときにはどうしても人工乳に手をつけてしまう。増加の多いときでも不足不安が強く、人工乳を必要以上に飲ます結果となる。いづれにしても母親の心は不安でいっぱいであることに意を用い、優しくその理由をお話しし、納得してもらい、再度来診いただいて安心感を深めることである。

④2週間健診の重要性

以前から2週間健診の重要性を唱えてきた。その理由の一つは母乳が2週間で発育に必要なだけ分泌されることである。退院時、1回の哺乳量が20ml以下の場合や、2000〜2500g出生で母乳不安がある場合、どうしても不安の続く場合は退院後3日、7日、14日の健診に快く応じることにしている。その他さまざまな不安をもつときは電話相談、またいつ来院しても良いことに決めてある。一度家庭に戻ったとき、お母さん達は伝承的に伝えられた育児法、母乳育児への教えを提供されるものである。その意味ではお母さんの生活、育児には既にすすめられている方向があるということである。これは医学的エビデンスのみでは解決し得ないことが多く、家庭の中での母乳育児、育児のすべてがNarrative Based Medicine（NBM）が基盤にあることを忘れてはならない。したがって医療者はあくまでも母親の不安を援助することが大切で、これまで抱き続けたさまざまな影響、家族内の風習に簡単に介入してはいけないのである。育児は母親、父親のものであり、医療者は小さな不安に応えるにすぎない。

これまで母親のもつさまざまな不安に言及し、家庭や保育園における問題行動について触れた。これらは周産期の問題からかけ離れたものかもしれないが、育児には連続性がある。環境の変化など子どもとしてどのように振舞ったら良いかと不安を抱いたとき、さまざまなSOSを表すものであり、それらを受け止めることはどの年代でも大切なことである。以下にさまざまのSOSを表した児の症例を示す。

（ｉ）家庭内行為障害の12歳女児：母は46歳、父44歳（母に従順）の家庭。母は幼少の頃から支配的な親に育てられ、3年間は伯母に育てられた。姉は母に従順で、小さいときから良い子だったが、この子は幼少時から小さなトラブルで母を困らせて、10歳を過ぎてから表記の症状がエスカレートした。母は全く父に依存的で、子どもの養育を拒否していた。母親が重度のうつ病と診断され精神科に入院し、母親の治療がすすむと同時に女児の症状も消失し、平穏な家庭が戻った。

351

（ⅱ）指しゃぶりと自慰行為の４歳女児：正常出産で母乳は４か月授乳。母との添い寝は一年間であった。夫は子どもに厳しく、そのときから一人で寝るように指示、しかし夫は妻といつも抱き合って寝ていた。母は甘えてくる子どもを拒否し自立を要求、２歳頃から表記症状を示してきた。対応としては再度母親と添い寝をすること、指しゃぶりを叱らず、子どもに合わせて遊ぶ様に指導したところ、３か月以内で症状は改善した。

（ⅲ）元気のない５歳男児（日中の体温 35.5℃）：この子は生後間もなく保育園に預けられ、毎日保育園の片隅でじっとしていて動かなかった。母の生活は夜遅く、午前１時に起床、朝５時には魚河岸に出かけ、その都度子どもは一時的に起こされ、６時半に母の帰宅と共に再び就寝、その後無理矢理起こされて登園するというパターンが繰り返されていた。そこで、少し眠くても８時に起床し、軽い朝食の後、車を用いず母と手をつなぎ散歩がてら登園するよう指導した。これを一週間試みたところで児は元気を回復した。以後 30 分の道程を母とともに往復歩いて問題は解決した。この症例の男児にとって車ではゆっくり話もできなかったものが、母と 30 分、共に歩くことによってゆっくり話をすることができるようになり、四季折々の変化を語り合うのに十分な状態になったことが重要だったのである。母の忙しさを子どもに押し付けないことの大切さを示唆している。

　ここでは少数例の検討ではあるが母親、父親が共に子どもの気持ちを受け容れることの難しさと大切さを暗示している。

7）下に子どもが生まれたときの対応
①上の子の赤ちゃん返りを許しましょう
　下の子が生まれた場合、上の子の精神年齢は実年齢の半分になるものである。例えば４歳の上の子は半分の２歳の精神行動をおこし、２歳の子は１歳となり未だおむつから離れなくなるものである。表Ⅳ-3-3-14 に示したごとくおっぱいをさわらせ・ふくませる、ごはんを食べさせてあげる等々赤ちゃんと同じことを求めてくるので母親は困惑する。以前は兄ちゃんらしく、姉ちゃんらしくと強要したが、これは子どもの精神状態を逆なでする。このときのみは"甘えの態度"を呈して、大方のことを許し、聞きとどけることが肝要である。

IV 妊産褥婦における心身医学

表IV-3-3-14　下の子が生まれたら、上の子の赤ちゃん返りを許しましょう

・おっぱいをさわらせ、ふくませる
・ごはんを食べさせてあげる
・おむつのしつけは急がない
・お姉ちゃん・お兄ちゃんと言わず、名前を呼ぶ
・赤ちゃんの裸にさわらせてあげる
・添い寝をしましょう
・出来るだけ早く外で遊びましょう
・上の子の目をよく見てあげて
・きょうだいげんかはとめないで

---

②きょうだいげんかは止めないで。

　下の子が大きくなるにしたがって悩まされるのがきょうだいのけんかである。きょうだいげんかは親にとって大変辛いもので、多くはけんか両成敗、もしくは事実をみていて"君が悪いでしょう"とか、ほとんどは上の子が理由もなく叱られることが多い。

　しかしけんかは両者の自己主張であり、自然発生するもので親のいないところで生じることも多い。そこでけんかは決して止めないことを親はいつも意識しておくことである。そして片方が泣くまでやらせること、泣いた子(弱者)を優しくかばい、勝ったほうを叱らないことである。これはやがて彼等を「逞しい子、優しい子」とするきわめて重大な"見守り"ということなのである。親の優しさを両者とも感じ、徹底してけんかをすることで逞しさが育つが、現在このような対応はきわめて少ない。

まとめ　"言葉かけは優しく"　(表IV-3-3-15)

　母親の行動はさまざまな障害、生育歴によってすでに運命付けられており、これに結婚を通して父親の生育歴などが加わり、その影響・因子同士はきわめて複雑に絡んでいる。また妊娠、出産は母親として特別な精神状態をもたらすことは自明の理で、これらが妊娠中の胎児、または出生した新生児に微妙に影響するものである。さらには産褥期、育児期の不安は計り知れないものがあり、これに対して夫は最も素晴らしい支援を持続することが重要だ。これに行政、医療者はわずかな支援を施す存在である。また、単一な育児法はなく、母親はその生涯を通じて学んだ育児を展開することが最も大切で、

決して我々医療者が深く介入することではない。只、求められた不安に対し"ゆっくり話を受け入れ"互いに納得し合って母は再び育児に専念する。この場合、ゆっくり受け入れることは優しさを表し、親・子どもの訴えにひたすら耳を傾け、決して責めることのない育児支援が必要である。母親にとってはどんなに些細な不安であっても重大な問題として受け止めるのが医療者には常に求められ性急な対応は禁止項目である。

表IV-3-3-15　「言葉かけ」は優しく

・ゆっくり話をすると、優しくなる
・子ども、親の話にゆっくり耳を傾ける
・決して責めることなく、常に共感的受容
・時間を惜しむと不可能、30分はかける
・些細な不安でも、重大な問題と受け止める

おわりに

　今、日本の子ども達と親は育児等のことで極めて困難な状態である。とりわけ母親は妊娠によって特別の生理的変化があり、自分自身の生活そのものが次から次へと変化する。これを妊娠の際から支える。これからは胎児期からのメンタルヘルスが重要であり、エジンバラ・スコア等を通していち早く母親の悩みを知り、適切なるメンタルヘルスケアを行うべきである。

　小児科医は胎児期から胎児、新生児そして成長する子ども達を相手に関わっているが、特に子どもを診ながらも母親のメンタルな問題となるべきことを常に意識しておくべきで、特に母親のメンタルヘルスケア、虐待児、育児不安に対しては積極的な目をもって診療に当たるべきである。

（平成20年12月9日）

文献

1 ）Klaus,M.H.,Kennell,J.H.:Maternal-Infant Bonding.CD Mosby Co.Saint Louis, 1976 （竹内徹 . 柏木哲夫訳：母と子のきずな , 医学書院 .1976）

2 ）Casey P.,Whitt J.:Effect of the Pediatrucian on Mother-infant Relatinship.Pediatrics 65:815,1980

3 ）de-Chateau P. Wiberg B:Long term effect on mother-infant behavior of extra contact during the first partum I. First observation at 36hours,Acta Pediatr.Scadiatt 66:137,1977

4 ）de-Chateau P,Wiberg B:ivid Ⅱ ,Follow up at three month.Acta Pediatr.Scand 66:145,1977

5 ）郷久鉞二：夫立ち会い分娩と「YG うつ尺度」. 女性の心身医学 ,2001

6 ）岡野貞治：出産した英国女性 669,000 名中 , 少なくとも 100,000 名が産後うつ病 . コ・メディカル生涯研究 , 日本産婦人科学会 ,2006

7 ）Prectipte HFR:The behavior states of the newborn infant （a review）British Res:185,1974

8 ）南部春生：新生児の意識水準（生活リズムの確立）小児保健指導の指針 ,1291, 南山堂 ,1985

9 ）南部春生：3, タッチケア私の実践ー親と子の楽しい触れ合い７つのポイントータッチケアの方法論 " 赤ちゃんマッサージ " のスタンダード , 小児保健研究 ,59:196,2000

Ⅴ部 | 心身症の診断

Chapter 1 面接を中心にした診療の進め方

1. 心身症診断の進め方

　心身症の診断で最も大切な検査は何かと聞かれたら、即座に面接であると答えねばならない。ある患者に対して面接がうまく行うことができたなら、それはもう治療までも成功したものと考えてもよいほどである。

2. 初回面接シート

　特に初回面接は重要なので当院では、**表Ⅴ-1-1**のような Intake Interview Sheet をつくって記載することにしている。

　その用紙に、面接内容を詳細に記載する。公認心理師に依頼するが、心理師の時間がとれないとき、または必要なときには自分自身で時間をかけて聴取する。主訴、現象歴、家族歴、職歴などは、それに対する患者自身の考え方や対応の仕方も含めて記録する。

　最初に受診の理由をその前に外来看護師が聴取してくれるが、いくら詳細に記載していても経過のみであり、それに比べ心理師の記載は患者の考えや対応の仕方などの spirituality まで関連して記載されているので、治療の方針まで予測できる。

3. 婦人科診断

　次に身体的診断をつけるため、婦人科診察を行う。内診、経腟超音波、細胞診などを行い、必要ならホルモン検査、尿検査、細菌検査なども行い、婦人科診断名を決める。

4. 東洋医学的診断

　東洋医学的診断も、後に述べるように患者が最初に診察室に入ってきたときから、望診が始まっていて、聞診、問診、切診と平行して進んでいかなく

V 心身症の診断

図V-1-1　INTAKE INTERVIEW SHEET

年　　月　　日	陳述者（　　）聴取者（　　　）

氏　名

＊主訴：

＊心理検査：CMI；cij（　）、M-R（　）、SRQ-D；（　）、KI（　）

＊現象歴：

＊生活歴：

　　　　睡眠（　　　　　　　　　　　）
　　　　食欲（　　　　　　　　　　　）

＊家族歴：

＊職歴ほか：

＊まとめ

＊病型分類；P　N　D　S　DSM分類　（　　　　　　　　　　　）
＊治療意欲；有・希薄・不定・無　　予後（　良　・　不変/悪化　・　不明

注；表のKIは、Kupperman Index（クッパーマン更年期障害指数）で更年期障害症例に使用、最後のP,N,D,Sは、P（Psychosomatic Type 心身症型）、N（Neurotic Type 神経症型、D（Depression Type うつ病型）、S（Somatic type 身体病型）の略で、このどれかに○を付けておくと次回以降、診療しやすいし、次回以降に変更してもかまわないことは最初に述べたとおりである。

てはいけない。

5. 4方向診断

　さらに面接を続けていき、本書の一番最初に述べた4方向から診る方法で、四つの診断名を決めていく。面接はとても大切で、最初に述べた病型分類やDSM分類を、後に述べる治療的自己（共感、共鳴）を発揮して、その人の生き方や生きがい（spirituality）を重視する面接で4方向診断を決めていく。その結果はⅡ部の**図Ⅱ-2-1**に示したとおりである。

V 心身症の診断

Chapter 2　心理師に期待される役割

1.　はじめに

　心理師が活躍する領域は、医療、教育、福祉、司法、産業など多岐にわたる。著者は以前総合病院に勤めていた際に、「総合病院において心理士に期待される役割」と題して論文を書いている[1]。今回は、そこで示唆された役割を参考にして、現在勤める産科婦人科領域に特化して心理師の役割を考えてみたい。現在筆者が勤める医院は婦人科領域に関連した心療内科を標榜している女性のメンタルヘルスにも重点を置いた産科婦人科である。思春期、周産期から老年期まで幅広い年代の女性が受診する。

2.　以前実施した心理師へ期待される役割に関する調査結果から

　以前の論文では、患者への調査や精神科以外に所属する看護スタッフへのアンケートから**表V-2-1**に示す心理師への希望が挙げられた。（1）と（3）は心理療法への希望、（2）と（4）は心理療法の枠を越えて患者家族を含めた治療体制への橋渡しの希望、そして（5）、（6）は看護スタッフから心理師へ希望することである。結果で示された心理師へ期待される役割に沿い

表V-2-1　心理師に期待する役割

（1）　患者が自分の気持ちを安心して話せる場の提供
（2）　医師に話せないことを聴いてほしい、医師との橋渡しになってほしい要望。 　　　　患者と医療者をつなぐ役割を期待
（3）　心理テストをしてほしい。特殊な技法をしてほしい。話をするだけではなく 　　　　特別な治療の場だという認識。
（4）　家族へのかかわりをしてほしい
（5）　不安、抑うつ、焦燥感、意欲低下など精神神経症状や人格的問題が強い場合に心理師の関わりを希望。
（6）　気軽に心理師に相談できるシステムがあったらよい

ながら、現職場の産婦人科領域において心理師が期待される役割を果たしているか検討してみたい。

1) 自分の気持ちを安心して話せる場の提供

産婦人科領域においても、ゆっくり話をすることで自分の状況、問題を整理したいと希望する患者は多い。女性ばかりをピックアップするわけではないが、性別による身体的差異は避けられず、月経痛などによる身体的負荷、女性ホルモンのバランス変動による不調は女性特有の症状であり、心理的に不安定になる原因にもなり得る。また、女性は結婚、妊娠、出産、育児、介護により自身の環境を左右されやすく、価値観の切り替えが必要になる場面が多い。自己抑制的になりやすい環境で、自分の状況や感情を話し、人生の課題に自分らしく折り合いをつけていくことが求められる。心理療法では、患者が対話の中で自分の言葉で表現し主体的に自己理解を深めていく。心理師は毎回の面接で患者が話すことのつながりや、患者や心理師自身の心の中の動きはどのような状態か、次にどうしていくか等といろいろなことを考えながら、それを患者に伝える等して、患者に向き合い、話を聴くという姿勢で患者に寄り添う。また、患者が心理師との面接を通し、他人との関係性の中で安全、安心を感じ取っていくことも重要なプロセスとなる。

2) 患者と医療者をつなぐ役割

産科婦人科の医師は外来診療に加え、24時間出産に対応する医療体制の中、婦人科の手術や緊急時の産科手術等、実に多忙である。外来診療枠では、現状、一人の患者にかける時間が限られる場合も多い。患者の中には診療時間内では自分の状況や気持ちをうまく伝えることができないと感じる方もいる。そのため、初診時のインテーク面接や予診という形で心理師が患者へ関わる場合があり、医師と心理師の併診が、患者と医師をつなぐ役割も果しているといえる。患者と医師の関係性を守り、尊重したうえで心理師視点からの患者理解を医療につなぎ、患者と医師の関係をさらに下支えすることに機能している。

3) 心理テストをしてほしい、特殊な技法をしてほしい

心理テストは、心理的側面の評価として心理師が行う業務の一つである。

当院で使用している心理テストには診察時に身体、精神症状を把握し経過をみることができる質問紙がある。抑うつの程度を評価する質問紙の使用頻度は多い。婦人科特有の心理テストとしてはクッパーマン更年期障害指数を頻繁に使用する。継続的に実施する質問紙の他、患者自身が自分の性格や対人関係のもち方について理解を深め自己理解につなげていく目的で必要時に心理テストを行う。心理テストを実施する際は患者の病理へ注目することに加え、患者自身の価値観や考え方を変化させ周囲に対応していく変容力にも働きかける。心理テストに限らず、本来個人が備えている成長への潜在力や健全な部分に比重を置いて関わるのが心理師の視点である。

　心理面接には来談者中心療法、認知行動療法、精神分析的心理療法などいくつもの理論モデルに依拠した療法がある。また、多様な学派の理論や技法を組み合わせて活用する統合的心理療法もある。当院で、特殊な療法、技法を希望される方は多くはないが、昨今では、エビデンスに基づく心理学的介入の代表格である認知行動療法が世間に知られ、認知行動療法とはどういうものかと尋ねる患者がいる。病院を受診する患者は、おおむね困っている症状を改善したいと受診し、その症状や状態が早く改善することを望まれる。その点では、じっくりと話して吟味していく面接では患者の満足度が低くなる場合もあるだろう。当院では身体に働きかける自律訓練法、筋弛緩法、リラクセーション法等も積極的に実施し、心身ともに整った状態や体調の変化を患者自身が実感することで、治療のベースにしようとする。患者のさまざまな訴え、特殊な技法を希望する患者のニーズを理解し必要な関わりを考えるため、心理師はさらに療法、技法を身につけて選択肢を増やしていかねばならないと感じている。

　心理療法以外にも当院では心理教育的な特徴と心理療法の特徴を併せもつ子育てプログラムを実施している。「安心感の輪」子育てプログラムは親と赤ちゃんの関係性を育てる視点に注目し、アタッチメントに焦点づけた親子関係支援である。アタッチメントの質の改善に必要な、養育者側の能力向上に焦点づけたプログラムとなっている[2]。また、母親教室などでは個別対応ではなく、幅広い妊産婦を対象に予防的関わりとして産後のメンタルヘルスについての心理教育も行う。妊産褥婦のメンタルヘルスについて理解を深める活動は今後も非常に大切であると感じている。子どもへの愛着形成が難しいケースもあり、妊産婦の精神疾患の有無にかかわらず、安心して子育てで

きる環境、養育者が程よい愛情を示し子どもと生活できる状態を整える支援が必要である。心理師は、出産前後の親子が支えられているという安心感をもてるように、親子の関係が育つ環境を整えることへ機能できる。

4）家族への関わりをしてほしい

　当院では家族という集団を対象にした心理療法は行っていない。家族療法は複数のスタッフで関わることが多く、当院の現状では人員的にも難しい。ただ産婦人科の臨床場面で取り扱う話題は夫婦間や子育ての葛藤も多く、「心理師から直接家族に伝えてほしい」、「心理師に家族に関わってもらい何とかしてほしい」という患者の要望は多くあるのだろうと推測する。心理師は普段から患者背景にある家族全体を視野に入れて話を伺っている。家族の抱える苦労や不安についても想像し家族の思いを汲み取りながら話を聴いている。ただ心理師が関わっている対象は患者であり、基本的には家族へ関わってほしいと要望がある場合は、患者の了解を得て、担当医師の診察へ家族に一緒に入っていただくようにしている。家族からみた患者の情報は重要である。さらに、家族に治療の希望、心理師介入の必要があれば、他の心理師を家族へ紹介するという形になる。それでも患者のことで家族が心理師との面接を強く望む場合は、患者の意向を確かめ心理師が家族の話を直接伺うことが実際にはある。心理師は、"患者は心理師への依存が強いのではないか"、"患者自身の問題や不安を避けているのではないか"、"患者と家族の関係性は"等ということを念頭に置きながら、家族がどんなことに困っているのかを聴いて、家族の思いを受け止める。家族からの情報を患者と家族の関係性を大局的に分析、理解することに役立てる。臨床の場においては、状況に即してバランスをとりながら、臨床判断をしていくことが求められる。

5）不安、抑うつ、焦燥感、意欲低下など精神神経症状や人格的問題が強い場合に心理師の関わりを希望

　心理師は医師のように精神医学的な診断を行い、投薬を行うことはできない。心理師は心理的な評価や支援を行うのが基本である。もちろん、心理、精神的症状について学んでおり、患者との面接等で、鬱病、パニック障害等の精神症状について情報を収集して患者の病態像について検討はできる。例えば当院では、産後の健診時にEPDS（エジンバラ産後うつ病自己評価票）

V 心身症の診断

を実施し、9点以上の高得点者に心理師が褥婦から話を伺うスクリーニングシステムになっている[3]。高得点だからといってうつ状態であるとは限らないが、産後体調不良、育児への適応不良など何らかの形で支援が必要かもしれない褥婦である。高得点者は、子育てを担う役割の変化など、ストレスフルな状況にある中、それまでの人生の経験やその方のパーソナリティなどさまざまな要素も入り組んで、症状や状態を呈していると言ってよい。心理師は複雑な精神症状を評価し、今その方に何が必要かを心理師の立場から検討し、担当医に伝え、必要であれば治療につなげる役割をとっている。健診後も精神面での継続治療が必要な場合、EPDS高得点褥婦に心理師が継続的に面接を行うこともある。最近では産後の育児適応の難しさに、褥婦の発達特性上の特徴が関係している症例を経験することが多く、発達特性の評価も重要である。当院では発達検査や知能検査は実施していないが、褥婦の特性を理解することで育児中にどんな問題、困難が起こる可能性があるか予測を立て、事前に対策を検討することができる。また、婦人科領域においても、患者は何らかの葛藤を抱え、ストレスが強い状況下にあることが多い。その葛藤は、職場環境、経済的問題、夫婦間の課題、家族の問題など幅広い。精神症状とその背景にある環境要因、その方のパーソナリティなどを把握、評価し治療につなげることは、今後も産婦人科において心理師に求められる役割である。

6) 気軽に心理師に相談できるシステムがあったら良い

当院では、心理師介入時のきちんとした依頼システムがあるわけではないが、小規模な医院であるため、普段から他スタッフと交流の機会がある。助産師から妊産婦の経過をみていく段階で、心理師面接が必要なのではと相談を受けて患者に関わる（主治医の判断をもらって）こともある。心理師の必要性を認識してもらえているようで非常にありがたい。心理師の特性、役割を理解してもらい必要だと思ってもらえるよう、心理師は何ができてどんなことを提供できるか、他スタッフが心理師に何を求めているかを話し合うことが大切であると日々感じている。当院は産科婦人科であり、看護職員が精神科看護を詳しく学んでいるわけではない。だが、現状では精神的ハイリスクを背負っている妊婦は増加し、対応が難しいケースもある。若年での出産など社会的ハイリスク妊産婦は、社会資源の利用につなぐことも重要である。心理師からの見立てが他スタッフの患者理解につながったり、心理師との関係が土台と

なり行政などとの連携、相談先を広げていくことに役立つ場合もある。

3. 女性の自己実現〜産婦人科での心理師の関わりを考える〜

　今回、心理師に期待する役割を振り返ることで、女性のみを対象にしている産婦人科においても、心理師は総合病院と同様の役割を担っていることがわかった。一方で、特殊な技法をしてほしいという希望に関して当院の心理師はさらに積極的に検討していく必要があると感じた。医療の場にはさまざまな病態、訴えの患者が受診し、心理師が自分の得意とする技法、分野のみで対応していくことには限界があるからだ。

　人はそれぞれ発達していく過程で、これまで身につけてきた役割を変化させ、ライフサイクルにおける課題を乗り越えていく。例えば、学校への登校や受験勉強でつまずいたことが自分のことを考えるきっかけになる人もいれば、身につけてきた役割をまた変化させ、自分の状況を受け容れていかねばならない老年期に、自身のアイデンティティーの問題に直面することもある。人生のどの時期であっても自分自身の課題に向き合うことは可能である。女性の場合は、月経の開始、妊娠、出産、育児に伴う時期、更年期などに心理社会的な状況変化、役割変化やホルモンの変化を経験して婦人科に関連する心療内科を受診することが多い。各時期の課題を支援することで症状が軽減したり、回復することもある。特に育児期間は自分が親から育てられた体験が自分の子育てに無意識的にも影響することがあり、疾患だけでなく、その人全体に関わり、その方の生きてきたストーリーに寄り添いながら、患者が主体的に話し自身の体験を客観的に見つめる場が必要である。そんな心理療法は患者にとって大変労力のいる作業なので心理師との良い関係性の基盤が重要である。育児期に限らず、安心できる保護された空間で、自分の感情を言葉で表現し、自身の課題を受け入れていくことで、人は主体的に生きて、自己を尊重していくことができる。

　2019 年に国家資格である公認心理師が誕生し、今後、心理師への信頼、診療報酬の加算の対象が増す可能性がある。これまで心理師として積み重ねてきた経験をベースに、変化していく状況に私たち心理師も適応していかなければならないと感じている。

文献

1）郷久絵里香、長谷川有子、志賀満江、他：総合病院において心理士に期待される役割 - 患者、看護職へのアンケート結果から -．総合病院精神医学　14：23-30 , 2002

2）北川恵：養育者支援 - サークル・オブ・セキュリティ・プログラムの実践．数井みゆき編：アタッチメントの実践と応用　医療・福祉・教育・司法現場からの報告．誠信書房　23 − 43, 2015

3）岡野禎治　他：　日本語版エジンバラ産後うつ病自己評価表（EPDS）の信頼性と妥当性．精神科診断学 7：525-533，1996

Chapter 3 各種心理テストの概要

1. 心理テストの種類

　当院において女性心身症の患者が来院したときには、身体面に加えて精神状態も把握するため心理テストを実施しアセスメントを行う。一般的に、心理テストの種類は、知能テスト、発達テスト、人格などがある。当院で使用されているテストは、精神症状を評価するものである。テストの種類は、その実施方法の違いによって個人式と集団式に分けられる。また、測定法の違いによって、質問紙法、投影法、作業法の3種類に分類される[1]。

　当院で心理テストを実施する流れは、初診で来院した心身症患者に対しての質問紙法である CMI 健康調査票（Cornell Medical Index-health questionnaire）[2] を実施する。さらに主訴によって東邦大式 SRQ-D（Self-Rating Questionnaire for Depression）[1] やクッパーマン更年期障害指数 KKSI（Kupperman Kohnennki Shohgai Index）[3] を実施する。再来時には、初診時に実施した SRQ-D もしくは KKSI の質問紙を継続的に行い、状態の経過を把握する。

　より詳しくアセスメントを必要とする患者に対しては、複数のテストを組み合わせて心理テストを実施する（テストバッテリー）。テストバッテリーでは、質問紙法と投影法を組み合わせて行うことが多いが、質問紙では患者の意識的な側面を測定し、投影法では曖昧な視覚的・言語的刺激を与え、それに対する連想や自由な反応から無意識的な側面を測定するため、患者の心理を多面的に捉えることができる。質問紙法ではうつ病評価尺度である SDS や不安評価尺度である STAI や MAS、自我状態や特性を把握するためにエゴグラム[4] を実施する。投影法では、バウムテスト、文章完成法テスト・PF スタディ（絵画欲求不満検査）・ロールシャッハテスト、風景構成法などがある。

　今回は当院で主に使用される四つのテスト（質問紙法）について以下、紹介する。

2. 当院での心理テスト

1）CMI健康調査票（Cornell Medical Index-health questionnaire）

コーネル大学のBrodman, ErdmannおよびWolffら（1955）によって、患者の精神面と身体面の両方にわたる自覚症状を調査する目的で作成された。

CMIの質問項目は身体的項目と精神的項目の二つに大別される。各身体器官別の質問（A~L）144項目と、情緒面の質問（M~R）51項目により構成され、はい・いいえで回答させる。所要時間は20分。

深見によって作成された神経症判別図（図V-3-1）により、神経症傾向の評価（領域Ⅰ~Ⅳ）が可能である。これは、C（心臓脈管系）、I（疲労度）、J（疾病に対する関心）の各項目における身体的訴えと、M（不適応）、N（抑うつ）、O（不安）、P（過敏）、Q（怒り）、R（緊張）の各項目における精神的訴え総数とにおいて、不安障害群と心理的正常群を領域に当てはめた。領域Ⅰは正常、Ⅱは準正常、Ⅲは準神経症、Ⅳは神経症の領域として判断する。ただし、領域Ⅰ、Ⅱであったとしても、精神症状項目Q162の希死念慮に「はい」と回答していれば、面接時に確認する必要がある。

また、特定の精神的自覚項目が決められている。Q158,161,168,170,171,180,193,194の9項目に「はい」と回答していた場合、該当する項目をチェックすることで抑うつ不安障害やうつ病を診断するときの目安となる。入院歴（本人・家族）、不安障害既往歴がある場合、不安障害判定基準で領域がⅠ、Ⅱであっても注意が必要である。強迫観念や恐怖症についてもスクリーニングが可能である。

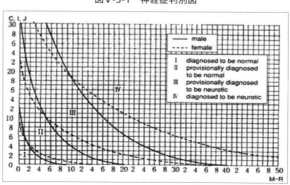

図V-3-1　神経症判別図

2）東邦大式 SRQ-D（Self-Rating Questionnaire for Depression）

　阿部達夫、筒井末春によって 1972 年に内科領域における軽症うつ、いわゆる仮面うつ病の発見を容易にするために作成された抑うつ評定法である。質問紙は、身体症状 6 項目・精神症状 6 項目・うつとは無関係 6 項目の 18 項目で構成されている。各質問に対して、「はい」「いいえ」で回答させ、「はい」の場合は「ときどき」「しばしば」「つねに」のいずれかに回答させる。採点は、うつ状態に無関係な質問項目は加算せず、最低得点 0 点、最高得点 36 点となる。判定基準は、10 点以下は問題なし、11 〜 15 点は境界域、16 点以上は仮面うつ状態の疑いありと判定する。

　この質問紙は、一般診療科でうつ状態を伴う身体的愁訴を主訴として訪れる患者に適している。他のうつ病を測定する心理検査と比較し、精神症状に関する質問が淡白で違和感が少ない。ただし、自律神経失調症や神経症においても高値を示すため、スコアの高低からうつ病と鑑別することは困難である。鑑別には性格診断など詳細な診察が必要となる。

3）クッパーマン更年期障害指数 ,KKSI
（Kupperman Kohnennki Shohgai Index）

　H.S.Kupperman らによって作成された。更年期障害に対する治療効果を判定するための質問紙である。治療前の算定によって、その重症度を判定することは主要な目的ではない。したがって、治療開始直前の KKSI に対して、治療開始後 2-6 週間程度の間隔で複数回査定した KKSI を時系列的に比較し、その治療法の効果を判定する。

　質問紙は 17 項目からなり、1. 血管運動神経障害様症状、2. 知覚異常、3. 不眠、4. 神経質、5. ゆううつ、6. めまい、7. 倦怠・疲労、8. 関節痛・筋肉痛、9. 頭痛、10. 動悸、11. 蟻走感の症状群で構成されている。症状の重症度の強さによって「なし」「弱」「中」「強」で回答させる。この検査は、種々の症状を示す更年期障害全体の重症度を数字で表現するものであるが、血管運動神経障害様症状、不眠症状群、神経質症状群、憂うつ症状、動悸症状などの重症度を相互に比較することによって、ある程度の更年期障害の型を測定することが可能である。さらに、治療の経過中に本指数を治療開始前と比較することによって、更年期障害症状全体、あるいは特定の症状群の重症度の変化を容易に知ることができる。

4）エゴグラム（TEG：東大式エゴグラム）

　エゴグラムは、精神科医 Eric Berne が創始した交流分析理論に基づいて、John M. Dusay により考案された質問紙である。このテストは、自我状態のエネルギー量を五つのグラフで表した人格プロフィールであり、性格特性と行動パターンを検査するものである。人は、三つの自我状態を必ずもっている。一つは P（parent）であり、親や親の役割から取り入れた、行動・感情・思考である。二つ目は A（Adult）であり、今ここでの出来事や物事に対する、理性的な行動・感情・思考である。三つ目は、C（Child）であり、自分が子どものときと同じ、行動・感情・思考である。エゴグラムでは、そこからさらに五つの尺度に区分される（表V-3-1）。

　このテストは、性格の善し悪しを測るものではない。五つの自我状態を表す尺度の得点が平均点より極端に偏っていても、それぞれの尺度の見方により、長所・短所と捉えることで、自分の性格特性、行動パターンを理解することに役立つ。さらに自分の特徴を知ることで、自分の行動パターンを変えることも可能である。自分がどの自我状態をよく使っているか、どの自我状態を使っていないかがグラフを作成することで視覚化され、把握しやすい。例えば、次の図V-3-2のようなプロフィールを読み解くと、このプロフィールは、「A 優位型」である。長所は、理論的で知的、計画的な行動が多い点であり、短所は、理屈っぽい、冷たい印象を他者に与えやすい点である。こ

表V-3-1　エゴグラムの五つの自我状態

3つの自我状態	5つの自我状態		得点が高い	得点が低い
P(parent)	CP(Critical Parent)	批判的親	責任感が強い。秩序を守る。/権威的。支配的。頑固。	友好的。/ルーズでいい加減。
	NP(Nurturing Parent)	養育的親	思いやりがある。親切/人を甘やかす。お節介。	淡泊/思いやりがない。
A(Adult)	A(Adult)	成人・大人	現実的、冷静沈着で効率的。/冷たい。ユーモアに欠ける。	お人好し/計画性に欠ける。
C(Child)	FC(Free Child)	自由な子ども	自由奔放で好奇心旺盛/自己中心的でわがまま。	おとなしく控えめ/面白みがない。
	AC(adapted Child)	順応した子ども	協調性があり、素直/依存的。	マイペース/自分勝手

図V-3-2　エゴグラムプロフィールの例

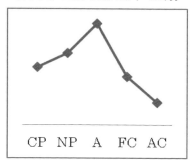

のプロフィールをもとに、自分の行動パターンを変えることも変えないでいることも、自分の特徴を生かすことも、自分で選ぶことができる。

文献

1） 浅井昌弘ら：II精神神経症状の客観的評価、簡易診断用質問票、精神科臨床検査法マニュアル、臨床精神医学、国際医書出版、12月増刊号、pp108-109、1996
2） 金久卓也・深町健・野添新一：日本版コーネル・メディカル・インデックス改訂増補版、三京房、2001
3） 安部徹良　森塚威次郎：KKSIクッパーマン更年期障害指数(安部変法)使用手引、三京房、1996
4） 東京大学医学部心療内科TEG研究会：新版TEG3マニュアル（松原達哉編）、金子書房、2013

Ｖ 心身症の診断

| Chapter 4 | 社会現象と心身症 |

1. 最近の社会現象

　令和の時代に入ってから、人々の心に強い衝撃を与えたり、生活様式を大きく変化させるような出来事が相次いで起こっている。世間を揺るがすような事件や、自然災害、社会的な変化は、少なからず人々の心に不安やストレスを与え、健康面にも影響を及ぼす。

　2018 年 9 月の北海道胆振東部地震後には、婦人科外来で月経不順、月経前症候群、不眠を訴える患者が急増した。その患者の多くは、地震体験への恐怖を強く感じていた。特に地震が真夜中に発生したことや、地震により大規模で長時間に渡る停電に見舞われたことから、夜が怖いと訴える患者が多かった。

　新型コロナウイルス感染症は、2019 年末に中国で確認され、2020 年 1 月に入り国内で初めて感染者が確認された。2 月から 3 月にかけて国内及び世界で急速に感染が拡大し、人々に不安が広がっていく中で、「緊急事態宣言」が発令され、外出自粛やテレワークの普及、マスクや手洗いの徹底など、行動制限や生活様式の大幅な変換を余儀なくされた。

　こうした中で 2020 年 4 月頃から、更年期症状や不安・気分の落ち込みを訴える患者が次第に増えてきた。その背景には、感染症そのものに対する健康上の不安の他に、経済的な不安、学校の休校や在宅ワークによる家庭内ストレスの増加が関与していると思われた。

　注目すべきは、不調を訴えて来院する患者のほとんどは、こうした社会的因子が身体的あるいは精神的症状に関与している可能性には露ほども気付いておらず、面接の中で初めて認知に至ったことである。恐らくは、地震被害や新型コロナウイルス感染症蔓延における不安や不自由さ・ストレスを「だれもが皆享受し乗り越えていくべき問題。自分だけが特別な被害者なわけではない」と、受難を受け入れ耐え忍ぼうと努めた結果ではないかと考える。ここで著者の経験した症例からいくつか紹介する。

2. 症例

症例1：40代　女性　2妊2産　月経歴：28〜30日周期

　卵巣腫瘍の定期検診で大学病院に通院している。以前から月経前に軽度のめまいがあったが、X年9月頃より、月経前のめまいが強まるようになったことを、11月の定期検診時に話された。めまいは揺れているような感じが強く突然起こる。夜も最近眠りづらいとのことだった。「地震のような感じですか」と問うと、「そうですね、あの地震の後から、ふとしたときに揺れているような感じがするんですよね。」という。「あの地震は大変でしたね。」「本当に大変でした。停電もなかなか戻らなくて。夫が単身赴任で、私が子ども二人を守らなくちゃいけなくて、あのような地震がまた起こったらと思うと・・・」　地震の体験による強いストレス、また大きな地震が起こったらどうしようという思いから、もとより月経前に認められていた浮動性のめまいの症状が増強したと考えられた。強い不安や抑うつ気分は明らかではないが、自分が幼い子どもを守らねばならない、地震に備えなければという緊張感をもっていた。苓桂朮甘湯を処方したところ、月経前の浮動感が軽減、気持ち的にも楽になったと話された。

　次に新型コロナウイルス感染症に関連した症例を紹介する。

症例2：40代、女性　0妊　主訴：不眠、食欲不振、動悸、息苦しさ　既往歴：特記事項なし　生活歴：未婚・独居。職業：地下鉄駅の清掃業

　X年6月頃より、不眠・食欲不振が出現。朝、出勤時に動悸・息苦しさが出るようになり、仕事に行けなくなった。内科を受診したが、諸検査で異常は認められなかった。

　患者自ら更年期症状を疑い、婦人科を受診した。新型コロナウイルス感染拡大・緊急事態宣言期間中も、地下鉄駅構内や地下鉄車内の清掃にあたっており、毎日不特定多数の人間と接触することに恐怖を感じながら通勤していた。

　明日の仕事のことを考えると眠れなくなり、家から出るのも辛くなった。気分が落ち込み、胸や喉のあたりが詰まったように苦しく、食欲もない。

　コロナ禍での出勤に伴う不安・ストレスからの症状と考え、不安不眠・神経衰弱状態、喉つまり感に対し、半夏厚朴湯を開始。相談し、仕事は休職することにした。不眠と抑うつ気分に対してミルタザピンも開始したが、嘔気などの副作用

が強く中止した。寝る前にテレビニュースやスマートフォンを見る習慣をやめるように指導した。

その後、不安症状・動悸は軽快傾向。

症例3：30代　女性　1妊1産　主訴：2か月間持続する微熱、生活歴：離婚歴あり　子どもと二人暮らし　職業：会社員・受付業務

　X年7月下旬より、微熱・感冒症状が出現。職場より症状が改善するまで出勤停止を言い渡された。上気道症状はすぐに治まりCOVID-19 PCR検査を受け陰性が確認されたが、微熱が続くため、出勤できないでいる。膠原病内科や甲状腺内科などで精密検査を受けるも異常は認められなかった。月経不順も認められるようになり内科医からの勧めで9月に婦人科外来受診。

　診察室に呼び入れた際には「困っているのは微熱と月経不順だけ。微熱はあるけど体調に悪くない。婦人科にきても解決しないとは思うけど勧められたから」と淡々と話された。婦人科的診察では特に異常所見を認めなかった。

　「微熱が続いたら仕事に行けないのが困るんですね」と確認すると「そうです、原因不明の微熱が治らなくて、仕事に行けないから困っているんです」と話を切り出された。7月下旬の微熱出現時は近医内科を受診するも、新型コロナウイルス感染の可能性は低いとされ、PCR検査を受けさせてもらえなかった。しかし職場からは検査で陰性が証明されないと出勤させられないといわれて非常に困った。

　8月中旬以降にやっとPCR検査を受けることができ、陰性の判定だったが、今度は微熱が治らないため出勤できない状況が続いている。「仕事に行けないと困るのですね」と問うたところ、今年離婚しシングルマザーとなったところに、新型コロナウイルスが流行し始めた。小学生の子どもがおり、今後の生活に不安を抱えていること、微熱が下がらないと仕事に行けないから、毎日1日に何度も体温を測り続けていることを話された。微熱が続く要因が、仕事に行けないストレス・経済的不安にある可能性を示唆すると、「実は自分もそんな気がしていた。」とつぶやかれた。

　柴胡剤など漢方療法を提案したが希望されず、心理面接を希望され、2週間後の来院予約とした。しかし再診時には微熱は改善しており、遅れていた月経も来たとのこと。「微熱が続くことが本当にストレスだったと思う。これだけ続く微熱の原因になにか重大な病気があるんじゃないかと思ってしまって、今後の生活のことを考えるとかなり不安だったと思う」と晴れやかに話された。近々仕事復帰

予定であり、再診希望なく終診となった。自分のストレスを認識し、微熱という身体症状の要因がストレスにあったことを自覚できたことで、即座に症状改善につながった症例と考えられた。

3. 考察

　地震大国といわれるわが国では、年間何件もの地震が各地で起きている。その他に台風、大雨、大雪などといった自然災害による被害は毎年のようにどこかで起こっており、人々の日常を一変させてしまう。災害後に次第に生活が元通りとなり、恐怖や不安を強く感じる時期を脱しても、自覚できないくらいのストレスや緊張が持続し次第に心身の不調が出現し得る。東日本大震災、熊本地震を経て、被災者の災害関連ストレス・喪失体験から起こる心身の不調、対する心身医療的な介入の必要性が注目されている。「地震後めまい」についても、国内でさまざまな報告がある。

　症例の患者が経験した胆振東部地震では、地震発生が深夜であったこと、大規模停電が発生し復旧までに時間を要したことで、揺れが比較的強くなかった地域においても、多くの人々が経験したことのない不自由で非日常的な生活を強いられ、不安な時間を過ごした。災害による直接的なダメージが強くなくても、災害後の持続的なストレスが次第に心身に影響を及ぼすことがあり、注意を要する。北海道は2022年2月初旬に災害級の大雪に見舞われたが、繰り返される大雪と、終わりの見えない毎日の除雪作業に、肉体的な疲労以上に精神的な落ち込みやいら立ちが強まる患者が続出した。

　新型コロナウイルス感染症の流行は、世間に数多のストレス要因をもたらした。「未知の感染症」に対する恐怖から始まり、外出自粛や集会自粛などの行動制限、マスク生活、学校生活・働き方の制限や変化、感染者あるいは濃厚接触者の隔離など、ストレス要因となり得る事項を挙げればきりがない。夫の在宅ワーク、子どもの学校の休校などで家族と家にいる時間が増えたことで昼食作りなどの家事の負担が増え、夫や子どもにイライラするようになり、そうした時期に一致して更年期症状の増強や月経前症候群の増悪を訴える患者はかなり多かった。

　また、学校や職場で、1日に複数回の体温測定や「健康観察記録」を命じられるようになったことで、人々は自分に「感染を疑うような症状がないか」、

自分の体調の変化をこれまで以上に常に気にかけねばならない時代となった。感染そのものへの恐怖や、感染によって周囲に迷惑をかけるのではないかという心配から、些細な体調の変化を注意深く探し、異変が見つかったり持続したりすれば「コロナの症状や前兆ではないか」と「必要以上に」不安になってしまう。

　自ら「愁訴」を探し、その不調に対する不安が症状を増悪させたり新たな症状を生み出すという悪循環に陥っているケースが散見されている。先に挙げた症例のように、自分のストレスや不安を自覚していなかったり、あるいは自覚があっても、ストレスと体調の関連性を認識していない患者は多い。またもともとの特性や、自分を取り巻く環境、経済状況などが大いに関係してくる。むやみやたらと社会現象や災害と患者の症状を関連していると結論づけるのも危険であるが、そうした社会現象との関連に注意を払いながら、問診することが重要と考える。

VI部 産婦人科領域における心身症の治療

Chapter 1 各種治療法に対する考察

1. 面接の基本技術と各種治療法の位置付け

　戦争に実際に行かなくても、戦争に行って深く心に傷ついている病人の心理療法ができなくてはいけない。結婚していなくても、分娩の経験がなくても、更年期や老人ではなくても十分な治療をしなくてはならない。そのためにはすべての心理療法に必須な相手に共感する態度がまず基本として必要である。相手の立場で、相手の気持ちになって、ただただ、じっと聴く、傾聴する技術が備わっていなくてはいけない。そうしないと相手の無意識のレベルを引き出すことはできない。

　さて、心身症の治療法は現在のところ、非常に多数のものがある。しかしながら、これらはお互いに関連したものであり、結局は、手段が少しずつ異なっているのみで同じことを目指しているものである。

　池見によると多数ある治療法を大きく分類すると三つになるという[1-3]。自律訓練法や絶食療法などの自律的療法は体から心に働きかけるもので、座禅やヨーガと同様なので東洋的なものであり、精神分析、カウンセリングや交流分析などは心から心に働きかけるもので西洋的なものである。もう一つは条件付けのような学習理論によるもので、行動療法、バイオフィードバック療法などである。これはゆがんだ条件付けを矯正するために子どもに対する躾と共通している。

　これらの三つの治療法が、心身医学的治療法にとって必要不可欠のものであることは、仏教をみると面白いと池見はいう。仏教者の修練においては三つの大切な要素がある。それは「戒定慧−かいじょうえ」といって、「かい」は行動を律すること、「じょう」は瞑想すること、「え」は真の智慧を学ぶことである。

　これらはそれぞれ精神分析、自律的療法、行動療法に置き換えることができるというのである。しかし、これらの治療のどれでなくてはいけないということはなく、それぞれの治療法を追究していくと、最終的には同様のゴールを目指し、同様のところに到達するものと考えられる。

　ここまで、産婦人科における疾患や分娩を通じて、さまざまなライフスタ

イルをみてきた。産婦人科全体（医療全体）にライフスタイルを考慮した診療が大切であることを理解いただけたと思う。また、さまざまな症状が出現するうえで、ホルモンや自律神経や免疫機構が重要な役目をしていることも理解できたと思う。これらのバランスを調節しているところは、図VI-1-1に示したように間脳視床下部にある。一方、ストレスを受けたときに最初に対応する部分は大脳の新皮質である。

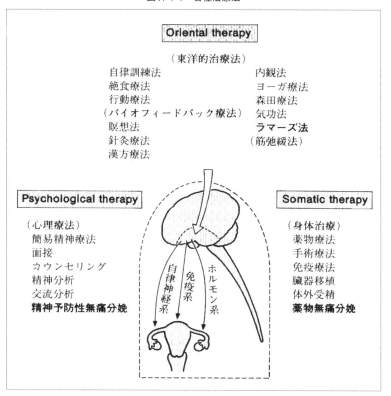

図VI-1-1　各種治療法

人間の社会生活はストレスが多く、ともすれば、新皮質は間脳視床下部を抑圧しやすくなっている。したがって、逆に新皮質を抑圧して、間脳視床下部を解放すると健康に良いという機序は理解される。座禅やヨガは、この機序に合っているといわれる。すなわち、不健康な状態の新皮質を抑えて、悩みや不安のない状態、無の境地をつくりだしている。これと同じ状態は、ス

ポーツや趣味に没頭しているときにもつくられる。お教をあげたり、賛美歌を歌ったりしているときにも無の境地となることがある。

　私どもが、治療手段として用いているものにも、この機序を応用したものが多数ある。例えば、大きく深呼吸して楽になりましょう（腹式呼吸）、そんなに手足に力を入れないで、腕や肩に力が入っていますよ（ジェイコブソンの漸進的弛緩法）、目を閉じて手や足の方へさりげなく注意を向けて重感や温感を感じていく方法（自律訓練法）やポリグラフに脳波や筋電図や皮膚の発汗や温度などの測定器を接続して、身体のリラックスの方向へフィードバック訓練する方法や、長期（10〜14日間）の完全絶食により大脳皮質の血流量を減少させてしまう方法（絶食療法）などであり、私どもはこれらを取捨選択して治療に応用して、実際に多大な効果をあげているのである。

　そしてこのような間脳、視床下部の解放のみにはとどまらず、最後に到達する、あるいは目指すべき治療の最終的なゴールは、交流分析でいう"I am OK, You are OK."、内観法での感謝報恩の気持ち、ターミナルケアでの生かされているこの一瞬のありがたさ、自然や宇宙との一体感を、心ではなく、からだ（無意識のレベル）で了解することであろう。

2．各種治療法の実際

　各種治療法の頻度は、II部「心身医学」に示した**表II-2-13**、**図II-2-10**の通りである。しかし、すべての治療に、リラックスと共感、共鳴を伴った面接が基本であるが、併用も含め面接法が主体の治療は4分の1の3,370例(25.3%)であった。

　漢方薬は4分の3を占めて9,812例(73.5%)であり、漢方の自然治癒力の向上と治療関係の継続強化にも期待が持てるため非常に多く投与されるようになってきている。

　向精神薬は、4割程度の5,076例(38.0%)、ホルモン療法も2割程度の2,874例(21.5%)に投与されている。心身症の治療として重要視されている自律訓練法432例(3.2%)、交流分析68例(0.5%)、絶食療法40例(0.3%)、ヨーガ療法12例(0.1)などの各種の治療はほんの数パーセントにしか行われていないが、重症または必要な症例には積極的に用いられる。鍼治療189例(1.4%)も実際にはもっと多数に行われているが、同時の保険診療ができ

ないのでサービスとして行われ、カルテに記載されていない。

　病型分類別の治療頻度は**表Ⅱ-2-14**、**図Ⅱ-2-11**のように、漢方薬投与は身体病型が85.9%と多いが、他の病型のも70%と多く投与されている。面接主体はやはり心身症型に多く、抗不安薬や抗うつ薬はうつ病型、神経症型に多く、ホルモン療法はどの病型にも同様に投与されている。

文献

1）池見酉次郎：自己分析－心身医学からみた人間形成，講談社，東京，1968
2）池見酉次郎：催眠－心の平安への医学，日本放送出版協会，東京，1967
3）池見酉次郎：心療内科学－心身医学的療法の統合と実践，医歯薬出版，東京，1980

Chapter 2 治療的自己とスピリチュアリティ

　二人の治療者が同じ投薬治療をしても、予後が異なることから、治療者自身が持っている効果をワトキンスが therapuetic self「治療的自己」と名付けた[1]。一方、人はすべてがその人それぞれの spirituality「霊性、生きがい」を持って生きている。

　以下に症例からそれらを分析して、解説を試みることとする。

1. 在宅死と病院死の症例

　古い話で恐縮だがプライバシーや倫理的にも問題はないと思い、著者が26歳のときに経験した2症例を報告し、死に方について考えたい。

症例1：68歳　男性　漁師　脳出血

　日中突然、倒れて意識なく往診依頼あり、インターンの演者と指導医の町立病院院長と看護師および運転手兼事務員の男性と四人で行く。血圧180/120、心拍不整、呼吸はいびきをかき、意識無く呼んでも反応なく、院長は脳出血と診断。このまま経過をみるが1週間位しかもたないので親族を呼ぶようにと話す。

　翌日から著者一人で担当するようにいわれ、毎日往診に看護師と通う。真冬で海岸沿いの道路を病院車、途中から馬そりが迎えに来る。行く度に家族が増え都市から子や孫たちが来て20人近くになった。導尿も点滴もせず、只、血圧を計って脈をみてビタカンファーを筋注して帰るのみだったが、家族がからだを拭き下の世話ばかりか髭まで剃って、今日は呼んだら動いたとか言って皆でいたわっていた。

　日に日に弱って行き七日目にチェーンストークス呼吸になって往診、呼吸停止、心臓停止、瞳孔開大を確認して、「ご臨終です」と言ったところ、家族みんなに「ありがとうございました」と著者のような若い医者にもかかわらず心から感謝され、温かいお湯の入った洗面器に白い手ぬぐいを出していただいて、気持ちよく帰ってきた。

症例2：60歳　主婦　産3妊4　子宮頚癌Ⅳ期

　8か月前に他院にて癌と診断され入院、化学療法、ラジウム放射線療法後に広

汎手術予定で臨んだが試験開腹に終わる。6か月前にリニヤック放射線療法（27回）施行、4か月前よりペプレオ、シスプラチンの化学療法2クール。3か月前よりイレウス症状、2か月前より右無機能腎臓、左も水腎症、1か月前より経皮腎カテーテルおよび人工肛門造設術施行、痛みはモルヒネでコントロールされていた。著者のような1年目の医師は毎日の回診の他に夜の回診が義務となっていたがとても苦痛であった。

　いつも「先生、私すごく悪いんでしょ、あと何日もつの」と聞いてくる。そのたびに効果のあるはずのない治療の説明と励ますことしかできず、逃げるように帰ってきていた。しかし、あるときふと気づいた。宇宙の時間でみれば生きている時間の何と短いことか、この患者さんと自分は同じときを過ごしているという感謝と同時に、すぐ後に自分も死ぬのだから少しだけ先に行ってて下さい。そう思えてからは患者さんのところへ行くのは怖くなくなり、患者さんからもいろいろな人生経験を教えてもらえるようになった。

　この患者の最後は心停止の状態になり先輩の医師と一緒に家族を全部部屋の外に出して、心マッサージや人工呼吸や心臓にエフェドリンを直注し自分たちとしては最後まで最善をつくしたつもりになって、外で待っている家族に「ご臨終です」と伝えた。

　症例1のごとく自宅ですべての家族に看取られながらあたたかくお別れする方が医療者側の負担が少なく気持ちの後味も良い。それに比べ症例2は治療経過自体も非常に攻撃的で、医療者の負担も極端に大きくいかにも敗戦闘志のようで後味も悪いものだった。

　この症例2では、前半は治療的自己が発揮できていないが、後半は治療的自己が発揮できている。症例1では家族共々、スピリチュアリティは満足できているが、症例2でのスピリチュアリティは満足できているとはいえない。

2. 外陰痛、月経痛の症例

症例3：60歳　主婦　外陰痛

　10年前に夫と死に別れてから、外陰痛の症状が強く、複数の産婦人科、心療内科、精神科にかかっても改善せず、当院に初診する。痛みに対応する器質的な所見はないのに、とにかく痛いことと、前医たちの悪口ばかり言っている。とりあえず、

ちょっと私と一緒にリラックス法をやりましょうと自律津訓練法を無理矢理行ったところ少し穏やかになり、自律訓練法をしている最中は少し痛みが軽減していたと言い、同時に著者もいらいらしていた自分に気がつき気持ちが落ち着いて治療関係ができた。

このような症例に関して、中井先生はとりあえずは「患者さんの息づかいに自分の息づかいを合わせる」といっている。これはとても難しいことで、すごいことであるが、今回、著者が自律訓練法から入って治療関係ができたのと同じ事で、身心（からだとこころ）が一体となって治療的自己を発揮していることになる。交流分析でいうと、診察所見や治療法をいくら説明しても「はい、でも。はい、でも」を続けることになり、「やっぱり、私を治せないでしょう」という脚本に乗ってしまうことになる。

萎縮性腟炎に対するホルモン療法は婦人科的には一般的であるが、すでに何度も行われており効果がないというのでホルモン薬は投与しなかった。SSRIや三環系抗うつ薬やスルピリドのような抗うつ薬も有効な例が多いが、本例は抗不安薬を含めてすべて無効であったというので投与できなかった。漢方薬も、さまざまな駆瘀血剤や局所に関連する八味地黄丸、竜胆瀉肝湯などはすでに他院で効果が無かったと言うが、治療関係をつなぐためにも役立つのと、いかりの感情がみられるので黄連解毒湯を処方した。

注意集中の観点から、肛門痛や便意頻回例の「ほんの少しの便でも直腸に来るとわかってしまい外出できなくなった症例」で注意集中を説明したり、森田療法的な説明も役に立つことから、「痛いままで、やれることはやっていくこと」を治療の過程では提案したりもした。来院のたびに自律訓練法を一緒に行い、その後、面接を重ねると亡くなった夫や子ども（長男）への怒り、一人住まいの寂しさ、孤独感などを話してくれるようになり、次第に痛みも軽減していき、半年ほどで軽快に至った症例である。

症例4：40歳　主婦　月経痛

午後7時を過ぎた診療時間最後の患者で、朝から月経痛が強いのを夫が会社から帰るのを待ってやっと連れて来てもらったという。超音波にて異常所見がないことを説明しても納得せず、子宮外妊娠もあるのではないかというので妊娠反応をみるため採尿を促したところ、トイレの壁に尿を投げつけて会計もせずに帰ってしまった症例である。

この症例のように治療関係が、まったくうまくいかなくなる例は、気がつかくか気付かないかは別にしてよくあることである。朝から痛いのになぜもっと早く来ないで、診療時間ぎりぎりにくるのかとか、従業員のためにも早く診療を終わらせなくてはなど、治療者側からの事情があると、表立っては言わなくても態度や顔に出るものである。このような事情が多ければ多いほど、「治療的自己」を発揮できないことになる。

医学的な診療は完璧に行っている。まず、経腟超音波のプリントを渡して、子宮や卵巣に異常所見はなく、子宮内膜症や子宮腺筋症、子宮筋腫や炎症などの所見のないこと、月経量も正常なことを説明している。子宮外妊娠もあるのではないかといわれ、超音波からも腹壁の筋性防御反応からも子宮外妊娠はないようであったが、説明しても長くなるので、すぐ結果がでる妊娠反応検査を指示して医学的に否定することとした。

症例はそこで怒りがピークに達し、トイレの壁に自分の尿を投げつけて会計もせずに帰ってしまったのである。なぜなのか最初はわからなかった。

鎮痛剤や漢方薬を処方すればすむほどの異常のみられない所見であったので、こちらも早く診療を終了させようとした説明をしていた。診療は妊娠反応までやって、オーバーなぐらい完璧でどこからも文句がでないほどの診察を医学的には行っている。

しかし、心身医学的診療は全く行っていないことになる。面接をちゃんとしないとこういうことになるということは、心身医学的には当然のことと解釈できるのだが、普通のドクターたちは、全然わかっていないことが多い。インフォームドコンセントにしてもマニュアル通りに話しているだけである。コンピューターのカルテを見ながら、データーや診断を説明するのみで、患者さんの気持ちをくんだり、痛みをわかってあげていないということは、どういうことか。適切な医学は行っているが、必要な医療を行っていないことになる。

この症例は、痛みをわかって欲しい、もしかしたら夫に対する怒りを爆発させてしまったのかもしれない。車で待っている夫を呼んで、痛みの説明を十分に理解させ、援助するように助言すべきであったのではと悔やまれる。でも、逆にただの治療費を払わないモンスター患者で、夫を呼んでももっとひどい暴力団員だったのかもしれない。しかし、それでも治療として夫婦両者に面接することを試みなくてはいけなかったのだ思う。

この2症例からわかることは、まず、アメリカの Watkins 教授が、二人の治療者によって予後が異なることを観察して Therapeutic Self（治療的自己）を提唱したが、今回の症例では前者は Therapeutic Self が発揮できた症例で、後者はまったく発揮できなかった症例であった。すなわち一人の同じ治療者でも患者の予後がまったく異なることが判明した。

もう一つは、一人の治療者の治療的自己は、生来のものではなく、教育や経験で獲得されるものであって、教育や啓蒙が大切であるということも証明できるのではないかと思われる。

3. 死刑囚と拘置所囚人の差異

著者は昔、大学の無給医局員として日夜研鑽しながら、公務員として札幌拘置所に兼務していた。随分古い話で、プライバシーや倫理的にも問題ないと考えるので、そのときに経験した2症例を考察する。

症例5：32歳男、死刑囚　胃潰瘍、不眠症（選挙前や法務大臣の交代時）

生活歴：再婚した両親のもとで4人目の子どもとして生まれたが、高校卒業まで夫婦げんかが絶えず、卒業してすぐ家を出て、暴力団の一員となった。複数の人を殺害し死刑が確定して8年になる。生きている一日一日に感謝しながら生活している。

症例6：25歳、慢性虫垂炎

生活歴：両親は離婚し、幼少のときからDVを受け、強盗傷害で裁判中の拘置所囚人である。腹痛をいつも訴えて私を困らせ、体温計はこすって上昇させ、針や釘を飲み込んだりしてあわてさせる。頭痛のほかあらゆる症状を訴えて詐病や偽病を見抜く力をつけさせてもらった。

長年勤務の看守が、「前者は人格者で、ある意味で畏敬の念さえ覚えるほどの模範囚だが、他の奴らはどうしようにも手助けができない人ばかりだ」といっていた。私も大学の心身症外来のどの重症な患者よりも治療的に問題点をもっている人ばかりだと思った。

症例5のような死刑囚は、まだ刑を執行されていないので未刑囚として刑務所ではなく拘置所に収容されている。他のどうしようもない裁判中の囚人と一緒に収容されている。刑が執行されると、著者ともう一人の医師の立ち会いの下で絞首刑され、臨終を確認しなければならない。幸いにして著者が勤務していた2年半は刑が執行されなかった。選挙前や法務大臣の交代時になると死刑執行に対するストレスでひどい不眠症、胃潰瘍になり薬の処方が必要になっていた。

死刑囚は話すときに、本音しか話さず、しっかり目を合わせてゆっくり話す。ボランティアのある女性と文通を続けているということも看守から聞いて知った。著者の前でも真っ直ぐに目を見て本心を話し、その目もなぜかとても澄んでいたことを思い出す。

症例6のような他の囚人たちは、全員何か目が腐っているというか、曇っていて絶対に目を合わせないで話してくる、目を合わせるときはすごいにらみを効かして脅してくるときのみであった。裏切り、居直り、脅しは日常茶飯事であった。親分肌の人は交流分析では I'm not OK で、子分肌の人は I'm OK の人たちが多いようであった。

有名な議会議員が選挙違反で拘置されたときには、血圧が220以上になって診察室に連れてこられたが、賄賂に対するきつい取り調べに、自分の人格を認めてもらえなかった、人間扱いをされなかったといって、60歳過ぎの紳士が、まだ30代前半の著者のような若い医師の前で涙を流していた。勿論、高血圧なので専門病院受診の指示を出したのだが、死刑囚と比べ、何と情けない事だと思った。

大学の心身症外来で心身症の患者を治療しながら、拘置所の囚人たちの方がもっと心身医療が必要なのにという矛盾を、強く感じながら勤務していた。

彼らには、きっと懺悔と感謝報恩の境地に導く内観療法が有効な例が多いような気がしていたが、症例6のように両親は離婚しており、幼いときから虐待、暴力を受けて育っており、感謝すべき父も母もいない人たちがほとんどで、自分の身体の部分、部分に感謝していく内観でさえも釘を飲んだり、下剤を飲んだりして身体を大切にしない人たちばかりで、一体どう対応すれば良いのか、若かった著者は、考え方も生きがいもまったく違うこのような人たちにどう対応すればよのか模索するばかりであった。

しかし、どんな脅しにも屈せず、わずかな弱みも決して見せないという訓

練には十分過ぎるぐらいなったが、かれらの Life style や Spirituality を短期間の拘置所では変えることは全然できなかった。さらにもう一つは、自分を含めて私たちは毎日、不満を抱いたり不平を言ったり、何も有意義なこともせず、無駄な時間を過ごしているということに気づかされたことも事実である。同じ場所に死刑囚がいたことで、変なことにそれが救いになっていたような気もする。どうしようもない彼らでもきっと変えられるという実例がいたからであると、今、思えばそんな気がする。

　以前、日本心療内科学会のシンポジウムで、中井先生が座長をされた「治療的自己」についての発表後の質問の際、長らく刑務所で勤務をしている心療内科医が、どうしても治療できない、治療する気にもなれない患者に対して「治療的自己」をどのように発揮できるのか、できないこともたくさんあるのではないか、そんなときどうすれば良いのかという質問は、わたしも全く同感で、昔を思い出してしまった。

　しかし、やはりどんな場合でも治療的自己を発揮しなくてはいけないと思うが、そのとき、中井先生が答えたように、そう考えて接していること自体、治療的自己を発揮していることになるといわれたのはその通りだと思った。

　そして、どんな人でも、人は死を身近に生きるという Spirituality をもつとこんなに変わるのだから、いつの場合も、どんなに治療者と違う Life style の患者でも、あきらめず、見放さないで自分の Therapeutic self を発揮して Spirituality の変化を期待するべきであると感じた。

4．治療的自己の実践例

　著者はその昔（1969 年）、九州大学心療内科留学の帰りに慶応大学心身症センターに寄ってセンター長の阿部　正先生の外来を 2 週間陪席させていただき、教えを受けた。

　先生の外来は非常に混んでいて、卓上にカルテが 3 列も並んでいた。先生はそれを次から次へと短時間でこなしていく。急速催眠法といっていたと思うが、どの患者さんにも構わず新患は少し時間をかけて話を聴くが、再来患者さんたちには一言聴いただけで、すぐに催眠に入れて、その患者さんの一番大事な部分に一方的に触れてすぐ覚ましていた。一人に 3 分もかからなかった。みんなすっきりした様子で帰って行ったのを思い出す。その方法

でさまざまな難病（喘息、膠原病、書痙、斜頸、夜尿症、高血圧、肥満、痩せ、他多数）に効果が顕著で、当時としてはタブーの癌が縮小したデータを発表しようとして心身医学会から時期尚早として受け付けてもらえず激怒しておられた。今でいう「治療的自己」を十分発揮している結果と考えられる。

最近では、内輪で申し訳ないが、当院の佐野敬夫医師の外来をみていると、やはり短時間で多数の患者さんを診なければならないが、話を聴きながら患者さんの訴える場所を直接触って（手当、切診）、説明しながら鍼や漢方を行っていく。先日、「今日も二人の死にたいといっている患者さんに鍼をして帰ってもらうことができた」といっていた。

治療手段は違っても、二人に共通しているのは、いわゆる「治療的自己」を発揮していることで、ワトキンスがいう客体（客観的理解）と主体（主観的理解）と強い共鳴力を、催眠の場と鍼の場で発揮していることである。

5. 講義と啓蒙

治療的自己とスピリチュアリティについて、医学生の1年目と6年目に講義をした後に質問がないか聞いてみると、1年目の学生は興味をもっていろいろと質問や感想を述べて興味を示すが、6年目の学生は中にはあまり興味を示さず、質問もないので、前の席の学生に当てて聞いてみると「自分は今までにいろいろ経験して自分の生き方をしているので、先生の生き方を押しつけられても困る」という。6年目になるとさまざまな最先端の医療技術や知識を勉強しなくてはいけないし、ほとんど一人前の医師と同じ状態になっているので、このような話は受け入れないし、そんなゆとりもないのだと思われる。したがってなるべく早い学年のうちに教育（臨床早期体験学習、Clinical early exposure）しなくてはいけないと思う。著者は講義の前後で意識が大きく変わるのは高学年と比較して有意に低学年の方であることを交流分析のエゴグラムから証明している[2]。

次に著者はスピリチュアルケア学会で症例5と6を提示して、治療的自己は治療者と患者のスピリチュアリティを結びつける大切なものであることを発表したことがある。質問があって、「話の中で述べた議会議員のことを、悪くいったのはおかしい、もっとフォローすべき」といった意見であった。もう一人は治療的自己の概念が初めて聞くのでよくわからないというもので

あった。この学会はこのようなことが専門だから当然理解されると思って発表したのにわかってもらえていなかったようだ。

　そのようなことから、医学会や一般の人にも啓蒙していく必要があると強く感じている。

6. まとめ

以上のことからまとめとして、箇条書きに羅列してみる。

① Watkins が、二人の治療者によって予後が異なることを観察して提唱したが、今回の症例で症例 2（癌末期）の後半と症例 3（外陰痛）は治療的自己が発揮できた症例で、症例 2（癌末期）の前半と症例 4（月経痛）はまったく発揮できなかったことになる。
　症例と同じ目の高さ（自分と相手の立場を同じ）にしなければ、治療的自己は発揮できない。すなわち一人の同じ治療者でも患者の予後がまったく異なることが判明した。

② 症例 2、3、4 をみてわかるように一人の治療者の治療的自己は、生来のものではなく、教育や経験で獲得されるものであることが証明できる。また、学生の教育やスピリチュアルケア学会をみても、医療関係者や一般の人にも教育、啓蒙していく必要があることも証明された。

③ 治療的自己に一般性と専門性があるとすれば症例 2（癌末期）や症例 4（月経痛）は一般性で、症例 3（外陰痛）は専門性ということになる。すなわち、前者はほんの少しといっても、180 度気持ちを変えなければならないが、自分の立場を相手の立場と同じにしたり、相手の立場や spirituality（生きがい）を知ろうとすることである。後者は症例 3 で示したように自律訓練法や交流分析ほかの心理療法や漢方、向精神薬などを駆使して患者と共に spirituality を変えて行こうとすることである。前者はプライマリーケアを含めた一般科、後者は心療内科を含めた心身医療科にとって必要である。

④ さらには症例 2（癌末期）や症例 3（外陰痛）のように、治療的自己は治療者の spirituality と患者の spirituality を結びつける役も果たしている（図VI-2-1）。患者の spirituality のみではなく、治療者の

spiritualityも変化向上するものである。症例4(月経痛)は治療的自己がないため結びつけられなかった。

図VI-2-1　治療的自己の役割

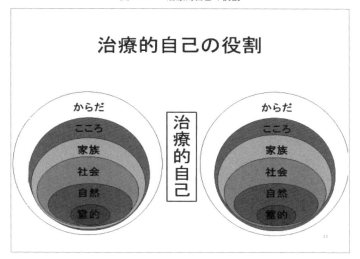

⑤ 専門性の場合、ある心療内科医師が「腰痛症」のほとんどが心身症とわかっていても整形外科専門医ではないのでやりにくいと話しているように、身体的診断治療に長けている方が良く、一人の症例に対して、身体的診断、精神的診断、心身医療診断、東洋医学診断の4方向から診ると治療的自己を発揮できる。仏教の教えで言う「戒」、「定」、「慧」を身につけていると、治療的自己を発揮しやすい（例えば「戒」＝交流分析、「定」＝自律訓練法、「慧」＝行動療法）。阿部先生は急速催眠で、佐野先生は東洋医学の四診で、まさしくそれを発揮している。

⑥ 治療のゴールに関しても、症例5（死刑囚）のようにどんな人でも、人は死を身近に生きるというspiritualityをもつとこんなに変わるのだから、いつの場合も、症例6のようにどんなに治療者と違うlife styleの患者でも、あきらめず、見放さないで自分の治療的自己を発揮して患者さんのspiritualityの変化を期待するべきである。

⑦ 「治療的自己」の患者さんを治す力は、ノーベル医学賞「オプジーボ」と同じかそれ以上の価値をもった治療法として、実在するものである。

⑧ 「オプジーボ」は高価な保険診療ができるようになったが、「治療的自

己」という技術をもった面接法は保険点数が、30分以上の労力が必要であるにもかかわらず、80点から変化していない。したがって一般科での心身医療は経営的に成り立たないため、当院でも手術や分娩を多くやって補っている。「治療的自己」を特殊技術として保険点数を上げる努力をしなくてはいけない。

文献

1）ジョン・G・ワトキンス：治療的自己、日本心療内科治療的自己評価基準作成委員会訳、アドリー、東京、2013
2）郷久鉞二：心身医学の教育、女性の心身医学、南山堂、東京、pp503 − 511

世界の心身症の治療

Chapter 3 交流分析

　交流分析はE. Berne[1]が考案したものを、池見によりJ. O´Hearne[2]が1972（昭和47）年の医学心理療法研究会ではじめて紹介した。その後医学の分野はもちろん、教育や産業界でも利用されて発展し、1975（昭和50）年には日本交流分析学会ができている。本療法は精神分析の考え方を模式化したものと考えてよく精神科専門医でない私どもにとって理解しやすくまた便利なものと考えている。

　34歳の性障害（性交不能）症例と31歳の術後不定愁訴（polysurgery case）を対象にして、前者は交流分析の構造分析を利用し、通院治療による心理療法を、後者は交流分析の脚本分析を利用し、入院治療による心理療法を行った。

1．構造分析の症例

症例1：35歳　看護師 産3妊5　性障害

　主訴：性交後の頭痛及びそのための性交不能

　既往歴：初潮13歳、月経は規則的で、月経時下腹痛と頭痛がある。16歳に虫垂切除、21歳でイレウスの手術、24歳で結婚、その後正常産3回に自然流産2回がある。

　家族歴：父が80歳で直腸癌で死亡、母は健在、同胞は10人で患者は7番目、夫は40歳の会社員でイレウスで6回手術を受け病気がちだが患者には協力的である。

　心理検査：CMI；Ⅲ領域、YG；B型。性格は几帳面、整頓好き、潔癖、神経質

　現病歴：性交後の頭痛及びそのための性交不能が主訴であるが、婦人科器質的に異常なく婦人科個人病院より紹介され初診する。成長過程では父はものわかりはよかったが厳格、母は家の中を一人でやる努力家で厳しかった。両親の厳しい躾のもとに育つが18歳のときにビールを飲まされおじに犯されて以来、男性に対する恐怖、嫌悪感があり現在もバスでとなりに男の人が座ると鳥肌が立ち頭の毛まで逆立つような感じがするという。

395

症例は病院勤務の看護師である。症状は結婚して以来続いており黄体期に強い。理解があった実父が2年前に死亡してから症状が強くなってきた。洋酒を飲んで性交するとまぎれるという。性交後数時間動くことができない。体は自由だが頭が痛くて枕から離すことができないという。構造分析を説明し、（P）によって（A）が汚染されており、（C）が強く抑圧され除外されている状態（**図VI-3-1**）を毎回の面接時に自律訓練法を行いながら少しずつ具体的に説明して2か月で治癒した。

図VI-3-1　交流分析（自我状態）

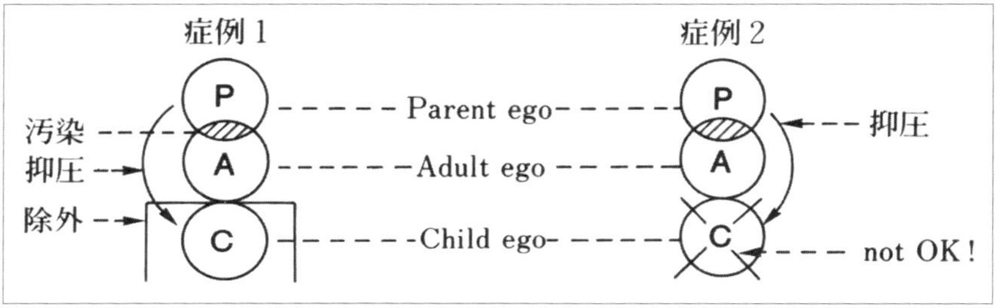

2．脚本分析の症例

症例2：31歳　公務員　産3妊7　術後不定愁訴（polysurgery case）

　主訴：下腹部激痛、噯気、片頭痛

　家族歴：父64歳で健康、母は症例を分娩後3か月で肺結核にて死亡、只1人の兄は18歳で自殺、義母が2人で第1の義母は42歳胃癌で死亡、第2の義母は52歳で健康、2人の義母と父の間に女児が計5人いる。症例には37歳の健康な夫と子どもが3人いる。

　既往歴：手術が多く、12歳で頸部リンパ節摘除術、24歳で虫垂切除、29歳には腋窩リンパ節摘除術（結核菌培養異常なし）、角膜移植術、十二指腸潰瘍で開腹したが異常なかった。19歳と20歳に自殺未遂がある。

　月経・妊娠歴：15歳で初潮、月経は規則的、22歳で結婚、23歳で正常分娩、同年自然流産、24歳に正常分娩、25歳と26歳に人工妊娠中絶術、27歳に正常分娩、28歳と30歳に人工妊娠中絶術がある。

　現病歴は2年半前に上腹部、下腹部の疼痛が出現し、段々強くなって2年前に急性腹症で試験開腹したが十二指腸潰瘍はなく、卵管炎といわれた。その後月経の中間期に下腹痛が持続し、1年半前に下腹部に激痛があり大学病院婦人科で自

律神経のものといわれた。

　1年前に偏頭痛も出現し内科で対症療法を受けた。3か月前より上記症状の他、曖気も出現し内科治療を受ける。2か月前から某婦人科病院へ入院して対症療法（子宮は硬く、子宮と附属器が癒着し一塊となっているといわれた）を受けているが激痛は強くなる一方であり、卵巣出血をうたがい手術をすすめられたが、本人の希望により当科を受診した。　婦人科的診察では全く異常を認められず、著者が面接を行う。放置しておくと自傷的な polysurgery case に発展すると考え入院させる。

　患者は生後3か月で母と死別し、6歳までは患者の母方の祖母に育てられたが、その後は意志の弱い父と意地の悪い義母2人に育てられる。義母との関係で患者の只一人の兄は18歳で物置小屋で自殺（症例が中学3年時）し、父と義母の間にできた5人の妹たちの世話を強制的にさせられながら悲惨な環境に育つ。現在は公務員であり理解のある夫との間に3人の子どもがあり恵まれた環境にある。

　脚本分析し（A）が（P）によって汚染され（C）が（P）によって抑圧されている様子を理解させた。更に人生早期に自分の（C）はこの世の中が自分にとって不都合なものであると信じてしまっているため現在の円満な家庭にいることが、かえって違和感となり負のストロークを集めて自傷的な脚本を描きつづける様子（図Ⅵ-3-1）を深く理解させることができた。なお偏頭痛は脳波検査にて異常はなかった。絶食療法を併用しながら濃厚な心理療法を行ったためもあるが、非常に短期間（40日間）で症状は軽快し希望をもって退院しその後も幸福な生活を送っていた。

　しかし退院してから9年後に再び来院して、7か月前より下腹痛、胃痛が出現し、厳しくなってきたため地方の市立病院へ2週間前より入院、痛みが止まらなければ手術といわれたので、前回絶食療法で治ったのでもう一度行いたいという。面接すると退院してしばらくは子どもを育てていたが、アルバイトに出るようになり、さらに夜も水商売に勤めて家を新築したり、お店も盛り立てたりしていたが、昨年からうまくいかなくなったという。昼の仕事の保険会社のセールスもうまくいかず夜も昼も徹底的にいじめられていて、また自傷的な脚本に戻った生活をしていた。それを洞察して退院した。その後再度2年後に来院し、借金を返すのに思うように働けなく、夫にも公務員を退職して出稼ぎしてもらおうと思っているなど、高校生の子どもも含めて家族全員を自分の脚本にひき入れているので、そのことを理解させるのに、再々度入院を必要とした。3回目の入院は絶食療法は

せずに軽快して退院した。その後、しばらくはおとなしくしていたが、結局は夫が公務員を退職し、出稼ぎをしたがうまくいかず、追い出されるように離婚し行方知れずという。症例は娘たちと水商売の店を再度つくり、しばらくはうまくいったが、またどうにもならないぐらい心身にダメージを受けて、6年後に来院する。現在も外来通院（1年に1、2回程度で、それ以外のときは近くの病院に入院して点滴治療を受けている）しており、31歳に初診してから20年以上になるが、最近は娘（一人は離婚して子どもたちとみんなで同居している）たちばかりではなく、この孫たちまで自分の脚本に引き入れようとしている様子をみると、そら恐ろしくこれでよかったのか、ほんとに治したのか、死なずに済んではいるけど、本質は変わっていないのではと思うほどである。しかし、老齢化のためか、若い人たちも自分の思うようには行かなくなり、うつ状態も強く、交流分析主体の面接に抗うつ剤の併用を続けている。

3. 考察

　交流分析[3]は精神分析と同じ治療法だが、それに比べ治療時間が短くてすむ、説明しやすい、集団療法ができる、転移感情が起こらないなどの利点がある。症例1は看護師なので医学的説明が受け入れやすく、成長過程における躾により超自我 super ego が強すぎ、異性や性的問題に対する不浄感や嫌悪感も加わり、本来が本能的遊戯に近い性交を自由に行えない状態を構造分析によって説明してよく理解させることができた。症例2は Berne のいう I am not OK.you are OK. の例である[4]。この症例が生後6年間は祖母に育てられたのが治療に反応できた原因であり、もしそうでなかったらもっと社会的に逸脱した困難で不幸な人生を歩んでいたにちがいない。このような症例を身体的にのみ検査していくと、医師も患者の脚本に協力してしまい Polysurgery case に発展すると考える。

　小此木ら[5,6]はこの自傷的脚本を悪循環的閉鎖回路といい、それから解放するため徹底的な精神療法を行うべきであると警告している。交流分析の治療のゴールは脚本からの解放であり、それがこの患者のように非常に短期間でできたのは、絶食療法と交流分析の相乗作用による。すなわち前者が自立的に無理なく自己の心理機構の中に受け入れやすい状態をつくり、後者がよく切れるメスのごとく精神面に切り込んだためであると考えられる。しかし、

何回もまたもとの脚本に戻っていっては、助けを求めに通院してくるという具合いに、いまだに治療を繰り返していることは経過で述べた通りである。

ところで、交流分析の本をいくら読んでも、心理療法で一番大切とされている共感的理解が説明されていないように思えてならなく、悩んだ末に池見教授に手紙を書いたことがある。しばらくして返事が返ってきた。「すべての心理療法の基本にあるのが共感的理解であり、交流分析も例外ではなく、共感を基本に持って治療に当たらねばならない」と書いてあった。ここであげた2例目の症例に対する治療はまさにその通りで、共感的理解なくしては交流分析は成り立たなかったであろう。

文献

1) Berne, E. (南博訳)：人生ゲーム入門－人間関係のテクニック－，河出書房，東京，1967

2) O´Hearne J. J.：心身症に対する交流分析の紹介，精身医，12；379，1972

3) 池見西次郎他：セルフコントロールの心理と生理－交流分析上・下，西日本新聞社，福岡，1977

4) Harris, T. A. (青木　豊，久宗苑訳)：I'M OK-YOU'RE OK. ダイヤモンド社，東京，1971

5) 小此木啓吾，内藤春雄，乾　吉佑，田村　忍，石井良治，石引久弥，湯浅鐐介，桑原研司：いわゆる腹部神経症とPolysurgery (その1)．精神医9，128-137,1969

6) 小此木啓吾，内藤春雄，乾　吉佑，田村　忍，石井良政，石引久弥，湯浅鐐介，桑原研司：いわゆる腹部神経症とPolysurgery (その2)．精神医9，173-180,1969

Chapter 4 自律訓練法

　自律訓練法 (Autogenic training、AT) の本質あるいは利用価値は、池見[1]のいうところの Altered states of consciousness（意識の変容状態）にあり、心身症の患者にとってより直接的、根本的あるいは本質的な治療法と考え、くすりを処方するときに胃薬を一緒に処方するのと同じように、どんな治療にもあるいは治療以外のことにも広く用いている[2]。

1. 産科領域

　妊婦の母親教室や分娩中に AT を指導し、実施してきたが一部を紹介する。

1) 筋電図バイオフィードバックと AT を併用して分娩を行った 10 例の結果[3] では、**表VI-4-1** のごとく心理テストとの関係からみると YG の B タイプ、MPI の L 尺度の高いものは筋電図上リラックスできなかった。また分娩も YG の B タイプでは進行せず和痛効果も得られなかった。症例 4 を除くほかの C, A, D 系のものは全例リラクゼーション効果が認められた。その 1 症例を示すと**図VI-4-1** のごとく、陣痛曲線でみると不規則で弱かった陣痛がリラクゼーションを開始して、筋の弛緩が得られると陣痛は強くなり、ほぼ規則的になった。リラクゼーションを中止すると陣痛は不規則で弱くなった。次にリラクゼーションを再開すると、陣痛は再度良好になり分娩は進行し完了した症例である。

表VI-4-1　心理テストとAT（＋EMG Biofeedback）の効果

症例	心理テスト				EMG-BF による筋弛緩	EMG-BFによる分娩の影響	和痛		分娩態度
	YG	MPI					客観的	主観的	
		E	N	L					
1	B'	30	26	19	（−）	（−）	（−）	（−）	不良
2	AB	29	29	20	（−）	（−）	（±）	（−）	不良
3	AB	42	30	12	（±）	（−）	（+）	（±）	不良
4	C	9	6	20	（−）→（.）	（+）	（+）	（−）	不良
5	AB	20	18	14	（+）	（+）	（+）	（+）	良
6	C	20	14	13	（+）	（+）	（+）	（+）	非常に良
7	C'	24	14	8	（+）	（+）	（+）	（+）	良
8	AC	24	16	11	（+）	（+）	（+）	（+）	良
9	C	22	11	7	（+）	（+）	（+）	（+）	良
10	D'	29	11	11	（+）	（+）	（+）	（++）	良

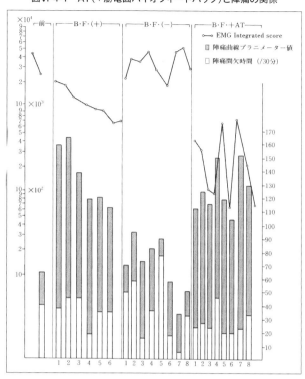

図VI-4-1　AT（+筋電図バイオフィードバック）と陣痛の関係

2）分娩時におけるリラックス効果の作用機序を調査するために自律神経機能検査法の一つとされているマイクロバイブレーション(MV)を測定してみた[4]。MVは左母指球にて測定、ポリグラフシステムで記録し周波数の頻度を表VI-4-2のように分類し、Ⅰ,Ⅱを速波型、Ⅲを中間型、Ⅳ,Ⅴ,Aを徐波型とした。各型の人数はそれぞれ17, 6, 27, 11, 16, 19例であった。その結果、分娩の進行しなかった群は、対照群と比較して速波型を示すものが多かった(表VI-4-3)が、リラックス(AT)を行った群のリラックス後は表VI-4-4のごとく、半数以上に徐波型の増加がみられ減少した例はみられなかった。徐波増加10例、不変7例、減少0であった。別のリラックス法を行わなかった例[3]では徐波増加6例、不変43例、減少25例であったことと比較するとリラックス法の効果は、身体的変化および精神的変化から、自律神経に作用して分娩の進行に良い効果を及ぼすと考えられる。

表Ⅵ-4-2　分娩中のマイクロバイブレーションの分類

速波型	Ⅰ	β wave 43.9% or over	17 例
	Ⅱ	β wave 28.7%±15.2%, α wave 43.9% to 52.8%	6 例
中間型	Ⅲ	other than class Ⅰ, Ⅱ, Ⅳ, Ⅴ and A	27 例
除波型	Ⅳ	β wave 28.7%±15.2%, α wave 65.4% to 71.1%	11 例
	Ⅴ	α wave 71.1% or over	16 例
	A	θ wave 22.8% or over	19 例

表Ⅵ-4-3　分娩が進行しなかった群と対照群のマイクロバイブレーション

分類	対照群	分娩が進行しなかった群
Ⅰ	0 ⎫*	6 ⎫*
Ⅱ	1 ⎭	4 ⎭
Ⅲ	3	7
Ⅳ	4	0
Ⅴ	5	0
A	4	1
合計	17	18

（＊ p ＜0.01）

表Ⅵ-4-4　リラックス法施行前後のマイクロバイブレーション

症例	マイクロバイブレーションの分類		徐波
	リラックス前	リラックス後	
1	Ⅲ	Ⅲ	不変
2	Ⅱ	Ⅱ A	増加
3	Ⅱ A	Ⅲ A	増加
4	Ⅲ A	Ⅳ	増加
5	Ⅱ	Ⅱ A	増加
6	Ⅱ A	Ⅲ A	増加
7	Ⅲ	Ⅲ	不変
8	Ⅲ	Ⅳ	増加
9	Ⅲ	Ⅲ	不変
10	Ⅴ	Ⅴ	不変
11	Ⅱ	Ⅱ	不変
12	Ⅰ	Ⅲ	増加
13	Ⅲ	Ⅲ	不変
14	Ⅰ	Ⅳ	増加
15	Ⅰ	Ⅰ	不変
16	Ⅲ	Ⅴ	増加
17	Ⅲ	Ⅴ	増加

2. 婦人科領域

婦人科の心身症関連疾患に対して行った自律訓練法を紹介する。

1) 1995年-2005年までに扱った心身症関連疾患は5,670例で、そのうちＡＴを行った症例は201例(3.54%)であった (図VI-4-2)。年次推移をみると患者数が多くなるとその率が減少する傾向にあるのは、ＡＴ指導にはある程度の時間と場所が必要なことから仕方がないと考えられる。

心身症関連疾患の婦人科診断名は図VI-4-3のごとくであった。その病型分類で、全体例とＡＴを行った例を比較してみると図VI-4-4のごとく、明らかにAT例には心身症型が多かった。

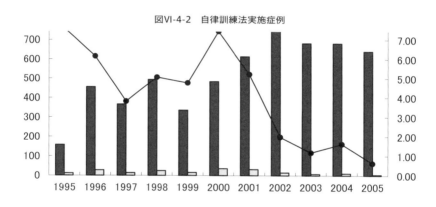

図VI-4-2　自律訓練法実施症例

■ 心身症関連疾患患者　□ 自律訓練法実施症例　●率

	1995	1996	1997	1998	1999	2000	2001	2002	2003	2004	2005	総患
心身症関連疾患患者	158	455	367	494	336	484	614	759	682	681	640	5670
自律訓練法実施症例	12	28	14	25	16	36	32	15	8	11	4	201
率	7.59	6.15	3.81	5.06	4.76	7.44	5.21	1.98	1.17	1.62	0.63	3.54

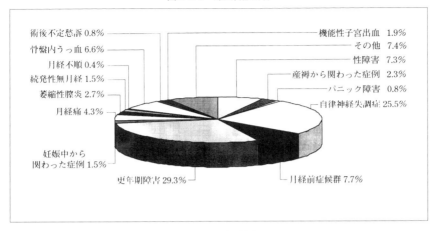

図VI-4-3　婦人科診断名

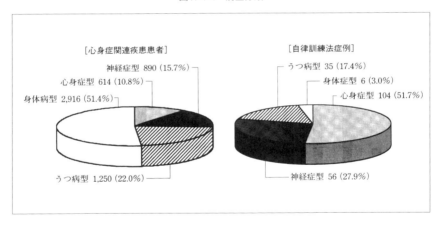

図VI-4-4　病型分類

2）症例を2例紹介する。

症例1：50歳　主婦

診　断：更年期障害

主　訴：めまい、のぼせ, 手足の冷え、不眠

現症歴：1年半前より月経不順、夫が事業家で選挙運動を手伝った疲労と、娘の一人が結婚適齢期で心配している。そのためか血圧も半年前より高く内科治療を行っている。症状との因果関係を自分で良く洞察しているが、症状が良くならない。

検査成績：血中ホルモン値；LH：120mIU/ml(高値)、FSH: 130mIU/ml (高値)、E2: 10pg/ml(低値)、心理検査；Cornell Medical Index（CMI健康調査表）：Ⅱ

領域 (正常領域), Kuppermann Index(KI, クッパーマン更年期障害指数):30 点 (高得点), Self Rating Questionnaire for Depression(SRQ-D 東邦大式うつ尺度得点 ）: 6 点 (低得点 , MMPI Alexithymia Scale (ＭＭＰⅠ失感情症得点):17 点 (高得点)

治療経過：図Ⅵ-4-5 のような GSR (galvanic skinresponse) バイオフィードバック装置を用い、自律訓練法の瞑想訓練をしていて、娘さんのことを考えると緊張が高くなり、お茶 (茶道) のことを考えるとリラックスするという具合いに、毎日の生活の中でいろいろの因子を一つひとつ体験学習していった。半年の通院で血圧はまったく正常になり、更年期障害の症状もすっかり取れて全快した。

図Ⅵ-4-5 バイオフィードバック装置を用いて自律訓練法を行っている患者の様子

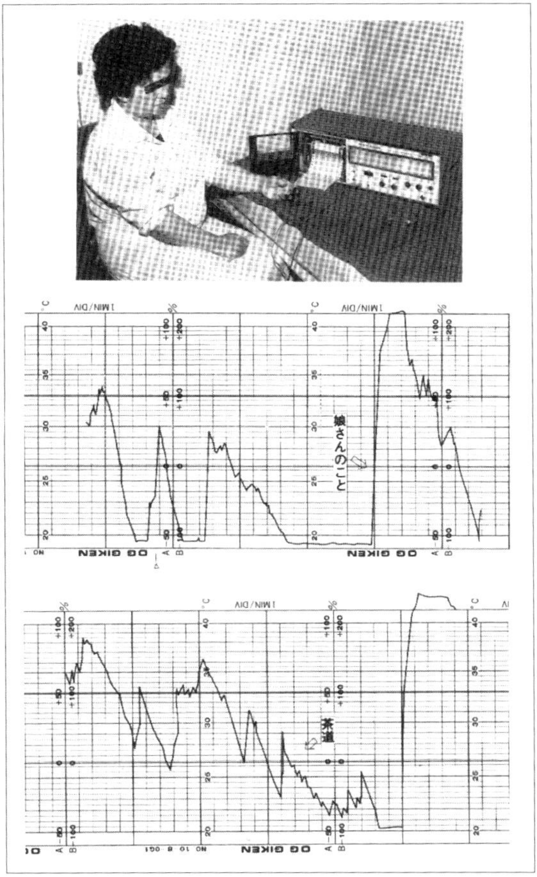

症例 2 : 53 歳　個人学習塾経営

診　断：萎縮性膣炎

主　訴：会陰部痛

現症歴：43 歳時に子宮筋腫のための痛みと理解していたが、44 歳時に子宮摘出術後も症状が継続、悪化していき、婦人科、泌尿器科、内科、心療内科、神経科、麻酔科など多数の病院を受診しているが症状が良くならない。

検査成績：血中ホルモン値；ＬＨ :66.9mIU/ml (高値), FSH: 54.4mIU/ml (高値), E2: 10pg/ml(低値), 心理検査 ;CMI：Ⅱ領域 (正常領域),KI：5 点 (低得点), SRQ-D：6 点 (低得点)

治療経過：泌尿器科で 4 年間、慢性膀胱炎で治療を続け、婦人科では手術後から複数の病院に通院してホルモン剤や漢方薬や鎮痛剤の投薬を続けている。夫と二人暮らしで息子 3 人は独立している。常に患部に意識が集中しており、動作時に症状が増悪するという。医師に対する不信があり、すべての説明や治療に対して拒否するので、とにかく一緒にリラックス法を行いましょうと自律訓練法の第一、第二公式を指導した。

　自宅で 1 日 1 ～ 3 度毎日練習を続け、就寝前には夫も協力し公式を読み上げてくれた。夫婦でＡＴに取り組み、症状は薄皮を剥ぐように良くなった。心身相関に気づき「疲れがたまると痛くなってくる。痛みは体が出してくれているサインなのですね」と症状増悪時にはＡＴを行って、コントロールできるようになった。

3.　考　察

　各種の治療法を、体から体に働きかける一般的な医学治療と、心から心に働きかける心理療法を、**図Ⅵ－1－1** のように分けてみると、ＡＴは体から心に働きかけるか、または体と心を同時に治療する方法であるといえる。また、脳の深い部分（視床下部、辺縁系）に直接働きかける治療法であり、東洋的治療法に分類され[1] 最も心身医学的な治療法である。このことは、ＡＴを用いた著者の症例や病型分類で、心身相関が重要な心身症型に多くみられたことからも明らかである。

　妊産婦に対してラマーズ法や呼吸法や筋弛緩法などのリラクゼーション法は、助産師によって多く行われてきている。それにもかかわらず、産婦人科領域でＡＴを行った報告は、今までに内外の文献をさがしても西ベルリンの

プリル教授ら [5] と産業医大の岡村教授ら [6] と著者ら [2,3] の3件しか見当たらない。今後、産婦人科領域にもＡＴが広く行われる時代が来ることを心より願っている。

　最後にＡＴの妊婦に対する適応について、沖縄の石津宏名誉教授から質問と提言があったので追加で述べることとする。著者はＡＴを妊娠中の母親学級でも行ってきた。継続して家で練習してくれる人は少なかったが、しかし副作用のあった経験は１例もなかった。妊娠中の心身の緊張による子宮収縮は、分娩時の子宮収縮とその機序が異なっている可能性があり、妊娠中（或いは子宮口が未開大の場合）のリラクゼーションは、子宮収縮に抑制的に働き、分娩中（子宮口が開大してきている場合）には、進行的に作用することが予想される。しかしそれゆえに、専門医である婦人科医（または助産師）の診察なしには、妊産婦に対するＡＴは適応ではないことが考えられる。

文献

1）池見酉次郎：心療内科学―心身医学的療法の統合と実践，医諫ｉ薬出版，東京，1980
2）郷久鉞二：一般身体科におけるＡＴの応用―産婦人科領域における自律訓練法―、自律訓練研究　28(2):6-13,2008
3）郷久鉞二編著：女性の心身医学，南山堂，1994
4）蛎崎和彦，郷久鉞二：分娩第１期の Microviburation, 産科と婦人科，49: 38-44,1982
5）Luthe, W.:Autogenic Therapy. vol. 1, vol. 2,vol. 4. Grune snd Stratton, 1970
6）後藤哲也，岡村靖，滝一郎：分娩に対する自律訓練効果について , 催眠研究 13,42-46,1969

Chapter 5 認知行動療法

　心身症の治療において、認知療法・認知行動療法（Cognitive behavior therapy, CBT）は幅広く実践されている。うつ病、パニック障害、強迫性障害など、疾患ごとの CBT マニュアルが開発され [1]、心身医療の場においても導入しやすい治療法とされている。

　今回、婦人科心身症に対して CBT を実施し、婦人科領域における CBT の適用時の工夫および効果を検討する。

1. 認知行動療法とは

　私たちの心や生活は、さまざまな要素の相互作用から成り立っている。個人はさらに「感情」「身体」「行動」「認知（ものの見方、受けとめ方）」「遺伝的体質」「生まれついての性格」「これまでの生き方」「人生観」「生活習慣」「人間関係」など、多くの要素に分けて考えることができる。その中でも、比較的把握したり、コントロールしたり、別の方法を見つけたりしやすいのが「認知」と「行動」である。

　CBT は、「認知」と「行動」に焦点をあて、それらを修正したり幅を広げたりすることによって、その人がより良い状態で暮らしていけるようになるための心理学的援助法である [2]。

　以下に仮の症例を 2 例、提示して解説する。

症例 1：30 歳女性　産 2 妊 2　医療福祉関係

①初診までの経過

病名：産後うつ病

主訴：寝つきが悪く早朝覚醒、喉の違和感、胃もたれ、不安。

病歴：X 年に第二子出産、産後 2 か月で当院を初診。仕事に復帰できるか不安が強く、薬物治療で改善がみられないため、初診から 3 か月後に著者が面接を担当。初回面接では「気分が落ち込み前向きになれない。半年後に復職できるか不安で考えてばかりいる」と語った。

処方薬：ミルタザピン（15mg）、クロチアゼパム（5mg）

心理検査：CMI；Ⅱ領域、SRQ-D；6点

②アセスメント（症例の状態・評価）

（ⅰ）元来の性格特徴：真面目で几帳面、完全主義的である。

（ⅱ）心理社会的要因：産後5か月で、子育て中心の生活。半年後に復職を控えている。夫は仕事で多忙。実家が近くにありサポートを得やすい。

（ⅲ）解決したい問題：（イ）身体症状への注意集中と身体感覚増幅（ロ）不安の反すう思考による気分の落ち込み（ハ）否定的な自己評価

（ⅳ）治療目標の設定：（イ）喉の違和感や胃もたれなど、体調にとらわれず活動する（ロ）家族との生活や自身の趣味を楽しめるようになる（ハ）仕事と家事育児の両立がそこそこ出来ると自信をもつ。

（ⅴ）治療課題の設定：不安の対処スキルを身につける。認知の偏りに気付き、完全主義的傾向を緩和する。不安がありながらも復職し、段階的に育児や家事との両立を目指す。

　以上のアセスメントを元に、CBTについて説明を行い、ホームワークとして気分転換になりそうなこと（抗うつ行動）をノートに書くことを提案した。面接は隔週で実施した。

③面接経過

（ⅰ）初回面接

　「早朝に目覚め、布団の中でグルグルと考えマイナス思考になる」と語った。いっそのこと起きだして、窓を開けて水を飲むなど、行動変容について話し合った。自己肯定感向上のため、できたことに対して評価し、抗うつ行動を実行することをホームワークとした。

（ⅱ）面接前期（2回目〜7回目）

　「記録をつけてから、自分は育児をしながらよく動いていることに気付いた。でも以前の自分と比べるとまだ不十分だと思って落ちこむ」と語る。抗うつ行動の記録をつけて持参したが、詳細に書き込んでおり、かえってエネルギーを消耗していると考えられた。

　少し記録を控えてもらい、自己評価が減点法になっているため、加点法に変えて、評価のハードルを下げることを話し合った。面接2回目では、「この2週間は調子が悪かった。本当に治るのか、仕事ができるようになるのか不安でグルグル考えていた」と語った。不安が強いことから、主治医がフルボキサミン（25mg）、ジアゼパム（2mg）に処方を変更した。面接4

回目では「不安が続く。手の込んだ料理を作ったが笑顔になれない」「夫から、『エベレストを目指しているの？』と言われたことで、自分の目標は高すぎるようだ」と気づきが得られた。不安の反すう思考について心理教育を行い、対処法として呼吸法の教示と注意シフトトレーニングを行った。面接5回目では「本当に元気になれるのかと不安で、夫や親に何度も確認している」と語った。不安と確認行為の悪循環について心理教育を行った。面接6回目以降は、「家事をこなすことができた。胃の調子が少し良くなった」「4月には復職予定で、週4回半日なら働けるかな」と語り、自身を肯定的に評価できるようになった。

（ⅲ）面接後期（8回目〜17回目）

単発で仕事をして「子どもと二人きりで家にいるより、活動した方が不安を切り替えられると気づいた」「前ほどしっかりではなくても、働きたいと思った」と語られた。1か月後に復職を控えてから「仕事と家事育児の両立ができるか不安」と語り、誰よりも厳しいのは自身の価値観であると気付きが得られた。復職から1か月経過。「ぼちぼち、何とかやれていると思う。記憶力は低下したように感じるが、疲労感、朝の動悸、胃の症状はあまり気にならない」と語り、完璧でなくても復帰できた自分を肯定的に評価していた。

面接17回目では「ぼちぼちやっている。家事が億劫に感じることはあるが、体調は安定している」と語り、心身とも安定していることから、面接を終結した。3か月後のフォローアップ面接では、「何とかやっている。春から勤務時間を伸ばすことにした」といきいきと語った。

まとめ

症例は自身の困り感を的確に語ることができ、記録や日記が苦にならず、課題に取り組む時間の余裕があった。意欲減退を訴えていたが、SRQ-D 6点とうつ状態が強くないことを確認したうえで、症例に合わせたＣＢＴを行った。しかし症例にとって、日常生活の記録は完全主義的傾向を強め、疲弊させると考えられたため、記録ではなく行動変容から取り組むこととした。呼吸法および注意シフトトレーニングの実施によって、アセスメントで解決したい問題として設定した、身体症状への注意集中と不安の反すう思考が緩和されたと考えられる。また、復職して家事育児との両立ができたことで自己効力感が得られ、完全主義的な認知傾向が次第に和らぎ、肯定的な自己評価ができるようになったと考えられる。

VI 産婦人科領域における心身症の治療

症例 2 ： 50 歳　産 1 妊 1　主婦

①初診までの経過

病名：更年期障害、パニック障害

主訴：月経不順、発汗、のぼせ、急に動悸がして息苦しく不安になる、車の運転や電車に乗ることができない。

病歴：X- 3 年よりのぼせとともに動悸があり、内科医院にてパニック障害との診断を受けて漢方薬と抗不安薬を服用していた。X-1 年 11 月、車の右折待機中に動悸と不安感が生じて以降、運転ができなくなった。X 年 3 月、当院受診。著者が面接を担当した。

処方薬：フルボキサミン（25mg）、スルピリド（50mg）、ジアゼパム（2mg）

心理検査：CMI；II 領域（1,27）、SRQ-D；20 点.

②アセスメント（症例の状態・評価）

（ i ）元来の性格特徴：責任感が強く、真面目で自責的である。

（ ii ）心理社会的要因：親の介護を担い、受験を控えた子がいる。医療福祉職の就労経験がある。

（iii）解決したい問題：（イ）パニック症状による広場恐怖と運転や外出などの回避行動（ロ）予期不安と身体感覚への注意集中。（ハ）活動性の低下による自己効力感の低下。

（iv）治療目標の設定：（イ）車を運転する。電車に乗って街に行く。（ロ）自己効力感を高め、自分らしい生き方を模索する力を育む。

（ v ）治療課題の設定：パニック障害について理解を深め、パニック発作や不安時の対処スキルを身につける。段階的に行動範囲を拡大する。更年期障害の症状と関連している可能性について理解を深める。

以上のアセスメントを元に、CBT について説明を行い、隔週で面接を実施した。

③面接経過

（ i ）初回面接

「周りの人は仕事をしているのに、自分はダメだと思う。早く元気になりたいと気持ちが焦る」と語る。パニック発作時の状況や悪循環について振り返り、不安階層表（**表VI-5-1**）を作成した。自律訓練法（以下 AT）を教示した。リラックス場面では、公園で横になっているところをイメージし、「身体の力がほどよく抜けた」と語った。

表VI-5-1　不安階層表

100	電車と地下鉄に一人で乗る
80	街中に一人で出かけて買い物をする
90	一人で車を運転する
70	車で通院する
60	友人と街中でランチをする
50	子どもの習い事の送迎
40	徒歩圏で友人とランチに出かける
30	すいているバスに乗る
20	徒歩圏のスーパーに行く、タクシーで通院する
10	ウォーキングする
0	家族と一緒に家でのんびりする

(ⅱ) 面接前期（2回目〜7回目）

　　不安ながらもバスに乗って来院。「不安になってはダメだと思っていたが、チャレンジできたことが大切」と話し合った。電車の中など、緊張場面でのAT実施を提案した。ATを毎日実施し、配布したパニック障害の資料を読み込むなど、モチベーションが高い。

　　ホームワークとして、車でスーパーに行くことを提案した。面接3回目では「薬を減らしたことで体調を崩すのではと不安だった」と語り、身体感覚への注意集中が強いため、注意の切り替えとして、週1回運動することを提案した。面接4回目では、電車に乗れたことで「自信が持てた。自宅では症状や不安は感じなかった」と語る一方、「動悸がして具合が悪くなったらどうしようと不安」と、運転は最初の一歩が踏み出せない状況が続いた。そこで、車に乗る場面を具体的にイメージして、呼吸法を主としたリラクゼーションを行い、不安の軽減を確認する系統的脱感作を実施した。右折信号待ちのイメージ場面で、不安のスケールは3→2に軽減した。ホームワークは家族に同乗してもらいスーパーに行くこととした。その後、車でスーパーに行くことができ、短期目標として、さらに遠方まで運転すること、混雑する時間帯の電車に乗ることが挙げられた。

　　数年後のイメージとして、「週3回ほど働きたい、自分のペースで趣味などを楽しめるようになりたい」と語った。

(ⅲ) 面接後期（8回目〜13回目）

　　行動範囲が広がり、「映画館に行くことができた。何か始めてみようと意欲が出てきた」「家族でキャンプに出かけた」と語り、半年前の不調からずいぶん抜け出したとの実感が得られた。ホームワークを車で来院することとした。面接10回目では、車を運転して来院した。ＣＢＴ再発予防セッショ

ンを行い、半年間の心身の変化を振り返った。

不安のスケールは 100 → 30 まで軽減したと語られた。今後の目標は、車で行きたい場所に行く、子どものサポート、仕事復帰が挙げられた。再発予防の工夫としては、行動を回避せず、繰り返し行動することで不安は軽減すると気付くことが挙げられた。面接 12 回目では、更年期障害について、症状や治療、生活の工夫など情報提供を行った。

面接 13 回目ではこれまでの面接を振り返り、「今後はＡＴと薬を用いて自分でやってみようと思う。初めての場所に行くと不安や緊張はあるが、そのまま行動すると不安は軽くなるとわかってきた」と語られた。面接は今回で終結とした。2か月後のフォローアップ面接では、「調子は安定している。十数年ぶりに仕事を始めた」と語り、今後も段階的に取り組むことを話し合った。

まとめ

　この症例はかつて医療福祉職であり、客観的視点を備え、計画的に課題に取り組むことへの親和性が高いと考えられた。SRQ-D；8点であり、うつ状態が強くないことを確認したうえで CBT を取り入れた面接を行った。特定の運転場面において不安が強かったことから、系統的脱感作を実施し、練習を重ねることで不安の軽減を実感することができた。アセスメントにおいて解決したい問題として設定した身体感覚への注意集中傾向は、ATの実施によって軽減したと考えられる。また、広場恐怖が緩和して行動範囲が拡大し、達成感が得られたことで自己効力感が向上したと考えられる。更年期障害症状に対する効果についても、CBT や AT が効果を発揮してホルモン補充療法や向精神薬を減少でき、人生後半をどう生きるか具体的なイメージを膨らませることができたと考えられる。

2．考察

1）CBT の適応を決めた根拠

　両方の症例は、ともに抽象的思考力が高く備わっており、変化へのモチベーションがあること、うつ状態がそれほど高くなく、CBT に取り組む意欲がある程度備わっていると考えられた。

　また、双方とも記録をつけることが得意で、医療福祉関係の就労経験があ

り、段階的・計画的な枠組みに親和性が高いことから、CBT を受け入れやすいと考えた。

特に産後の場合、乳児がいるためホームワークに取り組む時間確保が難しい場合があるが、症例 1 は子どもを保育園や親に預けることができ、育児の負担感はそれほど強くないことから、CBT が効果的であると考えた。

2）婦人科心身症症例の共通点

両症例ともに、出産後と更年期という、女性ホルモンの影響を受けやすく心理社会的変化の大きな時期である。元来の性格傾向は几帳面、完全主義的で、妥協が不得手であると考えられる。変化に対して真面目に取り組むため、適応しづらかったようである。

双方とも比較的短期間で認知と行動の変容がみられ、産後メンタルヘルスや更年期障害についての予防的心理教育とリラクゼーション法の習得が効果的であり、フォローアップ面接において、効果の持続が確認されたと考えられる。

3）婦人科心身症の CBT において工夫、配慮した点

育児や家事、介護など、各々の生活背景に配慮し、解決したい問題と取り組み方を理解しやすいよう、都度の確認と丁寧な説明を心掛けた。
日常の小さな行動をスモールステップで目標設定し、患者のペースに沿って、ホームワークは負担とならない形で提案した。あわせて、産後メンタルヘルス、更年期の心身の変化など、予防的心理教育を実施した。

文献
1）厚生労働省，うつ病の認知療法・認知行動療法治療者用マニュアル，2009
2）伊藤絵美，認知療法・認知行動療法カウンセリング初級ワークブック－CBT カウンセリング，星和書店，2005.

VI　産婦人科領域における心身症の治療

Chapter 6　解決志向アプローチが有効であった産後うつ病の症例

1.　はじめに

　わが国の産後うつ病の有病率は 10.3％と高率であり [1]、産後うつ病など
の精神疾患を有する産婦の自殺による死亡数は、産科身体疾患による死亡数
よりも多いことが報告されている [2]。また産後うつ病はボンディング障害や
ネグレクトなど児に与える影響も大きく、その早期発見と適切な治療が周産
期医療における重要な課題となっている。

　これまでのところ妊娠期・産褥期における精神療法（ないしはカウンセリ
ング技法）に関して、わが国では明らかなエビデンスや有効性が確認されて
いる技法はいまだ少ないようである [3]。周産期メンタルヘルスコンセンサス
ガイドによると、妊娠期・産褥期に効果的な精神療法的対応として中程度以
上の抑うつや不安を示す患者の場合には認知行動療法（以下、CBT）を中心
とした精神療法が推奨されている [3]。

　また、産褥期を過ぎると授乳や乳児の世話等の役割を担うという視点から、
産後の母親に特化した治療方法が望まれている [4]。子育てという役割を担う
産後うつ病女性に対する心理的支援は、子育て支援という視点からも重要な
意義を持つものであると考えられる。

　これまで著者らが経験した産後うつ病症例は、患者が主たる養育者として
育児中心の生活を送っているため、活動記録表やコラム法等のホームワーク
を患者に負担のないよう提案・実施していく、CBT のプロセスを進めるこ
とが困難に感じられた。

　それに比較して、解決志向アプローチ（以下、SFA）は、クライエントの
描いた解決像にしたがってスモールステップで目標に取り組む点が、産後の
クライエントに対して提案しやすい技法であるとの認識をもった。そのため
この数年間は産婦人科領域における心身症の心理的支援に SFA を用いるこ
とが多くなっている。

　SFA とは米国の Brief Family Therapy Center の Steve de Shazer と
Insoo Kim Berg らが提唱した心理療法である。これが目指すものは、第一に、
クライエントと共同してクライエントの満足のいく未来のイメージをつくる

ことであり、第二に、両者の協力でクライアントの長所と力量（リソース：
能力、強さ、可能性）を理解し、それを使って未来のイメージを実現するこ
とである。この技法の土台には、「クライアント各人の思考の枠組みの中で
作業することが最重要である」という信念がある[5]。クライアントの中に発
見したリソースをコンプリメント（褒めてねぎらう）によって拡大させるこ
とで、解決像の構築を目指すものである[6]。

2. 症例提示

1) 症例概要

症例：40代女性A　初産　既往歴：特になし.

　正常分娩であったが産後まもなくから子どもを育てられないのではとの不安が
強く、倦怠感、食欲不振、自分は母親失格だと思い気持ちが沈んだ。精神科に5
か月間通院したのち、抑うつ症状が改善しなかったことから産後9か月の時点で
保健師に紹介されて当院を受診した。初診時のSRQ-D（東邦大式抑うつ尺度）得
点は20点であり、診断はうつ病性障害であった。主治医による薬物療法に加えて、
解決志向アプローチを用いた隔週20分間の面接を著者が行った。

2) 面接経過

① 初回面接

　ゴールと行動課題の設定；「　」＝女性A、＜　　＞＝著者の発言とする。

　問題やできないことに焦点を当てるのではなく、自分のやりたいことやできそ
うなことに焦点を当て、解決像を構築するために効果的な質問を行い、ゴールに
ついて話し合った。

　「不妊治療を長く続けていつの間にか妊娠することがゴールになっていて、子ど
もが産まれてからのことを考えていませんでした。育児もこんなに大変だとは思
わなかった。子どもと一緒にいるのが辛くて、私は母親失格です」とAは沈んだ
表情でぽつりぽつりと語った。＜不妊治療の長い道のりを経て無事に出産された
のですね。この9か月間、辛いなかでどうやって子育てをしてくることができた
のですか＞「産まれたからには私が育てなければという一心でした」

　＜先ほど母親失格だとおっしゃったけれど、Aさんには母親としてのしっかり
した思いがあるのですね＞「でも母親なら皆できていることが私はできていませ

ん」＜例えばどんなことができたら、自分も母親としてできることがあると思えそうですか？＞「今は家に閉じこもり横になってばかりなので、毎日をやり過ごすのではなく元気に子育てをしたいです」

＜元気に子育てをしている自分をイメージすると…どんな風に過ごしているといいなと思いますか？＞「泳ぐことが好きで妊娠中はマタニティスイミングをしていたので、親子スイミングに参加できたら。それとバスに乗って子どもと一緒に出かけられるといいですね」と語った。

そこで外に出て子どもと一緒に体を動かすことを解決像として、子どもとバスに乗ること、買い物に行くこと、親子スイミングに参加するという行動を提案した。

また、解決に役立つリソースを有効活用するため、内的リソースと外的リソースに分けたところ、Ａは内的リソースとして、水泳が好きでマタニティスイミングをしていた、課題に真面目に取り組む姿勢と根気強さ、就労への意欲、状況を客観的に捉える力、ユーモアのセンスに加えて自分が変わりたいという意思をもち、解決に対する行動意欲を備えていた。

②　面接初期（2回目～9回目）

倦怠感や落ち込みが和らぎ、子どもとバスに乗る、買い物に出かける、親子スイミングの参加といった行動課題を達成して活動性が向上した。Ａの報告に対して＜それはすごい。親子スイミングに参加できてどんなお気持ちでしたか＞と尋ねると「スーパーに行くのがやっとだった自分が、動けるようになってうれしいです」＜親子スイミングはこれからも参加できるといいですね。この2か月でいろんな所に外出できるようになりましたね＞。「子どもと二人きりでいるのが耐えられない時期があったけれど、今は育児の辛さが少し和らいでいます」とＡは客観的に振り返り語った。

面接4回目以降は夫が単身赴任となり、Ａと子どもは実家で両親と同居することとなった。 面接6回目では「子どもがもうすぐ1歳になるし、経済的なことを考えると自分も早く仕事をしなければと思います」と語った。

③　面接中期（10回目～15回目）

Ａと家族に大きな変化が生じた時期であった。単身赴任をしていた夫が仕事を突然退職したことをきっかけに、将来や自身についての不安が高まり気分が沈んだ。SRQ-D 得点は 23 点と高くなった。

Ａは不安について語る中で、夫が退職するたびにＡの不安が高まり抑うつ的になるパターンがあることを自覚した。さらに「夫の状況や感情に振り回されないようになりたい」との解決像が語られた。著者は解決像を具体化する質問として、＜遠方のご主人からメールがくるたびに不安になるようですが、少しでも不安が和らぐ方法はなんだろう、どんな工夫ができそうですか＞と尋ねた。Ａは「メールに返事をする時間を決めます。主人も大変なのはわかるけれど、私が落ち込んで前のようにはなりたくない。まず自分と子どもが安定することですね」と語った。

　夫が退職と再就職を繰り返したことで、Ａは「どうも上手くいきそうにない」「どうしていいかわからない」と悲観的になり、困惑した思いを語った。面接では、うまくいかない中で実は意外にできていることを探してコンプリメントし、もう少し取り組みやすいゴールや課題の内容を話し合い提案することでＡのリソースを拡大するよう心がけた。

　面接13回目では、妊娠前に勤務していた会社から再就職の誘いがあった。そこでＡは夫の単身赴任先を訪れ、今後の生活について夫婦で話し合った。面接15回目で「主人の仕事が安定するまで、もう少し実家で暮らして様子をみることにしました。私も仕事をしようと思う。こういう家族の形でやってみます」と語った。

　面接16回目以降はＡが就職したため月1回20分間の面接を行った。

④　面接後期（16回目〜31回目）

　かつての勤務先に再就職したＡが、心身の安定を目指した時期であった。子どもは保育園に通うこととなり、園への送り迎えや家事などは両親のサポートを受けることができた。職場にはＡの病状や育児による時短勤務の理解が得られた。「不安や気分の落ち込みが減って体力がつきました。仕事は忙しくて疲れるけど、家に帰って早く子どもの顔を見たいと思うようになりました」「主人がまた仕事を辞めたので落ち込みそうになったけれど、彼のことだからまたすぐに仕事が見つかるかもしれないし、自分が落ち込んではいられないと思って」と早めに受診し、客観的な判断や対処ができた。Ａは仕事と育児の両立が軌道に乗り始めて自己評価が向上し、夫に対する見方も変化した。

　さらに一年が経過し、落ち込まずに仕事や育児ができており、10回におよんだ夫の退職・再就職について「自分がすぐに落ち込むのではなく、彼のことを少し客観的に受けとめられるようになりました」と語った。夫の退職については、「仕事が続かない、また退職するかもしれないと思うと不安になるけれど、すぐに次が見

つかるのだからすごいことですよね」と語り、Aのユーモアのセンスが効果的に発揮され、現状の大変さを可笑しみながら受けとめることができるようになった。

　＜ご主人との関係性も変化したようですね＞「主人は人間関係で何か嫌なことがあると、すぐ仕事を辞めて新しい職場を探すことを繰り返していたのかなと思う。主人も専門的なサポートが受けられたら良いと思う」と語った。その後、夫はAと一緒に相談機関を訪れ、リワーク機関に通い始めた。＜大きな変化ですね。お子さんとの時間も楽しめるようになりましたね。落ち込みが和らいだのは、何が良かったのでしょうね？＞「仕事を続けて自信がついたこと、ここで話すことで気持ちが整理できて、自分にはこんな傾向がある、次はこんなことをやってみようと思うようになったからだと思います」と語った。

3.　考察

　本症例は解決志向アプローチを用いた面接を行ったものである。Aの日常生活は育児が中心で時間的・行動的な制限が大きいという産後特有の状況であったため、具体的で明確なゴール設定や、段階的な取り組みの提案を行う解決志向アプローチが適していると考えられた。

　Aは母親として思うように育児ができず自己肯定感が低下していたため、Aの描いた解決像に従い、活動性や社会性、他者との関係の持ち方などを見立てたうえでリソースを拡大させることを心掛けた。

　Aは夫の退職に影響を受けて面接10回目でSRQ-D得点が23点と上昇したが、面接16回目にかけて得点は漸減した。これはAと夫が話し合い、夫の仕事が安定するまで1～2年は様子をみることにして、Aと子どもは実家のサポートを受けながら生活基盤を築くという解決像が描かれ、家族としての方向性が定まったことが抑うつの軽減に影響したと考えられる。

　面接の経過でAは、自身や周囲の変化に注目するようになり、小さな変化を肯定的に受けとめるようになった。新たな状況に遭遇した際には「どうして」ではなく「どうすると良いか」という解決志向的な思考ができるようになった。初めての育児に圧倒され自信を失っていたAであったが、たくましい解決像を描くことができたと考えられる。

　SRQ-D得点は初回面接時と面接30回目時点では、20点から6点に減少し（図Ⅵ-6-1）、服用薬も次第に減少した（図Ⅵ-6-2）ことから、Aの達成

感および自己効力感が向上したと考えられる。これにともない抑うつが軽減したことから、SFA が効果的であったと考えられる。問題やできないことではなく、できそうなことに焦点を当てる SFA の特徴は、母親としての自信を失い自責傾向が高い産後うつ病のクライエントにとって、非侵襲的な心理的支援であると考えられる。

以上、SFA は時間的、心理的負担が軽く、クライエントに「変化している」「改善している」という自己肯定感の向上を促すことから、産後うつ病の心理的支援に導入しやすい心理療法であると考えられる[7]。

図VI-6-1　SRQ-D得点の推移

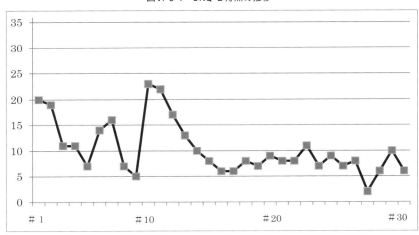

図VI-6-2　薬物療法の経過

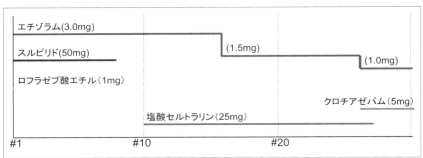

VI　産婦人科領域における心身症の治療

文献

1 ）厚生労働省：健やか親子 21 第 2 回中間評価報告書．2010
2 ）竹田省：妊産婦死ゼロへの挑戦．第 68 回日本産科婦人科学会学術講演会特別講演．日本産婦人科学会誌 68；1815-1822、2016
3 ）日本周産期メンタルヘルス学会：周産期メンタルヘルスコンセンサスガイド．2017
4 ）木村聡子，本庄美香，中尾幹子：産後うつ病の効果的なスクリーニングおよび支援方法についての文献的検討．大阪信愛女学院短期大学、13-22、2014
5 ）DeJong P，Berg IK：Interviewing for solutions．桐田弘江・玉真慎子・住谷祐子（監訳）：解決のための面接技法．金剛出版．2016
6 ）森俊夫，黒沢幸子：解決志向ブリーフセラピー．ほんの森出版．2002
7 ）松本真穂、佐野敬夫、郷久鉞二：解決志向アプローチが有効であった産後うつ病の 1 例
心身医学 59（5）;462-467,2019

Chapter 7　閉経療法中の抑うつ症状に、環境因子が大きく関与した一例

1.　はじめに

　子宮内膜症の薬物治療には、GnRHa 療法やジエノゲスト (DNG) 療法、LEP/OC などがある。GnRHa 療法や DNG 療法では、更年期症状様のほてりやめまい、頭痛などの愁訴や、気分の落ち込みや不眠などといった症状が副作用として出現しうることは知られており、その程度によっては治療継続が困難となるケースもある。

　希少部位内膜症の一つである月経随伴性気胸および子宮腺筋症に対し、DNG 療法と GnRHa 療法を交互に行っていた患者に、初回の GnRHa 療法ではみられなかった抑うつ症状が、2 回目以降出現するようになった症例があった。

　この患者には 2 回目の GnRHa 療法の直前に多数のライフイベントが発生していたことが判明した。薬物治療の副作用としての精神症状発現には、社会環境因子も大きく関与しうることは留意すべき点である。

2.　症例

症例：50 歳代　女性　2 妊 2 産

既往歴：特記事項なし。X 年 8 月、月経時に右気胸を発症し、A 病院呼吸器外科で保存的加療された。月経随伴性気胸疑いで婦人科を紹介受診。

　経腟超音波検査で子宮腺筋症の所見、CA125 が 91 と上昇を認めた。上記に矛盾しないと考え、ジエノゲスト (DNG) 内服を開始したが、2 か月目に不正出血を認めるとともに気胸が発生した。GnRH アナログ療法に切り替え 6 コース施行中は特に副作用の出現や気胸の再発は認められなかった。

　再び DNG 内服に戻したところ、再度不正出血に伴って気胸が発生し、DNG では気胸を抑制できないと判断された。再度 GnRH アナログ療法に切り替えたところ、不眠・食欲低下の増悪、気分の落ち込みが出現。漢方薬（香蘇散）を処方したが効果乏しく、症状は悪化を認め「みんな消えてしまえばいい」などネガティブな考えにとらわれるようになった。

抗うつ薬（ミルタザピン）を処方、臨床心理士による心理面接導入し、徐々に抑うつ症状改善傾向を認め、GnRH アナログ 6 コース完遂。その後 DNG 内服、GnRH アンタゴニスト療法 6 か月ずつ交互に行ったが、抑うつ症状は DNG 療法時には改善し GnRH アンタゴニスト療法中は再燃した。X+3 年に胸腔鏡下横隔膜部分切除術を施行、現在 DNG を継続しており、気胸の再発もない。抑うつ症状の再燃も無く、ミルタザピンおよび心理面接は修了となった。

3. 心理面接

2 回目の GnRH アナログ療法中に抑うつ症状が発現した際の、臨床心理士による面接で得られた患者の背景や情報は以下のようなものであった。
- 職業：看護師（訪問看護）
- 非常にまじめ、責任感の強い性格
- 夫・娘との 3 人暮らし、息子は結婚しており家を出ている
- 両親の介護のため自宅から 100 キロ離れた N 市へ頻繁に通っている
- 2 回目 GnRH アナログ療法の前に夫が脳出血となり、一命は取り留めたが身体が思うように動かずリハビリ中
- 息子が離婚した
- 幼少期に、肉親を事故で失ったり、家族に辛くあたられていたなどの経験があり、「家族」の問題にかなり敏感なところがあった

4. 経過

GnRH アナログ療法 2 回目の前に、夫の脳出血発症、息子の離婚問題が相次ぎ、非常に精神的負荷がかかっていた状態だった。その頃から食欲不振や不眠も少し出てきており何とか乗り切っていたとのことだったが、GnRH アナログ再投与後から強い抑うつ状態となっており、GnRH アナログが症状の発現に影響したと考えられる。DNG 療法中は精神症状が改善しており、また GnRH アナログ再々投与時には明らかな増悪がみられていたことから、抑うつ症状は GnRH アナログが誘発していたものと考える。

抑うつ症状が強まり破壊的な衝動を自覚した際には「恐ろしい考えが浮かんでしまう」と自己嫌悪に陥りさらに追い詰められた様子であったが、現在

の状況が GnRH アナログの副作用であろうことを告げると、いくらか安心されていた。しかし、DNG では気胸を抑制できず、気胸に対する手術も考慮されたが、「親の面倒を自分しかみる人がいない。長期入院はできない」と GnRH アナログ療法を続けざるを得ない状況だった。少量エストロゲン製剤併用による Add-back 療法も試したが、無効であった。幸い、ミルタザピン内服および心理面接を行う中で、ぎりぎりコントロール可能となり、2回目および 3 回目の GnRH アナログ療法それぞれ 6 か月間を乗り切ることができた。その中で、夫の ADL が回復し社会復帰可能となり、父親の逝去および母親が介護施設に入所したことで、介護の負担が大幅に減した。4 回目の DNG 療法中に気胸再発した際に、手術を受ける決意をし、胸腔鏡下手術を行い、気胸再発の可能性はゼロにはならずともリスクとしては相当に小さくなった。こうしてさまざまなことが患者の中で解決の方向に向かい、ミルタザピン投与や心理面接も終結した。現在は穏やかに DNG 療法継続のために通院されている。

5. 考察

　大きなライフイベントが重なったことで心身ストレスが強い状態で GnRH アナログ療法を開始したことで、初回では起こらなかった精神症状の副作用が出現した症例だった。月経随伴性気胸を発症する以前から、両親の介護問題を一人で抱え込んでおり、自分の健康問題が発生したことに対して初診の頃から「自分が倒れたり入院しているわけにいかない」と訴えていた。後の心理面接で、母親から心ない言葉を浴びせられていたこと、認められるために頑張っていたことを語り、その母親を介護することに複雑な思いを抱いていたと漏らした。両親の介護中に夫までもが一時介護を要する状態となり、大変途方に暮れたという。また自分の幼少期の経験から子どもたちには幸せに過ごしてほしいという思いがあり、息子の離婚問題は、離婚前のいざこざも含めて思った以上にこたえた、と話されていた。

　もともとの非常に真面目で責任感の強い性格 (気質・性格)、幼少期の体験、自分や家族に現在起こったこと (社会環境ストレス) などが関連して、GnRH アナログ療法の副作用としての抑うつ状態が完成してしまったと思われる。気胸のコントロールとしてもかなり難渋し、大変難しい症例だった

が、患者が元より冷静で客観的・俯瞰的に自分を見つめることに長けていたこともあり、心理面接がかなり有効に働き、症状を上手にコントロールしながら治療を継続できた（**図VI-7-1**）。

図VI-7-1 症例の経過

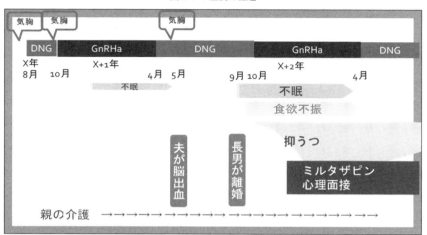

Chapter 8 絶食療法と内観法

1. 絶食療法

著者は1969年に東北大学に、今は亡き長谷川直義講師、久嶋勝司教授（1965年の第6回日本心身医学会会長、東北大学産婦人科）のところに勉強に行った。そのときに手を取るようにして絶食療法のやり方はもちろん、心身症の考え方を含めて教えていただいた[1]。

1970~2005年までに44例の絶食療法を行い、著者自身も作用機序を調べるために行ってみた[2]（**図VI-8-1**）。

9〜14日間の完全絶食と5日間の副食期よりなる絶食療法は、古来より宗教的な行である絶食を近代医学に応用したものである。平均の体重減少は4kgで、肝機能検査の異常が少数にみられ、尿中アセトン体の増加がみられる。脳波のパワースペクトルのピーク周波数は血糖値の低下とともに徐波化し、脳の代謝を動静脈血差でみると、絶食前後は血糖値、絶食中はアセトン体でその差が大きくなっており、脳循環代謝では、脳血流量が50％減少、脳酸素消費量が35％減少した。

空腹感は3日間続き、その後は消失、絶食三〜四目と絶食七〜九日目に心理的動揺がみられ、マイクロバイブレーション（自律神経機能検査）は三〜四日目は交感神経優位 θ 波の増加、七〜九日目は副交感神経優位 β 波の増加、絶食後は α 波増加した。これらの変動に診られるように、間脳視床下部の自律的、自己再調整が期待でき、一般の心理療法とは異なった、もっと深い身体的変化を含めた治療効果が期待できる[2]。

44例中著効が21例（47.7％）、有効が14例（31.8％）、無効が9例（20.5％）で、期待するほどの効果はみられなかったが、重症例ばかりなので仕方ないと思われる。しかし、症状が改善されなかった患者を観察していて、何らかの変化が感じられ、聞いても誰一人としてやらなかった方が良かったという人はなく、何かしら大切な経験を無意識レベルで感じているようであった。

入院期間が復食期を含めて3〜4週間と長く、現在の医療体制に合わず、保険点数も極端に低いため中断しているが、心身症の治療の場としても十分に利用価値がある治療法であることには間違いない。

図VI-8-1　絶食療法を実施する著者

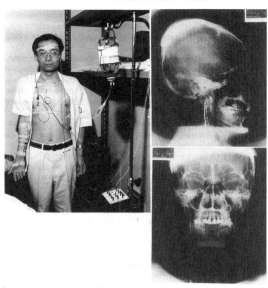

（右図はカテーテルが脳底静脈内に入っていることを示している）

2. 内観法

　吉本先生の言葉[3]を借りて考察してみる。①いかなる目的をもってお越し下さった人もまず、幼少時代、小学校時代、母、父に対して、お世話になったこと、して返したこと、迷惑をかけたことを調べてほしいという。②念仏というのは深い懺悔と深い感謝の実践の生活であるから、内観と同じことで、内観している姿が念仏の姿そのものである。③どんな逆境に置かれても、感謝報恩の気持ちで暮らせる、そういう心のすみかに大転換すること、これがこの世に生まれてきた目的でありこのために教育を受けるのである。これを著者が行っている心理療法に関連させてみる（図VI-8-2）。

　①の身調べは交流分析やカウンセリングを説明しやすい、というより表面的には交流分析そのものである。身調べは無意識下にある生い立ちを意識化させる精神分析と同じことを技法的には簡単に、集中して行っている。交流分析の父母は自分の中にある観念的なもので、吉本先生が言っている中に、内観中に実際の母が来ても戸惑ってしまう例があり、自分の中で内観している母と実際の母とでは多少ギャップがあるためだろうとしている。

②の内観―念仏の姿―は絶食療法、自律訓練法と似ている、つまり心ではなく身体に働きかけている。内観している姿は、もともと断食しながら行っており、絶食療法と同じ起源をもつ日本的な"行"から出発しているので森田療法、禅的療法などとともに非常によく似ていて兄弟のようなものである。したがって同時に併用施行することは十分可能である。

③の感謝報恩の気持ち―懺悔や感謝の気持ち―は内観の目的ではあるが、これは心理療法の最高のゴールである。すなわち内観療法には、心理療法のさまざまな基本が濃縮されて含まれている。著者が本療法を素晴らしいと思うのは、単に"あるがまま"や"自然の中に生かされている"という心境を越えて、交流分析でいう"I am OK, You are OK"の立場やターミナルケアで"生きている今に感謝"するという"そういう心のすみかに大転換すること"ができることであり、心理療法の最終的なゴールに簡単に到達可能なことである。

国際内観療法学会（International Congress of Naikan Therapy）もできてきており、今後、日本的な治療法として世界的に大いに発展する可能性も秘めている。

図VI-8-2　内観と心理療法

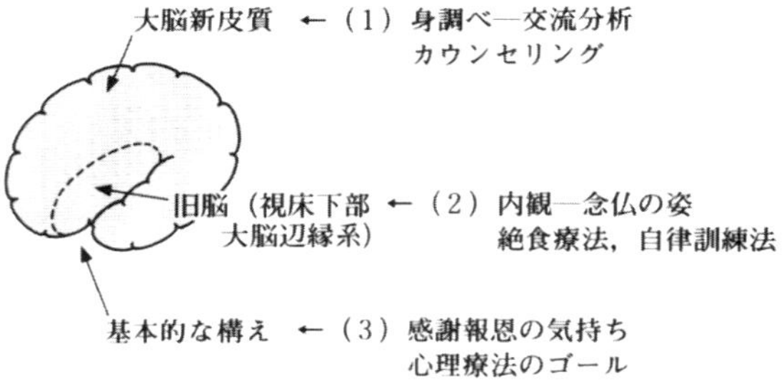

大脳新皮質　←（1）身調べ―交流分析
　　　　　　　　　　カウンセリング

旧脳（視床下部　←（2）内観―念仏の姿
大脳辺縁系）　　　　絶食療法，自律訓練法

基本的な構え　←（3）感謝報恩の気持ち
　　　　　　　　　　心理療法のゴール

図5-7-2　内観と心理療法

文献

1）長谷川直義；絶食療法、心身症の診療、久嶋勝司（編）、pp262-280、金原出版、1965
2）郷久鉞二：産婦人科領域、心身症の絶食療法、日本絶食療法学会（編）、pp156-166、ヴァンメディカル、東京、1995
3）吉本伊信；内観の話、pp1-127、内観研究所、大和郡山、1977

VI　産婦人科領域における心身症の治療

| Chapter 9 | 薬物療法 |

1.　ホルモン療法・ホルモン補充療法

1）はじめに

　産婦人科心身症の特徴の一つとして、治療にホルモン剤を使用する機会が多いことが挙げられる。実際、全心身症関連疾患症例の治療別頻度をみてわかるとおり（**表Ⅱ-2-13**）、ホルモン療法は5人に一人の21.5%に投与されている。

　心身症専門外来の診断名では更年期障害が最も多く全体の26.0%を占める（**表Ⅱ-2-5**）。更年期障害の4割の39.2%がホルモン補充療法（Hormone Replacement Therapy,HRT）を受けていて、病型分類では身体病型43.6%で多いが、うつ病型が37.0%、神経症型が35.0%、心身症型が31.8%とすべてで同様にHRTを受けている（**表Ⅲ-1-1**）。

　また月経痛の26.3%、続発性無月経の40.9%、PMS、PMDDの22.8%にホルモン療法が行われている（**図Ⅲ-4-4**）。機能性子宮出血も加えて近年、若い女性で月経に伴う心身症関連疾患が増加してきているため、ホルモン療法の適応となる患者が増えている。

　内分泌とストレスとは密接な関係があり、子宮・卵巣・腟などの女性生殖器はその内分泌の変化を如実に表すのが特徴である。女性の心身症を扱うものは、ホルモン療法について知識を深めなければならない。なお、ホルモン療法では、頻度は高いものではないが、血栓症、ホルモン依存性腫瘍（乳癌・子宮体癌）に注意する必要がある。

2）当科心身症専門外来で使用されているホルモン剤
（1）エストロゲン製剤（経口剤、経皮剤および腟錠がある）

①エストラジオール E2（ジュリナ®、エストラーナテープ®、ディビゲル®、ル・エストロジェル®、メノエイドコンビパッチ®、ウェールナラ®）

　更年期障害や腟萎縮症状に効果がある。その他、骨粗鬆症の予防、心血管系障害の予防、高コレステロール血症の予防、心理的快感を与えるといわれ

ている。

　長期投与により子宮内膜癌のリスクがあり注意が必要である。その予防として黄体ホルモンを併用するか黄体ホルモン配合製剤（メノエイドコンビパッチ®、ウェールナラ®）を用いる。また最近では、経皮剤（エストラーナテープ®、ディビゲル®、ル・エストロジェル®、メノエイドコンビパッチ®）を使用することが増え、経皮剤は肝臓代謝を介さず身体への影響を少なくし、さらに血栓症のリスクを上げないというメリットがある。

②結合型エストロゲン CEE（プレマリン®）

　昔から使用されてきたホルモン剤で、E2 と同様の効果が期待できる。錠剤で主に更年期障害に用いられる。

③エストリオール E3（エストリール®）

　錠剤、腟錠で用いるが、当外来では 1mg の腟錠を用いることが多い。特徴としては子宮内膜作用が弱く、排卵を抑制しない。子宮頸部、腟、外陰部への局所作用が強い。主に萎縮性腟炎の治療に用いる。

④エチニルエストラジオール EE（OC製剤、LEP製剤、プラノバール®）

　避妊あるいは月経困難症、子宮内膜症の治療目的で用いられる OC（oral contraceptive）製剤、LEP（low dose estrogen progestin）製剤に含まれる合成エストロゲンである。OC 製剤・LEP 製剤の内容は基本的に同じで低用量エストロゲン・プロゲステロン配合薬である。

　月経随伴症状に悩む若い女性が増え、従来の低用量経口避妊薬 OC にも月経随伴症状の治療効果があるが自費処方となるため、保険診療の認められる LEP 製剤の使用頻度が増加している。さらに従来の周期投与に加え、月経回数自体を減らす LEP 製剤の連続投与法も試みられている。

　中用量ピル（プラノバール®）は主に機能性子宮出血や Kaufmann 療法として用いられる。

（2）黄体ホルモン製剤

①ジドロゲステロン（デュファストン®）

　錠剤があり、天然の黄体ホルモンに近い誘導体で、基礎体温を上げない。

不妊治療、切迫流産にも適応がある。HRT における子宮内膜癌の予防や無月経の治療として Holmstrom 療法や Kaufmann 療法にも使用される。

②メドロキシプロゲステロン酢酸エステル（プロベラ®）

錠剤であり、HRT に主に用いられ、エストロゲン製剤との併用での内膜癌発生を抑える。

③ジェノゲスト（ディナゲスト®）

合成黄体ホルモンの錠剤で、強い黄体ホルモン活性と抗アンドロゲン作用を有する。子宮内膜症に対して強い抑制効果がある。月経困難症にも適応がある。

④レボノルゲストレル放出子宮内システム（ミレーナ®）

レボノルゲストレルが添加された子宮内避妊器具で、子宮腔内に薬剤を20 μg/ 日の割合で 5 年間放出する。過多月経・月経困難症に適応がある。

3）婦人科診断名とホルモン治療について

2018 年〜 2020 年度の心身症専門外来患者の診断名と世代分類を示す（**表 VI-9-1**）。

若年者の月経痛、PMS、PMDD、機能性子宮出血、続発性無月経などの

表VI-9-1　婦人科診断別世代分類

	10代	20代	30代	40代	50代	60代	70代	80代	計
PCO	0	1	0	0	0	0	0	0	1
PMDD	5	3	1	1	0	0	0	0	10
PMS	12	22	16	5	0	0	0	0	55
萎縮性膣炎	0	0	0	0	0	4	2	1	7
外陰痛	0	0	0	0	0	2	2	0	4
機能性子宮出血	11	13	6	14	3	0	0	0	47
月経痛	36	14	5	1	0	0	0	0	56
月経不順	1	0	0	0	0	0	0	0	1
更年期障害	0	0	1	23	49	0	0	0	73
骨粗しょう症	0	0	0	0	1	0	0	0	1
骨盤内うっ血症候群	2	3	2	3	1	0	0	0	11
産後うつ病	0	0	1	0	0	0	0	0	1
子宮下垂	0	0	0	0	2	0	2	0	4
子宮内膜症	0	0	0	2	0	0	0	0	2
自律神経失調症	0	3	3	1	2	3	0	0	12
続発性無月経	12	8	6	0	0	0	0	0	26
帯下	0	0	0	0	0	0	1	0	1
不妊症	0	0	1	0	0	0	0	0	1
計	79	67	42	50	58	9	7	1	313

月経随伴症状と閉経前後の更年期障害が目立っている。

　婦人科診断名と実際使用したホルモン剤を示す（**表VI-9-2**）。表の診断名は、主病名であり、ホルモン単独というのは少なく、大多数がホルモン治療以外の治療法も併用している。若年者の月経随伴症状に対するLEP治療と更年期障害に対するHRTが主となっている。

表VI-9-2　婦人科診断別ホルモン剤分類

	ジュリナ	経皮エストラジオール	エストリール	プレマリン	ディナゲスト	経口黄体ホルモン	ミレーナ	ウェールナラ	メノエイドコンビパッチ	中容量ピル	OC（低容量ピル）	LEP（周期投与）	LEP（連続投与）	計
PCO	0	0	0	0	0	0	0	0	0	0	0	1	0	1
PMDD	0	0	0	0	0	0	0	0	0	0	1	10	0	11
PMS	1	0	0	0	2	0	1	0	0	2	5	44	1	55
萎縮性膣炎	0	0	7	0	0	0	0	0	0	0	0	0	0	7
外陰痛	0	0	4	0	0	0	0	0	0	0	0	0	0	4
機能性子宮出血	0	0	0	0	0	11	0	0	0	30	1	6	0	48
月経痛	2	0	0	0	0	0	0	0	0	1	0	49	3	53
月経不順	0	0	0	0	0	0	0	0	0	0	0	1	0	1
更年期障害	10	21	4	10	5	29	2	7	18	0	0	0	0	96
骨粗しょう症	0	0	0	0	0	0	0	0	1	0	0	0	0	1
骨盤内うっ血症候群	0	0	0	1	2	2	0	0	0	0	0	6	0	11
産後うつ病	0	0	0	0	1	0	0	0	0	0	0	0	0	1
子宮下垂	0	0	4	0	0	0	0	0	0	0	0	0	0	4
子宮内膜症	0	0	0	0	1	0	0	0	0	0	0	0	0	1
自律神経失調症	0	2	1	0	0	2	1	2	0	1	0	6	0	15
続発性無月経	0	0	1	0	2	14	0	0	0	9	0	6	0	32
帯下	0	0	0	0	0	0	0	0	0	0	0	0	0	1
不妊症	0	0	0	0	0	1	0	0	0	0	0	0	0	1
計	13	23	21	13	12	59	4	10	18	43	7	129	4	343

4）各ホルモン剤と病型分類

　一般にホルモン療法の対象は心理的要因の少ない身体病型に集中すると考えるかもしれない。そして実際にその傾向がみられるが、**表VI-9-3**のごとく他の病型にも用いられている。

　産婦人科に限らず各科の診療科にいえるが、心理的なアプローチはもちろん、身体から心理へのアプローチも忘れてはならない。この点からみるとホルモン療法はまさに産婦人科心身症治療において身体面からの主要な手段と言えよう。

表VI-9-3　ホルモン剤別病型分類

	心身症型	神経症型	うつ病型	身体病型	計
ジュリナ	1	0	2	10	13
経皮エストラジオール	2	1	1	19	23
エストリール	1	0	0	20	21
プレマリン	1	1	1	10	13
ディナゲスト	0	0	1	11	12
経口黄体ホルモン	10	2	5	42	59
ミレーナ	0	0	1	3	4
ウェールナラ	0	0	0	10	10
メノエイドコンビパッチ	0	2	1	15	18
中容量ピル	0	0	0	0	0
OC（低容量ピル）	0	0	0	3	3
LEP（周期投与）	2	5	18	89	114
LEP（連続投与）	0	0	1	3	4
計	12	9	26	165	212

5）ホルモン補充療法（HRT）

　更年期障害とは、卵巣機能が衰退しはじめて消失する概ね45歳～55歳の時期で、病態としてエストロゲン欠乏が大きく関わる（**図II-2-20**）。血中ホルモン検査では卵胞刺激ホルモン（FSH）が40mlIU/ml以上に上昇し、黄体化ホルモン（LH）より高値となり、逆にエストラジオール（E2）は20pg/ml以下となる。ホルモン補充療法（HRT）とは、その欠乏したエストロゲンを補い症状の改善を目指す[1]。

　子宮を有する女性では、エストロゲン依存性の子宮内膜増殖症・子宮体癌のリスクを防ぐ目的で黄体ホルモンを併用する。子宮摘出後女性には、エストロゲン単独療法で良い。HRTにより、乳癌や静脈血栓塞栓症のリスクがごく軽度だが上がるので気をつけたい。またそれらの既往がある場合は禁忌になる。

　更年期障害症例は心身症関連疾患の中で減少してきているが、依然としてトップを占めている（**表II-2-5、図II-2-4**）。そこで1975-1993年の大学病院での346例[2]と1995-2008年の開業後での2,166例[3]の更年期障害症例を心身両面から診察した結果とHRTの効果について分析した。

　病型分類では、それぞれの年代によって身体病型が103例（29.8%）、1,001例（46.2%）で、心身症型が60例（17.3%）、239例（11.0%）、神経症型が102例（29.5%）、286例（13.2%）、うつ病型が81例（23.4%）、640例（29.5%）とHRTが有効な身体病型が増加している。

　更年期障害症例の治療別頻度（重複あり）は、**表VI-9-4、表III-1-1**のごとく、それぞれ全体でのHRTの使用頻度は209例（60.4%）、849例（39.2%）で、

前者の方が多く使用されていたのは、後者に漢方薬投与例が多くなったためと考えられる。

　病型分類別のHRT使用頻度では、それぞれ身体病型が86例（83.5%）、436例（43.6%）、心身症型が34例（56.7%）、76例（31.8%）、神経症型が58例（56.9%）、100例（35.0%）、うつ病型が31例（38.3%）、237例（37.0%）で、どの病型にも多く用いられているが、身体病型に有意に多かった。

　治療予後をみると表VI-9-5、表III-1-2のごとく、それぞれ前者では心身症型が、後者では身体病型、神経症型、うつ病型が有意にHRT使用例の方が予後が良かった。

　以上のように更年期障害にはホルモン補充療法を行った方が有意に予後が良いことが判明し、HRTがいかに重要であるかを示している。しかし、逆にホルモン療法が効かない症例やHRTが必要の無い症例もいることを示している。

　なお、黄体ホルモンについて前者では、使用頻度が低いが、併用を始める以前のデータのためであり、現在では子宮摘出後の患者を除き全例エストロゲン製剤に併用している。

表VI-9-4　更年期障害症例における病型分類と治療別頻度（重複あり）1975-1993年

治療	病型	心身症型 (n=60)	%	神経症型 (n=102)	%	うつ型 (n=81)	%	身体病型 (n=103)	%
結合型エストロゲン剤		34	56.7 *	58	56.9 *	31	38.3 **	86	83.5 **
エストリオール剤		3	5.0	5	4.9	4	4.9	3	2.9
プロゲステロン剤		5	8.3	3	2.9	9	11.1	25	24.3 *
合成ゲスターゲン剤		0	0	3	2.9	0	0	1	1.0
総合ホルモン剤-メサルモンF		14	23.3	10	9.8	3	3.7	15	14.6
漢方薬		17	28.3	32	31.4	24	29.6	23	22.3
マイナートランキライザー		30	50.0 *	71	69.6 **	42	51.9 *	33	32.0 *
抗うつ薬		2	3.3	7	6.9	74	91.4 **	2	1.9
面接主体		42	70.0 **	37	36.3 *	13	16	11	10.7
自律訓練法		17	28.3 **	15	14.7 *	6	7.4	3	2.9
針治療		0	0	3	2.9	0	0	1	1.0
交流分析		0	0	2	2.0	1	1.2	0	0
絶食療法		1	1.7	2	2.0	0	0	0	0
読書療法		0	0	3	2.9	0	0	0	0
バイオフィードバック療法		2	3.3	0	0	0	0	0	0
森田療法的面接		0	0	2	2	0	0	0	0

**p<0.01，*p<0.05

表VI-9-5　HRTの有無と各病型の予後

A	B	C	病型	心身症型	%	神経症型	%	うつ病型	%	身体病型	%	全体	%
				60	17.3	102	29.5	81	23.4	103	29.8	346	100
+	単独	予後 良		3	75	2	66.7	0	0	42	95.5	47	92.2
		予後 不良		1	25	1	33.3	0	0	2	4.5	4	7.8
		計		4	2.3	3	2.9	0	0	44	42.7 *	51	14.7 *
+	他療	予後 良		31	88.6 *	50	82	32	91.4	41	95.3	154	88.5 *
		予後 不良		4	11.4	11	18.0	3	8.6	2	4.7	20	11.5
		計		35	58.3	61	59.8	35	43.2	43	41.7	174	50.3
−	他療	予後 良		10	47.6 *	31	81.6	34	73.9	13	81.3	88	72.7 *
		予後 不良		11	52.4	7	18.4	12	26.1	3	18.7	33	27.3
		計		21	35	38	37.3	46	56.8	16	15.5	121	35
病型全体の		予後 良		44	73.3 *	83	81.4	66	81.5	96	93.2 *	289	83.5
		予後 不良		16	26.7	19	18.6	15	18.5	7	6.8	57	16.5

A:HRTの有(＋)無(−)，B:単独(HRTのみの治療)，他療(HRT以外の他の治療法)，C:治療予後
*p<0.01

434

VI 産婦人科領域における心身症の治療

文献

1）郷久鉞二：更年期障害，HRTの背景，特集－ホルモン補充療法，臨婦産 47:807－809,1993
2）郷久鉞二、佐野敬夫、和田生穂:更年期障害と心身医療、特集－成人の心とからだ、臨床成人病、29(3)：320-335、1999
3）郷久鉞二、佐野敬夫、高橋　円、斎藤康子、伊藤絵里香、松本真穂、竹原久美子：女性の更年期障害に対する心身医学的対応、心身医 49(11):1177-1182、2009

2. 妊産婦における向精神薬の使い方

　人に対して妊娠中に前向き調査による治験を行うことはできないため、ほとんどの薬剤は動物実験による少ないデータか、何も資料がないかのどちらかである。しかしサリドマイド以来、大規模な後方的調査や多数の症例報告を参考にして、最近はさまざまな薬剤に対するガイドラインが少ないながらも示されるようになってきている。

　しかし、いまだ大部分の薬剤の効能書きには妊婦、産婦、授乳婦等への「原則禁忌」か「妊娠中の投与に関する安全性は確立されていないので、妊娠または妊娠している可能性のある婦人には治療上の有益性が危険性を上回ると判断される場合にのみ投与する」と記載されている。

1）妊娠期間による影響

　催奇形の観点から最も危険な時期は、胎児の中枢神経や心臓、消化器、四肢などの器官形成期に当たる妊娠4〜7週目末（28日周期の女性で最終月経開始日から28〜50日目）までで、この期間を絶対過敏期とし、それ以前はall or noneの無影響期とする。それ以後も相対過敏期（妊娠8〜15週末、性器の分化や口蓋の閉鎖の時期）、比較過敏期、潜在過敏期と分けて点数化し、それぞれの薬剤の危険度も点数化し、両者を掛け合わせて総合点として、妊婦と薬相談外来の説明に利用しているところもある[1,2]。

　向精神薬全般について、分娩後に新生児の離脱症候群（振戦、易刺激性、多呼吸、無呼吸、傾眠、不安興奮状態、筋緊張増加、筋緊張低下、多汗、痙攣、哺乳力不良、発熱）がまれにみられるので、注意して観察する必要がある[3,4]。

　日本の薬剤の効能書きには「母乳への移行が報告されているので授乳を避けること、中止すること」と記載されている[5]が、抗うつ薬、SSRI、抗不安薬とも母乳移行濃度は非常に低く、副作用はみられなかったという報告が多

いので、児の発育や母子愛着の観点を含めた実証的な研究結果を参考に、母乳栄養を続行した場合と禁止した場合の利点、不利益な点を比較して個別に判断すべきで、やみくもに母乳を中止、禁止するのは科学的態度とはいえないという意見もある[4,5,6]。

2) それぞれの薬剤の特徴

(1) 抗精神病薬

フェノチアジン系、ブチロフェノン系、他の薬剤は、少ないながらも大規模調査にて、おおむね催奇形作用に関しても問題はないとされている[4]。

(2) 抗躁薬（炭酸リチウム）

妊娠初期の炭酸リチウムの服用は、エプスタイン奇形の発生率が高いこと、さらに重症の新生児のリチウム中毒（低血圧、低体温、チアノーゼ、吸引反射の減弱など）が報告されていることから、妊娠初期は不投薬、分娩前には減量することが望まれる[7]。母乳栄養時の投与も、新生児の腎性クリアランスを低下させるので禁忌とされている[3]。

(3) 抗てんかん薬

抗躁薬としても使用されるバルプロ酸やカルバマゼピンには、神経管欠損などの催奇形作用があるため妊娠初期には可能な限り使用せず、特にこの両者の併用は避け、フェノバルビタール、フェニトインなどの薬剤の単独、最小量投与とすべきである。どうしても必要な患者の場合は、血中濃度を測り電解質や葉酸値もチェックして、妊娠前から妊娠初期における葉酸やビタミンKの服用を考慮する。著者も以前に血中濃度、母乳の濃度を調査したことがあるが、バルプロ酸は母体血より臍帯血のほうが高く、母乳では個人差はあるが低かった[8]。フェノバルビタールは母乳に移行しやすいので母乳は止め、バルプロ酸やフェニトインは母乳に移行しにくいので授乳が可能である[9]。

(4) 抗うつ薬

SSRIと先天異常との関連については、全くないとは言えないが、関連があるとしても約1.2倍のリスクに留まるようである。ただし、パロキセチンについては、他のSSRIを含めた抗うつ薬に比べて先天性心疾患のリスクと

の関連性がコホート研究やメタ解析結果から繰り返し報告されており、パロキセチンの添付文書にも先天性心疾患のリスクについて記載されていることから、妊娠中の積極的な使用は控えることが薦められる[10]。また、新生児薬物離脱症候群のリスクが上昇するが、長期的に児の神経行動に影響はないとされている[11]。

　抗うつ薬を含めたほとんどすべての向精神薬は母乳中へ分泌される。児は母乳を通じて薬剤を摂取することになるが、この摂取量は妊娠中の薬剤服用で胎児が経胎盤的に暴露する量に比べるとはるかに少なく（10%以下）、薬剤の大半において授乳を積極的に中止する必要はなく、薬物療法と母乳育児を両立することは原則的に可能であることが国際的コンセンサスになっている[12,13]。

　三環系、四環系, SNRI, SSRI（パロキセチンを除く）, その他の抗うつ薬は、おおむね使用可能であり、形態学的奇形性, 行動学的奇形性の危険性を増大させない。うつ病は低体重児出生と早産の要因になり、また、産科的因子による母体死亡率よりも、うつ病が未治療であることによる自殺率のほうが高いので、医師は妊婦の抗うつ薬治療をためらうべきではない。また、重症のうつ病で抗うつ薬が奏効しない場合には、精神科入院治療や無痙攣性電気痙攣療法の適応となり、その相対的安全性も示唆されている[3,13]。

（5）抗不安薬

　ジアゼパムを妊娠初期に使用した際の口唇・口蓋裂の報告が以前あったが、最近は特異的な関連についてはむしろ否定されている。しかし、妊娠後期に使用した際の新生児の離脱症候群の報告がみられ、妊娠初期の胎盤移行や産後の母乳移行が高いことが報告されているので、ジアゼパムを避け、母乳移行の少ないロラゼパムやオキサゼパムの断続的使用のほうが望ましいといわれている[3,4,7]。

　しかし、著者は昔、大学病院で1,000例以上の産婦に睡眠無痛分娩方式を行い、ジアゼパムや他の薬剤を大量に投与したが、sleeping baby はよくあったものの、重大な問題は1例もなかった[14]。

3. 症例の臨床統計

　当院で2010〜2020年までの全症例の病名と人数は**図Ⅵ-9-1**のごとくで

ある。妊娠中からかかわった92例と、産褥からかかわった216例の病名では、前者には抑うつ障害36例（39.1%）、不安障害12例（13.0%）、身体症状症とパニック障害が10例（10.9%）、適応障害6例（6.5%）、発達障害と摂食障害が4例（4.3%）、睡眠障害と人格障害が2例（2.2%）ほかであったが、後者には抑うつ障害173例（80.1%）の頻度が非常に高く、不安障害は21例（9.7%）、身体症状症は18例（7.4%）で、パニック障害と適応障害が2例（0.9%）であった。前者は心療内科、精神科からの紹介が多く、チームを組んでの治療がしやすかったが、後者はうつ状態のため保健師・助産師が困って紹介して来る場合が多く、治療が困難な例が多かった[15,16]。

使用した向精神薬は**図VI-9-2**のごとくで、抗うつ薬は、昔から使い慣れているスルピリド（大学で、母乳促進のため分娩後の全症例に使用した経験がある）が多く、妊娠中からかかわった92例中15例（16.3%）、産褥からかかわった216例中110例（50.9%）であった。他は図のように非常に多数の向精神薬が投与されていた。

母乳率は、母乳のみが49%、混合が6%、母乳から人工へ変えざるをえなかったものが8%、人工栄養のみが13%、不明が24%と予想よりずっと高かった。

4．チーム医療（母子ユニット）

以前、当科に母子入院した25歳の初産婦を紹介する。出産後に、不眠、涙もろい、集中力低下、気分が沈む、食欲不振、育児不可能で、出産した産科の師長に紹介されて受診し、休養と、児へのかかわりを段階的に深めるため入院。薬物療法ではアミトリプチリン30→90mg/日、スルピリド、エチゾラムなどを使用した。小児科医、助産師から具体的な育児スキルを学び、母乳栄養の指導も受ける一方で、心理士と面接、家族環境の調整、夫の協力体制、実母のサポートを整え、認知の修正を行いながら、少しずつ母児同室時間を増やし、児と一緒の外泊練習へと段階的に行い、保健師にも連絡のうえ2か月で退院、外来通院となり、以後の経過は良好であった。

本症例は、ロンドンやメルボルンにある母子ユニット[17]の治療に非常に近いもので、もしもこれに精神科医が加わればまったく同じチーム医療ができたと考えられる。今後は日本でもニーズが増加するに違いないと思われる。

VI 産婦人科領域における心身症の治療

図VI-9-1 妊娠中・産褥期症例に対するDSM-5による診断(2010-2020)

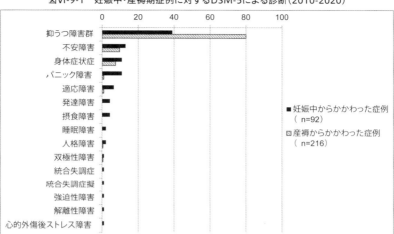

図VI-9-2 妊娠中・産褥期症例に対する向精神薬の使用(2010-2020)

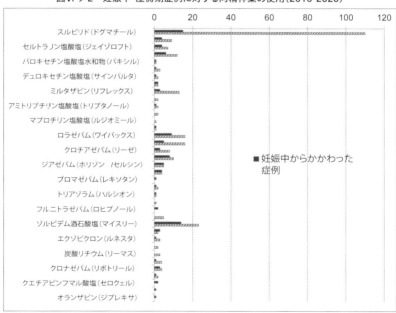

文献

1）佐藤孝道，加野弘道編：実践妊娠と薬．じほう，東京，1992; 25.

2）山根律子，板谷裕子，田中真砂生：妊娠と薬相談外来．産と婦 74:271-280、2007

3）岡野禎治：周産期の精神疾患に対する薬物療法．治療 85:1501-1506、2003

4）吉田敬子：周産期における精神科薬物療法のリスクと利益．吉田敬子編著，育児支援のチームアプローチ，金剛出版，東京，pp31-56.2006

5）北川浩明：授乳期におけるくすりの安全性．産と婦 74:316-322、2007

6）吉田敬子：母子と家族への援助一妊娠と出産の精神医学．第3版，金剛出版，東京，pp86-95、2000；

7）Brockington IF：M o X加 rhood and Mental Healt 力．Oxford University Press, Oxford, 1996（岡野禎治監訳：母性とメンタルヘルス．日本評論社，東京，1999).

8）西花正樹，板谷幸一，郷久鉞二他：抗てんかん薬服用妊娠患者における血清中および母乳中薬物濃度のモニタリング．北病薬誌 29:20-27.1985

9）福島　裕，兼子　直：てんかんと妊娠・出産．岩崎学術出版，東京 pp317-341.1993

10）日本精神神経学会・日本産科婦人科学会：精神疾患を合併した、或いは合併の可能性のある妊産婦の診療ガイド：各論編　第 1.2 版

11）Koren G, et al.：Am J Obstet Gynecol 207:157-163,2012

12）羽田直子：周産期うつ病、札医通信 No.658 号：7-9,2022

13）坂元　薫：妊娠・出産・授乳期におけるうつ病の治療ストラテジー．臨精薬理 7:1889-1894.2004

14）郷久鉞二，明石英史，池川　洋：妊産婦の心理学的研究 (2) 一無痛分娩の効果と妊婦の情動不安．産婦治療 25:93-96,1972

15）郷久鉞二，佐野敬夫，和田生穂他：心身医学的にみた周産期のハイリスク症例．周産期医 32：97-100,2002

16）郷久鉞二：マタニティケア、日本女性心身医学会誌 6:77-87,2001」

17）岡野禎治：精神科母子ユニット．産と婦 67:375 － 380，2000

VII部 | 女性の心身症における東洋医学

Chapter 1　心身医学における東洋医学の存在意義

1．池見酉次郎先生の遺言

　私の机には日本心身医学のパイオニアである池見酉次郎博士（九州大学心療内科名誉教授）の遺言といっても良いメッセージが置いてある。

① 　全人医療である東洋医学に学べ。
② 　心身学だけではダメ、心・身・社会・倫理学と総合的に診療せよ。
③ 　カウンセリングのゴールは、生かされている自分に気付き、それに対して感謝の念を抱いてもらうことにある。
④ 　将来人類を救うのは以上のことを会得した医師である。

1）全人的医療である東洋医学に学べ

　池見先生は 20 世紀を生きぬいた心身医学会の巨人である。郷久理事長が札幌医科大学在籍中に九州大学心療内科へ国内留学した縁で、私も直接、お目にかかる機会がたびたびあった。東洋医学には心と体を区別する思想はなく、「心身一如」に徹している。池見先生は欧米から流入した心身医学に人生をささげた方であるが、心と体を分けて考える思想に今一つ馴染めなかった。後に東洋医学的な思想に触れ、心身医学の神髄は東洋医学にあると気付かれたのである。

2）心身医学だけではダメ、心・身・社会・倫理学と総合的に診療せよ

　患者一人を全人的に治療しても限界がある。セクハラ、パワハラなど社会的、倫理的な背景に問題があればどうしようもない。場合によっては治療者が家族や職場の上司などと対面しなければならない。

3）カウンセリングのゴールは、生かされている自分に気付き、それに対して感謝の　念を抱いてもらうことにある

　晩年の池見先生は、人々の心が荒廃してきたのを非常に憂いていた。何と

かしなければと焦っていた。日本心身医学学術講演会での一般口演に対しても、こまめに「池見ですけど‥」と手をあげて質問やコメントをしておられた。そのコメントの一つであるカウンセリングについては単なる患者の受容だけではダメだとはされ、治療者にとって困難に思えることでも患者と手をたずさえて進んでいくことが治療者の技量を高め、治癒にもつながるというのである。

4）将来の人類を救うのは以上のことを会得した医師である

　人類規模のことは政治家の仕事と思っていたが、それではアブナイのは現在の世界状況をみても明らかである。人類のことを深く知りつくした医師が、声を大にして平和に貢献しなければならないのである。

Chapter 2　東洋医学的診察法と治療的自己

　東洋医学での診察法の基本は四診である。すなわち望診、聞診、問診、切診の四つが基本となる。望診は最初に患者を全体的にとらえた印象である。聞診は患者の声の調子や体臭など聴覚と嗅覚をもとにした診察法である。問診は西洋医学的な問診とほぼ同様であるが、望診と聞診から得た診断を確認するために行う。切診は患者に触れて得た情報である。これも先の三つの診察から得た情報の最後の確認である。

　四診には順序があり、望診＞聞診＞問診＞切診であり、はじめの診察で診断できれば以下は必要ない。いわゆる名医といわれている治療者は望診で八割がた診断できるそうである。聞診もいわゆる感性に依存する診断である。ここまで解説すると東洋医学の診断に疑念を抱くかもしれないが、人間を除く動物は問診以外の情報で繋がりを築いている。問診は言語をもつ人間のみの情報収集手段である。動物の鳴き声は言語形態はないので聞診の範疇に入る。くり返すが切診は最後の診断である。動物も体をすり寄せるなどしてお互いの情報を確認している。

1．望診

　一般に視覚による診断法であるが、本来の望診は患者を全体的にとらえた一瞬の判断による。イヌやネコなどのレベルで想像して欲しい。視覚障害のある治療者は次の聞診と重なるが患者のかもし出す雰囲気を感じ取るとよい。これも望診に含めてよい。

　一瞬で患者が元気かどうか判断できるようでなければ、東洋医学、西洋医学を問わず、治療者としての資格はない。

　今述べた大きな望診よりも細部の観察となるが肌の状態の把握も大切である。乾燥しているか汗をかいているかは重要な情報である。皮膚は体の内部の状態を現しているので見逃してはならない。若い女性ではリストカットの有無も積極的に確認すべきである。

2. 聞診

　声の調子で体力・気力を判断する。イライラしているか気分が沈んでいるか精神状態を確認する手段でもある。鳥類は泣き声が多彩で聞診によって仲間と交流しているといってよい。嗅覚は哺乳類の重要な情報収集手段である。生活が荒んでいれば入浴も怠り異臭を放ち、喫煙者は煙草の本数まで見当をつけることができる。

3. 問診

　外来を受診した患者が書いた予診標は問診のファーストステージである。これに望診や聞診を加えれば病状のおおよその見当がつく。問診は望診や聞診で得た情報を確認するものである。西洋医学の問診と同様と理解している臨床家がいるが、このように意味合いが少々異なる。初診は充分に時間をかけて傾聴し受容的に対応するべきであるといわれ、30分を越えた面接をしないと心身医学的な請求は算定されないがナンセンスなことである。的外れな問診は患者の治療者に対する不信を招く。それまでの情報と食い違いがあれば積極的に質問して確認しなければならない。さらに治療者は患者がどうしてそうなったのか不思議に思わなければならない。不思議な点は問いただして確認する。したがって望診、聞診以上に患者への介入は深くなる。問診によって患者も生活の問題点を自覚して、それだけで治療は終了することもある。心理師の腕の発揮どころである。

4. 切診

　患者をじかに触れる診察法である。患者にとっては四診の中で一番介入的な行為である。心理師や薬剤師はここまで行うことはできない。医師や看護師、保健師、助産師、鍼灸師、あんまマッサージや柔道整復師までに許される行為である。

　西洋医学の基本でもあり、患者の訴える部位に手をさしのべることから始まる。近年、CTやMRIなどの画像診断から診療を開始する医師が多くなったが、多くの疾患は触診だけで診断がつくことが多い。コストや時間のこと

を考慮してもずいぶん無駄なことをしているものである。触診は介入度が高いため痛い場所に手を当てるだけで患者の苦痛を和らげることもある。いわゆる「手当」である。東洋医学独特な診察法として脈診、さらには日本漢方の腹診があるが、ここまで行わなくても見当がつく場合は多い。

　ここで一人の症例を例にとって、望、聞、問、切について具体的に解説する。

＊若い女性が不正出血を主訴として受診した。望診では体は細く弱々しく疲労感がただよっていた。聞診では声が小さく語尾をにごし自信のなさがうかがわれた。問診では腹痛はなく出血は少量であることを確認した。内診や超音波診断をすることについては病状の確認を希望しているわけであるから積極的であった。新しい診断器機が登場する以前は、産婦人科は伝統的に内診すなわち切診によって治療方針を決めていた。ベテランの産婦人科医の指には目がついているとまで言われた。内診では圧痛は認めず、腟鏡診でも出血は少量で、ほとんど止まりかけていた。子宮頸部細胞診も行った。超音波検査では子宮の内膜は薄く、これ以上出血が多くなるとは考えられなかった。診察室にもどって以上の情報を説明した。ここで患者を見直すと（さらなる望診）、落ち込んだ様子が明確になってきたので精神的に追いつめられているのではないかと推測された。そこで「ちょっといいかな」と言って患者の長袖のシャツをめくりあげて手首を見ると浅くて新しいリストカットを認めた。「いろいろ大変だったんだね」とリストカットした部位をなでた（切診）。ここで患者は涙を流した。食欲もなく疲れていると言うので六君子湯を七日分処方した。食欲不振のファーストチョイスの方剤であるが、体力の低下による不正出血に効果がある。一週間後、患者は晴々とした表情で受診した。細胞診の結果も問題はなく、出血は止まり漢方ももう必要ないと言うので治療は終了した。

5. 四診と治療的自己

　同じ治療をしても治療者によって効果が異なることは洋の東西を問わず知られている。最近の心療内科学会でもいかに治療的自己を研鑽するかということが大きなテーマとなっている。内容をみればみるほど哲学的でわからなくなるが、東洋医学の四診という観点から考えるとごく常識的なことで誰にでも理解できるであろう。

四診は治療者が患者を診るだけでなく、患者側から治療者を観察する手段となっている。

望診；患者は診察室に入るとまず治療者と対面するが、治療者が不機嫌な顔をしていたり、目線がきつく、服装が乱れていたりすれば不安を覚えるのは当然である。一目見てホッとするという治療者はこの真逆の状態と考えてよかろう。

聞診；イライラした口調、早口、滑舌の悪さは要注意である。親父臭にも配慮しなければならない。

問診；的をえない質問をくり返せば、患者は不安を覚える。望診、聞診から得た情報を確認するような質問は、「そんなことまでわかるんですか！」と患者の信頼を短時間で得ることができる。

切診；介入度の高い診察法なので細心の注意が必要である。触れて心地よく、それだけでラクにするようにこころがけなければならない。産婦人科1年目で助教授の陪席をしたことがあった。助教授の内診で患者は痛がって身をよじったが、助教授は「何も痛いことはしていませんよ」と不機嫌そうに言った。この経験で助教授の診療行為は私の反面教師としていまだに心の中で生き続けている。

以上のことを心がければ治療的自己の8割以上は達成できるであろう。

Chapter 3 標治・本治

　標治とは今まさに現れている症状に対する治療である。本治はその原因に対する根本的な治療である。原典は『素問』の標本病伝論篇にある。現代医学にたとえると、感染症に対しては鎮痛解熱薬の投与が標治、抗菌薬や抗ウィルス薬の投与が本治、さらにはそもそも感染しないような体質にするのも本治で、ワクチンも本治に入れてもよいだろう。執筆当時、世界中に蔓延していた新型コロナ肺炎には有効な治療薬はなかったので、重症患者はもっぱら集中治療室で酸素投与を受け、もしくは ECMO が最終的な治療法であった。これらはすべて標治である。

1. 各診療家による標治・本治

　「けん三のことば館クリニック」の下田憲先生は私の師である。望診で8割診断できると言ったのはこの先生である。富良野幾寅で長年地域医療に貢献したことで赤ひげ大賞を受賞されている。初診の患者に対する標治を重要視している。「初診でラクになったと実感させなければそれ以後の治療は続かないからね」。

　先生は鍼治療も取り入れて、「パニック発作は鍼で治せるよ」とも言われた。

　「かたや泉州統合クリニック」の中田英之先生ははじめから本治を目標としている。漢方がどうして効いたかというよりも、どうして漢方が必要になったかということが大事だと熱く語っている。漢方を処方する前に生活指導につとめていて最近では漢方を処方することは少なくなったそうである。

2. 私の考える標治・本治

　池見先生のお言葉にたとえるなら標示は「身」あるいは「心・身」に対する治療であり、本治は「社会・倫理」にまで範囲を広げた治療である。根本から治療しないとまた再発するので常に念頭に置かなければならない。

＊ 40歳代の患者が更年期障害の治療を希望して受診した。抑うつや不安もあり近

医で向精神薬を処方されていた。私から見ても適切な処方で、患者もその点はラクになったと感謝していた。ただし、全身の痛みやしびれが取れない。局所的な痛みであれば鍼治療が有効なので痛い場所をさぐってみたが診察時点では痛みはなく、痛みは時と場合によって程度や部位が変化すると、まるで多発性硬化症のようなことを言った。症状は２，３年前から出現したそうである。そこで「その頃、なにか変わったことはありませんでしたか？」とさらに質問を重ねた。「３年前に今住んでいる家に引っ越ししたんですけど、すぐそばに千歳線があって、朝から晩まで列車がひっきりなしに通過するので休んだ気がしないんです」と何となく腑に落ちたように答えた。千歳線は北海道で一番列車の本数が多く、特急も容赦なく通過する。それじゃあ眠れないわけだ、と患者ともども納得した。とりあえず引っ越しをすすめた。

　２０年近くも前になるが、不定愁訴のためにコントロールがつかない３０歳代の患者を入院させたことがあった。心理士も入ってカウンセリングを交えて治療したが改善せず、どうも夫婦関係が絶望的に悪化していることが判明した。どちらに非があるというわけではなく、ただ相性が悪いだけと判断した。患者や夫も納得し、離婚することになった。離婚届には証人２名の署名捺印が必要である。患者の母は積極的に書いてくれたが、夫の方には書いてくれそうな人がいないため、私に書いてくれるように依頼された。心理士はさすがに「そんなことをしていいんですか？」と心配そうにしていたが、私はこれしか方法はないと判断して署名捺印した。その後、患者は再婚して妊娠し順調に分娩した。病院外でもたびたび出会ったが、にこやかで元気そうであった。離婚届の証人になったのは後にも先にもこのときだけである。引っ越しも離婚届も医療行為ではないが、私は本治であったと考えている。

　向精神薬についても標治的薬物と本治的薬物がある。SSRI はすぐには効果は現れない。１，２週間かけてじっくりと調整する必要がある。ベンゾジアゼピン系の抗不安薬はすぐに効果が出るので患者の満足度は当たり前だが高い。中には依存する患者も出てくる。しかし心理療法と併用することでこれだけでも本治となる。

　SSRI で落ちついていても、ある患者に「ずっとこの薬を飲み続けなければならないんでしょうか？」と悲しそうに訊かれたことがある。もっともなことである。本来ならカウンセリングによって患者の考え方を改善するのが本

治である。しかし、人間には持って生まれた気質・体質があり、そう簡単にはいかないものである。私は妊婦健診を通して胎児によって活発に動く子と比較的おとなしい子がいることに気づいている。活発な子は生まれた後も活動的で、おとなしい子は反対におとなしく精神的には警戒心が強い。むかし、「三つ子の魂百まで」といわれたものだが、三つ子どころか胎児の段階である程度できあがっているのである。不安を抱いている患者に対しては、安心して人生を楽しめる環境探しが根本的な対応であると私は考えている。しかし万人に向く治療法などはない。最近の医療界はエビデンスを重視しているが、エビデンスは統計的に有効な患者数が多いと解釈されているようだ。実際には無効な患者もいるわけで、少数派にも目を向けるのが真の医療である。

VII　女性の心身症における東洋医学

Chapter 4　心身症に用いられる漢方薬方剤

　漢方はあくまでも心身一如で患者に対応しているので、特別にメンタルに
特化した方剤は少ない。しかし、方剤によってはメンタルに比重を置いた処
方があるのでそれらについては重点的に解説する。

　さらに精神症状は顕著ではないのに内科などでは「異常はありません。更
年期ではありませんか」と言われるいわゆる不定愁訴に用いる方剤について
も解説する。漢方薬は西洋医学的な検査でとらえられない患者の範囲を広げ
て対応できる。もちろん限界はあり、漢方信仰に陥ることは危険である。

　紹介する方剤は原則として手に入りやすい医療用エキス剤を中心とする。
メーカーによっては品ぞろえのない方剤もあるが、他のメーカーにあたれば
入手可能である。

　方剤の効能を解説するのには東洋医学特有の用語を使うと、初心者にとっ
てハードルが高くなるので、構成生薬について、どうしてその処方には各生
薬が必要なのかを一つひとつ説明した。一つの生薬には複数の薬能があるが、
各方剤の解説をするには煩雑になるので原則的に二つの薬能にしぼって表に
示した。表に記載している生薬は、その方剤にとって主要な働きをする順番
に示した。

1.　風邪薬から胃腸薬へ、そして小児の心身症治療薬へ

　漢方薬は複数の生薬で構成されているが、各生薬の働きは読者が想像する
以上に存在感がある。葛根湯の構成生薬を加減するだけで、風邪薬から胃腸
薬へ、さらには小児の心身症にも威力を発揮する方剤となる。

・葛根湯（1）

　葛根湯は特に心身症に応用される処方ではない。しかし、江戸時代からポ
ピュラーな薬で、風邪薬として知れわたっているので、漢方の入り口として
紹介する。構成生薬は七つで、それぞれの主な効能を二つずつにしぼって示
した（下表）。葛根が主薬なので処方名となっている。メーカーによっては
葛根の量が他のメーカーの2倍含まれているエキス剤がある。これは肩こり
には実によく効く。風邪で有名な処方であるが、目標は後頸部の懲り、悪寒、

451

無汗である。この目標にあっていれば、それこそ頭痛、結膜炎、肩こり、乳腺炎など多岐にわたって使用できる。麻黄にはエフェドリンが含まれ、動悸や発汗作用が強く、鎮咳作用もある。交感神経系の興奮を高めるためドーピングの対象となり、ひいては漢方薬全体が正式な競技大会レベルのアスリートには使用できなくなった。最近、パソコンやスマホにより、肩こりの患者が増加している。肩こりがきわまると、鍼治療の「陰陽太極」という疼痛部位の180度反対側に病状が生じるメカニズムで、下腹部痛が生じることがある。普通は鍼治療で対応するが、葛根の含有量の多い葛根湯でも奏効する。

葛根湯

葛 根：解熱、鎮痙	甘 草：鎮痙、緩和
桂 枝：発汗、解熱	生 姜：鎮吐、健胃
麻 黄：発汗、解熱	大 棗：滋養、緩和
芍 薬：鎮痙、鎮痛	

・桂枝加葛根湯（2）

　葛根湯から麻黄を除いたのが桂枝加葛根湯である。葛根湯では動悸がして汗がわき出てつらい、でも肩は凝るという患者に向く処方である。

　桂枝加葛根湯から葛根を除くと桂枝湯となる。葛根湯より名称が長いが、基本は次に述べる桂枝湯で、それに葛根を加えたためこの処方名となった。

桂枝加葛根湯

葛 根：解熱、鎮痙	甘 草：鎮痙、緩和
桂 枝：発汗、解熱	生 姜：鎮吐、健胃
芍 薬：鎮痙、鎮痛	大 棗：滋養、緩和

・桂枝湯（3）

　本方は『傷寒論』の最初に登場する基本的な方剤である。主薬は桂枝のため方剤名となっている。桂枝はとりあえず八つ橋の香りづけのシナモンのことと理解されると良いが、厳密にいうとシナモンは樹皮で生薬としては桂皮といわれる。桂枝はその樹皮を剥いだ小枝で、昔、ニッキといって子どもがしゃぶっていた。発汗、解熱の他に鎮痛作用がある。桂皮は桂枝よりも体を

暖める作用が強い。桂皮の方が入手しやすいので、処方名に桂枝と記載していても実際は桂皮であることが多い。桂枝湯はジワッと汗をかき微熱がある感冒の初期に使用されるが、その程度では受診する患者は少ないので処方することはめったにない。たまに肩こりもない乳腺炎の患者に投与する程度である。よけいな生薬が少ないほど副作用もなく効き目も確かになることを念頭に置いていただきたい。ただし、基本的な方剤だけにさまざまな処方の基剤として、いろいろな生薬を加えて桂枝加葛根湯をはじめ、さまざまな方剤が生み出されている。

桂枝湯

桂　枝：発汗、解熱	生　姜：鎮吐、健胃
芍　薬：鎮痙、鎮痛	大　棗：滋養、緩和
甘　草：鎮痙、緩和	

・桂枝加芍薬湯（4）

　桂枝湯の芍薬を増量すると桂枝加芍薬湯になる。ここで感冒の薬から胃腸疾患の薬へと変貌する。くどいようだが芍薬の割合だけを増量するのである。全体を増やしても桂枝湯が大量に出きるだけで胃腸薬としての効果は期待できない。漢方におけるサジ加減の妙である。こんなことでは納得できない方もあろう。実は私もそうだった。勉強会でそのことを言うと、世話人の先生が芍薬甘草湯を例にとって説明してくれた。芍薬甘草湯は急激な筋肉の痙攣を強力に押さえ、こむら返りにも効くことで知られている。要するに桂枝加芍薬湯の主薬は桂枝とされているが、芍薬・甘草組がかくれた主薬なのである。

　桂枝加芍薬湯の構成生薬は桂枝湯と同じであるが、芍薬の割合を増量することで平滑筋の過緊張を緩解する作用が強調される。痛みをともなう下痢に有効である。比較的即効性があり、過敏性腸症候群の患者にも頓服的に服用させるとよい。しかし、慢性的な下痢には無効で、別の方剤（真武湯、啓脾湯など）を考えた方が良い。生活指導も大切で、冷たい飲み物は原則禁とする。

桂枝加芍薬湯

桂　枝：発汗、解熱	生　姜：鎮吐、健胃
芍　薬：鎮痙、鎮痛	大　棗：滋養、緩和
甘　草：鎮痙、緩和	

・小健中湯（5）

　桂枝加芍薬湯に膠飴を加えると小健中湯になる。膠飴はいわゆるアメ（麦芽糖、マルトース）である。小健中湯の対象は虚弱で神経質な小児である。具体的には小学生から中学生くらいで、お腹が痛くて学校に行きたくない、という子に投与すると7，8割が改善する。もちろん、学校でのイジメなど対人関係を確認することが前提である。桂枝加芍薬湯に量がかさばる膠飴を追加しているので、1回に服用する量は通常のエキス剤の2倍にもなるが、シナモン（桂枝）の香りと甘草と大棗の甘み、それに生姜のピリッとした味がアクセントとなっており、それを膠飴があたたかくくるんだ感じで、味や匂いで子どもがいやがることはほとんどない。

　小健中湯の主薬は膠飴である。滋養・強壮としてアメだけしゃぶらせても子どもの機嫌を治すことは昔から知られていた。

小健中湯

膠　飴：滋養、強壮	甘　草：鎮痙、緩和
桂　枝：発汗、解熱	生　姜：鎮吐、健胃
芍　薬：鎮痙、鎮痛	大　棗：滋養、緩和

2．小健中湯と名称がまぎらわしい漢方薬

　建中湯とは腸の機能を整えるという意味がある。小健中湯の他に黄耆建中湯、当帰建中湯などがあるが、この項では使用頻度の高い大健中湯にしぼって解説する。

・大健中湯（6）

　冷えてガスがたまって腹がふくれて痛み、便秘がちな状態に頓服的に服用させると奏効する。漢方になじみのない外科系でも術後の排ガス目的で頻用

される。山椒、乾姜、人参に膠飴が加わった単純な組成である。山椒、乾姜（ショウガを乾燥させたもの）とも日常でスパイスとして使用されるが、体を暖め腸の運動を亢進させる作用が強力である。刺激が強いため膠飴で緩和させ、人参とともに体力の増強をはかっている。

通常の便秘薬には瀉下作用のある大黄が含まれているが、本方には大黄はないためしぶり腹などの副作用はない。したがって便秘でなくても腹部膨満で苦しむ症例にも応用できる。

なお、小健中湯と大健中湯を合方して、それらの中間の症状に対して中建中湯として処方されることもある。中建中湯を処方する場合は体質改善の意味も含められているので比較的長期投与となる。

大健中湯

山　椒：散寒、鎮痛	膠　飴：山椒・乾姜の刺激緩和、滋養、強壮
乾　姜：散寒、健胃	人　参：益気、強壮

3. 甘いのと紫蘇の香り、どっちが好きですか？

患者の気分が不安定になったときにすすめる漢方薬として、甘麦大棗湯と香蘇散がある。これらの方剤は根本的な解決にはいたらないが、今現在、苦しがっている患者に標治的に用いる。両者とも男性よりも女性に奏効することが多い。

・**甘麦大棗湯**（7）
かんばくたいそうとう

甘草、小麦、大棗の三つの生薬からなる方剤である。効果は即効的で、長期にわたって処方する方剤ではない。私の長女が生後6か月で風邪気味で夜泣きをするため、エキス剤を濃く溶いて飲ませたところ、コンコンと咳をしながらグッスリ寝込んでしまったのには驚いた。

＊30歳代後半で不育症のため流産をくり返す患者がいた。妊娠・流産をくり返すたびに喜怒哀楽が激しくなり、不妊・不育専門クリニックでは手を焼いて、カウンセリング目的で当院を紹介された。カウンセリングを含めた治療中、たまたま自然妊娠し、そのまま当院で妊娠管理を続けた。カウンセリング中も喜怒哀楽

が激しいので本方を処方したところ、気分が休まるので常用したいと希望された。近年、甘草の副作用である電解質異常や浮腫に注意するようにと警告されているので、頓服ですませるように指導した。頓服は思いきって1回に2包とした。ダラダラ服用させるよりもスパッと症状を取り除いた方が服薬量も減る。その後、無事に正期産にいたり、患者の精神状態も落ち着き治療は終結した。

　以上、この方剤は即効性があるので、効果判定は1, 2回の頓服でわかる。効果がなければ他の処方を考慮すべきである。もう一つつけ加えると、本方はかなり甘みがきわだつので「甘いのが好きですか」と確認すること。「好きです」なら効果は期待できる。

甘麦大棗湯

| 甘　草：鎮痙、緩和 |
| 小　麦：滋養、強壮、鎮静 |
| 大　棗：滋養、強壮、鎮静 |

・香蘇散（8）

　甘麦大棗湯が「甘いのが好き」なのに対して本方は「紫蘇の香りが好き」につきるといって良い。構成生薬は蘇葉、香附子、陳皮の三つの理気薬と健胃の生姜、緩和の甘草からなる。理気とは停滞した気（エネルギー）をめぐらせることで、精神安定作用と若干かぶっている考え方である。

　胃腸が弱い人、特に女性の風邪薬といったイメージが強い。メーカーによっては効能として感冒、頭痛、ジンマ疹、神経衰弱、婦人更年期神経症、神経性月経困難症と、万能薬的に掲載しているが、あながち見当はずれでもない。

　対象となる病態は甘麦大棗湯ほど急を要してはいなく、気分転換的な使い方をすることが多い。昔なら煙草を一服吸いたくなったとき、あるいはチューインガムを噛みたくなったとき、といった感じで、私は気晴らしに頓服するようにすすめている。紫蘇の香りが大好き、という女性にはほぼ的中する。まさに標治の方剤である。

香蘇散

蘇　葉：理気、解表	生　姜：健胃、鎮吐
香附子：理気、健胃	甘　草：緩和、益気
陳　皮：健胃、理気	

4．柴胡剤

　清熱・鎮静作用のある柴胡を主薬とした方剤を柴胡剤という。本来は慢性期に入りかけた感冒に用いられてきたが、向精神作用があるので場合によってはトランキライザー的に処方されることが多くなった。身体・精神に同時に作用し、まさに心身症の代表的な方剤である。

　大柴胡湯、四逆散、小柴胡湯、柴胡桂枝湯、柴胡桂枝乾姜湯が代表的な方剤である。柴胡を構成生薬とした方剤は他にもいろいろあるが、あくまでも補助薬として使用されるのは柴胡剤とはいわない。大柴胡湯、小柴胡湯、柴胡桂枝湯、柴胡桂枝乾姜湯は『傷寒論』『金匱要略』いずれにも記載がある。共通するのは柴胡・黄芩の組み合わせで、熱性疾患を攻めるのを基本としている。四逆散は『傷寒論』のみの記載で選出の四つの方剤とは異なり黄芩は入っておらず、熱性疾患よりも精神的な疾患に重点をおいているようである。

　乙字湯は日本独自の方剤である。一般的に柴胡剤として取り上げられることは少ないが、柴胡が主薬であり、さらに黄芩も構成生薬となっているため、四逆散よりも柴胡剤的であるといえる。

・大柴胡湯（9）
<small>だいさいことう</small>

　鎮静・解熱の柴胡とそれを補佐する消炎・解熱の黄芩、鎮吐の半夏、理気薬の枳実、鎮痙の芍薬、強壮の大棗、鎮吐・健胃の生姜、消炎の大黄からなる。

　イライラと熱がり、ガッシリとした肥満体型で便秘気味という患者が対象となる。顔がほてっていることが多く、肩こりで食欲があるわりには吐き気もともなう。望診と予診票でほぼ見当がつく場合が多い。胃のあたりをさぐると不快感を訴えるのが柴胡剤の特徴である。

＊月経前不快気分障害（PMDD）という疾患がある。月経前の2週前から月経が始まるまでの間、イライラして回りに当たり散らし手のつけられなく状態である。

逆に落ち込んでリストカットをするケースもある。中学2年生の子が母親に連れられて受診した。診察室に入ってきたのは母親だけで、本人は駐車場の車の中で目をギラギラさせて身構えていた。とてもジックリ話を訊く状態ではなかったので、「生理が来るまで今日出す薬を飲んでね」と説明して錠剤タイプのエキス剤を処方した。それが奏効してとりあえず何とかなった。この子は月経痛もつらいというのでその後は超低容量ピルを処方した。PMDDは一生続くというものではなく、患者の生活環境によっては自然緩解する。その後、その子の母親が更年期障害で受診した際、「そういえばお嬢さんは元気ですか」と訊ねたところ、「おかげさまでカナダに留学していて頑張っています」と微笑んだ。

　脇役的に少量入っている大黄も処方全体を引きしめる作用がある。下痢気味な患者向けに大柴胡湯去大黄という方剤もエキス剤として販売されている。

＊統合失調症で精神科で治療している患者が肩こりを主訴に受診した。鍼治療とともに大柴胡湯を処方したところ、睡眠もよくとれるようになったと喜ばれた。
　もともとは熱性疾患のためにあみだされた処方なので、以上のような患者で熱を訴える場合には即効する。

大柴胡湯

柴　胡：解熱、鎮静	芍　薬：鎮痙、鎮静
黄　芩：消炎、解熱	大　棗：強壮、鎮静
半　夏：鎮吐、祛痰	生　姜：鎮吐、健胃
枳　実：理気、健胃	大　黄：瀉下、消炎

・四逆散（10）

　鎮静の柴胡、理気の枳実、緩和の甘草、鎮痙の芍薬の四味からなる単純な方剤である。他の柴胡剤に入っている消炎・解熱の黄芩が入っていないので熱性疾患というよりメンタルを落ちつかせる作用を目的として処方されたようである。四逆散の名称は、精神は興奮しているのに四肢は逆に冷えている状態から来ている。
　江戸時代に活躍した和田東郭は、「四逆散ほど使い勝手のある方剤はない」と記載しているが、東郭の患者は気を使うハイソサイアティーの人がほとん

どで、町医者はもっぱら葛根湯であったと、私は考えている。

四逆散

柴　胡：鎮静、解熱	甘　草：緩和、益気
枳　実：理気、健胃	芍　薬：鎮痙、鎮痛

・小柴胡湯 (11)

どのメーカーでも間質性肺炎に対して要注意と記載されているが、漫然と処方しないで症状が改善した段階でやめておけば問題はない。

小柴胡湯は熱性疾患をせめる柴胡、黄芩と胸の悪さを取る半夏、生姜、それに体力をおぎなう人参、大棗、甘草で構成されバランスのとれた方剤である。熱性疾患とそれと関係する精神的な気分の悪さにも即効するので、実際は使いやすい方剤である。

小柴胡湯

柴　胡：消炎、解熱、鎮静	人　参：益気、強壮
黄　芩：消炎、解熱	大　棗：補気、強壮
半　夏：和胃、鎮吐	甘　草：補気、強壮
生　姜：和胃、鎮吐	

・柴胡桂枝湯 (12)

小柴胡湯と桂枝湯の合方である。もともとは風邪が身体の内部に入りかけた状態に使用された。病邪が胃まで来る場合があるので胃腸薬としても使える方剤である。熱っぽくて上半身に汗をかき、吐き気など胃の調子も悪いというのが対象となる。

頭痛や肩こりにも効き、守備範囲の広い方剤である。人参や大棗で体力を養い、芍薬と甘草がペアとなって疼痛を緩和させるので、精神的に不安定な患者が長期処方を希望することもある。芍薬が配合されている方剤は安全に長期投与可能とされており、小柴胡湯ほど警戒する必要はないが、やはり漫然とした投与は禁物である。

心身症でカウンセリングを要する患者にもしばしば処方したことがあるが、補助的な使い方で、この処方が治療の決め手になったという経験はない。

柴胡桂枝湯

柴　胡：解熱、鎮静	桂　枝：健胃、鎮静
黄　芩：消炎、解熱	芍　薬：鎮痙、鎮痛
半　夏：鎮吐、祛痰	甘　草：緩和、益気
人　参：益気、強壮	生　姜：鎮吐、健胃
大　棗：強壮、鎮静	

・柴胡桂枝乾姜湯（13）

　柴胡桂枝湯と鑑別が難しいといわれる方剤だが、決め手は名称どおり散寒の乾姜の存在と鎮静の牡蠣である。

　熱性・消炎に対する攻めの柴胡剤の中で、病状が長びいて体力的にも精神的にも弱った状態の患者に用いたようだ。

　最近では熱性疾患よりもむしろ更年期障害や不眠症などが対象にされている。柴胡・黄芩・括呂根でのぼせやほてりに、桂枝・乾姜で冷えに、牡蠣・甘草で不眠や動悸に対応している。本来、柴胡剤の基本である熱性疾患に対する処方なので、漫然と使用していると結局冷えにつながるので注意が必要である。

　ここで注目したいのは柴胡桂枝湯に入っていた人参がないことである。人参は食欲を増進して体力の回復をはかる重要な生薬である。ただ、必要がないのに配合すると他の生薬の効き目を減じる可能性もある。そのため、『傷寒論』を編纂した張仲景は除外したのであろう。しかし、食欲が衰えて体重が減少している患者に対してはコウジン末を加えることで効果を上げることができる。

柴胡桂枝乾姜湯

柴　胡：解熱、鎮静	括呂根：滋潤、消炎
黄　芩：消炎、解熱	牡　蠣：鎮静、安神
桂　枝：健胃、鎮痛	甘　草：緩和、益気
乾　姜：散寒、鎮吐	

VII 女性の心身症における東洋医学

おつじとう
・乙字湯（14）

　日本であみ出された痔疾に対する方剤である。柴胡を主薬とし黄芩も含まれているので四逆散よりも柴胡剤としてふさわしい処方である。柴胡・黄芩で肛門周囲の炎症をとる。柴胡・升麻の升堤作用で脱肛に対応している。当帰が血行障害による痛みの緩和と損傷した組織の改善にあたり、大黄は痔疾の原因となる便秘を改善するとともに抗炎症作用もある。甘草は緩和と鎮静で全体をまとめている。

　以上、痔疾の専門薬として使用されるが、不思議と患者の評判が良い印象を受けていた。そこで構成生薬を再確認したところ、柴胡の量が多く主薬となっており、黄芩、甘草とともに鎮静作用があることが判明した。当帰は大黄とともに骨盤内のうっ血を改善する作用があり、女性が何気なく不快に感じている下腹部痛を解消することがわかった。産後のイライラにも効果を発するため、ある患者は「これがないと、私、死んじゃいます」とまで言って長期処方を希望した。

乙字湯

柴胡：消炎、鎮静	当帰：活血、補血
黄芩：消炎、鎮静	大黄：消炎、瀉下
升麻：升堤、鎮痛	甘草：緩和、鎮静

5. 市販の婦人薬が効かない

　薬局で販売されているいわゆる婦人薬はなかなか工夫されている。一応、誰にでもそれなりに効くように調合されていて、よく考えたものだと感心させられる。それらが効かないからといって市販薬を非難するつもりはない。効かない女性が受診するわけで、多くの人がそれですんでいるかもしれないからだ。

　「命の母A」は当帰芍薬散、女神散、温経湯の合体で、その他、紅花、カノコソウ、大黄が含まれている。紅花は血液をサラサラにする作用があり、カノコソウに精神安定作用がある。大黄には血液サラサラと瀉下作用がある。構成生薬はいずれも医療用漢方エキス剤の1割程度である。精神安定作用に重きをおいた製剤である。

　「命の母ホワイト」は当帰芍薬散と桂枝茯苓丸の合体で、人参、大黄も追

加されている。肩こりや月経痛などの身体症状を目標としている。それぞれの生薬はやはり少ない。

「中将湯」は当帰芍薬散、桂枝茯苓丸、女神散、四物湯から構成され、多方面にわたって対応しているが生薬量はわずかである。

「実母散」は江戸時代の後期からすでに出回っていて、数社の製薬会社から販売されている。それぞれ構成生薬は少しずつ異なるが主体は女神散である。

「ルビーナ」は四物湯と苓桂朮甘湯の合方で、日本で連珠飲として調合された。更年期障害の不定愁訴を対象に臨床試験を行っているが、16歳以上なら低年齢でも服用可となっている。生薬の量は市販の婦人薬のなかでは多い方だが、胃にもたれる地黄を少なくして、さらに食後に服用するように記載されている。

以上、市販されている婦人薬は一応誰にでも効くことを目的としているが、必要のない生薬まで入っているので、どうしても効かないという女性がいても不思議はない。この項では市販薬に取り入れられている加味逍遥散、女神散、温経湯、四物湯、当帰芍薬散について解説する。なお、桂枝茯苓丸については別の項で解説する。

・加味逍遥散（15）

比較的新しい方剤は効能が処方名となっていることが多い。逍遥とはブラブラ散歩することである。アリストテレスは歩きながら哲学を語りあったので、その集団は逍遥学派と呼ばれている。女性のとりとめのない症状に対して調合されたのが逍遥散で、これはエキス剤にはなく、のぼせを取る山梔子と牡丹皮が加味されて加味逍遥散となった。

柴胡、薄荷、山梔子、牡丹皮でホットフラッシュに対応するため、更年期障害の第一選択薬とされている。当帰、芍薬、朮、茯苓は、これに川芎、沢瀉が加わると後述する当帰芍薬散になり、婦人薬の性質を有している。茯苓、朮、生姜が胃薬的な役割をにない、甘草が全体をマイルドにまとめていて至れりつくせりである。

イライラして症状が日々変化する女性に向いている。体力は中程度以下であるが食欲はある。食欲が低下して気分も落ち込むようなら後述する加味帰脾湯の適応となる。

本方が合う患者はその後、長期にわたって服用したがり、そのため漫然と

処方することが多いが、最近、構成生薬の山梔子が腸間膜静脈硬化症と関係するとの報告があり、注意を要する。腸間膜静脈硬化症とは大腸周辺の組織が石灰化するため下痢や嘔吐といった下部消化管症状が出現し、重症化すると腸閉塞にいたることがある。長期投与している場合は定期的に消化器内科での検診をすすめる意見もあるが、加味逍遥散の症状が落ちつけば投与を中止すればよいことで、何も患者の不安をあおり立てることはないと思う。

加味逍遥散

柴　胡：鎮静、解鬱	薄　荷：辛涼、鎮静
当　帰：補血、行血	生　姜：健胃、鎮吐
芍　薬：補血、鎮痙	甘　草：益気、緩和
朮　　：強壮、利水	山梔子：消炎、鎮静
茯　苓：鎮静、利水	牡丹皮：消炎、活血

・女神散（16）

　浅田飴の浅田宗伯が名づけた処方で、宗伯は「世に称する実母散のようなものである」と書いている。実母散は江戸時代後期から婦人薬として世に出回っており、現在でも内容はそれぞれ違いはあるが数社のメーカーから販売されている。構成生薬を確認すると宗伯が言うように女神散が主体となっている。

　加味逍遥散がフラフラと症状が移ろうのに対して、本方は症状が固定した症例に向くといわれているが、正直言って私にはよくわからない。構成生薬も多く漢方を学び始めのころ方向性がピンと来なくて理解するのが困難であった。

　香附子はアロマセラピー効果があり女性向きの理気薬である。当帰・川芎は女性薬の基本。黄芩・黄連は理気作用にすぐれるが体を冷やすので桂皮で温める。檳榔子、木香も理気剤である。朮、人参、丁子で胃腸を整えて甘草でまとめる。以上、女性の不定愁訴の万能的な方剤となった。私も打つ手がなくなったときに処方する。中には10年以上にわたって遠方から本方の処方を希望して来院する患者もいる。彼女は食欲がなく胃腸が弱いのでコウジン末も調合している。今、思うに山梔子が入っていないので、安心して長期処方ができるのである。

女神散

香附子：理気、気鬱		檳榔子：理気、利水	
当　帰：補血、行血		黄　芩：鎮静、利水	
川　芎：活血、調経		黄　連：鎮静、健胃	
朮　　：利水、健胃		丁　子：健胃、鎮痛	
桂　皮：散寒、止痛		木　香：理気、健胃	
人　参：補益、健胃		甘　草：益気、緩和	

・温経湯（17）

　『金匱要略』という古典に掲載されている方剤であるが、ネーミングといい構成生薬の種類の多さからも、私はもっと後世に考案された処方ではないかと考えている。『金匱要略』は『傷寒論』とともに後漢の末期に成立し、葛根湯のように主薬を処方名としていることが多い。また構成生薬も単純で10種類を越えることはほとんどない。かたや1000年以上後の明の時代に書かれた『万病回春』には通導散や清上防風湯といった効能をしめす命名がなされていて薬味も多い。

　温経湯は経穴を温めるという意味合いがうかがわれ、薬味も12種類ある。誰に訊いても「そうかもしれないですねえ‥」と答えるだけではっきり「『金匱要略』です」と断言されたことはない。

　昔の文献は書き写したり、版を換えたりしているうちに内容が変貌することがある。桂枝湯の桂枝一つとっても本当は桂皮だったという説もある。したがって『万病回春』に収録されていた温経湯が『金匱要略』に乗り移ったということもあり得るのだ。

　桂皮と呉茱萸で体を温め、当帰・川芎・芍薬・阿膠で末梢循環を促進して組織の栄養状態を改善する。当帰・川芎・芍薬の3味は婦人薬の基本で地黄が加わるとさらに栄養状態は良くなるが、地黄は胃もたれをもたらすので本方には含まれていない。牡丹皮は川芎とともに血液の滞りによる痛みを解消する。麦門冬・阿膠は組織に潤いをもたらす。半夏・人参・生姜・甘草で胃腸の状態を整えて体力の回復をはかる。

　要するに冷え、乾燥、身体の痛みを解消する胃腸の弱い人向けの婦人薬である。各メーカーの解説には手足のほてりを条件としているが、体内の水分が減少するとエネルギーの密度が下がるための症状で炎症による熱はない。

私自身、手足がほてるという患者はめったに診ることはない。たまにはいるが、さすがにこうした患者には著効する。

応用は、月経不順、不妊症、更年期障害、乾燥性の湿疹など範囲は広いが、あくまでも冷え・乾燥が前提となる。

温経湯

桂　皮：散寒、鎮痛		麦門冬：生津、消炎
呉茱萸：散寒、鎮痛		阿　膠：補血、滋陰
当　帰：調経、補血		半　夏：鎮吐、祛痰
川　芎：調経、活血		人　参：補気、益気
芍　薬：鎮痙、補血		生　姜：健胃、鎮吐
牡丹皮：活血、消炎		甘　草：緩和、鎮痙

・四物湯 (18)

その名のとおり、当帰、川芎、芍薬、地黄からなり、女性の聖薬といわれている。

補血とは漢方用語で貧血を改善するという意味がある。しかし西洋医学的な貧血ではなく、血管内の栄養が組織のすみずみまで行きわたっていない状態と理解した方がよい。その結果は皮膚を見るとわかる。スベスベとしていないのである。調経とは月経を順調にするということである。補血の結果、卵巣・子宮などの内生殖器系の栄養状態が改善し、月経が順調になるのであろう。

地黄の滋陰は乾燥した組織を潤すことである。したがって地黄が加わることで肌はさらにスベスベとなるのである。地黄には胃もたれを引き起こすという副作用がある。したがって地黄を含むエキス剤に関して各メーカーのパンフレットには「胃腸障害のない人」というただし書きが記載されていることが多い。私も胃腸が弱いという患者にはしかたなく温経湯を処方している。

薬味が少ないため、単独で使用することは少ないといわれているが、薬味が少ない方が切れ味は良く、私は単独で使用している方が多い。処方するさい「この薬は体と心を潤します」と一言つけ加えている。

＊ 37歳、分娩後1年以上たっても月経が来ないという。分娩は2回しているが、いずれも排卵誘発剤を使って妊娠している。ホルモン値も正常で、全身状態は良

好。ふつうピルなどのホルモン療法をするところだが患者はかたくなに漢方治療を希望した。望診では小柄で皮膚の乾燥はなく胃腸が弱いだろうと勝手に判断して、四君子湯や六君子湯を処方したが4か月経過しても月経は来なかった。そこで胃腸障害がないことを確認して四物湯を処方したところ40日目で月経が発来した。以来、40歳代のなかば過ぎまで患者の希望で本方を継続した。服用を中止すると月経が止まってしまうとのこと。また体調もよい。私は漫然とした処方はしない主義だがこの症例に関しては例外であった。四物湯を服用しなければならない原因があるのではないかとたびたび質問したが、ガードが固くてそれ以上は訊けなかった。おそらく体質的なものなのだろう。

四物湯

当 帰：補血、調経		芍 薬：鎮痙、調経		
川 芎：活血、鎮痛		地 黄：補血、滋陰		

・当帰芍薬散（19）
とうきしゃくやくさん

中国では四物湯を処方する機会が多いということだが、日本では当帰芍薬散の方が有名である。当帰・川芎・芍薬は共通するが、地黄に代わって、朮・茯苓・沢瀉といった利水薬が構成生薬となり、湿度の高いため日本では多用されるのであろう。しかし、札幌は本州と違って大陸的な気候のためか、私は妊産婦以外で処方することは少ない。

婦人薬の代表的な方剤で、虚弱な体質で痛みを訴える患者に広く用いられてきた。皮膚につやがなく、浮腫を認めるといった矛盾した解説があるが、補血作用と利水作用が混在していると解釈すれば納得できるであろう。痛みに対しては芍薬・川芎が対応している。女性の冷えの治療薬とも理解されているが、乾姜や附子のように積極的に温める生薬はなく、滞った水分を排出することでエネルギーが凝縮されるためである。これでも温かくなったと喜ぶ患者は多い。さらに冷える患者に対しては附子を加えた当帰芍薬散加附子がエキス剤としてある。

妊娠すると体内に水分が貯留され、いわゆる貧血や痛みを生じることが多くなるため、妊婦に処方されることが多いが、痛みが強い場合は後で述べる桂枝茯苓丸が奏効することもある。

当帰芍薬散

当　帰：補血、調経	朮　　：利尿、強壮
芍　薬：補血、鎮痛	茯　苓：利尿、滋養
川　芎：活血、鎮痛	沢　瀉：利尿

6. 抑うつ・不眠

　三環系の抗うつ薬は西洋薬の抗うつ薬では1番古い薬で、20世紀なかば
に発見された。それに対して漢方の抗うつ薬とされる帰脾湯は『済世方』、
加味帰脾湯は『済世全書』と明の時代に登場した。さらに不眠に対する酸棗
仁湯は、後漢の『金匱要略』に掲載されている。いづれも三環系抗うつ薬、
四環系抗うつ薬はもちろんSSRIやSNRIなどの西洋薬のような副作用はほ
とんどない。私は年少者の抑うつや高齢者の睡眠障害に対してはこれらの漢
方薬を第一選択としている。

・帰脾湯・加味帰脾湯（20）
<ruby>帰脾湯<rt>きひとう</rt></ruby>・<ruby>加味帰脾湯<rt>かみきひとう</rt></ruby>

　帰脾湯は心脾両虚といって心も消化機能もおとろえている患者に用いる処
方である。「心」は一般的に理解されている「こころ」とほぼ同じ。「脾」は西
洋医学的な脾臓ではなく、消化機能やひいては体力のことである。要するに
食欲がなく、精神的にも落ち込んで抑うつ状態になっている患者が対象とな
る。西洋薬ではスルピリドやミルタザピン（リフレックス、レメロン）に相当
する。それに解熱・鎮静の柴胡・山梔子が加わると加味帰脾湯となりイライラ
やのぼせも解消する。更年期障害にも応用できて婦人科としては使い易い。

　帰脾湯の主薬は鎮静の竜眼肉と補気益気の人参・黄耆である。人参・黄耆
組を一般的に参耆剤と称し補剤の基本となっている。

　以下、朮・茯苓組は胃腸薬として働き、鎮静の酸棗仁、遠志が加わる。甘
草、木香、大棗、生姜も消化機能を高め体力の回復をはかっている。当帰の
存在で帰脾湯そのものに貧血に対する効能があるが、体力の増強改善の意義
の方が高いようだ。

　清熱の柴胡・山梔子を有する加味帰脾湯は加味逍遥散に近くなり、鑑別に
迷うことがあるが、基本は参耆剤ということで食欲の有無などを確認すれば

よい。メーカーによっては清熱の牡丹皮まで参入してますます加味逍遥散に近くなるが、生薬の働きを見すえて処方すればまちがいない。私は寒い冬場には帰脾湯を使うことが多い。

＊46歳のエリート公務員。2週間後にドイツに研修旅行に行かなければならないのに気分が落ち込んでどうしようもない。更年期障害と自己判断して受診した。血色は良好だが食欲はなく体重も3kgばかり減少したとのこと。日本を発つまでに治してほしいと言う。加味帰脾湯を7日分処方した。再診時、患者は自信がついたので1か月間の研修旅行が終了するまでの処方を希望した。ちょうどその頃、私も夏休みをとって家族で1週間のヨーロッパ旅行をした。その帰り、羽田空港の荷物受け取りカウンターでその患者にバッタリ会った。患者は「おかげさまで無事に研修を終えることができました」とにこやかに挨拶してくれた。

帰脾湯・加味帰脾湯

竜眼肉：鎮静、滋養		遠　志：鎮静、滋養
人　参：補気、益気		甘　草：補気、益気
黄　者：補気、益気		木　香：健胃、強壮
朮　　：補気、益気		大　棗：健胃、強壮
当　帰：補血、滋養		生　姜：健胃、鎮吐
酸棗仁：鎮静、滋養		※柴　胡：解熱、鎮静
茯　苓：鎮静、滋養		※山梔子：消炎、鎮静

※加味帰脾湯

・酸棗仁湯（21）
さんそうにんとう

　韓流時代ドラマ『ホジュン』で、ホジュンを恋い慕う医女が明の使者を接待するシーンがあった。当時の朝鮮王朝の医女はキーセンみたいなこともさせられたらしい。彼女はこっそりと酸棗仁を忍ばせて使者を眠らせてしまおうとはかった。「そんなに効くもんかなあ」と思ったが、効くときは効くらしい。そんな酸棗仁を主薬とした処方である。

　酸棗仁は鎮静、催眠の他、滋養強壮作用がある。神経衰弱による不眠に多用される。他の構成生薬はこれを支え、補助している。川芎は血行を良好にして気うつ状態を除く。知母は不眠の患者によくみられる熱感をとり全身状態の改善を高める。茯苓は利水作用もあり胃腸の水分の停滞を改善する。甘草は以上の生薬の効果をまとめる立場にもある。

全体として疲れ切って体がほてっているような不眠に奏効する。うつ状態による不眠には前述の帰脾湯系の方が効果を発する。興奮状態なら柴胡剤、イライラすれば後述する抑肝散の方がよい。多くの漢方薬は1日2，3回に分けて服用するが、本方はエキス剤2包を就寝時に服用する方が効き目を発揮する。高齢者に向精神薬を投与するとフラフラして転倒することがあるので本方を第一選択にしている施設もある。

酸棗仁湯

酸棗仁：鎮静、催眠	茯　苓：鎮静、滋養
川　芎：鎮静、活血	甘　草：益気、緩和
知　母：鎮静、解熱	

7. 泌尿生殖器系の炎症と精神症状

・竜胆瀉肝湯（22）

主薬である竜胆と効能の瀉肝を名称とした方剤である。瀉肝とは、自律神経の高ぶりを表す「肝」を排出するという意味がある。黄芩、山梔子は、鎮静の他に解熱作用もあり竜胆の効果を高める。車前子、沢瀉、木通は利水と消炎作用があり尿路の炎症性疾患に向く。地黄・当帰は慢性化して破綻した組織の回復をはかる。これに川芎・芍薬を加えて四物湯として滋養効果を高めた処方もありエキス剤として販売されている。全体的に婦人科系の腔・外陰の炎症にも有効である。甘草は苦みの多い構成生薬の刺激を緩和する。

＊ 40歳代の統合失調症で治療を受けている女性。外陰部の痒みのため市内の婦人科のクリニックを数件受診したが改善しないと言う。赤ら顔で身長は低く肥満体型であった。イライラして機嫌が悪かった。前医と同様、特別な所見はなかった。本方を処方した翌日、患者から電話がかかってきた。「あの薬を飲むと眠くてしかたないんですけど」。患者はふつうなら誰でも眠くなる量の向精神薬を処方されている。「そうですか。ところで痒みはどうなりましたか？」。「あっ、痒くない！」。このまま竜胆瀉肝湯を続ければ向精神薬も減量できるのでないかと思ったが、患者はそれ以降受診していない。

竜胆瀉肝湯

竜　　胆：鎮静、消炎	木　　通：消炎、利水
黄　　芩：鎮静、解熱	地　　黄：滋養、強壮
山梔子：鎮静、解熱	当　　帰：滋養、強壮
車前子：利水、抗菌	甘　　草：緩和、益気
沢　　瀉：利水、消炎	

・清心蓮子飲（23）
しんしんはすこいん

　この方剤も効能の清心と主薬の蓮子を処方名としている。清心とは心を安らかにする作用をしめす。蓮子（連肉ともいう）の滋養・鎮静と消炎剤、補気剤が加わり、竜胆瀉肝湯より冷え性で気分が沈みがちな尿路・生殖器系の炎症患者に向くように構成されている。蓮子・茯苓・人参で気持ちを静め、黄芩・麦門冬・地骨皮・車前子が炎症をおさえる。黄芩・車前子・茯苓は利水効果があり、これで尿路系の治療薬ということがわかる。さらに茯苓・人参・黄耆・甘草で衰えた体力の回復をはかっている。いわゆる参耆剤に含まれないこともないが、ここでの人参・黄耆組はあくまでも補助的な存在である。膀胱炎の他に女性の帯下にも応用できる。

＊　40歳なかばの女性が夫に連れられて膀胱炎のために受診した。抗菌薬の内服を三日分処方したが、あまりにも疲れ切って荒んだ様子だったので、清心蓮子飲を七日分追加した。患者は中国人なので、中医のポケットブックの気陰両虚（気力が落ち脱水状態のこと）、心火旺（自律神経の興奮による炎症）の文字を見せると「そのとおりだ」とばかり深くうなずいた。改めて中国語は簡潔明瞭ですぐれた言語だと感心したことであった。1週間後、患者は晴々とした症状で再診。さらに1か月分の処方を希望して、それが終診となった。

清心蓮子飲

蓮　　子：滋養、鎮静	茯　　苓：利水、鎮静
黄　　芩：消炎、利水	人　　参：補気、益気
麦門冬：生津、消炎	黄　　耆：補気、益気
地骨皮：清熱、抗菌	甘　　草：緩和、益気
車前子：利水、抗菌	

VII　女性の心身症における東洋医学

8.　動悸と竜骨・牡蠣

　竜骨と牡蠣は動物性の生薬である。竜骨は動物の骨の化石で古いほど良質とされている。牡蠣はカキの貝殻である。両方とも主成分は炭酸カルシウムで精神安定作用がある。特に動悸を鎮める効果がある。精神安定作用は純度の高い竜骨がすぐれているが、牡蠣は抗炎症作用もある。両者とも単独で処方されることはほとんどなく、既存の方剤にペアで加えられることが多い。例外的に柴胡桂枝乾姜湯（13）や安中散（54）には牡蠣のみが入っている。軽い鎮静作用なども期待したためと考えられる。

・桂枝加竜骨牡蠣湯（24）

　桂枝湯（3）に竜骨・牡蠣が加わった方剤である。桂枝湯の体質で精神不安が加わった症例に奏効する。風邪をひきやすい虚弱体質でいったん風邪をひくと高熱は出ないがうっすらと汗をかくといった体質である。その辺は桂枝・芍薬から甘草・生姜・大棗が担当する。虚弱といっても人参を使うほどでもない。汗をかきがちでしょっちゅう風邪をひくという患者に、桂枝湯に黄耆を加えた桂枝加黄耆湯を予防薬的に処方したところ、そのシーズンは風邪をひかなかったと感謝されたことがある。

　桂枝加竜骨牡蠣湯は漢方の向精神薬といってもよい立場にある方剤であるが、しかし前提として先にあげた桂枝湯体質の患者以外には不思議と効果がない。まことに心身医学的な薬である。精神的な症状として動悸・息切れがある。また悪夢を見るという患者にも5割方奏効する。効能として、性的神経衰弱、陰萎など女性の患者にとって不本意な説明が記載していることがあるので、処方にあたってはその点に配慮しなければならない。

桂枝加竜骨牡蠣湯

桂　枝：発汗、解熱	甘　草：鎮痙、緩和
芍　薬：鎮痙、鎮痛	生　姜：鎮吐、健胃
竜　骨：鎮静、安神	大　棗：滋養、緩和
牡　蠣：鎮静、安神	

・柴胡加竜骨牡蠣湯（25）

　小柴胡湯（5）に竜骨・牡蠣と桂枝・茯苓が加わった方剤である。メーカーによっては大黄も加わり大柴胡湯に近くなる。本来、柴胡剤に分類されるが、竜骨・牡蠣組としてこの項に入れた。背景に柴胡剤的な炎症が潜んでいる患者の病状が長びき、精神状態も不安になったという症例が典型的な対象となる。柴胡・黄芩の攻める薬が主体になっているので、体力の低下した患者への投与は注意した方がよい。私もうつ病の父の動悸のために本方を処方したところ、かえって疲れが出て調子が悪くなったと言われたことがあった。桂枝・茯苓組は後に述べる苓桂朮甘湯的な穏やかな気分安定作用があり、柴胡・黄芩・竜骨・牡蠣組を補助している。これも私事だが、次女の夜泣きに奏効した。先に述べたように長女には甘麦大棗湯が著効したが、次女には効かず本方に切りかえた。乳児の使い分けはなかなか困難である。

　エキス剤としての竜骨・牡蠣組は桂枝加竜骨牡蠣湯と柴胡加竜骨牡蠣湯しかない。しかし、薬剤師と相談して竜骨・牡蠣を他剤に加えるといろいろなバリエーションができる。桂枝湯か柴胡剤か迷うときは柴胡桂枝湯に竜骨・牡蠣を加えれば良いし、激しい症状の症例に対しては大柴胡湯に加えると良い。

＊長年、他院で加味逍遥散で治療を受けていた患者が、大体はよいのだが動悸が気になると言うので受診した。そこで竜骨・牡蠣を加えると2週間後には満足できる状態になった。本来なら不安に陥った原因を確認すべきなのだが、患者は処方されるだけで満足しているので、それ以上は立ち入らないでそのまま続けている。ただし山梔子による副作用である腹部症状には充分に注意している。

　竜骨・牡蠣の量であるが、エキス剤ではそれぞれ1日3グラム前後である。散剤はその3分の1で充分なので、1日量それぞれ1グラムずつと処方すればよい。保険診療の対象となり、患者に経済的負担はかからない。

柴胡加竜骨牡蠣湯

柴　胡：解熱、鎮静		甘　草：補気、強壮	
黄　芩：消炎、解熱		竜　骨：鎮静、安神	
半　夏：和胃、鎮吐		牡　蠣：鎮静、安神	
生　姜：和胃、鎮吐		桂　枝：健胃、鎮痛	
人　参：益気、強壮		茯　苓：利水、鎮静	
大　棗：補気、強壮			

9．月経前症候群（PMS）と月経前不快気分障害（PMDD）

　漢方治療としては体に貯留した水分を除く作用のある方剤が有効である。PMDD に関しては興奮した気分を落ちつかせる加味逍遥散、抑肝散などが使用されるが、この項では水滞を取る処方、すなわち苓桂朮甘湯、五苓散、半夏白朮天麻湯について解説する。なお下腹部痛についてはすでに述べた当帰芍薬散（16）が有効である。

　以上、私は利水薬を主として使用しているが、瘀血と考える診療家は駆瘀血剤を投与している。PMDD に配慮して柴胡剤や抑肝散などを第一選択としている医師もいる。私は利水薬にこだわらず、患者に合わせて臨機応変に対応している。

・苓桂朮甘湯（26）
（りょうけいじゅつかんとう）

　茯苓、桂枝、朮、甘草の各 1 字で処方名となった方剤である。茯苓・朮は漢方の胃薬の基本であるが、この方剤では鎮静の茯苓が多く含まれ、鎮静作用が主となっている。桂枝は鎮痛作用があり、茯苓・朮の効果を上部へ引きあげる働きもするので軽い頭痛に効果がある。甘草は全体をマイルドにまとめる。

　シナモンの香りと甘草の甘みで、これを嫌う患者は少ない。若年者でも抵抗なく飲んでくれる。患者の主訴は、めまい、軽度の不安、軽度の頭痛である。体内の水分のバランスが崩れているので、口は意外に渇く。このことは患者は指摘されなければ気づいていないので確認すると治療者に対する信頼が高まる。自覚症状が出現している時期のみの服用で十分に効果は期待できる。効果がなければ別の方剤に切りかえるべきである。

＊低容量ピルを服用しているにもかかわらず、PMDD の症状が抜けないために受診した女子医学生がいた。表情は硬く、臨床医としてやっていけるのか？と懸念するほどであった。苓桂朮甘湯を 14 日分処方したところ、再診時はすっかり明るい表情をしており、将来性を信じることができた。

苓桂朮甘湯

茯　苓：鎮静、利水	桂　枝：健胃、鎮痛
朮　：利尿、健胃	甘　草：緩和、益気

・五苓散 (27)

　利水薬の代表的な方剤である。茯苓をはじめ五つの生薬から構成されている。苓桂朮甘湯から甘草を抜いて、猪苓と沢瀉を加えた方剤である。すなわち緩和作用よりも利水効果をねらった処方である。西洋薬の利尿剤と異なり、むりやり水分を排出するのではなく、体内の水分が本来あるべき位置に戻すように調整する作用がある。したがって五苓散で血漿カリウムが低下したり脱水を引き起こすようなことはない。したがって浮腫に対してはある程度有効であるが限界がある。頭部の水分の貯留は頭痛を引き起こす。消化管が水分を吸収できなければ下痢や吐き気、嘔吐が生じる。口渇は苓桂朮甘湯よりも顕著である。

　以上、黄体期に頭痛、吐き気、下痢、むくみなどを同時に訴える症例には著効をしめす。しかし、茯苓の含有量が苓桂朮甘湯よりも少ないためは不安を解消する作用は少ない。不安を訴えれば苓桂朮甘湯と合方しても問題はない。

五苓散

茯　苓：利水、鎮静	沢　瀉：利水、消炎
猪　苓：利水、消炎	桂　枝：血行、鎮痛
朮　：利水、強壮	

・半夏白朮天麻湯 (28)

　主薬となる生薬を名称としているが、さらに多くの生薬が加わり 12 味で構成されている。めまいや頭痛を主訴とする低血圧の傾向にある女性に向く。苓桂朮甘湯と似た症状であるが、苓桂朮甘湯の対象は年少の患者に多く、本

方は、もともと胃腸が弱く冷え性であるという症例に効果がある。天麻はめまいの特効的な（鎮暈）生薬で、頭痛にも効く。半夏・陳皮・黄柏・生姜は吐き気を押さえる。白朮・茯苓・沢瀉が水分の停滞をさばく。黄耆・人参・麦芽は体力増進作用がある。乾姜は冷えた体をしっかりと温める。

　以上、本方は慢性的な状態に対して投与する場合が多く、黄体期のみならず日頃から服用させると良い。日頃から温かい食事をするように指導すべきであるが、すでに冷たい物は受けつけていない患者も多い。

半夏白朮天麻湯

半　夏：鎮吐、祛痰		沢　瀉：利尿、止瀉	
天　麻：鎮暈、鎮痛		陳　皮：健胃、鎮吐	
白　朮：利尿、強壮		麦　芽：健胃、滋養	
黄　耆：強壮、益気		乾　姜：寒散、健胃	
人　参：強壮、益気		黄　柏：健胃、利尿	
茯　苓：利尿、滋養		生　姜：健胃、鎮吐	

10.　妊娠悪阻（つわり）

・小半夏加茯苓湯（29）

　吐き気、嘔吐のための小半夏湯（半夏、生姜）に茯苓が加わった方剤である。
　悪阻への基本的な方剤である。制吐剤としての小半夏に利尿・滋養の茯苓が加わることで、吐くべき水を胃内から吸収してさらに効果を高めている。しかし、実際のところ著効したという症例はそれほど多くはない。藤平健先生は、この方剤が効かないほど弱っている患者には乾姜人参半夏丸が良いと熱く述べていた。乾姜人参半夏丸はエキス剤にはないので、漢方専門の薬局が当院の目の前に開業したとき、さっそく採用してもらった。保険は効かないがそれほど高価ではない。効き目はというとフィフティ・フィフティといったところ。乾姜の香りがイヤではなく冷え性の患者には喜ばれた。『金匱要略』には半夏・生姜のみの小半夏湯も掲載されている。薬味の少ない方剤は切れ味が良い。吐き気のみを訴える妊婦には鎮吐作用のない茯苓を省いた小半夏湯の方が効具があるのではないだろうか。

小半夏加茯苓湯

半　夏：鎮吐、祛痰		茯　苓：利水、滋養
生　姜：鎮吐、健胃		

・半夏厚朴湯（30）
はんげこうぼくとう

　小半夏加茯苓湯に厚朴・蘇葉を加えた方剤である。咽に何かつまっているという患者に奏効することで知られている。

＊総合病院に勤務していたとき、70歳代の女性が咽のつまりを訴えて耳鼻科を受診したが、特別な所見がないため婦人科に回されたことがあった。半夏厚朴湯が著効した。

　厚朴の咽の筋肉の痙攣を取る作用と蘇葉の抗不安作用が有効と考えられる。
　制吐作用が主な目標であるが、気分が落ち込んでいる症例にも向く。抑うつ傾向にある妊婦には第一選択となる。しかし、全体として利尿作用が強くなっているので、脱水に注意する必要がある。

半夏厚朴湯

半　夏：鎮吐、祛痰		蘇　葉：理気、健胃
厚　朴：理気、鎮痙		生　姜：鎮吐、健胃
茯　苓：利尿、滋養		

・半夏瀉心湯（31）
はんげしゃしんとう

　「瀉心」とは「心」に溜まった邪を除くという意味である。「心」はいわゆる「こころ」と解釈してよいが、場所はみずおち（心窩部）あたりにあり、このつかえを取るのを目標としているのが瀉心湯類である。基本の生薬は黄連・黄芩で、これに大黄が加わると本来の瀉心湯（三黄瀉心湯）となり体の熱を取る代表的な方剤である。それに対して半夏瀉心湯は体を温め消化管全体の調子を整えように工夫された。

　「瀉心」の対象となる症例は、みずおちのつかえた感じを自覚している。なかには「みずおちに何か悪い子がいるような気がする」という患者もいる。

また、消化管が炎症ぎみで腹鳴をともなう下痢を生じる。黄連・黄芩など消炎・解熱作用のある生薬は同時に鎮静作用も有する。したがって不安定な気分を安らかにする。また、消炎作用は口内炎にも有効である。このように本方は応用範囲の広い方剤である。吐き気が強ければショウガ汁を加えて生姜瀉心湯、下痢のコントロールが今一つなら製品となっている甘草エキス剤を加えて甘草瀉心湯にすると良い。

半夏瀉心湯

黄 連：消炎、鎮静		人 参：強壮、益気
黄 芩：消炎、鎮静		甘 草：鎮痙、益気
半 夏：鎮吐、祛痰		大 棗：緩和、鎮静
乾 姜：鎮吐、寒散		

・人参湯（32）

人参と名称されているが実際に飲んでみると、ゴボウの香りがする人参茶と違って乾姜の存在感が強い。

人参・乾姜で胃腸を温め消化機能を整える。朮は胃内の水分を吸収し、よだれが出るのに有効である。甘草は乾姜の刺激を押さえて全身状態を調和する。冷えて、よだれが出るという妊婦に使用する。下痢にもある程度効く。これに小半夏加茯苓とを加えると、乾姜人参半夏丸に近くなるが、あくまでも患者が経口で服薬できるかどうかにかかっている。

人参湯

人 参：健胃、強精		朮 ：健胃、利水
乾 姜：寒散、鎮吐		甘 草：鎮痙、緩和

・呉茱萸湯（33）

本来、頭痛の方剤として知られているが、冷え・頭痛をともなう悪阻に著効することがある。呉茱萸は非常に苦いため本方は通常は飲みにくい方剤の一つだが、患者の状況に合えば意外に「香ばしい」などと受け入れられる。生姜で吐き気を押さえ、人参・大棗で消化器全体の調子を整える。

＊悪阻で食事が摂れないため１か月近く入院して補液を受けている患者がいた。頭痛・冷えもあるというので、本方を投与したところ意外に飲んでくれた。翌日になると体が温まり、２日目で頭痛がなくなり、三日目で食事が摂れるようになり、四日目で退院した。こんなに奏効したのはその後、２，３例のみだが印象深い症例であった。

呉茱萸湯

呉茱萸：寒散、鎮痛	人　参：健胃、強精
生　姜：健胃、鎮吐	大　棗：強壮、緩和

11.　めまい

　めまいは女性の不定愁訴のなかでは頻度が高いが、本来、耳鼻科の領域である。しかし、耳鼻科では異常がないとされて受診する場合、あるいは更年期障害と自己判断してはじめから婦人科を受診する場合がある。めまいを主訴とする患者に対して漢方薬が奏効する場合は多い。それで奏効しなければ「めまい」を専門とする耳鼻咽喉科を紹介すべきか鍼治療をするという手段もある。

　これまで紹介してきた方剤では、苓桂朮甘湯（26）や半夏白朮天麻湯（28）がよく使われる。この他にエキス剤にはないが回転性のめまい（良性突発性頭位めまい症）には沢瀉湯が即効する場合があるので、保険適応を考慮した処方を紹介する。その他、四物湯と苓桂朮甘湯の合方である連珠飲についても解説する。

・沢瀉湯（34）

　沢瀉と朮の二味からなる。沢瀉５に対して蒼朮２の割合で処方する。薬味の少ない漢方薬は即効性がある。回転性のめまいに対して煎じではなく散薬として投与しても、５，６分で効果を発揮する。保険適応となっている方剤に加えるとそれでも保険が使える。コツは構成生薬が少ない製剤を選択することである。

　私はオースギ四苓湯3.0ｇ（沢瀉末　0.75ｇ　蒼朮末　0.75ｇ　茯苓末0.75ｇ　猪苓末　0.75ｇ）に沢瀉末2.0ｇと蒼朮末0.6ｇを加えて１日量

としている。これを1日3回に分けて適時服用するように指導している。

・連珠飲（れんじゅいん）（35）

日本で考案された苓桂朮甘湯と四物湯の合方である。めまいがあるが、乾燥もしているので水をさばく苓桂朮甘湯だけではさらに乾きそうだ、という患者に向いた処方である。

この方剤を知ったとき、まるで水と油を一緒に処方したようなものだ、と思った。これと同じように、体の水分をさばき炎症を押さえる猪苓湯に乾きすぎをストップさせる四物湯を配した猪苓湯合四物湯も日本人が考案した。日本人は平気で矛盾した処方をするものだ、とあきれたものであった。しかし、これが案外効くのである。ただ水をさばくだけでなく、四物湯によって組織に栄養をほどこすことで慢性的な体力の衰えを改善させることになる。

市販薬の連珠飲であるルビーナは四物湯の地黄の量を少なくして胃腸障害が生じないように工夫している。しかし、苓桂朮甘湯の茯苓・朮組は胃腸の機能を補う作用があるので苓桂朮甘湯と四物湯を1対1で使ってもさほど問題はない。割合の比率は患者の状態に応じて変えた方がよいが、苓桂朮甘湯と四物湯を1日量フルに処方すると生薬の量が多くなるので、それぞれ朝晩1包ずつにして、今一つだったら3回に増やすことをすすめる。

12. 疳の虫・イライラ

小児の夜泣きには古人も悩まされたものである。市販の宇津救命丸を長女と次女に飲ませたことがあったが、それなりに効いた。成分は動物性の麝香、午黄、羚羊角、牛胆と植物性の人参、黄連、甘草、丁子である。動物性の生薬は日本漢方で使われることは少ないので価格は高い。

これまで紹介してきた漢方でも小健中湯（5）、甘麦大棗湯（7）、柴胡加竜骨牡蠣湯（25）が保険適応になっていて、医療施設で処方してもらえば宇津救命丸よりも低価格で処方してもらえる。ただし、成人と違って相手は授乳をやめたばかりの小児なので鑑別は難しい。ほとんど望診と聞診で判断するか、母親に「この子、甘い物が好きですか？」と甘麦大棗湯を念頭に置いて問診するしかない。

ここではこれまで解説していなかった抑肝散・抑肝散加陳皮半夏について述べる。

・抑肝散・抑肝散加陳皮半夏 (36)

　竜胆瀉肝湯 (22) で述べたように、自律神経の高ぶりである「肝」を抑え静める方剤である。構成生薬に柴胡が含まれているが、主薬は釣藤鈎で柴胡とともに鎮静作用を担っている。当帰・川芎で末梢循環作用を促進して、鎮痛とともに体力の増加をはかる。この組み合わせはいわゆる婦人薬に共通し、本方も女性に処方することが多い。茯苓・朮・甘草で胃腸や全身状態を整える。抑肝散加陳皮半夏はさらに陳皮・半夏を加えた江戸時代に考案された方剤である。吐き気などの胃腸障害が顕著な患者に考慮されている。以上、体力の衰えた女性や小児の気分を安定させる作用がある。

　近年、認知症で不機嫌な症例に奏効することで知られるようになった。介護施設から性器出血などで紹介された患者の薬手帳に漫然と抑肝散が処方されているのをみると、本当に効果を確認しているのだろうかと疑問を抱くことがある。けっこう即効性があるからである。しかしながら私自身も以下のように漫然と処方していることが判明した。当帰・川芎・朮・甘草が患者の全身状態を良好に維持しているためと考えられる。

＊41歳の初診から不安障害のため漫然と10年以上も抑肝散加陳皮半夏を投与していた患者がいる。抗不安薬や情動安定薬を頓服で服用する程度である。食欲が低下し体力のないときはコウジン末も処方している。初診時のときと違って機嫌はすこぶる良い。当帰・川芎・朮・甘草などで体調を整えることによって、本治となっているようである。

＊生後9か月の女児が夜泣きのため30歳代の母もつらい。甘麦大棗湯エキスを母1.5包、児に0.5包就寝前に服用するように指導したが、2週間後、まったく効かないと言う。母親は自分への効き目はまあまあとのことであった。今度は抑肝散加陳皮半夏を処方し、そのうちの0.5包を児に頓服させるように指導したところ、1回でよく眠ってくれたとのことであった。その後、不定期に受診して子どもの表情を観察したが、いかにも疳のたった雰囲気をかもし出していた。おそらく生まれもった性格的な問題であろう。

VII　女性の心身症における東洋医学

抑肝散・抑肝散加陳皮半夏

釣藤鈎：鎮静、鎮痙	朮　　：健胃、強壮
柴　胡：鎮静、解鬱	甘　草：緩和、益気
当　帰：補血、行血	※陳　皮：健胃、理気
川　芎：活血、鎮痙	※半　夏：降逆、制吐
茯　苓：利水、鎮静	

13.　骨盤内うっ血症候群

　女性の骨盤内の静脈は左側の方が長く複雑になっているため末梢循環障害をきたしやすい。したがって痛みは左側に自覚することが多い。また、循環障害なので活動時よりも制止しているときの方が症状が発現する。婦人科的な内診では左腸骨の内側に圧痛部位があることが確認できる。一般医でも腹診で左腸骨にそって手を伸ばすことで圧痛を確認できる。腹痛以外の症状として、下肢、特に足先の冷えを感じる。肩こりや頭痛、腰痛をともなうことが多い。化粧ののりが悪く、顔面の皮膚色はまだらで唇がどす黒くなっているため望診でも見当はつく。原因は心身のストレスである。また、食生活も甘い物を好むケースが多い。心的なストレスで抑うつ状態になっている患者では、漢方薬よりも抗うつ薬が奏効することがある。

　末梢循環障害は東洋医学では瘀血と表現される。血液が滞っている状態を示す。この状態を改善する漢方薬の一群を駆瘀血剤という。

・桂枝茯苓丸（37）
けいしぶくりょうがん

　駆瘀血剤の代表的な方剤で、使用頻度も駆瘀血剤のなかでは一番多い。桃仁や牡丹皮が主薬であるが芍薬を赤芍として効果の増強をはかっているメーカーもある。桂枝や茯苓はそれらでさばききれない貯留した水分を除去することで効果を確かにしている。しかし、処方名からかんがみて、本来、桂枝と茯苓で水分の代謝を整え、桃仁、牡丹皮、芍薬で補助しているという考え方もある。活血化瘀とは瘀血を治すという意味である。牡丹皮は体を冷やす作用があるので桃仁とともに処方されることが多い。

　対象となる患者の特徴は、化粧ののりにムラがあることである。下腹部への圧痛は大黄の入っている方剤（桃核承気湯、通導散）よりは弱く、芎帰調

481

血飲よりは強い。

＊20年ほど前、アメリカ人の夫に連れられて31歳の女性が受診した。主訴は腹痛と腰痛で、2年前から整形外科をはじめ各医療機関を受診したが原因がわからず、夫は日本で撮ったMRIの結果をアメリカへ送って解析を依頼したが、やはり痛みと関連するような所見はなかった。体格はやせ型で色白。よく言われる桂枝茯苓丸型の固太り赤ら顔ではなかった。正直言って自分に治せるか自信はなかったが、内診してみると左腸骨内壁から仙骨にかけて強い圧痛を認め瘀血と診断した。桂枝茯苓丸エキス剤を2週間処方したところ、患者は生き生きとしてきて、夫も喜んでいた。冷えもあるというので加工ブシ末を加えると、1か月後にはほとんど痛みは消失していた。望診、聞診、問診ではわからず、切診で診断がついた症例であった。

桂枝茯苓丸

桃　　仁：活血化瘀	芍　薬：鎮痙、調経
牡丹皮：活血化瘀	茯　苓：利尿、鎮静
桂　　枝：血行促進	

・芎帰調血飲（38）

　もともと産後の回復不全のために処方された方剤である。牡丹皮・益母草・川芎が瘀血を解消し、当帰・川芎・地黄で貧血を治し、白朮・茯苓・陳皮・大棗で体力の回復をはかり、烏薬・乾姜で体を温め、茯苓・甘草は下痢をおさえる。

　産後にこだわらず、軟便傾向の瘀血の患者に幅広く使える。当帰芍薬散と比べられることがあるが、駆瘀血作用は本方の方が勝り、利水作用は当帰芍薬散の方が勝る。違いは明らかなので比べるまでもないと私は考えている。

　新しい時代に工夫された処方は切れ味が悪いといわれるが、時代を重ねるうちにいろいろとつけ加える必要に迫られた結果であり、当時の医師の苦労がうかがわれる処方である。

＊具体的な例をあげる。産後10日目、悪露が続いている細身の顔色がすぐれない褥婦が下腹部痛のために受診した。超音波診断では子宮内に血腫はなく、この

所見では他施設では異常はないと言われるところだが、左側の腸骨壁を内診指で
さぐると圧痛を認めた。「便は緩いでしょ？」と訊くと、そのとおりであった。そ
こで芎帰調血飲を7日分処方した。2週間後の1か月検診で様子を確認すると、2,
3日で症状は改善したということであった。

芎帰調血飲

当　帰：活血、補血		香附子：健胃、鎮痛	
川　芎：活血、鎮痛		牡丹皮：活血化瘀	
地　黄：補血、強壮		益母草：活血化瘀	
白　朮：健胃、強壮		大　棗：強壮、鎮静	
茯　苓：利尿、鎮静		乾　姜：散寒、健胃	
陳　皮：健胃、整腸		甘　草：緩和、鎮痙	
烏　薬：止痛、散寒			

・桃核承気湯（39）

　強力な駆瘀血剤である。桃核とは桃仁のことをさし、蒸気湯とは大黄・芒
硝組をさす。これらが中心となって作用し、桂枝が補助的に、甘草は全体を
まとめている。

　次に述べる通導散との違いについて精神症状が激しい場合は本方の適応と
解説している書もあるが、精神作用のある生薬は通導散の方が多く、これは
単に出典『傷寒論』に「その人狂の如く」を写しただけで、生薬からの考察
ではないようである。あまりに痛みが続けば「狂」にでもなるものである。

桃核承気湯

桃　仁：活血化瘀		芒　硝：軟堅破血、瀉下	
桂　枝：血行促進		甘　草：緩和、鎮痙	
大　黄：活血化瘀、瀉下			

・通導散（40）

　桃核承気湯より1000年後にあみ出された方剤である。よく桃核承気湯と
比較されるが生薬の内容はかなり異なっている。

　古い時代には用いられなかった紅花のため駆瘀血作用は桃核承気湯より勝

るとされているが、私の経験ではそれほどの違いはない。破血とは血栓溶解作用を意味するが、ウロキナーゼやワーファリンのようには作用しない。活血作用がさらに強力であると理解してよい。

　枳実、厚朴、陳皮の理気には鎮静作用があり、生薬的には本方の方が桃核承気湯よりも精神安定作用があるはずであるが正直いってきわだった効果は経験したことはほとんどない。私の知るかぎり桃核承気湯と通導散をはっきりと使い分けをしている治療者は少ない。古い時代の処方を好むか新しい時代の処方を好むかの違いしかないように感じる。

　私は両者に共通する大黄・芒硝が事実上の主薬なのではないかと考える。これらの生薬は瀉下剤として捉えられているが、大黄には強力な活血作用があり、芒硝は大黄の効能を強めて軟堅破血といわれるほど駆瘀血作用を発揮する。

　通導散の駆瘀血作用をさらに強めるために桃仁・牡丹皮を配合すると良いといわれている。桂枝茯苓丸を合方すると便利である。桃核承気湯は桃仁・桂枝が桂枝茯苓丸と重複しているが通導散には重複している生薬がない。頑固な瘀血はあるが大黄・芒硝で下痢をきたしてしまうという症例に対しては通導散と桂枝茯苓丸を合方して1日量を減量して処方するとよい。

通導散

当　帰：行血、補血	陳　皮：理気、健胃
紅　花：破血、鎮痛	大　黄：活血化瘀、瀉下
蘇　木：活血化瘀	芒　硝：軟堅化瘀、瀉下
枳　実：理気、健胃	木　通：消炎、利尿
厚　朴：理気、健胃	甘　草：緩和、鎮痙

14.　食欲不振

　この項で紹介する四君子湯と六君子湯は、特に産婦人科領域で高頻度に使用されるわけではないが、漢方薬の基本となる方剤なので少しばかり解説する。

・四君子湯（41）

　四君子湯は、本来、人参、朮、茯苓、甘草の四味で構成されていたが、どこでも手に入る生姜や大棗は自家製で加えるということで六味となった。

生姜がややピリリとする意外は口当たりが良く、君子のように穏やかで飲みやすい葉である。後で述べる六君子湯よりも使用されることは少ないが、ただ何となく食欲がなく今一つ元気が出ないというときには最適である。後に述べる十全大補湯や養栄人参湯にも取り込まれている。補とは消化器系統の意味で、補脾は体力増進の要である。

四君子湯

人　参：補脾、強精		甘　草：緩和、益気	
朮　　：補脾、強壮		生　姜：鎮吐、健胃	
茯　苓：補脾、鎮静		大　棗：滋養、強壮	

・六君子湯 (42)

四君子湯に陳皮・半夏を加えた処方である。実際、四君子湯の症状に吐き気が重なっている場合が多いので、六君子湯の方が頻用される。不正出血のため産婦人科を受診する女性にも背景に脾虚があると判断して処方することもある。

ある勉強会で、架空的な五臓（肝、心、脾、肺、腎）で論じていてはダメだ、構成生薬にもとづいて考察すべきだ、と述べたところ、下田憲先生が「臓腑弁証は共通の理解として覚えておくと便利だよ」と論された。「イヤダ、イヤダ」と言っても何十年も漢方をやっていれば自然にその概念は身につくものである。

脾虚とは消化機能の低下を意味している。そのため全身に影響を及ぼす。はるにれ薬局の後藤先生が、私が不正出血の女性に六君子湯を処方したとき、「どうして出血の患者さんに六君子湯なんですか？」と訊いた。「あの患者さんは脾虚だからです」と答えたら、すぐ納得された。「ああ、脾虚とはこんな風に便利な言葉なんだ」とあらためて思ったことであった。

六君子湯

人　参：補脾、強精		半　夏：鎮吐、祛痰	
朮　　：補脾、強壮		陳　皮：鎮吐、祛痰	
茯　苓：補脾、鎮静		生　姜：鎮吐、健胃	
甘　草：緩和、益気		大　棗：滋養、強壮	

15. のぼせ

・三黄瀉心湯 (43)
さんおうしゃしんとう

　瀉心湯といえば本来この処方のことをさしている。妊娠悪阻で半夏瀉心湯はやや冷えている患者向きであるが、三黄瀉心湯は全身の熱感を訴える患者に向いている。瀉心湯の基本の構成生薬である黄芩・黄連に瀉下作用のある大黄が加わっている。瀉心の原則としてみずおちのつかえが目標となる。便秘がちでイライラして、ちょっと頭を冷やしたら、と言いたくなるような人が対象となる。下痢が生じれば次の黄連解毒湯を用いるとよい。

三黄瀉心湯

黄　連：消炎、解熱、鎮静	大　黄：瀉下、消炎
黄　芩：消炎、解熱、鎮静	

・黄連解毒湯 (44)
おうれんげどくとう

　三黄瀉心湯から大黄をとって、さらに消炎・解熱の黄柏・山梔子を加えた処方である。熱・炎症に対して幅広く用いられる。これも頭を冷やせ的な症例に奏効する。

黄連解毒湯

黄　連：消炎、解熱、鎮静	黄　柏：消炎、解熱、鎮静
黄　芩：消炎、解熱、鎮静	山梔子：消炎、解熱、鎮静

・温清飲 (45)
うんせいいん

　黄連解毒湯と四物湯の合方である。炎症が長びくと体は冷えて乾燥する。そこで四物湯を加えて潤すのである。ほてりが取れず、かといってカッカするほどでもなく、肌が乾燥気味の患者が対象となる。使い勝手がよく、更年期障害には頻用される。

温清飲

黄　連：消炎、解熱、鎮静	当　帰：補血、調経
黄　芩：消炎、解熱、鎮静	川　芎：活血、調経
黄　柏：消炎、解熱、鎮静	芍　薬：鎮痙、調経
山梔子：消炎、解熱、鎮静	地　黄：補血、滋陰

・三物黄芩湯（46）

　手足のほてりと肌の乾燥を目標とする。地黄による胃もたれをカバーする生薬が含まれないため、場合によっては食後の服用か胃薬を処方する必要もある。構成生薬が単純なので切れ味はよい。

三物黄芩湯

黄　芩：消炎、解熱、鎮静	地　黄：滋陰、滋養
苦　参：消炎、解熱	

・防風通聖散（47）

　体表からも、尿からも、大便からも、水分や老廃物を排出し、熱を冷ます方剤である。多方面にわたる作用を期待したため構成生薬が多くなった。対象となる患者の多くが肥満気味であったため、やせ薬として市販されているが、漫然と服用すれば体は冷え、肝機能障害も生じるので、肥満に関しては食養生に徹するべきである。

＊乳がん治療中の患者の子宮筋腫の手術をした際、卵巣摘出も希望したため、子宮・卵巣・卵管を切除した後、激しいホットフラッシュが発症し、これまで紹介したさまざまな方剤が効かず、防風通聖散でやっとコントロールがついた症例を経験している。

防風通聖散

大　黄：瀉下、消炎	桔　梗：消炎、排毒
芒　硝：瀉下、消炎	連　翹：消炎、解毒
麻　黄：発汗、利尿	黄　芩：消炎、解熱
防　風：解表、祛風	川　芎：行血、補血
荊　芥：解毒、祛風	当　帰：補血、凝血

薄　荷：発汗、消炎		芍　薬：補血、鎮痙	
滑　石：利尿、消炎		朮　　：健脾、利尿	
山梔子：解熱、消炎		甘　草：消炎、解毒	
石　膏：消炎、鎮静		生　姜：健胃、解毒	

16. 冷え症

　生薬の散寒薬として代表的なのは、附子、乾姜、桂皮、呉茱萸、山椒、茴香などである。特に附子はトリカブトを修治した生薬で、スーパースター的な存在である。これらの生薬でも冷えが取れない場合は血液の巡りが悪いことが原因となっていることが多い。

　漢方を服用する前に気をつけなければならないのは食養生である。暖かい物を食べる、甘い物は避ける（果物、蜂蜜も！）。暖かい服装をする、特に足は冷やさないなど、これらのことを注意するだけで以下の方剤は必要なくなるケースが多い。

・附子理中湯（48）

　人参湯の別名は理中湯である。それに附子を加えた方剤である。人参湯の乾姜でも温まらなく、体力の衰えた場合に用いる。

　ちなみに附子・乾姜・甘草のみで構成された四逆湯は人事不省の患者に用いられることで知られているが、エキス剤にはない。またこの方剤で四逆湯の代わりになるかといえば、他の生薬が邪魔をして効果を発揮することはない。

附子理中湯

附　子：散寒、強心		朮　　：健胃、利水	
人　参：健胃、強精		甘　草：鎮痙、緩和	
乾　姜：寒散、鎮吐			

・麻黄附子細辛湯（49）

　冷えを伴う高齢者の感冒薬として知られているが、どこかに炎症があり、冷えを訴える患者にも奏効する。構成生薬が単純なだけ即効的に作用する。

麻黄附子細辛湯

附　子：散寒、利尿	麻　黄：発汗、鎮咳
細　辛：温肺、化痰	

・真武湯（50）

　冷えて、むくんで下痢してフラフラするといえばこの処方である。高齢者の感冒にも用いられるが、麻黄附子細辛湯よりも利水作用のある生薬が多く、さばくべき水毒が対象になっている。また、左側の腹部の圧痛が診断の決め手であるといわれている。

真武湯

附　子：強心、利尿	芍　薬：滋養、鎮痙
茯　苓：利尿、滋養	生　姜：健胃、鎮吐
朮　　：利尿、補脾	

・八味地黄丸（51）

　目的は老化防止であるが、これはどうしようもないことなので、老化を支えるという期待で服用してほしい。有名な方剤であるが、地黄と附子の組み合わせにより胃腸障害が生じることが多いので注意を要する。老化にともなう冷え、頻尿、口渇、白内障など使用対象は広範囲に及ぶ。

八味地黄丸

地　黄：滋陰、強壮	桂　皮：散寒、健胃
山茱萸：滋養、強壮	牡丹皮：活血、消炎
山　薬：滋養、強壮	沢　瀉：利水、消炎
茯　苓：滋養、利水	附　子：散寒、強心

・当帰四逆加呉茱萸生姜湯（52）

　平素冷え症のものが、慣例のため手足が冷えて痛む場合に用いる。腹痛や腰痛などを訴える場合にもよい。冬場のしもやけによく利用される。夏でも効き過ぎた冷房のため必要とされることがある。手を触ると冷たいのですぐに判断がつく。当帰・芍薬と女性向きで、桂皮、呉茱萸といった寒散、鎮痛

の生薬と大棗・甘草の補剤で構成されている。

当帰四逆加呉茱萸生姜湯

当　帰：補血、行血		木　通：利尿、強心	
芍　薬：補血、鎮痙		生　姜：鎮吐、健胃	
桂　皮：寒散、鎮痛		大　棗：鎮痙、強壮	
細　辛：鎮痛、循環促進		甘　草：緩和、益気	
呉茱萸：散寒、鎮痛			

・当帰湯（53）

　方剤名をみると『金匱要略』に掲載されているような処方であるが、後世にあみ出された方剤である。ちなみに『金匱要略』には安胎薬として当帰散が掲載されているが、まったく別物である。多数ある構成生薬の中で当帰を筆頭とするだけあって女性向きの寒散・鎮痛薬である。典型的な例では背部から腹部にかけて痛むとあるが、胃腸が弱く冷えて痛いという女性には広く使える。人参・黄耆の組み合わせを参耆剤というが、この方剤も参耆剤の一つである。日ごろから体力がないというのがポイントである。

当帰湯

当　帰：補血、行血		厚　朴：鎮吐、鎮痙	
芍　薬：補血、鎮痙		半　夏：鎮吐、健胃	
桂　皮：散寒、鎮痛		乾　姜：散寒、健胃	
人　参：補脾、強壮		山　椒：散寒、鎮痛	
黄　耆：補脾、強壮		甘　草：益気、鎮痙	

・安中散（54）

　冷え症で胃痛を訴える場合に広く用いられる。これに芍薬甘草湯を加えると効果が早く現れるため、胃痛の市販薬となっている。月経痛にも早めに服用すればある程度奏効する。西洋薬の鎮痛薬は解熱作用もあるで体を冷やすが、散寒薬が多く含まれている本方は患者を温める。

安中散

桂　皮：散寒、健胃		甘　草：鎮痙、緩和	
延胡索：鎮痛、鎮吐		縮　砂：鎮痛、健胃	
茴　香：散寒、鎮痛		良　姜：健胃、鎮痛	
牡　蠣：鎮痛、鎮静			

17. 全身倦怠

　参耆剤である補中益気湯、清暑益気湯、十全大補湯、養栄人参湯の四つについて解説する。同じ参耆剤といっても補中益気湯と清暑益気湯の生薬のトップは黄耆で、十全大補湯と養栄人参湯は人参である。人参は体全体を補い、特に内部から補うのに対して、黄耆は肺や皮膚のバリアを強化する作用がある。風邪をひきやすい人は、日ごろから黄耆の入った桂枝加黄耆湯や黄耆建中湯を服用すると風邪をひきにくくなる。

・補中益気湯（55）

　方剤名からも全身の元気を取りもどす雰囲気をかもし出しているが、もともとは風邪などが今一つ抜けなく微妙に炎症が残存している患者に対する処方である。柴胡・升麻組は残存する炎症を降りきるために存在する。したがって疲れた症例には幅広く使えるが多くは柴胡は必要ない。黄耆が主役になる対象は汗をかきやすいのが特徴である。ちょっとしたことでも汗をかくというのは体力が回復していないからである。黄耆・升麻によって緩んだ組織を引きしめる作用があるため子宮下垂にもよく用いられる。表情や姿勢がダランとして汗っかきというのが望診の決め手となる。

補中益気湯

黄　耆：強壮、止汗		升　麻：升堤、解熱	
人　参：強壮、強精		柴　胡：消炎、解熱	
甘　草：益気、緩和		陳　皮：健胃、鎮吐	
当　帰：補血、活血		大　棗：強壮、緩和	
朮　：健脾、強壮		生　姜：健胃、鎮吐	

・清暑益気湯（56）

　俗にいう夏負けに用いる。発汗、食欲不振、下痢、脱水による乾燥などが

目標となる。本当に夏季限定の方剤といってよい。黄耆、五味子で止汗して麦門冬で脱水した体を潤す。

　以前、貝原益軒の書いた文献が発見され、益軒は補注益気湯と清暑益気湯を常用していたことが判明した。『養生訓』の作者は虚弱体質で九州の暑さに閉口したようである。

清暑益気湯

黄　耆：補脾、止汗		五味子：止汗、祛痰
人　参：補脾、強壮		麦門冬：生津、滋養
陳　皮：健胃、鎮吐		朮　　：健脾、強壮
当　帰：補血、行血		黄　柏：消炎、解熱
甘　草：益気、緩和		

・十全大補湯（57）

　四君子湯と四物湯の合方である八珍湯に黄耆と桂枝を加えて十味とした方剤である。

　体全体がすっかり弱った状態に用いるが、胃腸の調子が悪く四物湯の構成生薬である地黄を受けつけない場合があるので、まず四君子湯や六君子湯から始めた方がよい場合がある。小児の創部の癒合を促進することで有名であるが、分娩後の会陰の縫合部位や帝王切開の創部の癒合不全にも奏効する。

　私ごとで恐縮であるが、ほとほと疲れたときに頓服すると、20分ほどでスッキリする。

十全大補湯

人　参：補脾、強精		当　帰：補血、調経		黄　耆：補脾、強精	
朮　　：補脾、強壮		川　芎：活血、調経		桂　皮：寒散、健胃	
茯　苓：補脾、鎮静		芍　薬：鎮痙、調経		甘　草：緩和、益気	
地　黄：補血、滋陰					

・人参養栄湯（58）

　十全大補湯と同じく、疲労倦怠が目標となっているが、川芎が抜けて、陳皮・五味子・遠志といった呼吸器系の生薬が加わり十二味となる。陳皮・五

味子でやや清暑益気湯よりといった感あり。川芎がないことで補血・鎮痙作用はやや劣り、呼吸器系の配慮がうかがわれる。陳皮には健胃作用もあるので地黄による胃腸障害をきたすことは少ない。

　十全大補湯と飲み比べると五味子の酸味を感じる。十全大補湯か人参養栄湯か決める際、患者に「甘いのが好きですか？それとも酸っぱいのが好きですか？」と訊くことにしている。こんな方法でも意外に当たるものである。当院のスタッフが疲労倦怠を訴えるので自信をもって十全大補湯を処方しても2，3日してもサッパリであった。そこで「酸っぱいのが好きか？」と問うと「大好きです！」と言うので人参養栄湯にしたところ奏効した。十全大補湯と同じように創部の癒合不全にも奏効する。

人参養栄湯

人　参：補脾、強精	当　帰：補血、調経	黄　耆：補脾、強精
朮　　：補脾、強壮	芍　薬：鎮痙、調経	桂　皮：寒散、健胃
茯　苓：補脾、鎮静	地　黄：補血、滋陰	陳　皮：鎮吐、健胃
甘　草：緩和、益気	五味子：鎮咳、祛痰	遠　志：祛痰、鎮静

あとがき

　新型コロナや出版社の不況ほか、さまざまな事柄が重なって大幅に遅れてしまいましたが、やっとこのたび本書を世に出すことができることを大変うれしく思います。

　経験を積んだ実力のある医療者が、長年の診療の実体験をもとに精魂込めて書かれた本書の内容は、心療内科、心身医学の神髄をついたものと思っています。

　この領域に関して、それぞれが一番大切にしている診療の内容は期せずして、同じ所へ行き着いているように思います。それは生まれたての赤ちゃんと触れあうところからはじまり、人生のどの時期にも最後の手段としては、さみしい人の手を握ったり、痛い場所をさすったり、死に行く人へのタッチケアや東洋医学での切診やツボのように、患者さんと一緒の気持ちになって直に触れあうことのように思います。

　また、本書は女性の一生を通して応援されており、女性の力が向上し、その力で世界がもっと平和になることを祈っております。

　最後に本書が少しでも皆様のお役に立つことを願って「あとがき」の言葉としたいと思います。

2024 年 6 月　郷久鉞二

[監修者　略歴]

齋藤　豪

1986 年札幌医科大学医学部卒業，同年札幌医科大学産婦人科に入局。1995 年より 3 年間フランス，リヨンの世界保健機関国際癌研究機構に留学。1998 年札幌医科大学産婦人科講師，2006 年札幌医科大学産婦人科教授。2014 年札幌医科大学附属病院副院長，2021 年札幌医科大学医学部長。

久保千春

1973 年九州大学医学部卒業，心療内科に入局。1975 年九州大学医学部細菌学にて免疫の研究，1982 年より 2 年間アメリカオクラホマ医学研究所にて栄養と免疫・老化の研究。1993 年より九州大学医学部心療内科教授。2008 年より九州大学病院長，日本心身医学会理事長，2014 年九州大学総長，2022 年日本心療内科学会理事長，中村学園大学学長。

郷久鉞二

1966 年札幌医科大学医学部卒業，1967 年札幌医科大学産婦人科に入局。1969 年に半年間，九州大学心療内科に国内留学。1980 年札幌医科大学産婦人科講師，1991 年メルボルン大学へ出張研修，1992 年札幌医科大学産婦人科周産期助教授。1995 年より朋佑会札幌産科婦人科院長，1999 年朋佑会札幌産科婦人科理事長，2024 年朋佑会札幌産科婦人科名誉理事長。

新・女性の心身医学
しん・じょせい しんしんいがく

2024 年 9 月 1 日　印刷
2024 年 9 月 10 日　発行

監修者 —————— 齋藤　豪

久保千春

郷久鉞二

発行者 —————— 立石正信

発行所 —————— 株式会社金剛出版

〒 112-0005　東京都文京区水道 1-5-16

電話 03-3815-6661　振替 00120-6-34848

装丁 株式会社 タクトデザイン事務所　富樫茂美
編集協力 池田企画　池田正孝
印刷 太平印刷社

ISBN978-4-7724-2055-6 C3047

2024 Printed in Japan

JCOPY 〈㈳出版者著作権管理機構 委託出版物〉
本書の無断複製に著作権法上での例外を除き禁じられています。複製される場合は、そのつど事前に、
㈳出版者著作権管理機構（電話 03-5244-5088、FAX 03-5244-5089、e-mail: info@jcopy.or.jp）の許諾を得てください。

女性のこころの臨床を学ぶ・語る
心理支援職のための「小夜会」連続講義

［編著］＝笠井さつき　笠井清登

●A5判　●並製　●248頁　●定価 **3,850** 円
● ISBN978-4-7724-1938-3 C3011

女性クライエントが抱える困難について，
精神分析，認知行動療法，
児童精神医学，リエゾン精神医学等の
専門家が語り，臨床へいざなう。

働く女性のヘルスケアガイド
おさえておきたいスキルとプラクティス

［編著］＝荒木葉子　市川佳居

●A5判　●並製　●232頁　●定価 **3,520** 円
● ISBN978-4-7724-1852-2 C2034

「成果が上がる健康経営」のための
重要な解がここにある！
働く女性の能力を最大限に
活かすために必要な健康管理とは？

お母さんのための
アルコール依存症回復ガイドブック

［著］＝ローズマリー・オコーナー
［監訳］＝今村扶美　松本俊彦　［訳］＝浅田仁子

●四六判　●並製　●270頁　●定価 **2,860** 円
● ISBN978-4-7724-1671-9 C3011

依存症（女性）当事者と家族が
自分自身（あなた自身）をケアし，
生きている喜びを見つけるための
「女性依存症者を想定した啓発的で貴重な本」

価格は 10％税込です。

治療者のための
女性のうつ病ガイドブック

[監修]=上島国利　[編著]=平島奈津子

●A5判 ●上製 ●380頁 ●定価 **5,280** 円
● ISBN978-4-7724-1138-7 C3047

女性特有の症状，経過，治療について詳述し，
また合併症や社会的な状況など
全方位的な視点から捉えた
本格的な臨床ガイドブック。

『臨床心理学』増刊第 15 号
あたらしいジェンダースタディーズ
転換期を読み解く

[編]=大嶋栄子　信田さよ子

●B5判 ●並製 ●200頁 ●定価 **2,640** 円
● ISBN978-4-7724-1984-0 C3011

剝き出しのジェンダー不平等が露出する
「転換期」を読み解き，
いまこの時代を生きるための
ジェンダースタディーズ。

クライエントの側からみた心理臨床
治療者と患者は，大切な事実をどう分かちあうか

[著]=村瀬嘉代子

●四六判 ●並製 ●488頁 ●定価 **3,960** 円
● ISBN978-4-7724-1924-6 C3011

対人援助職の要諦は，
クライエントの生活を視野に入れることである。
クライエントとセラピストの
信頼関係が成り立つ基本要因を探る。

価格は 10％税込です。

研修医・コメディカルのための
精神疾患の薬物療法講義

［編著］=功刀 浩

●A5判 ●並製 ●240頁 ●定価 **3,960** 円
● ISBN978-4-7724-1315-2 C3047

薬を知るならこの一冊！
名精神科医がやさしくしっかり教える，
精神科医療従事者必携の
精神科治療薬パーフェクトガイド！

テキスト家族心理学

［編著］=若島孔文 野口修司

●A5判 ●上製 ●288頁 ●定価 **4,620** 円
● ISBN978-4-7724-1838-6 C3011

家族心理学の基礎研究から実践応用まで
家族心理学研究の成果を網羅した，
初学者から熟練者まで
役に立つ決定版テキスト。

ケアする対話
この世界を自由にするポリフォニック・ダイアローグ

［著］=横道 誠 斎藤 環 小川公代 頭木弘樹 村上靖彦

●四六判 ●並製 ●232頁 ●定価 **2,750** 円
● ISBN978-4-7724-2024-2 C3011

ケアを主題とする，4つの珠玉の対話を収めた一冊。
垣根を超えた声は一つに調和せず，
ポリフォニックに響き合い，
新たな価値を生む。

価格は 10%税込です。